Sonntag

Pathologie-Lehrbuch für Heilpraktiker

Nachschlagewerk mit Therapiehinweisen

Susann Krieger

4., verbesserte und erweiterte Auflage

12 Abbildungen

Sonntag Verlag · Stuttgart

Bibliografische Information Der Deutschen Bibliothek
Die Deutsche Bibliothek verzeichnet diese Publikation in der Deutschen Nationalbibliographie; detaillierte bibliografische Daten sind im Internet über http://dnb.ddb.de abrufbar

Anschrift der Verfasserin:

Susann Krieger
Graf-Arco-Str. 12
84333 Malgersdorf

Umschlaggestaltung: Thieme Verlagsgruppe
Umschlagabbildungen: PhotoDisc, Inc.

1. Auflage 1998
2. Auflage 1999
3. Auflage 2001

Wichtiger Hinweis: Wie jede Wissenschaft ist die Medizin ständigen Entwicklungen unterworfen. Forschung und klinische Erfahrung erweitern unsere Erkenntnisse, insbesondere was Behandlung und medikamentöse Therapie anbelangt. Soweit in diesem Werk eine Dosierung oder eine Applikation erwähnt wird, darf der Leser zwar darauf vertrauen, daß Autoren, Herausgeber und Verlag große Sorgfalt darauf verwandt haben, daß diese Angabe **dem Wissensstand bei Fertigstellung** des Werkes entspricht.
Für Angaben über Dosierungsanweisungen und Applikationsformen kann vom Verlag jedoch keine Gewähr übernommen werden. **Jeder Benutzer ist angehalten,** durch sorgfältige Prüfung der Beipackzettel der verwendeten Präparate und gegebenenfalls nach Konsultation eines Spezialisten festzustellen, ob die dort gegebene Empfehlung für Dosierungen oder die Beachtung von Kontraindikationen gegenüber der Angabe in diesem Buch abweicht. Eine solche Prüfung ist besonders wichtig bei selten verwendeten Präparaten oder solchen, die neu auf den Markt gebracht worden sind. **Jede Dosierung oder Applikation erfolgt auf eigene Gefahr des Benutzers.** Autoren und Verlag appellieren an jeden Benutzer, ihm etwa auffallende Ungenauigkeiten dem Verlag mitzuteilen.

Oswald-Hesse-Str. 50, 70469 Stuttgart

Printed in Germany 2003

Satz: primustype R. Hurler GmbH, 73274 Notzingen.
Grundschrift: Gulliver 8,7/10,5 P
Druck: Sommer, Feuchtwangen

ISBN 3-8304-9059-3 1 2 3 4 5 6

Inhaltsverzeichnis

2 Stoffwechselkrankheiten

3 Nierenerkrankungen

4 Erkrankungen des endokrinen Systems

5 Krankheiten des Bewegungsapparates

6 Krankheiten der Atemwege und der Lunge

7 Herzkrankheiten

8 Krankheiten der Arterien und Venen

9 Krankheiten des Blutes

10 Erkrankungen des Nervensystems und der Sinnesorgane

11 Infektionskrankheiten

12 Psychiatrische Erkrankungen

III. Anhang

Geleitwort

Das vorliegende Buch schließt in seiner umfassenden Vielfalt zeitgemäß eine seit langem bestehende Lücke. Unsere z. T. seit über 60 Jahren bestehenden Schulen greifen bei der Ausbildung zum Heilpraktiker(in) auf viele verschiedene Bücher und Arbeitsvorlagen zurück, um die hohen Anforderungen an eine gute Wissensvermittlung zu erfüllen. Dieses Buch bündelt eine Vielzahl unterschiedlicher Wissensquellen zu einem Gesamtwerk, das in der Lage ist, in kompakter Form die fachliche Ausbildung zu zentrieren.

Der didaktische Überbau und die übersichtliche Darstellung ermöglichen die schnelle Wissensvermittlung, ohne sich in dem bisher vorherrschenden Bildungsangebot zu verlieren. Die schulmedizinischen Grundlagen können in ihren Zusammenhängen und in ihrem Gesamtumfang systematisch erarbeitet werden, ohne daß der Lernende Gefahr läuft in verschiedenen Werken zu schwimmen und dabei im Strom divergierender Darstellungen unterzugehen, oder sich zu verlieren.

Wo es bisher des kundigen Führers durch das unüberschaubare Wissen des Interpreten fachbezogener Ausführungen bedurfte, wird hier eine übersichtliche Orientierung auch für den im Umgang mit Wissensquellen Ungeübten geboten. In der zusammenhängenden Darstellung erfährt der Leser das breite Spektrum medizinischer Vernetzungen, die zugleich Hinweise für ein schulmedizinisches wie auch naturheilkundliches Vorgehen aufzeigen. Kausales, Erscheinungsformen, Symptomatik und Verlauf, Differentialdiagnostisches und Komplikationen, prägnant definiert, führen zum möglichen Therapiekonzept, das dann vom Behandler durchdacht, erarbeitet und gemeinsam mit dem Patienten umgesetzt werden kann.

In diesem Sinne bietet dieses Buch einen gelungenen Einstieg in ein komplexes Krankheits- und Therapiegeschehen, wie sich dies dem heutigen Heilpraktiker darstellt.

Peter A. Zizmann
Präsident

Fachverband
Deutscher
Heilpraktiker e. V.

Vorwort zur 4. Auflage

Der Schwerpunkt der Überarbeitung für diese Auflage liegt auf dem 11. Kapitel, den „Infektionskrankheiten". Alle bereits erschienenen „Krankheitsbilder" wurden wesentlich erweitert, vor allem hinsichtlich detaillierter Darstellungen der Krankheitserreger und der schulmedizinischen Behandlung. Die Infektionskrankheiten wurden - vor allem aus didaktischen Gründen – streng in Anlehnung an das 2001 in Kraft getretene Infektionsschutzgesetz (IfSG) vervollständigt.

Neu in das Buch aufgenommene Infektionskrankheiten sind u. a.:

Humane spongiforme Enzephalopathie, außer familiär-hereditärer Form
Enteropathisches hämolytisch-urämisches Syndrom (HUS)
Adenovirus-Konjunktivitis
Campylobacter-Enteritis
Cryptosporidiose
EHEC-Erkrankung
Giardiasis/Lambliasis
Erkrankungen durch Haemophilus influenzae
Hantavirus-Erkrankung
Legionellose
Erkrankung durch Norwalk-ähnliche Viren
Rota-Virus-Erkrankung
Yersiniose
Läusebefall
Lyme-Borreliose

Allen Lesern wünsche ich weiterhin viel Erfolg beim Arbeiten mit dieser neuen Auflage.

Malgersdorf,
im Sommer 2003

Susann Krieger

Vorwort zur 3. Auflage

Der Erfolg meines Buches und zahlreiche Anregungen vieler Leser und meiner Schüler haben mich beflügelt, in der neuen Auflage das **Kapitel „Psychiatrische Erkrankungen" zu ergänzen**. Wie die letzten amtsärztlichen Überprüfungen zeigten, wird auf dieses Thema zunehmend Wert gelegt. Auch im Praxisalltag kommen immer wieder Patienten mit diesen Krankheitsbildern. In dem neuen Kapitel habe ich versucht, die wichtigsten Erkrankungen aufzuzeigen und vor allem die vielfältigen Symptome und Erscheinungsbilder aus der Psychiatrie in einer übersichtlichen Form darzulegen.

Gerade beim Studium der Psychiatrie wird deutlich, wie eng der Körper mit Seele und Geist verbunden ist und wie tiefgreifend diese „Trias" aufeinander einwirkt. Bei allen Erfordernissen konventionellen Grundlagenwissens ergibt sich daraus für den praktizierenden Heilpraktiker das therapeutische Basiskonzept: Die geistigen, seelischen und körperliche Ursachen einer Erkrankung zu erforschen und diese nach seinen Möglichkeiten ganzheitlich zu behandeln. Mit welcher Therapieform der einzelne Heilpraktiker dies dann umsetzt, mag er nach seinen individuellen Fähigkeiten und Kenntnissen entscheiden. Aus diesem Grund habe ich nur allgemeine Therapierichtungen als mögliche (naturheilkundliche) Behandlungsmethoden genannt. Im Praxisalltag entscheidet jeder Therapeut immer wieder aufs Neue, wie er den ihm vertrauenden Patienten als Individuum mit allen seinen Charaktereigenschaften, seinen Krankheitssymptomen, seinem Umfeld und seiner Krankengeschichte, nach bestem Wissen und Gewissen behandelt. Und gerade diese Fähigkeit zeichnet einen guten Therapeuten aus.

Die essentielle Voraussetzung ist selbstverständlich ein fundiertes (schulmedizinisches) Grundlagenwissen, das hier für den Bereich der Pathologie angeboten wird. Zur besseren Nutzung wurde diesbezüglich das Sachregister erweitert.

Hochaktuell: die Änderungen im Kapitel 11 – „Infektionskrankheiten" auf der Basis des IfSG (Infektionsschutzgesetzes). Das neue Infektionsschutzgesetz ersetzt das frühere „Bundesseuchengesetz" sowie das „Gesetz zur Bekämpfung der Geschlechtskrankheiten". Obwohl für die Heilpraktikerschaft von erheblicher Bedeutung und bereits in Kürze gültig, hat die Verabschiedung des IfSG unter den Heilpraktikern, ja sogar in den Heilpraktikerschulen – leider noch nicht die gewünschte und erforderliche Verbreitung gefunden. Nicht zuletzt soll dieses Buch dazu beitragen, diese Mängel an Information und Kommunikation zu beseitigen.

Zu guter Letzt bedanke ich mich ganz herzlich für die vielen Leserzuschriften, insbesondere für Anregungen, Kritiken, Änderungs- und Verbesserungsvorschläge, die weiterhin hoch willkommen sind. Ein besonderer Dank gilt meinem ehemaligen Lehrer und Leiter des *Medicol Lehrinstitutes* in München, ARNOLD SCHIMSCHA.

Bad Birnbach, im Herbst 2000 — Susann Krieger

Vorwort zur 1. Auflage

Bei meinem Studium zum Heilpraktiker mußte ich nach intensivem Suchen mit Erstaunen feststellen, daß es kein Standard-Nachschlagewerk für Heilpraktiker im Fachbereich Pathologie gibt, das zur Aus- und Weiterbildung dient. Die auf dem Markt angebotenen Bücher für Heilpraktiker decken entweder nur Teilbereiche des benötigten Fachwissens ab, oder sie sind von der Thematik her zu oberflächlich. Allen Büchern gemeinsam ist, daß die einzelnen Krankheitsbilder nicht schlüssig und konsequent durchgegliedert sind, was die Nachschlagefähigkeit zur schnellen Auffindung einer bestimmten Fragestellung (Themenkomplexes) erschwert.

Ich selbst habe mir das Fachwissen aus speziellen Büchern für Ärzte bzw. Studierende der Medizin angeeignet. Um das gesamte Fachwissen abzudecken, werden hierfür annähernd ein Dutzend Bücher benötigt. Bei den medizinischen Fachbüchern gibt es zwar ein überwältigendes Literaturangebot für die Klinik, das aber nur jeweils auf bestimmte Fachbereiche begrenzt ist, wie z. B. Innere Medizin, Dermatologie, Neurologie usw. In der Regel steigen diese medizinischen Fachbücher viel tiefer in ihre spezielle Materie ein, als es für Heilpraktiker erforderlich ist, was wiederum zu Unübersichtlichkeiten und Verständnisschwierigkeiten führen kann.

Da meine Prüfung als Heilpraktiker noch nicht zulange zurückliegt, kenne ich den neuesten Stand der Fachbücher, und so entschloß ich mich, nach Rücksprache mit meinen Dozenten, diese Lücke zu schließen und das Buch „Pathologie für Heilpraktiker" zu schreiben.

Besonderer Wert bei diesem Buch wurde auf einfache, klare und stichwortartige Darstellung, Übersichtlichkeit und schnelle Nachschlagbarkeit der einzelnen Krankheitsbilder und Fachbegriffe gelegt. Um dies zu erreichen, wurde jedes einzelne Krankheitsbild konsequent untergliedert in:

- Definition
- Ursache
- Krankheitsentstehung
- Formen
- Symptomatik und Verlauf
- Komplikationen
- Differentialdiagnose
- Behandlung.

Als weitere Besonderheit wurden die Behandlungsmethoden unterteilt in schulmedizinische und naturheilkundliche Therapieformen.

Mit diesem Werk soll dem Heilpraktikeranwärter und Studierenden ein komplettes Begleitbuch für die Prüfungsvorbereitung zur Hand gegeben werden, das ihm dann auch im späteren Berufsalltag als Nachschlagewerk weiterhin zur Verfügung steht.

Verbesserungsvorschläge, Anregungen oder Kritiken von interessierten Lesern sind jederzeit willkommen und werden vom Verlag dankbar entgegengenommen.

Danksagung:

Bei der Erstellung dieses Werkes standen mir meine ehemaligen Dozenten und Kollegen der Heilpraktikerschule *Medicol Lehrinstitut* in München, vor allem was den medizinischen Inhalt und die naturheilkundlichen Behandlungsmethoden anbelangt, hilfreich zur Seite. Für ihre Bemühungen möchte ich mich an dieser Stelle sehr herzlich bedanken und hierin insbesondere Herrn Peter A. Zizmann, Präsident des Fachverbandes Deutscher Heilpraktiker e. V. einschließen, der diesem Werk sein wohlmeinendes Geleitwort gewidmet hat.

Schönau, im Herbst 1997 Susann Krieger

Abbildungsverzeichnis

II. Basiswissen Pathologie

(Kapitel 1–12)

I. Medizinische Grundlagen und Begriffe

1 Allgemeines

1.1 Was ist Pathologie?

Der Begriff Pathologie stammt aus dem Griechischen und wird aus Pathos (= Leiden) und Logos (= Lehre) zusammengesetzt, was wörtlich übersetzt, die »Lehre vom Leiden« bedeutet.

▷ **Unter Pathologie versteht man die Lehre von den krankhaften Vorgängen im menschlichen Körper.**

Die Aufgabe der Pathologie ist daher, für jede Krankheit und jedes Krankheitssymptom die Ursache zu erforschen sowie über die Abläufe, die zur Entwicklung einer Krankheit führen, aufzuklären.

1.2 Sichere biologische Todeszeichen

Die vier sicheren allgemeinen Zeichen des Todes nach irreversibler Beendigung der Herz-, Lungen- und Gehirntätigkeit sind:

Totenflecke (Leichenflecke, Livores)

Durch Absacken des nicht mehr zirkulierenden Blutes in die zutiefst liegenden Körperteile der Leiche entstehen nach 1–4 Stunden die Totenflecke. Zunächst sind sie wegdrückbar, nach 10, spätestens nach 20–24 Stunden sind die Leichenflecke wegen der Diffusion von Blutfarbstoff in das umliegende Gewebe nicht mehr wegzudrücken.

Leichenstarre (Totenstarre, Rigor mortis)

Durch die Spaltung von ATP in der quergestreiften Muskulatur kommt es zur Leichenstarre. Sie beginnt unter normalen Umständen nach 3–5 Stunden am Kopf und setzt sich fußwärts fort. Bei starker Beanspruchung der Muskulatur unmittelbar vor dem Tod oder durch manche Gifte tritt die Leichenstarre frühzeitig ein. Nach 2–3 Tagen verschwindet sie bei Eintritt der Fäulnis in gleicher Reihenfolge.

Autolyse und Fäulnis

Durch die Autolyse (Selbstverdauung) erfolgt die Lösung der Totenstarre. Hierbei bauen freigewordene Zellenzyme das Organeiweiß ab. Durch die Einwirkung der aus dem Darm auswandernden Bakterien setzt die Fäulnis ein. Durch Tiefkühlung kann die Autolyse beinahe beliebig verzögert werden.

Trübung der Hornhäute der Augen

Nachweis etwa 24 Stunden nach Eintritt des biologischen Todes.

1.3 Atrophie

Reduktion der Gewebsmasse eines vorher zu normaler Größe entwickelten Gewebes.
Die reduzierte Gewebsmasse kann entweder durch Verkleinerung der Zellen erfolgen (= einfache Atrophie) oder durch Reduktion der Zellzahl (= numerische Atrophie).

Atrophie kann Folge eines **Zell- oder Gewebsschadens** sein, zum Beispiel:
- Hungeratrophie der Leberzellen
- Atrophie der Dünndarmschleimhaut nach ionisierenden Strahlen.

Atrophie kann auch **physiologisch** sein, zum Beispiel:
- Rückbildung eines Organs nach Erfüllung seiner Funktion (Eierstöcke, Gebärmutter, milchbildende Brustdrüsen, Thymusgewebe)
- Rückbildung zum Normalzustand nach Vergrößerung eines Gewebes durch Hyperplasie oder Hypertrophie sowie Altersatrophie u. a.

1.4 Hypertrophie

Massenzunahme eines Gewebes oder Organs **durch Zellvergrößerung**, zum Beispiel:
- Hypertrophie der Skelettmuskulatur bei vermehrtem körperlichen Training
- Hypertrophie der Herzmuskulatur bei Mehrbelastung.

1.5 Hyperplasie

Massenzunahme eines Gewebes oder Organs durch **Zellvermehrung**, zum Beispiel:

- Hyperplasien des Knochenmarks durch gesteigerten Verbrauch der Erythrozyten, Leukozyten oder Thrombozyten wie bei akuten oder chronischen Infekten und bei chronischen Blutungen
- Hyperplasien hormonbildender Organe wie der Nebennierenrinde bei Cushing-Syndrom
- Hyperplasie der Nebenschilddrüse als Begleiterscheinung bei chronischer Niereninsuffizienz durch Hypokalzämie.

In der Regel führt ein Wachstumsstimulus in Geweben, die zur Zellteilung befähigt sind, zum Wachstum durch Zellvermehrung.

1.6 Nekrose

Bei **Zellschädigungen**, die durch Ausschöpfung der Kompensationsmöglichkeiten zur Irreversibilität geführt haben, kommt es zum Zelltod. Das Absterben von Zellen oder Teilen eines Gewebes innerhalb eines lebenden Organismus führt zu Form- und Strukturveränderungen, die als **Nekrose** bezeichnet werden.

Ursachen von Nekrosen können sein:
- unzureichende Sauerstoffversorgung des Gewebes, Hitze, ionisierende Strahlen, Toxine, bakterielle und virale Infektionen, Verletzungen, Antigen-Antikörper-Reaktionen.

Jede Nekrose wirkt auf das umgebende Gewebe ein. Nach Ablauf einer gewissen Manifestationszeit, zum Beispiel 6–8 Stunden nach einem Herzinfarkt, reagiert das Gewebe zum Teil mit **Phagozytose** einer nekrotischen Zelle oder mit einer **akuten Entzündung**. Durch diese Reaktionen wird die abgestorbene Masse beseitigt und die Voraussetzungen für eine nachfolgende Regeneration geschaffen.

▷ Eine Regeneration des Zellverlusts und somit eine vollständige Wiederherstellung (Restitutio ad integrum) erfordert sowohl die Fähigkeit der funktionstragenden Zellen zur Zellteilung als auch die Erhaltung der maßgeblichen Leitstrukturen.

Ist eine Regeneration nicht möglich, erfolgt ein Einwachsen von Bindegewebe und damit die Entstehung von **Narben**, die mit Schrumpfung einhergehen.

1.7 Ödeme

Eine Flüssigkeitsvermehrung im zwischenzelligen Gewebsraum (Interstitium) wird als **Ödem** bezeichnet.

Für die **Ödementstehung** spielen die Behinderung des Flüssigkeitsrückstroms über Venen und Lymphgefäße, eine Steigerung der Durchlässigkeit der Kapillaren, ein verminderter onkotischer Druck in der Blutflüssigkeit (meistens bedingt durch Albuminmangel) und eine Überwässerung des Organismus aufgrund von Nierenfunktionsstörungen eine Rolle.

1.8 Fibrosen

Erhöhung des kollagenen Bindegewebes in einem Gewebe aufgrund von bindegewebigem Ersatz von Nekrosen, Neubildung von Bindegewebe im Bereich chronischer Ödeme und Bindegewebsneubildung in der Spätphase von akuten oder chronischen Entzündungen.

2 Immunsystem

Durch seine vielfältigen Funktionen trägt das Immunsystem zur **Aufrechterhaltung der körpereigenen Homöostase** (= Aufrechterhaltung des inneren Milieus) bei. Als Träger der Abwehrfunktion werden die körperfremden Stoffe erkannt und zerstört oder eliminiert.

2.1 Haupthistokompatibilitätskomplex

Synonym: MHC = major histocompatibility complex

Reife Blutlymphozyten besitzen eine komplizierte Oberflächenstruktur mit vielzähligen Membranproteinen und Rezeptoren, die der **Antigenerkennung**, d. h. der Erkennung von körpereigenen und körperfremden Substanzen dienen. Dieser Komplex spielt eine wichtige Rolle bei den **Abwehrmechanismen** und der Regulation der Immunantwort.

Ursprünglich wurde dieser Komplex als Oberflächen-Antigen entdeckt, der zur Abstoßung von Organtransplantaten führt. Daraufhin wurde er als **Transplantations-Antigen** bzw.

humanes Leukozyten-Antigen (HLA = human leucocyte antigen) bezeichnet. Das System ist erblich und aufgrund der genetischen Vielgestaltigkeit existiert eine Vielzahl verschiedener HLA-Typen mit unterschiedlicher immunologischer Individualität.

Durch die erheblichen individuellen Unterschiede im MHC ergibt sich die große Schwierigkeit der Organtransplantationen, die in vielen Fällen beim Empfänger eine immunologische Transplantatabstoßungsreaktion hervorruft.

Bei einer großen Zahl von Krankheiten besteht eine **Verknüpfung zu MHC-Einheiten**. Hierbei zeigen Erkrankungen, die mit bestimmten HLA-Typen verknüpft sind, **pathologische Immunreaktionen** oder gehören zu den **Autoimmunerkrankungen**.

Zu den HLA-assoziierten Erkrankungen zählen: **Entzündungskrankheiten** wie
- Morbus Bechterew (HLA - B27)
- Rheumatoide Arthritis (HLA - DR4)
- Psoriasis vulgaris (HLA - Cw6) u. a.

sowie **Autoimmunerkrankungen** wie
- Diabetes mellitus Typ I (HLA - DR7,3,4,2)
- Morbus Addison (HLA - DR3)
- Lupus erythematodes (HLA - DR3) u. a.

2.2 Überempfindlichkeitsreaktionen

Überschießende oder fehlerhafte Reaktionen des Immunsystems nach dem Erstkontakt mit einem Antigen können krankhafte, gewebs- oder organschädigende Wirkungen hervorrufen und mit bestimmten Krankheitserscheinungen verbunden sein. Die veränderte Reaktionsbereitschaft des Immunsystems nach erneutem Allergenkontakt wird als **Allergie** bezeichnet.

Die schädlichen Immunmechanismen können sich sowohl gegen von außen kommende Antigene richten (= immunologisch bedingte Krankheiten, wobei die jeweiligen Antigene durch Provokationstests erkannt werden können), als auch gegen körpereigene Substanzen (= Autoimmunerkrankungen, die durch Sensibilisierung gegen körpereigene „Antigene“ entstehen).

Es werden **4 Typen der Überempfindlichkeitsreaktionen** unterschieden:

2.2.1 Anaphylaktischer Typ, Soforttyp (Typ I)

Anaphylaktische Reaktionen entwickeln sich **innerhalb von Sekunden bis Minuten**. Die Immunreaktionen entstehen durch Bindung von Antigen an IgE-Antikörper, welche über Rezeptoren an die Oberfläche von Mastzellen und basophilen Granulozyten gebunden sind.

Bei einer früher stattgefundenen **Sensibilisierung** (= Bildung spezifischer Antikörper bei primärer Antigenexposition) durch das entsprechende Antigen sind die IgE-Antikörper entstanden. Die Bindung des Antigens an die IgE-Antikörper bewirkt eine **Freisetzung der** in den Mastzellen enthaltenen **Mediatoren** wie Histamin, Heparin u. a.

Dadurch kommt es als **Sofortreaktion zu einer übersteigerten Entzündungsreaktion** mit
- Erweiterung der Gefäße
- Störungen der Gefäßdurchlässigkeit
- lokaler Ödembildung und
- Kontraktion der glatten Muskulatur, vor allem im Bereich der Bronchien.

Der charakteristische **Juckreiz** und die **Schmerzen** entstehen durch die Reizung der peripheren Nervenendigungen. Die verzögerte Phase ist u. a. gekennzeichnet durch die Ansammlung von eosinophilen Granulozyten sowohl im Blutserum als auch im Sputum.

Generalisierte anaphylaktische Reaktionen entstehen meist nach Injektion des betreffenden Antigens, wobei es innerhalb kürzester Zeit zum **anaphylaktischen Schock** mit Kreislaufkollaps kommt, der tödlich verlaufen kann.

Lokale anaphylaktische Reaktionen (= atopische Allergie) treten meist an der Eintrittspforte des Antigens, vor allem der Haut und den Schleimhäuten des Respirationstraktes und des Gastrointestinaltraktes, besonders in Erscheinung.

Das Erscheinungsbild wird mitbestimmt von den betroffenen Geweben. Bei **Nahrungsmittelallergie** kommt es zur allergischen Magen-Darm-Entzündung (Gastroenteritis) mit Durchfall oder zur Urtikaria (Nesselfieber) mit generalisiertem Hautauschlag und Rötung, in schweren Fällen mit Quaddelbildung und starkem Juckreiz.

Im Bereich des oberen Respirationstraktes kommt es zur **Rhinitis vasomotorica** mit katarrhalischer Entzündung der Schleimhäute der Nase und Nasennebenhöhlen. Im Bereich des unteren Respirationstraktes entsteht das exogen-allergische **Asthma bronchiale** mit Schleimhautschwellung und Bronchokonstriktion in der Akutphase, wodurch der Asthmaanfall ausgelöst wird.

Auslösende Antigene für eine anaphylaktische Reaktion können sein:

- Nahrungsmittel
- Insektengifte
- Pollen
- Hausstaub
- Kosmetika
- Medikamente (Procain!)
- und viele andere.

2.2.2 Zytotoxischer Typ (Typ II)

Hier bilden IgG- und IgM-Antikörper mit Antigenen auf Zelloberflächen einen **Immunkomplex**, welcher die **Komplementkaskade** aktiviert und zur Zytolyse (Zellauflösung) körpereigener Zellen führt. Die Reaktion tritt innerhalb von Stunden bis Tagen auf.

Zu diesem Typ zählen **Transfusionszwischenfälle** oder der **Morbus hämolyticus neonatorum** durch Blutgruppenantikörper, wie sie im AB0-Blutgruppensystem enthalten sind oder bei Übertragung inkompatibler Erythrozyten, zum Beispiel Rh-Antikörper, entstehen.

Bei Antikörpern gegen Erythrozytenantigene kommt es zur allergisch bedingten **hämolytischen Anämie**, Antikörper gegen Blutplättchen bedingt die **idiopathische thrombozytäre Purpura**. Bei der **rheumatoiden Arthritis** und beim **Lupus erythematodes** sind gegen Lymphozyten gerichtete Autoantikörper vorhanden.

Zum Typ II zählen auch Erkrankungen, bei denen Antikörper gegen Komponenten der Basalmembran gebildet werden wie bei der **Antibasalmembran Glomerulonephritis** und dem **Goodpasture Syndrom** (Antikörper gegen Basalmembran der Lunge und Niere).

Beim **Morbus Basedow** kommt es durch Verbindung von Autoantikörpern mit dem TSH-Rezeptor der Schilddrüsenzellen zur vermehrten Thyroxinsynthese. Beim **Diabetes mellitus Typ I** blockieren Antikörper die Insulinrezeptoren, bei der **Myasthenia gravis** werden die Rezeptoren für Azetylcholin von Autoantikörpern besetzt, was eine abnorme Schwäche der willkürlich innervierten Muskulatur verursacht.

2.2.3 Immunkomplextyp, Arthus-Typ (Typ III)

Die **Ablagerung von zirkulierenden Immunkomplexen** (Antigen-Antikörper-Komplexen) im Gewebe löst über eine hierbei induzierte **Komplementaktivierung** eine **Entzündungsreaktion** aus. Es kommt zu einem vermehrten Auftreten neutrophiler Granulozyten. Die Reaktion entsteht innerhalb von 4–8 Stunden nach Bildung des Immunkomplexes.

Bei der **Arthus-Reaktion** kommt es durch Injektion eines Antigens zur Bildung von Immunkomplexen mit im Blut zirkulierenden Antikörpern, die bei einer früheren Sensibilisierung gebildet wurden. Die Reaktion findet in der Wand kleiner Blutgefäße statt (allergische Vaskulitis) und geht mit Rötung und Schwellung einher.

Die **Serumkrankheit** entsteht nach einmaliger Injektion von ausreichender Menge an Fremdserum durch Ablagerung von zirkulierenden Immunkomplexen. Es kommt zu Fieber, Abgeschlagenheit, Lymphknotenschwellung, Urtikaria, Hautausschlag, Gelenkbeteiligung und Milzvergrößerung.

Zu den **Immunkomplexerkrankungen** mit Bildung und Ablagerung von Immunkomplexen zählen außerdem viele Autoimmunerkrankungen wie die rheumatoide Arthritis, Lupus erythematodes, Panarteriitis nodosa sowie die Glomerulonephritiden.

2.2.4 Reaktionen vom verzögerten Typ, zellvermittelte Allergie (Typ IV, Spättyp)

Die **Überempfindlichkeitsreaktion** basiert auf **Antigen-sensibilisierten T-Lymphozyten**, wobei Antikörper hier keine Rolle spielen. Die Reaktionen treten langsamer auf als bei Typ I und II.

Antigene können Zellwandbestandteile, Bakterien, Viren, Protozoen oder Pilze sein.

Die **Tuberkulinreaktion** gehört zum verzögerten Typ der Überempfindlichkeitsreaktionen. Hierbei bewirkt der Kontakt mit Tuberkelbakterien bei einer Infektion oder bei einer aktiven Immunisierung (Schutzimpfung) die Sensibilisierung des Organismus. Bei diesen Personen entsteht nach einer intrakutanen Injektion von Tuberkulin nach 48–72 Stunden eine entzündliche Hautreaktion, da das Tuberkulin mit den sensibilisierten T-Lymphozyten reagiert.

Bei der **Kontaktdermatitis** kommt es infolge der Antigenaufnahme durch die Haut, wie zum Beispiel enganliegende Kleidung, Schmuck u. a. zu kleinen Bläschen und stark geröteter Haut als Ausdruck der übersteigerten T-Lymphozytenreaktion.

2.3 Autoimmunkrankheiten

Synonym: Autoagressionskrankheiten

Autoimmunkrankheiten sind Erkrankungen, bei denen **durch Autoimmunisierung** (= Immunisierung gegen körpereigene antigene Substanzen) **Antikörper gebildet** werden, die gegen körpereigene Substanzen gerichtet sind (= Autoantikörper). Die Autoantikörper bzw. die spezifisch sensibilisierten Lymphozyten spielen bei der Krankheitsentstehung eine wesentliche Rolle.

Auch im gesunden Organismus können durch verschiedene Mechanismen, besonders bei defekten Suppressor-Mechanismen, Autoantikörper gebildet werden. In der Regel bleibt die Autoantikörperbildung ohne krankhaften Effekt.

Zu **Autoimmunerkrankungen** kommt es, wenn zusätzliche Faktoren wie genetische Disposition, krankhafte Immunregulation durch verminderte Suppressormechanismen oder chemische Veränderungen des Autoantigens wirksam werden. Auch ein Thymusdefekt kann eine Rolle spielen, da hier die Ausreifung der T-Lymphozyten stattfindet; Beispiel: Myasthenia gravis.

2.4 Transplantation

Transplantation ist die Übertragung von Zellen, Geweben oder Organen auf ein anderes Individuum (allogene Transplantation) oder an eine andere Körperstelle (autogene Transplantation).

Neben der chirurgischen Seite hängt der Erfolg einer Transplantation im wesentlichen von der **Immunreaktion des Empfängers** ab. Für die Transplantatverträglichkeit sind zunächst die Blutgruppenantigene (AB0-System) von Bedeutung. Eine entscheidende Rolle spielen die **Transplantationsantigene**, wie das System des Haupthistokompatibilitätskomplexes (MHC) mit den HLA-Antigenen. Stimmen die Antigenmuster des entsprechenden Gewebes bei Spender und Empfänger nicht überein, erfolgt beim Empfänger eine **Immunreaktion** gegen das

Transplantat, **wobei zytotoxische T-Lymphozyten gegen MHC-Antigene reagieren**. Ein wichtiges Zielobjekt der immunologischen Abwehrreaktionen scheint das Gefäßendothel des Transplantats darzustellen, da die Reaktionen dort viel ausgeprägter und folgenschwerer verlaufen als an parenchymatösem Gewebe. Bei der **Transplantatvaskulopathie** kommt es letztendlich zu einer erheblichen Gefäßstenose (Einengung der Gefäßlichtung), die durch Mangeldurchblutung zur Atrophie der abhängigen Gewebe führt.

▷ Eine **immunsuppressive Therapie** nach der Organtransplantation ist zur Verhinderung von Abstoßungsreaktionen erforderlich.

Die Wahrscheinlichkeit zur Transplantatabstoßung ist bei den einzelnen Geweben sehr unterschiedlich.

▷ **Bei Haut-, Dünndarm- und Knochenmarktransplantation kommt es zu den stärksten Abstoßungsreaktionen**.

2.5 Graft-versus-host-reaction

Eine **Transplantatabstoßung** erfolgt nicht nur in dem Sinne, daß der Wirt (Empfänger) das Transplantat abstößt. Bei Übertragung von großen Mengen vitaler Lymphozyten kann eine umgekehrte Reaktion dieser Zellen gegen die empfängereigenen Antigene erfolgen (=**Transplantat-gegen-Wirt-Reaktion**). Diese Reaktion kann bedeutend werden bei Empfängern mit immunologischer Abwehrschwäche oder bei großen Histokompatibilitätsunterschieden zwischen Spender und Empfänger.

Die **Erkrankung** manifestiert sich vor allem in der Haut, den Schleimhäuten, im Magen-Darm-Trakt und in der Leber. Es kommt zu einem generalisiertem Hautausschlag, blutigen und wäßrigen Durchfällen, Ikterus und fortschreitendem Leberversagen.

3 Entzündung

Eine Entzündung ist die **Reaktion des Organismus auf eine Schädigung** mit dem Ziel, die schädigenden Reize zu beseitigen und die dabei aufgetretenen Gewebsschäden zu reparieren.

Die **örtliche Reaktion** des Gefäß- und Bindegewebes geht einerseits einher mit Störungen des Blutkreislaufes durch Steigerung der Gefäßdurchlässigkeit mit Austritt von Blutflüssigkeit (Transsudation) und Auswanderung von Blutzellen aus den Gefäßen (Transmigration) sowie andererseits mit starker Vermehrung und Wucherung eingewanderter und ortsständiger Bindegewebszellen.

Die **allgemeine Entzündungsreaktion** des Organismus ist gekennzeichnet durch Fieber, Leukozytose, BSG-Beschleunigung und Bildung von Antikörpern.

Fieber entsteht durch die Änderung der Temperatur-Sollwertstellung im Zwischenhirn. Dies bewirken die bei der Entzündung freigesetzten Eiweißzerfallsprodukte. Die Steigerung der Körpertemperatur um 1–5 °C führt zu einer **Beschleunigung aller Stoffwechselvorgänge**. Die Beschleunigung der Herztätigkeit (Tachykardie) im Fieber führt zur **Durchblutungssteigerung** des gesamten Organismus. An den Ort der Entzündung werden vermehrt Blutzellen und Abwehrstoffe transportiert. Das Knochenmark wird zur **Neubildung von Granulozyten** angeregt. Im Blut kommt es zur Leukozytose mit Linksverschiebung, d. h. es treten **vermehrt jugendliche Leukozyten** im Blut auf. Eine Verschiebung der Eiweiße im Blutserum und eine verstärkte **Verklumpungsneigung** der Erythrozyten führt zu einer Beschleunigung der Blutkörperchensenkungsgeschwindigkeit.

3.1 Lokale (klassische) Entzündungszeichen

Rubor (Rötung)

Das Eintreffen eines schädigenden Reizes führt zunächst zu einem örtlichen Gewebsschaden, der auf wenige Zellen beschränkt ist. Kurz danach erweitern sich die benachbarten Arteriolen und Kapillaren, woraus eine erhöhte Durchblutung und lokale Blutfülle (Hyperämie) resultiert. Es entsteht eine Rötung.

Calor (Wärme)

Die vermehrte Durchblutung und Steigerung der Stoffwechselvorgänge führt zur Wärme.

Tumor (Schwellung)

An die Erweiterung (Dilatation) der Arteriolen schließt sich eine Verengung (Konstriktion) der Venolen an und es kommt zu Störungen der Gefäßdurchlässigkeit (Permeabilität) mit Austritt von Blutflüssigkeit. Das führt zur Volumenvermehrung und Schwellung des betroffenen Gewebes im Entzündungsbereich.

Dolor (Schmerz)

Der Druck des entzündlichen Ödems auf die sensiblen Nervenendigungen führt zum Entzündungsschmerz.

Functio laesa (gestörte Funktion)

Schmerz und Schwellung behindern die Funktion des Gewebes.

3.2 Ursachen einer Entzündung

Endogene, im Körperinneren wirkende Reize:

- krankhafte Gewebsveränderungen durch Nekrosen, bedingt durch Sauerstoffminderversorgung
- krankhafte Gewebsveränderungen durch Verletzungen
- Zellzerfall, zum Beispiel bei bösartigen Tumoren.

Exogene, durch äußere Reize bedingte Schädigungen:

- mechanische und thermische Einflüsse
- ultraviolette und ionisierende Strahlen
- chemische Faktoren wie Säuren, Laugen, Metalle
- Viren
- Bakterien, insbesondere Kokken (häufigste Ursache)
- Pilze, vor allem an der Haut durch Kontaktinfektionen oder an inneren Organen bei schwerer allgemeiner Abwehrschwäche
- Protozoen, zum Beispiel bei Malaria, Toxoplasmose, Wurm- und Milbenerkrankungen.

▷ Häufig liegt eine Kombination aus inneren und äußeren Einwirkungen vor.

3.3 Zeitlicher Ablauf einer Entzündung

Es kommen vor allem Entzündungen mit akutem Verlauf, die durch die klassischen Entzündungszeichen gekennzeichnet sind vor, sowie chronische Entzündungen, mit einem langsamen, schleichenden, sich über Jahre erstreckenden Verlauf.

3.4 Formen einer Entzündung

Seröse Entzündung

Bei der serösen Entzündung steht der Austritt eiweißreicher Flüssigkeit aus den Kapillaren (Exsudat) im Vordergrund.
▷ Ein Beispiel ist das Bild der Urtikaria.

Exsudative Entzündungsreaktionen

entstehen zum Beispiel nach Insektenstichen, Berührung von Brennesseln, Verbrennungen oder nach Arzneimittelüberempfindlichkeit, die bis zum anaphylaktischen Schock führen können. Eine seröse Entzündung an den serösen Häuten führt bei der Pleura bzw. beim Perikard zur Ausbildung eines Pleura- bzw. Perikardergusses und beim Peritoneum zur Ausbildung eines Aszites.

Serös-schleimige Entzündung

Bei dieser Form der Entzündung kommt es zusätzlich zur Sekretproduktion an den Schleimhäuten
▷ Beispiel: Schnupfen (Rhinitis)

Fibrinöse Entzündung

Die Durchlässigkeit der Gefäßwände ist erhöht, sodaß es zum Austritt von Fibrinogen aus den Gefäßen in das Gewebe kommt. Das Fibrinogen wird außerhalb der Gefäße durch gerinnungsaktive Faktoren in Fibrin umgewandelt.

Eitrige Entzündung

Hierbei kommt es zu einer massiven Einwanderung von neutrophilen Granulozyten in den Entzündungsbereich. Beim eitrigen Katarrh wird die Sekretproduktion der Schleimhäute durch die Entzündungsmediatoren aktiviert. In der Regel handelt es sich um bakterielle Infektionen der Schleimhäute, der oftmals eine Virusinfektion vorausgegangen ist.

Sonderformen der eitrigen Entzündung:

- **Phlegmone**:
  Fortschreitende eitrige Entzündung, vor allem durch bakterielle Erreger (Streptokokken) bedingt, mit Ausbreitung der Erreger im Bindegewebe bis in die Muskulatur oder an den Knochen. Es kommt zur Schwellung, Rötung, Schmerzhaftigkeit des Gewebes und zur Einschränkung der Bewegungsfähigkeit.

- **Abszeß**:
  Eitrige Gewebseinschmelzung, die meist durch Bakterien (Staphylokokken) verursacht wird. Im Gegensatz zur Phlegmone ist der Abszeß durch eine bindegewebige Membran abgegrenzt.
- **Empyem**:
  Eiteransammlung in einem vorgebildeten Hohlraum, zum Beispiel im Pleuraspalt, Herzbeutel, in der Gallenblase.

Hämorrhagische Entzündung

Bei dieser Entzündungsform tritt eine größere Zahl von Erythrozyten in den Entzündungsbereich über. Häufigste Ursache dieser Entzündungsreaktion ist eine Virusinfektion.
▷ Beispiel: Grippe.

Granulomatöse Entzündung

Als Entzündungsreaktion treten Granulome, d. h. ein knötchenförmig angeordnetes Granulationsgewebe, auf.

Granulationsgewebe

ist eine Gewebsformation, die durch Vermehrung von Bindegewebszellen im Entzündungsbereich (Proliferation) entsteht. Es ist die Grundlage für die Ausbildung von **Gewebsdefekten, Blutergüssen** (Hämatomen) und **Thrombosen**. Das Granulationsgewebe ist schwammig, blutreich und oft schmerzhaft. In der Ausheilphase einer Entzündung wird jede größere Einschmelzung von Gewebe durch Granulationsgewebe abgegrenzt.
Es werden, je nach Zellcharakter, verschiedene Granulome unterschieden.
▷ Beispiel: Tuberkulosetyp, rheumatischer Typ u. a.

Gangräneszierende Entzündung

Bei Besiedelung des Entzündungsherdes durch Fäulnisbakterien und darauffolgendem Eiweißzerfall liegt eine gangräneszierende Entzündung vor.

Nekrotisierende Entzündung

Eine nekrotisierende Entzündung besteht bei schweren Allgemeinerkrankungen mit krankhaften Gewebsveränderungen und Ausbildung einer Nekrose.

3.5 Ausbreitung einer Entzündung

In der Regel bleiben Entzündungen **lokal begrenzt** im Bereich der schädigenden Ursache.

Entzündungen können sich **kontinuierlich** (per continuitatem) **ausbreiten**. Dies geschieht vor allem in Bindegewebe, wie Scheidewände (Septen), Organkapseln und allgemeinen Körperumhüllungen (Faszien).

Bei einer **Ausbreitung über Kanalsysteme** bzw. Lichtungen, wie zum Beispiel in den ableitenden Harnwegen und im Bronchialsystem, erfolgt diese kanalikulär.

Eine **lymphogene Ausbreitung** liegt vor, wenn die Erreger der Entzündung in das Lymphgefäßsystem und von dort in die regionären Lymphknoten gelangen und hier eine Entzündungsreaktion hervorrufen.

Ein Einbrechen der Erreger in die Blutbahn führt zu einer **hämatogenen Ausbreitung** der Entzündung. Diese kann zur Septikämie („Blutvergiftung") führen.

3.6 Entzündungsmediatoren

Die Regulation der einzelnen Phasen einer Entzündungsreaktion erfolgt durch **Mediatoren**. Dies sind hormonähnliche Substanzen, die von den Zellen im Entzündungsbereich gebildet werden.

Zu den Entzündungsmediatoren gehören **Histamin**, das in den Mastzellen und den basophilen Granulozyten gebildet wird. Es ist in den meisten Organen nachweisbar. Histamin ist in der Frühphase der Entzündung aktiv und bewirkt die Weitstellung der Arteriolen und die Steigerung der Durchlässigkeit der Gefäße. Nach 15–30 Minuten wird Histamin abgebaut.

Ein weiterer Mediator ist **Serotonin**, das eine Erweiterung der Kapillaren (Vasodilatation) und Steigerung der Gefäßdurchlässigkeit bewirkt. Auch Serotonin wird schnell inaktiviert.

Bradykinin oder **Kallidin** bewirken ebenfalls eine Vasodilatation sowie eine Steigerung der Gefäßdurchlässigkeit. Bei sehr starker Vasodilatation kann sich ein Schockzustand entwickeln, besonders bei anaphylaktischen Reaktionen. Durch Reizung der sensiblen Nervenendfasern verursachen alle Kinine den charakteristischen Entzündungsschmerz.

Prostaglandine wirken bei den entzündlichen Reaktionen in der Spätphase der Gefäßdurchlässigkeitsstörungen. Sie hemmen die Verklumpung (Aggregation) von Thrombozyten sowie die Bildung von Thromben. Durch Erregung der sensiblen Nervenendigungen können sie Schmerzen hervorrufen.

3.7 Bakterielle Sepsis

Unter Sepsis wird eine sogenannte **Blutvergiftung** verstanden, wobei bakterielle Erreger über den Lymphweg oder direkt von dem Ort der Entzündung in die Blutbahn eindringen und eine Bakteriämie erzeugen. Wenn von einem bakteriellen Infektionsherd konstant Krankheitserreger in die Blutbahn gelangen und Krankheitserscheinungen auslösen, liegt eine Sepsis vor.

▷ **Jede bakterielle Infektion kann zu einer Allgemeininfektion des Organismus führen.**

Sepsiserreger:

Strepto-, Staphylo-, Meningo-, Enterokokken, Escherichia coli, Clostridien sowie Pilze.
▷ Beispiel: Candida albicans u. a.

Die Virulenz der Erreger und die Resistenz des Organismus sind entscheidende Faktoren, ob es zur **Generalisation bakterieller Infektionen** kommt. Besondere Disposition besteht bei Auszehrung (Kachexie) durch Nahrungsmangel, bösartigen Tumoren, chronischen Infektionskrankheiten wie zum Beispiel Tuberkulose, Leukämie u. a.

Bei der **lymphogenen Ausbreitung** entsteht über eine eitrige Lymphangitis eine eitrige Lymphadenitis (Lymphknotenentzündung), wobei die Entzündung von einem Lymphknoten zum nächsten weiter fortschreitet. Von außen ist auf der Haut ein roter Streifen sichtbar, der den entzündlichen Lymphbahnen folgt. Die Erreger gelangen so über den Milchbrustgang (Ductus thoracicus) in das Blut.

▷ Eine Sepsis kann sich auch über eine Thrombose entwickeln, wobei diese mit Bakterien besiedelt wird, die dann in die Blutbahn ausgeschwemmt werden. Weitere Beispiele für die Entstehung einer Sepsis sind Abort, Gallenwegsinfektionen, Infektion der Harnwege, Pneumonie u. a.

Die **Sepsis lenta** wird häufig durch Streptococcus viridans verursacht und ist eine besonders langsam verlaufende Allgemeininfektion.

3.8 Folgen einer Entzündung

Das Verhältnis von **Virulenz der Erreger zu Effektivität der Abwehrmechanismen** ist von entscheidender Bedeutung, ob die entzündliche Reaktion örtlich begrenzt bleibt, sich weiter ausbreitet, zur Abszeßbildung oder zur Allgemeininfektion mit Septikämie führt bzw. ob die Entzündung ausheilt oder in einen chronischen Verlauf übergeht.

Bei der Heilung kommt es zur vollständigen Wiederherstellung des ursprünglichen Zustandes (Restitutio ad integrum).

Sind größere Gewebsareale von der Entzündung betroffen, die mit einer Nekrose einhergehen, kann keine Restitutio ad integrum erfolgen.

Der bei der Entzündung entstandene **Gewebsdefekt** verursacht die Ausbildung von Ersatzgewebe.

Als Ersatzgewebe entwickelt sich ein Granulationsgewebe mit zell- und kapillarreichem Bindegewebe, das vom Rand der Reaktion in Richtung Zentrum des Defekts wächst. Dieses neugebildete Bindegewebe wird in faserreiches, kollagenhaltiges, zell- und gefäßarmes Narbengewebe umgewandelt (Defektheilung). **Die Narbe ist der Endzustand der Entzündung.**

Die Heilung von Wunden verläuft ebenso.

Im weiteren Verlauf kommt es zur **narbigen Schrumpfung** mit Einziehung der Organoberfläche. Dieser Vorgang kann schwere **Funktionsstörungen** der betreffenden Organe zur Folge haben, wie zum Beispiel

▷ Schrumpfung der Herzklappen beim rheumatischen Fieber mit Mitral- oder Aorteninsuffizienz.

4 Tumoren

Synonym: Neoplasie, Neoplasma (= Neubildung)

„Tumor" kommt aus dem Lateinischen und bedeutet **Geschwulst**. Man versteht darunter eine Gewebsvermehrung mit Verselbständigung des Wachstumsprozesses und des neuentstandenen Gewebes, wodurch etwas Neues, Abnormes entstanden ist.

Zu unterscheiden ist die Geschwulst von einer (stauungsbedingten oder entzündlichen) Schwellung des Gewebes (siehe Tumor als eines der Kardinalsymptome der Entzündung), wobei hier unter Tumor im weiteren Sinne eine Größenzunahme eines Organs oder Gewebes verstanden wird.

▷ In der Regel wird der Tumorbegriff für Geschwulst verwendet.

4.1 Gutartige und bösartige Tumoren

Es werden gutartige (benigne) von bösartigen (malignen) Tumoren unterschieden, welche in der Mehrzahl der Fälle einen tödlichem Ausgang (= „Krebs“ im allgemeinen Sprachgebrauch) nehmen.

Karzinom (= Krebs)

Synonym: Carcinoma, Abkürzung: Ca;
ein vom Epithelgewebe ausgehender bösartiger Tumor.

Adenome, Polypen, Papillome

gutartige epitheliale Tumoren.

Sarkom

ein vom mesenchymalen Gewebe ausgehender bösartiger Tumor.

Fibrome, Leiomyome, Rhabdomyome, Lipome, Chondrome, Osteome, Hämangiome, Lymphangiome

gutartige mesenchymale Tumoren.

Lymphom

gutartige entzündliche Lymphknotenvergrößerung, zum Beispiel bei Pfeifferschem Drüsenfieber;
bösartige Lymphknotenvergrößerung, zum Beispiel bei Lymphogranulomatose (= Morbus Hodgkin).

Benigne Tumoren

sind charakterisiert durch langsames, verdrängendes Wachstum mit scharfer Begrenzung und **ohne Ausbildung von Metastasen**. Nach Tumorentfernung gilt der Patient als geheilt.

Maligne Tumoren

zeichnen sich durch rasches, invasives (in Nachbargewebe eindringendes) und zerstörendes (destruierendes) Wachstum mit unscharfer Begrenzung aus. Durch die Invasion des Tumorgewebes in Blut- und Lymphgefäße kommt es **häufig zur hämatogenen und lymphogenen Metastasierung**. Es besteht eine hohe Mitoserate, ein relativ zum Plasma vergrößerter Kern sowie abnorme Kernkörperchen. Die einzelnen Zellen verlieren ihre organspezifischen Eigenschaften. Der gestörte Zellstoffwechsel ist in erster Linie auf das Wachstum und die Vermehrung der Zellen gerichtet. Nach Entfernung des Tumors kommt es oft zu **Rezidiven** (Rückfällen). Je geringer die Differenzierung (Ausreifungsgrad), d. h. je weniger das Tumorgewebe dem Ausgangsgewebe ähnelt, desto größer ist die **Malignität** (Wachstum).

4.2 Tumorentstehung

Die Mehrzahl der malignen Tumoren entsteht spontan oder über **Dysplasien**. Dysplasien sind Störungen im Gewebeaufbau mit unzureichender Differenzierung, welche meist infolge eines Dauerreizes, wie zum Beispiel einer chronischen Entzündung, entstehen. Bei Wegfall des Reizes sind die Dysplasien rückbildungsfähig (reversibel).

▷ Gutartige Geschwülste können auch bösartig entarten, zum Beispiel Dickdarmadenome.

4.3 Carcinoma in situ

Diese bösartige Geschwulst verbleibt am Entstehungsort ohne zerstörend in das umliegende Gewebe einzuwachsen. Allerdings gehen 50–70% der in-situ-Karzinome in ein Karzinom mit invasivem Wachstum über. Das Carcinoma in situ stellt daher eine echte **Präkanzerose** (Vorstadium eines Karzinoms) dar.

▷ Vorkommen eines Carcinoma in situ zum Beispiel am Gebärmutterhals (Zervix uteri), in der Schleimhaut des Kehlkopfes, der Bronchien und der Harnblase u. a.

4.4 Entstehung der Bildung von Metastasen (= Tochtergeschwülste)

Bösartige Tumorzellen besitzen die Fähigkeit zur amöbenähnlichen Eigenbewegung und haben **Wachstumsautonomie**, wodurch sie sich selbständig vermehren können. Durch spezifische Oberflächenenzyme können sie das umgebende Gewebe zerstören, sich so ausbreiten und an anderer Stelle anheften, anwachsen und Metastasen bilden.

Am häufigsten ist die **lymphogene Metastasierung**, wobei sich die Tumorzellen vom Primärtumor ablösen und mit dem Lymphstrom in die regionären Lymphknoten gelangen.

Die Leber ist neben den Lungen der häufigste Ort **hämatogener Metastasierung** (Ausbreitung der Tumorzellen über den Blutweg).

▷ Fast immer sind die Folgen der Metastasierung die Todesursache eines Tumorpatienten, selten der Primärtumor.

4.5 Mögliche Ursachen der Erkrankung an Krebs

Familiäre Disposition

Primär ist Krebs keine Erbkrankheit, aber erblich bedingte Vorkrankheiten mit ererbten Genanomalien können durch innere oder äußere Reize eine Tumorentstehung verursachen.

▷ Beispiel: Philadelphia-Chromosom, welches in den meisten Fällen der chronischen myeloischen Leukämie (CML) nachgewiesen werden kann.

Chemische Karzinogene

Zu den chemischen krebserregenden Substanzen zählen Kohlenwasserstoff, das durch unvollständige Verbrennung von Kohle und Öl entsteht und im Tabakrauch sowie in den Auspuffgasen von Verbrennungsmotoren vorkommt.
Weiter gehören dazu die aromatischen Amine, die N-Nitrosoverbindungen sowie Substanzen aus verschiedenen Pilzen wie zum Beispiel Aflatoxin.
Anorganische krebserregende Substanzen sind Arsen, Asbest, Blei und Chromat.

Strahleneinwirkung

Kurzwellige und ionisierende Strahlen, UV-Bestrahlung, α-, β- und γ-Strahlen sowie Röntgenstrahlen können zur Tumorentstehung führen.

Onkogene (geschwulsterzeugende) Viren

Virusinfektionen mit sogenannten DNA- und RNA-Viren können zur Tumorentstehung beitragen. Zu den onkogenen (karzinogenen) Viren gehören Papilloma-Viren, Adenoviren, Epstein-Barr-Virus (= EBV) (Vorkommen bei Burkitt-Lymphom, Nasopharynxkarzinom) und Zytomegalievirus (Vorkommen bei AIDS in Zusammenhang mit dem Kaposi-Sarkom) als Vertreter der Herpes-Viren, Hepatitis-B-Viren (Vorkommen bei Leberkarzinom) sowie Retroviren.

Hormonelle Einflüsse

Bei lange bestehender Hormoneinwirkung infolge eines gestörten endokrinen Regelkreises können, in der Regel meist gutartige, Tumoren entstehen.

▷ Beispiel: Adenome (= primär gutartige Geschwulst, die von Drüsen oder der Schleimhaut des Magen-Darm-Trakts ausgeht und bösartig entarten kann) des Hypophysenvorderlappens nach Entfernung der Gonaden (Geschlechtsdrüsen).

Eine abnorme Östrogenproduktion bzw. ein **gestörter Östrogen-Zyklus** spielen bei der Entstehung des Uteruskorpuskarzinoms (Gebärmutterkörperkarzinom) und des Mammakarzinoms (Brustkrebs) eine Rolle. Das Prostatakarzinom ist in der Regel abhängig von Androgenen und kann durch Gabe von Östrogenen behandelt werden.

Immunologische Defektzustände

Bei angeborenen oder erworbenen Immundefekten besteht ein erhöhtes Risiko für die Tumorentstehung.

▷ Beispiel: Immununterdrückende Therapien nach Transplantationen begünstigen das Entstehen von bösartigen Lymphomen.

4.6 Krebsentstehung

Durch die chemischen und strahlenbedingten Einwirkungen kommt es zur **Schädigung der DNS** (Desoxiribonukleinsäure) als Träger der Erbanlagen, was zu Veränderungen des genetischen Materials (= somatische Mutation, d. h. die Veränderungen werden nicht weitervererbt) führt. In der Regel werden die somatischen Mutationen allerdings durch DNS-Reparaturvorgänge aufgehoben. Ein **Versagen der DNS-Reparaturmechanismen** führt zur Krebsentstehung.

Man geht davon aus, daß die irreversible DNS-Schädigung nur einer Zelle für die Tumorentstehung ausreichend ist. Zwischen dieser **Initialphase** und dem **Ausbruch der Krebserkrankung** liegen mindestens 5, oft 10 bis 30 Jahre (Latenzperiode). Die Dauer dieser Periode ist abhängig von inneren und äußeren Faktoren (Kokarzinogene), die die Krebsentstehung begünstigen.

Bei Entstehung eines primären Tumors kommt es erst unter zusätzlicher Einwirkung bestimmter **Wachstumsfaktoren** und bei **Versagen der Immunabwehr** zur Ausbildung der Tumorkrankheit.

▷ Die **Krebsentstehung** (Kanzerogenese) läuft also, zumindest bei den chemisch bedingten und wahrscheinlich auch bei vielen durch Viren hervorgerufenen bösartigen Tumoren, in mehreren Stufen ab.

4.7 Kokarzinogene

Unter Kokarzinogenen werden Faktoren verstanden, die die **Manifestation eines Tumors nach der Initialphase** auslösen. Kokarzinogene allein können die bösartige Tumorentstehung nicht verursachen, sie können aber die Latenzphase von der irreversiblen DNS-Schädigung (Initiierung) bis zum Beginn des Tumorwachstums verkürzen.

Zu den **Kokarzinogenen** gehören das Krotonöl, hormonelle und immunologische Einwirkungen sowie alle entzündlichen Reize.

▷ Beispiel: Chronische Gallenblasenentzündung mit Gallensteinen gilt als Risikofaktor für das Gallenblasenkarzinom.

4.8 Auswirkungen des Tumors auf den Organismus

Gutartige Tumoren, vor allem im Bereich des Gehirns, können durch ihr Wachstum normale Zellen durch Zusammendrücken zerstören und so tödlich wirken.

Hirntumoren führen zur Verschiebung des Hirngewebes, da das Volumen innerhalb des Schädels begrenzt ist.

Bösartige Tumoren neigen zu Nekrosen und Geschwürsbildungen. Sie wachsen im allgemeinen schneller als ihr Gefäßsystem. Zu den **Leitsymptomen** einer Tumorerkrankung zählen daher die **Blutungen**.

▷ Beispiele: Blut im Urin (Hämaturie) bei Nierenkarzinomen, Blut im Stuhl bei Kolonkarzinomen, Bluterbrechen (Hämatemesis) bei Tumoren des Magen-Darm-Traktes, Bluthusten (Hämoptysis) bei Bronchialkarzinom.

Durch die **Nekrose des Tumorgewebes** kann es zu abnormen Verbindungen zwischen zwei Organteilen kommen (Krebsfisteln), zum Beispiel von der Vagina zur Harnblase. Durch das Tumorwachstum kann es zur Einengung eines Hohlsystems kommen, zum Beispiel Dickdarmstenose bei Kolonkarzinom.

Im **fortgeschrittenen Stadium** führt die Tumorerkrankung zum allgemeinen Kräfteverfall (Tumorkachexie) aufgrund der durch den Tumorzerfall freiwerdenden Giftstoffe. Die Toxine verursachen Funktionsstörungen der Leberzellen sowie eine negative Stickstoffbilanz (Übersäuerung des Organismus). Auf diesem Wege entsteht bei vielen Tumorerkrankungen eine **Anämie**, die zusätzlich durch chronischen Blutverlust verstärkt wird.

II. Basiswissen Pathologie

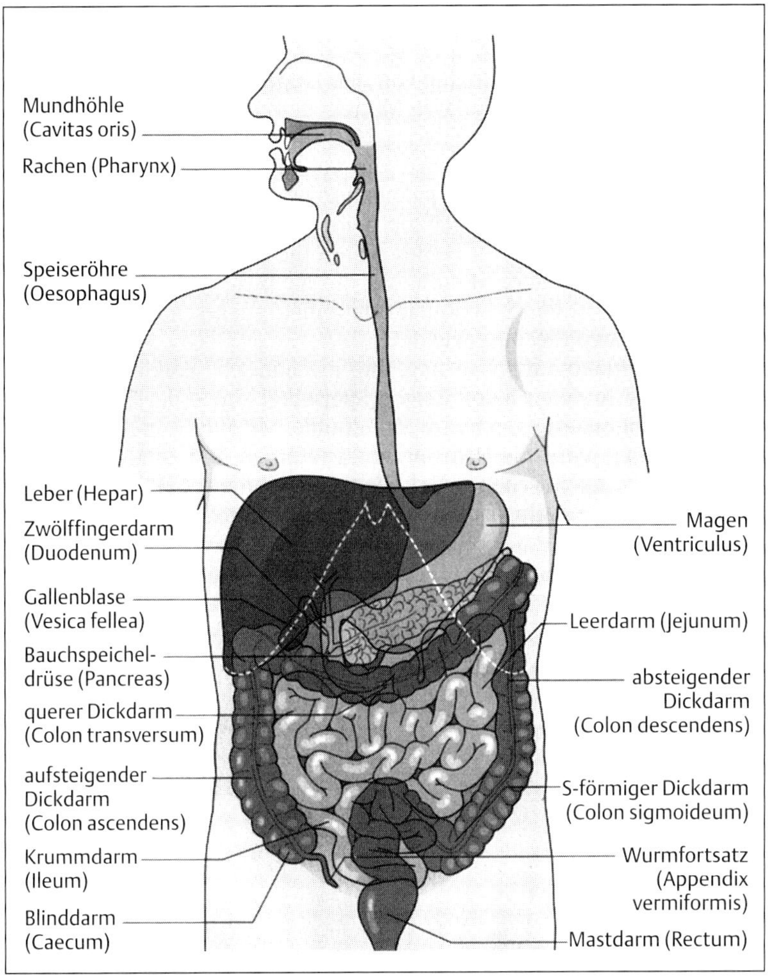

Abb. **1.1** **Übersicht der Verdauungsorgane** (nach Leonhardt)

1 Krankheiten des Verdauungsapparates

Verdauung = die Zerkleinerung der aufgenommenen Nahrung, ihre Lösung in Wasser und den Abbau durch Enzyme in EINFACHE Bestandteile, welche von der Schleimhaut des Magen-Darm-Kanals aufgenommen (resorbiert) werden.

1.1 Mundhöhle (Cavum oris)

Definition Zur Mundhöhle gehören die Zähne, Speicheldrüsen, Zunge und der weiche Gaumen. Zunge und Zähne gelten als „Spiegel des Verdauungsapparates".

1.1.1 Stomatitis

Definition Entzündung der Mundschleimhaut, oft zusammen mit Gingivitis (Zahnfleischentzündung).

Ursache Mundtrockenheit (Mundatmung), herabgesetzte Kautätigkeit, Mundwasser, mangelnde Mundhygiene, reduzierter Allgemeinzustand

Abwehrschwäche und erhöhte Infektneigung aufgrund einer hämatologischen Erkrankung

Pilzinfektionen durch Candida albicans (Soor), besonders beim Säugling und Gebißträger

Infektionen mit Herpes-simplex-Viren, Morbillivirus (Masern) und Varizella-Zoster-Virus (Windpocken, Gürtelrose)

Vergiftungen durch Blei, Quecksilber

Zerstörung der physiologischen Bakterien (= Symbionten).

Symptome und Verlauf Rötung und Schwellung der Mundschleimhaut, Schmerzen beim Essen, weißlich-graue Beläge

evtl. geschwüriger Zerfall und Schorfbildung, auch Blutung, Fieber, Foetor ex ore (Mundgeruch)

bei Soor: weißliche Beläge wie geronnene Milch.

Behandlung **Präventiv:**
Mund- und Zahnpflege, Anregung der Kautätigkeit (Kaugummi, Zunge bewegen), genügende Trinkmenge, besonders Fruchtsäfte, die den Speichelfluß anregen.

▶ **Naturheilkundlich:**
Pinselungen mit Borglyzerin, Wasserstoffsuperoxid, Tinctura Myrrhae, Tinctura Ratanhiae, Spülungen mit Salbei, Kamille, Kaliumpermanganat

bei Pilzinfektionen:
Antimykotika, Nosodentherapie; Stärkung des Abwehrsystems, Leberunterstützung, Toxinbinder (Heilerde)

symptomatisch zur Schmerzlinderung: Mundspülung mit 15 ml 1% Procain

Symbioselenkung mit Milchzucker.

1.1.2 Aphthen

Definition „Mundausschlag"; Aphthen sind kleine rundliche schmerzhafte Schleimhautdefekte (Erosionen), die einzeln oder an mehreren Stellen der Schleimhaut auftreten können; meist weißlicher Belag. Sie sind kein eigenständiges Krankheitsbild, sondern ein Symptom.

Ursache unbekannt
evtl. Ausdruck einer Infektabwehrschwäche bzw. Zeichen mangelnder Abwehr.

Symptome und Verlauf Narbenlose Abheilung möglich, häufig Rezidive.

Differentialdiagnose ▷ Zoster

Behandlung der Grundkrankheit.
▶ **Naturheilkundlich:**
Anregung des Immunsystems.

1.1.3 Rhagaden

Definition Kleine schmerzhafte Schrunden in den Mundwinkeln.

Ursache Mangel an Vitamin C und E
Eisenmangel (siehe auch 9.2.3 »Eisenmangelanämie«).

Symptome und Verlauf Spaltförmiger Einriß der Haut, der meist narbenlos abheilt.

Behandlung Anregung der Erythropoese (= Bildung der roten Blutkörperchen).

▶ **Naturheilkundlich:**
Vitamin B_{12}, Eigenblutbehandlung, Stärkung des Immunsystems.

1.1.4 Zahnfleischbluten

Definition Zahnfleischbluten ist ein Symptom und Zeichen eines Mangels.

Ursache Skorbut (Vitamin C-Mangel)
Parodontose
Blutkrankheiten
Schwangerschaft.

Symptome und Verlauf Gingivablutung
Schwächung des Zahnhalteapparates
Lockerung der Zähne bis hin zum Ausfall.

Behandlung der Grundkrankheit.

1.1.5 Speichelsteine

Definition Synonym: Sialolithen
Steine in den Ausführungsgängen der 3 großen Mundspeicheldrüsen, am häufigsten in der Unterkieferspeicheldrüse (Glandula submandibularis), die Steine bestehen meist aus Kalziumphosphat und -karbonat.

Ursache wahrscheinlich Folge einer Sekretionsstörung und Veränderung der Zusammensetzung und Menge des Sekretes von Speichel- und Schleimdrüsen (= Dyschylie), zum Beispiel zu hoher pH-Wert, zu hohe Viskosität des Speichels.

Symptome und Verlauf Symptome eines Steinleidens (Sialolithiasis) entstehen, wenn die Speichelsteine die Ausführungsgänge von Speicheldrüsen teilweise oder vollständig verlegen:
▷ intermittierende (zwischenzeitlich aussetzende), vor allem beim Essen auftretende Schmerzen und Schwellung der Drüse.

Behandlung **Chirurgisch:**
Entfernung der Steine.

1.1.6 Zahnfleischentzündung

Definition Synonym: Gingivitis
akute oder chronische Form der Gingivitis.

Ursache mechanische oder thermische Verletzungen
anatomisch prädisponierende Faktoren (Engstand der Zähne)
Umstellungen im Hormonhaushalt (zum Beispiel Schwangerschaft).

Symptome und Verlauf Rötung, Schwellung, Blutung des Zahnfleischs
auch nekrotisierende, ulzeröse Form möglich: sehr schmerzhaft, oft mit Mundgeruch, fauligem Geschmack
Vergrößerung der regionalen Lymphknoten und Fieber.

Komplikationen Übergang in eine Stomatitis/Parodontitis möglich.

Behandlung **CAVE:** keine Behandlung
▷ Zahnarzt!

1.1.7 Oraler Herpesbefall

Definition Viruserkrankung mit vielfältigen Erscheinungen, von akuter schmerzhafter Bläschenbildung auf Mundschleimhaut und Lippenrot (Herpes labialis) bis hin zur generalisierten Allgemeininfektion.

Ursache Erreger: Herpes-simplex-Virus

Typ I: vorwiegend Kopf- und Gesichtsbereich, Übertragung durch Tröpfcheninfektion

Typ II: Genitalregion, Übertragung durch Geschlechtsverkehr.

Symptome und Verlauf **Primärinfektion:**
meist im Kleinkind- und Jugendalter; in der Regel wird die Mundschleimhaut befallen.

Nur bei einem Prozent der Infizierten kommt es zum Ausbruch der Krankheit: im Mund- und Rachenraum Juckreiz und Spannungsgefühl, Schwellung, Bläschenbildung mit Infiltrat, Bläschen gehen auf, verkrusten und heilen spontan

Allgemeinsymptome wie Fieber, Übelkeit, Entzündung der zervikalen Lymphknoten, Stomatitis und Schmerzen

Abklingen nach 7–10 Tagen ohne Zutun.

Rezidivierender Herpesbefall:
Nach der Primärinfektion wandert das Virus entlang der Nervenbahnen in die Spinalganglien, wo es lebenslang in latenter Form persistiert
▷ häufige Rezidive durch Reaktivierung einer latent gebliebenen Infektion.

Auslösende Ursachen:
übermäßige Sonneneinstrahlung, Ansteckung, Allergie, HIV- und Tb-Patienten, fiebrige Infekte, Menstruation, hormonelle und psychische Faktoren.

Komplikationen Herpesenzephalitis (= Entzündung des Gehirns) mit oft tödlichem Verlauf
generalisierte und septische Herpesinfektion bei immungeschwächten Patienten.

Differentialdiagnose ▷ bei Stomatitis: Befall durch andere Viren.

Behandlung nur am Anfang wirksam, solange Bläschen noch nicht da sind!

Medikamentös:
Aciclovir.

▶ **Naturheilkundlich:**
Stärkung des Immunsystems; Einreiben mit Zahnpasta, Essig, Zwiebeln
bei Schmerzen: Mundspülung mit 1 EL = 5 ml von 2%igem Procain
Natriumbikarbonatmundspülung: 1/4 Löffel auf 1/2 l Wasser zur Linderung und Reinigung.

1.2 Speiseröhre (Ösophagus)

1.2.1 Allgemeinsymptome und ihre Ursachen

Dysphagie Passagehemmung geschluckter Speisen mit Druckgefühl oder Gefühl des Steckenbleibens.

Ursache bei 40% der Betroffenen im Alter über 45 Jahre: Ösophaguskarzinom; Divertikel, Fremdkörper, Narbenstrikturen; Ösophagitis

selten: Achalasie, Sklerodermie (= »Darrsucht«)

psychisch: Globus hystericus (= würgendes Enge- bzw. Fremdkörpergefühl im Schlundbereich).

Regurgitation Zurückströmen von Speisebrei in den Mund und Erbrechen.

Ursache peptische Stenose, Karzinom, Zenker-Divertikel, Achalasie.

Sodbrennen ein vom Magen in den Ösophagus aufsteigendes, brennendes Gefühl mit retrosternalem Schmerz.

Ursache	Ösophagitis, Tumor, Refluxkrankheit (= Zurückströmen von saurem Magensaft in die Speiseröhre).

Husten

Ursache	durch Aspiration (= Eindringen von Mageninhalt in die Atemwege) Achalasie Atresie (= angeborener Verschluß des Ösophagus, meist in Verbindung mit einer Ösophagotrachealfistel (= röhrenförmige Verbindung zwischen Speiseröhre und Luftröhre; Operation im Neugeborenenalter).
Differential-diagnose	▷ übler Mundgeruch (Foetor ex ore).
Behandlung	kausal (= der Ursache entsprechend).

1.2.2 Achalasie

Definition	Achalasie ist eine neuromuskuläre Erkrankung. Durch Fehlen von Ganglienzellen im Darmwandnervensystem bleibt der Öffnungsreflex der Kardia aus (Kardiaspasmus), (= Degeneration des Plexus myentericus [Auerbach] im Ösophagus-Kardiabereich) Normal ist eine reflektorische Erschlaffung der glatten Muskulatur des unteren Ösophagussphinkters, damit der Speisebrei in den Magen befördert werden kann.
Ursache	unbekannt.
Symptome und Verlauf	Der mittlere Teil des Ösophagus ist erweitert, der untere Teil ist verengt; spitz zulaufende Stenose mit Megaösophagus (Sektglasform) durch die Spasmen im unteren Ösophagusabschnitt stauen sich die Speisen im darüberliegenden, sich erweiternden Teil des Ösophagus Schluckbeschwerden unmittelbar nach dem Essen und nach Erregung Dysphagie und Regurgitation Völlegefühl retrosternal, Druckgefühl hinter dem Brustbein, Erbrechen unverdauter Speisen ▷ Gewichtsabnahme.
Komplika-tion(en)	Regurgitation von stagnierendem Ösophagusinhalt mit Gefahr der Lungenaspiration, häufig unbemerkt in der Nacht.
Differential-diagnose	▷ Ösophaguskarzinom ▷ Kardiakarzinom.
Behandlung	**Medikamentös:** *Nifedipin* Dehnungsbehandlung (Ballondilatation). **Chirurgisch:** Ösophagokardiomyotomie (= Durchtrennung der Muskulatur von Ösophagus und Kardia).

1.2.3 Refluxkrankheit und -ösophagitis

Definition

Durch den verlängerten Kontakt der Ösophagusschleimhaut mit dem sauren Magensaft kommt es zur Refluxkrankheit; Reflux = Rückfluß.

Formen

Gastroösophagealer Reflux:
Durch Versagen des Verschlußmechanismus des unteren Ösophagussphinkters kommt es zum Rückfluß von Mageninhalt in die Speiseröhre

Physiologischer Reflux:
selten, nach fettreicher, weinhaltiger Mahlzeit

Refluxösophagitis:
Entzündung der Speiseröhre mit Epitheldefekten oder entzündlicher Schleimhautinfiltration (= Läsion der Speiseröhre).

Ursache

primäre Refluxösophagitis:
gestörter Verschlußmechanismus des unteren Ösophagussphinkters unklarer Ursache

sekundäre Refluxösophagitis:
Schwangerschaft: die hohen Hormonspiegel (Östrogene, Gestagene) reduzieren den Sphinktertonus
Entleerungsstörungen des Magens.

Entstehung

Meist kommt es durch den sauren Reflux (HCl) zur Schädigung der Ösophagusmukosa (aggressives Refluat)
In vielen Fällen liegt eine gleichzeitige axiale Hiatushernie vor.

Symptome und Verlauf

Leitsymptom Sodbrennen, besonders nach Mahlzeiten,
wenn auch nachts: besonders schwerer Verlauf

Regurgitation von Säure in den Magen, Luftaufstoßen

Schluckbeschwerden: epigastrischer Schmerz, retrosternale Schmerzen beim Schlucken

Druckgefühl hinter dem Processus xiphoideus

Brechreiz, Erbrechen.

Komplikationen

Zylinderzellmetaplasie (= Barrett-Syndrom): das Plattenepithel der terminalen Speiseröhre wird durch Zylinderepithel ersetzt; gilt als Präkanzerose

Vertiefung der Erosionen zu Ulzera (Geschwüre), diese führen zur peptischen Stenose, Dysphagie

Differentialdiagnose

▷ Koronare Herzkrankheit!
▷ Soor-Ösophagitits
▷ Ösophaguskarzinom
▷ Gallensteinleiden.

Behandlung

Konservativ:
Gewichtsnormalisierung
Ernährungsumstellung: Vermeidung großer Mahlzeiten, dafür mehr Zwischenmahlzeiten, keine fetten Speisen am Abend, Nikotin- und Alkoholabstinenz, Vermeiden von stark säurehaltigen Speisen und Getränken

Vermeiden eng anliegender Kleidung
Schlafen in Rechtsseitenlage mit hochgestelltem Bett.

Medikamentös:
Protonenpumpenblocker, H2-Blocker.

Operativ/endoskopisch:
Bougierung von Stenosen (= Aufdehnung von Engstellen).

▶ **Naturheilkundlich:**
bei vegetativer Störung: Neuraltherapie: 3–5 ml Procain 2 Finger unterhalb des Xiphoids (= Solarplexus)
▷ bei übermäßiger Salzsäureproduktion und Kardiainsuffizienz: regulierende Wirkung.

1.2.4 Divertikel

Definition Angeborene oder erworbene, sackförmige Ausstülpungen im Verdauungstrakt von Ösophagus bis Anus (Gefäßwandschwäche).

Echte Divertikel:
Ausstülpungen der gesamten Wand.

Pseudodivertikel:
Ausstülpungen nur der Mukosa oder Submukosa durch Lücken der Muskularis (zum Beispiel bei Gefäßdurchtritt)

70% der Ösophagusdivertikel sind sogenannte Zenker-Divertikel, die im oberen, rückwärtigen Teil lokalisiert sind

(Meckel-Divertikel sind physiologisch im Ileum und befinden sich in der Regel ca. 1 m proximal der Bauhinschen Klappe.)

Ursache angeboren

sekundär durch Magen-Darm-Erkrankungen.

Symptome und Verlauf Druckschmerz, gurgelndes Geräusch beim Trinken, Dysphagie, Fremdkörpergefühl, Regurgitation.

Komplikationen selten: Divertikulitis, Blutungen.

Differentialdiagnose ▷ Ösophaguskarzinom.

Behandlung **Klinik**

Chirurgisch:
Divertikelresektion.

1.2.5 Hiatushernie

Definition Gleitbrüche
häufigste Form ist die axiale Gleithernie, wobei Magenanteile durch den Zwerchfellspalt in den Brustraum unter Mitnahme des Peritoneums verlagert werden.
Die Häufigkeit steigt ab dem 50. Lebensjahr an.

Ursache

Atrophie der Zwerchfellmuskulatur, Nachlassen der Bindegewebselastizität (Alter!)

Druckerhöhungen, wie zum Beispiel Adipositas (Fettleibigkeit) und Gravidität (Schwangerschaft)

Magenoperationen.

Symptome und Verlauf

Uncharakteristische Oberbauchbeschwerden wie postprandialer (nach den Mahlzeiten auftretender) Druck im Epigastrium, Blähgefühl

Auftreten der Beschwerden in Horizontallage (Bettlage!), oft nach opulenten Mahlzeiten

fast regelmäßig bei primärer Refluxösophagitis, häufig bei beschwerdefreien Patienten.

Komplikationen

Refluxösophagitis durch Insuffizienz des unteren Ösophagussphinkters.

Differentialdiagnose

▷ oft kombiniert mit anderen Leiden
▷ besonders betroffene Organe: Ösophagus, Magen, Duodenum, Gallenblase, Pankreas, Herz.

Behandlung

bei Beschwerden (Refluxösophagitis)

Konservativ:
Vermeiden von Nikotin, Alkohol, Fett, Gewichtsabnahme, kleine Mahlzeiten, langsames Essen, Kopfende des Bettes hochstellen.

Chirurgisch:
Rückführung und Fixierung des Magens an der vorderen Bauchwand.

1.2.6 Ösophaguskarzinom

Definition

10% aller gastrointestinalen Tumore
Häufigkeit Männer : Frauen = 7 : 1.

Ursache

unbekannt

chronische Schädigung der Ösophagusschleimhaut durch Nikotin, Alkohol, heiße Speisen und Getränke, Laugenverätzungen.

Symptome und Verlauf

lange beschwerdefrei, frühe lymphogene Metastasierung

Schluckbeschwerden (Dysphagie), Gewichtsverlust, retrosternale Schmerzen, Regurgitation, Blutung, Husten, Heiserkeit

in der Regel Spätklagen.

Differentialdiagnose

▷ Bronchialkarzinom.

Behandlung

Klinik:
Strahlentherapie.

▶ **Naturheilkundlich:**
reine Rohkosternährung, Säfte
adjuvant: Thymus- und Mistelpräparate, begleitende Lebertherapie
Vitamin C, Vitamin E, Beta-Carotin
Selen, Zink, Molybdän, Magnesium
organotrope Medikamente

Stärkung des Immunsystems, Entgiftungstherapie

psychische und ganzheitliche Betreuung mit Autogenem Training, Hypnose, Sport, Bewegung, Kneippsche Anwendungen

der Patient sollte „sich alles gönnen, was Freude bringt und Spaß macht".

Prognose sehr schlecht

1.3 Magen (Gaster, Ventrikulus)

1.3.1 Allgemeinsymptome und ihre Ursachen:

Bluterbrechen

Definition Synonym: Hämatemesis

Kaffeesatzähnliches Aussehen bei Erbrechen von Mageninhalt, wenn der rote Blutfarbstoff mit der Salzsäure des Magensaftes in Berührung kommt. Hierbei entsteht aus Hämoglobin das schwarze Hämatin.

Bei Erbrechen während einer frischen Blutung im Bereich des oberen Gastrointestinaltraktes ist das Blut hellrot.

Ursache Vorkommen u. a. bei Ulcus ventriculi, Ösophagusvarizenblutung.

Differentialdiagnose ▷ Hämoptoe (= Bluthusten, Ausspucken von Blut, das aus dem Rachen, Bronchien oder den Lungen stammt).

Behandlung der Ursachen!

Medikamentös:
Antiämetika.

Teerstuhl

Definition Synonym: Melaena
Schwarz glänzender, evtl. teerartig klebriger Stuhl bei Blutungen aus dem Magen oder oberen Darmabschnitten.
Die Schwarzfärbung entsteht durch den Abbau des Hämoglobins in das Hämatin (durch Einwirkung von Salzsäure) und dessen Weitertransport aus dem Magen.

Ursache Blutungsquelle in der Regel: Nasen-Rachen-Raum, Ösophagus, Magen und oberer Abschnitt des Zwölffingerdarmes und wenn das Blut länger als 8 Stunden im Darm bleibt (Schwarzfärbung auch ohne Säureeinwirkung durch bakteriellen Abbau des Blutes).

Ausnahme:
Massive Massenblutungen,
Anazidität (= Magen enthält keine Säure).

Differentialdiagnose ▷ bei Blutung aus den unteren Abschnitten des Gastrointestinaltraktes: Blut ist dem Stuhl dunkel- oder hellrot beigemischt.

Behandlung der Grundkrankheit!

1.3.2 Gastritis

Definition Magenschleimhautentzündung.

Ursache exogene Noxen: Alkohol, toxische Stoffe (Säuren- und Laugenintoxikationen, Medikamente wie Antirheumatika, Azetylsalizylsäure (zum Beispiel *Aspirin*), Nikotin

Psyche; Veranlagung; Streß

Infektion der Magenschleimhaut mit Helicobacter pylori (= gramnegatives Stäbchenbakterium).

A. Akute Gastritis

Symptome und Verlauf Gewöhnlich rasche Abheilung nach Ausschaltung der Ursache.
Verlauf von leichten epigastrischen Schmerzen bis hin zum akuten Abdomen möglich.
Schmerzen, Völlegefühl, Appetitlosigkeit, Übelkeit, Erbrechen, Aufstoßen, Druckgefühl im Oberbauch, epigastrischer Druckschmerz, unangenehmer Geschmack im Mund
allgemeines Krankheitsgefühl
auch Blutungen möglich.

Differentialdiagnose

▷ Ulcus duodeni

▷ Pankreatitis

▷ Erkrankungen der Gallenblase, Steinleiden

▷ Hepatitis

▷ beginnende Appendizitis.

Behandlung ▶ **Naturheilkundlich:**
1–2 Tage Nahrungskarenz mit viel Tee, langsamer Kostaufbau
Beruhigung des Patienten, Hypnose, Yoga
Entspannung, inneres Loslösen; die Patienten müssen sich ehrlich angenommen fühlen
Phytotherapie: Pfefferminztee, Johanniskrautöl 1 TL morgens nüchtern, Kamillentee, pflanzliche Magentropfen
Neuraltherapie: Quaddeln der Vogler-Punkte
Homöopathie.

Prognose sehr gut.

B. Chronische Gastritis

Ursachen siehe akute Gastritis!

Symptome und Verlauf fast ohne Symptome, bis auf Übelkeit

schlechte Resorption der Nahrungsmittel, evtl. Dauersickerblutung.

Formen **Typ A:**
Korpusgastritis (Gastrin) = Autoimmungastritis (5%):
Autoantikörper gegen Belegzellen und Intrinsic factor
▷ Schwund der Belegzellen
▷ Achlorhydrie (= Magensaftmangel, Fehlen der gesamten Sekretbildung im Magen wie zum Beispiel Enzyme und Säure), Anazidität (= Fehlen von freier Salzsäure im Magen).

Typ B:
Antrumgastritis (Gastrin) = Helicobacterpylorigastritis (85%):
Zahl der Belegzellen nimmt ab
▷ Hypochlorhydrie (= verminderte Salzsäureabsonderung des Magens)

Komplikationen **Typ A:**
Perniziöse Anämie: Vitamin B_{12}-Mangel durch Ausfall des Intrinsic factors, der normalerweise in den Belegzellen der Korpusschleimhaut gebildet wird
latenter Eisenmangel.

Typ B:
Ulcus ventriculi et duodeni.

Typ A und B:
Karzinomrisiko.

Behandlung der Komplikationen

Konservativ:
Vermeidung säurelockender Substanzen wie Alkohol und Kaffee.

Medikamentös:
Typ A: parenterale Gabe von Vitamin B_{12}

Typ B: Omeprazol, Amoxicillin.

▶ **Naturheilkundlich:**
Eigenbluttherapie mit Gastritis-Nosode; Homöopathie; Bioresonanztherapie; Akupunktur
Neuraltherapie: Plexus coeliacus, Trinken von Haferschleim mit Lidocain;

Wärmflasche, Heusack auf Magen auflegen
Phytotherapie: Kamillentee, Rollkur mit Kamille, Pfefferminztee
Fußreflexzonentherapie
Heilerde, 1 TL mehrmals täglich Einspeicheln im Mund
Symbioselenkung.

1.3.3 Gastroduodenale Ulkuskrankheit (Magen-/Zwölffingerdarmgeschwür)

Definition Erosion:
Defekt der Mukosa, der die Muskularis nicht durchdringt (= hämorrhagische Erosion).

Ulkus:
Ein über die Erosion hinausgehender Substanzdefekt, der die Muskularis durchdringt und meist auch tiefere Wandschichten betrifft.

Diese peptischen Läsionen entstehen unter Mitwirkung der Salzsäure und treten in der Regel periodisch rezidivierend in der entzündeten Schleimhaut auf.

Ursache

siehe Gastritis!

Anlagefaktor, familiäre Häufung

Psyche! Anspannung, Nervosität

Streß, wie zum Beispiel Sepsis, Verbrennungen, bakterielle Infektionen, schwere Operationen

Durchblutungsstörungen (Arteria mesenterica inferior)

Noxen (= Schädigungen) per os: zum Beispiel Nikotin: hat Hemmwirkung in der parasympathischen Versorgung
▷ keine Entspannung mehr möglich

Alkohol

Risikofaktor: erhöhte alimentäre Kochsalzaufnahme

Medikamente: Azetylsalizylsäure, Antirheumatika

Helicobacter pylori-Gastritis.

Formen

akutes Ulkus:
Streßulkus, akute Erosion; Abheilung ohne Narbenbildung.

chronisches Ulkus:
zeichnet sich aus durch Singularität, Chronizität, Rezidivneigung.

Entstehung

1. Ulcus ventriculi
Die Entwicklung eines Geschwürs entspricht einem gestörten Gleichgewicht zwischen aggressiven Faktoren und Schutzmechanismen der Schleimhaut:

aggressive Faktoren:
- endogen („von innen"): Salzsäure und Pepsin
- exogen („von außen"): Streß, Rauchen, Helicobacter pylori.

Schutzmechanismen der Schleimhaut:
Schleim-Bikarbonat-Sekretion (Stimulation durch Prostaglandine), Epithelregeneration, Mikrozirkulation

▶ **Generell gilt: „ohne Säure kein Ulkus!"**

2. Ulcus duodeni
Entstehung durch: Überproduktion von Säure und Pepsin, beschleunigte Magenentleerung
gestörte Säureneutralisation im Duodenum.

Symptome und Verlauf

Nahrungsabhängiger Schmerz!
Auftreten des Schmerzes periodisch in Schüben mit beschwerdefreien Intervallen. Teilweise uncharakteristische Beschwerden mit Übelkeit, Völlegefühl, Brechneigung und Gewichtsverlust, teilweise überhaupt keine Beschwerden.

Ulcus duodeni:
Steigerung der Salzsäureproduktion
Nüchternschmerz, nach dem Essen kein Schmerz (0,5–5 Stunden), dann wieder Schmerz: Reibeschmerz

Obstipation: Entleerung eines schafkotähnlichen Stuhls alle 2–3 Tage
Allgemeinzustand meist gut.

Ulcus ventriculi:
Entwicklung meistens in Antrumschleimhaut
Sofortschmerz nach Nahrungsaufnahme
Allgemeinzustand eher reduziert
„Facies gastrica" mit tiefen Naso-labial-Falten.

Diagnostik Röntgenuntersuchung, Gastroskopie, Endoskopie.

Komplikationen Änderung des Schmerzcharakters, insbesondere in den Rücken ausstrahlender Dauerschmerz!

Blutungen mit Hämatemesis und Melaena

Penetration (= Eindringen) in Nachbarorgane (Pankreas, Leber, Gallengänge)
Übergang der rhythmischen Schmerzen in heftige Dauerschmerzen mit Ausstrahlung in den Rücken

Perforation (= Durchbruch) in die freie Bauchhöhle, mit heftigstem Oberbauchschmerz, häufig mit Ausstrahlung in Schultern, Schock; abdominelle, bretthartе Abwehrspannung und Zeichen der akuten Peritonitis
(Mortalität 15%)

Pylorusstenose

maligne Entartung (nur des Ulcus ventriculi!).

Differentialdiagnose
▷ Magenkarzinom
▷ Pankreatitis
▷ Erkrankungen der Gallenwege
▷ Maligne Lymphome
▷ Sarkoidose
▷ Tuberkulose
▷ Morbus Crohn.

Behandlung Ziel ist die Heilung und eventuell prophylaktische (vorbeugende) Therapie.
Behandlung nach klinischem Befund ohne maligne Entartung.

Früher:
Vagusdurchtrennung (= Vagektomie)
▷ keine Aktivierung des Verdauungsvorgangs; wurde aber von anderen Nervenästen übernommen
▷ gleicher Zustand wie vorher.

Konservativ:
Ernährungs- bis Diätberatung, Nahrungsreduzierung (Kartoffelbrei!), Nikotinabstinenz.

Medikamentös:
(nur vorübergehend!)
Prinzip ist die Reduktion der Säure, ggf. Eradikation (= Ausrottung) eines Helicobacter pylori und die Stärkung der defensiven Kräfte (Mukosabarriere!)
Antazida (= säurebindende Mittel)
Hemmung der Magensäureproduktion durch Histamin-H2-Rezeptor-Antagonisten (H2-Rezeptor-Blocker)

Nachteil: Verminderung der bakteriziden Wirkung des Magensaftes
Mukosaprotektive Substanzen: Prostaglandine.

▶ **Naturheilkundlich:**
Psychotherapie: Patient muß sich angenommen fühlen!
Hypnose, Autogenes Training, Yoga etc.
Bach-Blütentherapie
Bioresonanztherapie
Eigenblut mit homöopathischen Komplexmitteln, Nosoden,
Rollkur
Pfefferminztee
toxinbindende Mittel: Heilerde, ungeschroteten Leinsamen (Flüssigkeit in Wasser ansetzen – 2 TL in 0,5 l Wasser) – nur das Schleimige trinken
feuchte, warme Auflagen wie Heublumen, Fango, Leinsamen
Neuraltherapie: Quaddeln mit Procain in Akupunkturpunkte/Solarplexus, auch Quaddeln mit Luft
Homöopathie
Fußreflexzonentherapie.

Chirurgisch:
bei Komplikationen und Versagen der bisherigen Therapie: Resektion nach Billroth I, II.

Prognose Abheilung des Ulkus nach 6–8 Wochen.

1.3.4 Der operierte Magen – Postoperative Störungen nach Magenresektion

A. Billroth I

Definition Distale Magenresektion mit gastroduodenaler Anastomose (= Entfernung des unteren Magenteils mit operativ angelegter Verbindung von Magen zu Zwölffingerdarm).

Symptome und Verlauf Störungen der Nahrungsabsorption: **„zu kleiner Magen“:**
Druck- und Völlegefühl nach der Nahrungsaufnahme durch Diskrepanz zwischen Volumen der Speisen und dem des Restmagens
zu rasche Füllung des Jejunums
Eisenmangelanämie durch zu rasche Nahrungspassage und Beeinträchtigung der Eisenresorption
perniziöse Anämie (Vitamin B_{12}-Mangel)
Gewichtsverlust
Osteoporose infolge gestörter Kalziumresorption.

B. Billroth II

Definition Gastroenterostomie (= operative Verbindung zwischen Magen und Dünndarm) unter Blindverschluß des Magens und Ausschaltung des Duodenums, welches blind endigt.

Symptome und Verlauf **1. Dumping-Syndrom:**
15 min nach Nahrungsaufnahme: Sturzentleerung des Mageninhalts (Verlust der Pylorusfunktion), zu schnelle Füllung des proximalen Dünndarmes

Kollapsneigung, Müdigkeit, Schwäche, Blässe, Schweiß, Druckgefühl im Oberbauch, Singultus, Übelkeit (vor allem bei Milch und Kohlenhydraten)
▷ Auslösung eines Flüssigkeitsstromes aus dem Plasma in das Darmlumen

2. Spätsyndrom:
1–4 h nach Nahrungsaufnahme: postalimentäre, überschießende Hyperglykämie (= Erhöhung des Blutzuckers), besonders nach kohlenhydratreichen Mahlzeiten und dadurch bedingter vermehrter Insulinfreisetzung
darauffolgende Reaktion: Hypoglykämie (= Verminderung des Blutzuckers)
Symptome wie bei 1.

Behandlung **Konservativ:**
häufig kleine Mahlzeiten, fett- und eiweißreich, Vermeidung schwer resorbierbarer Kohlenhydrate, wenig Flüssigkeit, Hinlegen nach dem Essen.

Medikamentös:
ggf. Substitution von Eisen, Vitamin B_{12}.

Chirurgisch:
ggf. Umwandlung von II zu I.

1.3.5 Magenkarzinom

Definition Maligner Tumor des Magens.
Eines der häufigsten bösartigen Tumore überhaupt; Gipfel zwischen dem 50. und 60. Lebensjahr, mehr Männer als Frauen betroffen.

Ursache eventuell Weiterentwicklung auf dem Boden von:
chronischer Gastritis
Ulkus
Magenpolypen
perniziöser Anämie
vor 15 und mehr Jahren teilentfernter Magen
Umwelteinflüsse, genetische Faktoren.

Formen Das **Frühkarzinom** ist auf Mukosa und Submukosa beschränkt und hat eine wesentlich bessere Prognose als das „Spätkarzinom".

„Spätkarzinom":
seröses Karzinom in Mukosaschicht oder transmural, Infiltration von Leber, Pankreas, Darm, Milz, Mesenterium.

Symptome und Verlauf „Das Gefühl, einen Magen zu haben."

Frühkarzinom:
diskrete, oft intermittierende (= zeitweise auftretende, zwischenzeitlich nachlassende) Oberbauchbeschwerden, bis zu 5 Jahren Dauer.

Fortgeschrittenes Karzinom:
Völlegefühl, Sodbrennen, Aufstoßen, Übelkeit, Druckgefühl
brennende, krampfartige Schmerzen im Epigastrium
Widerwillen gegen bestimmte Speisen, Appetitlosigkeit.

Spätphase:
Erbrechen, Blutungsanämie, Kachexie (= Auszehrung).

Lymphknotenmetastase:
Virchowsche Drüse: schmerzlos tastbarer, vergrößerter supraklaviculärer Lymphknoten.

Differential-diagnose
- ▷ Ulzera
- ▷ Polypen
- ▷ Refluxkrankheit.

Behandlung
Chirurgisch:
Frühzeitig operativer Eingriff!
Magenresektion nach Billroth I und II, totale Gastrektomie.

▶ **Naturheilkundlich:**
begleitende Therapie
reine Rohkosternährung, Säfte
adjuvant:
Thymus- und Mistelpräparate, begleitende Lebertherapie
Vitamin C, Vitamin E, Beta-Carotin
Selen, Zink, Molybdän, Magnesium
organotrope Medikamente
Stärkung des Immunsystems, Entgiftungstherapie
psychische und ganzheitliche Betreuung mit Autogenem Training, Hypnose, Sport, Bewegung, Kneippsche Anwendungen
der Patient sollte „sich alles gönnen, was Freude bringt und Spaß macht".

1.3.6 Magenpolypen

Definition
Schleimhautwucherungen
entzündliche oder neoplastische (neugebildete) Veränderungen
(siehe auch „Nasen-, Rachen- Rektumpolypen").
Vorkommen: sehr selten.

Ursache
Hormonstörungen
Allergische Reaktion auf bestimmte Nahrungsstoffe.

Symptome und Verlauf
häufig Zufallsbefunde bei unspezifischen Beschwerden;
selten: Blutungen mit Hämatemesis und Melaena.

Komplikationen
maligne Entartung
Blutung; akute Magenausgangsstenose.

Differential-diagnose
- ▷ extragastrische Tumore
- ▷ Magenfrühkarzinom.

Behandlung
Chirurgisch:
endoskopische Entfernung (= Polypektomie).

Konservativ:
Behandlung der Ursache
Meiden der auslösenden Nahrungsmittel.

1.3.7 Pylorusstenose

Definition
Stenose = Verengung, Passagehindernis, dadurch Rückstau des Speisebreis im Magen
Mit zunehmender Stenose dilatiert der Magen.

Ursache	funktionell, organisch bedingt; als Komplikation eines Ulkus: infolge entzündlicher Schwellung des Gewebes in die Nachbarschaft eines pylorusnahen Ulkus durch Narbenschrumpfung im Laufe der Abheilung.
Symptome und Verlauf	Erbrechen unverdauter Speisereste, Ösophagitis, Reflux, Sodbrennen, Völlegefühl, Druck, Unverträglichkeit schwerer, fetthaltiger Speisen, Mangelernährung und Mangelzustände, Abmagerung, Müdigkeit.
Behandlung	der Ursache!

1.4 Darm (Intestinum tenuae)

1.4.1 Allgemeinsymptome

Diarrhoe

Definition Synonym: Durchfall
erhöhter Wassergehalt des Stuhles
erhöhtes tägliches Stuhlvolumen
erhöhte tägliche Stuhlentleerung.

Obstipation

Definition Synonym: Verstopfung
Stuhl = zu wenig, zu hart, zu selten
schmerzhafte Entleerung

Die normale Frequenz der Stuhlentleerung variiert zwischen 3mal täglich und 3mal pro Woche

Laxantienabusus (= übermäßiger Gebrauch oder Mißbrauch von Abführmitteln) kann zu Elektrolytverlusten, Hypokaliämie und dadurch bedingte Herzrhythmusstörungen führen!

Meteorismus

Definition Synonym: Blähsucht

Gefühl der vermehrten Gasfüllung im Gastrointestinaltrakt und dadurch bedingtes Völlegefühl.

Flatulenz

Definition Synonym: „Winde“
vermehrter analer Abgang von Gasen

Die Gase entstehen im Dickdarm durch bakterielle Spaltung von Kohlenhydrate (Gärung) und Eiweißen (Fäulnis).

1.4.2 Reizkolon

Definition

Synonym: Colon irritabile
Syndrom aus Stuhlregulationsstörungen infolge gestörter Darmmotilität bzw. -sekretion.
Ausschluß organischer Leiden!

Das Reizkolon ist eine funktionelle Störung des Darms ohne organisch faßbaren Befund. Es ist die häufigste gastrointestinale Erkrankung in der Praxis.
Frauen häufiger betroffen wie Männer.

Ursache

psychosomatisch
emotionale Spannungszustände und seelische Belastungen, vor allem bei vegetativ labilen Personen
häufig Frauen mittleren Lebensalters.

Fast immer geht aus der Anamnese ein langjähriger Abführmittelmißbrauch (= Laxantienabusus) hervor.

Symptome und Verlauf

als schmerzhafter Strang tastbarer spastischer „Kolonrahmen", häufig im Bereich des Sigmas, (linker Unterbauch)
rezidivierende krampfartige Abdominalschmerzen (Bauchschmerzen)
Diarrhoe oder Obstipation (auch alternierend), Völlegefühl, Meteorismus, Flatulenz, Blähungen

Schleimbeimengung im Stuhl
Gefühl unvollständiger Entleerung
Schmerzerleichterung nach Stuhlentleerung

Auslösung der Schmerzen postprandial (nach Nahrungsaufnahme) oder durch emotionale Belastung.

Differentialdiagnose

- ▷ chronischer Durchfall (Laxantienabusus)
- ▷ Hyperthyreose
- ▷ Morbus Addison
- ▷ Depressionen, Psychoneurosen.

Konservativ:
Diät, Krankengymnastik, Sport, Verbot von Laxantien, Aufklärung über pünktlichen Stuhlgang!

▶ **Naturheilkundlich:**
psychische Führung und Behandlung!
Autogenes Training, Hypnose
Akupunktur
Homöopathie (Calcium carbonicum)
„Worüber ärgert sich der Patient?"
Fußreflexzonenmassage.

1.4.3 Chronisch entzündliche Darmerkrankungen

A. Morbus Crohn

Definition

Synonym: Enteritis (Enterokolitis) regionalis granulomatosa, Ileitis terminalis

Unspezifische granulomatöse Entzündung mit Narbenbildung, die alle Abschnitte des Verdauungstraktes vom Mund bis zum Anus befallen kann, vor allem terminales Ileum und Kolon
Segmentartiger Befall des Darms mit Pflastersteinrelief, wobei alle Wandschichten des entsprechenden Segments betroffen sind. Die Entzündung führt zu ödematöser und fibrotischer Verdickung der Darmwand
Erkrankungsgipfel zwischen dem 20. und 40. Lebensjahr.

Ursache

unbekannt
eventuell Autoimmunerkrankung
psychische Faktoren können eine Rolle spielen

Symptome und Verlauf

Abdominalschmerzen, meist im rechten Unterbauch
Reizzustand des Darms mit Diarrhoe (selten auch Blutbeimengung), Flatulenz, Bauchkrämpfe

Akute Symptomatik wie bei Appendizitis:
Koliken, Fieberschübe, Müdigkeit, Abgeschlagenheit, Appetitlosigkeit durch Schmerzen bei der Nahrungsaufnahme, Gewichtsverlust

Eventuell tastbare Resistenzen im gesamten Abdomen
Röntgen:
fadenförmige Stenose, Pflastersteinrelief

Insgesamt chronischer und intermittierender, komplikationsreicher und zu Rezidiven neigender Verlauf mit eingeschränkter Lebenserwartung.

Labor

Leukozytose und BSG-Beschleunigung im akuten Schub, HLA-B27 positiv.

Komplikationen

Stenosen:
Verdickung der Darmwand
▷ Einengung des Darmlumens, Passagehindernis des Darminhalts
▷ Ileus, Blutungen

Fisteln und Abszesse vor allem im Analbereich
Fissuren und Strikturen.

Bei Kindern:
anhaltendes Fieber mit Gewichtsverlust, Appetitlosigkeit, Wachstums- und Entwicklungsstörungen

▶ Im Gegensatz zu Colitis ulcerosa ist eine karzinomatöse Entartung unwahrscheinlich.

Extraintestinale Symptome:

Haut:
Erytheme (= entzündliche Rötung der Haut)
Erythema nodosum (= rote druckschmerzhafte Knoten)
Uhrglasnägel, Trommelschlegelfinger

Augen:
Iritis (= Regenbogenhautentzündung)

Gelenke:
Arthritis (= Gelenkentzündung), ankylosierende Spondylitis (= chronisch entzündliche rheumatische Erkrankung des Achsenskeletts)

Leber:
Cholangitis (= Gallengangsentzündung), Cholezystolithiasis (= Gallensteine).

Differentialdiagnose
- ▷ Colitis ulcerosa
- ▷ Darmtuberkulose
- ▷ Appendizitis
- ▷ bakterielle Darminfektionen.

Behandlung **Konservativ:**
Diät: faserarme Mischkost, kalorien- und eiweißreich.

Medikamentös:
bei Kolonbefall: *Salazosulfapyridin*
5-Aminosalizylsäure, Disalizylsäure
bei Dünndarmbefall: *Steroide, Metronidazol.*

Chirurgisch:
in 90% der Fälle: Operation
Resektion des erkrankten Dünndarmabschnittes weit im Gesunden mit End-zu-End-Anastomose (= Entfernung des erkrankten Darmabschnittes mit chirurgischer Verbindung der beiden gesunden Abschnitte).

▶ **Naturheilkundlich:**
Psychotherapie (Gesprächstherapie)
Entspannungsübungen (Autogenes Training, Hypnose)
Phytotherapie
Akupunktur
Enzymtherapie
Neuraltherapie: Störfeldsuche, Bauchkranz
Symbioselenkung
Homöopathie.

Prognose keine völlige Ausheilung erreichbar.

B. Colitis ulcerosa

Definition Schleimhautentzündung des Kolon
samtartiges Aussehen der bei Kontakt blutenden Mukosa, oberflächliche Ulzerationen (nur der Mukosa und Submukosa)

Frauen häufiger betroffen als Männer
Haupterkrankungsalter: zwischen 20. und 40. Lebensjahr.

Ursache Familiäre Disposition und Autoimmunmechanismen
körperliche und psychische Belastungen können einen akuten Schub auslösen.

Symptome und Verlauf Leitsymptom:
blutig-eitriger Durchfall mit Schleimbeimengung

Beginn in der Regel distal im Rektum, Ausbreitung proximal ins Kolon
Leibschmerzen, Tenesmen, Temperaturen
Gewichtsverlust

Der Krankheitsverlauf geht von leichten Beschwerden bis zum foudroyanten (= schweren) Krankheitsbild:

perakute (fulminante) Form mit Befall des ganzen Kolons (5%):

plötzliche Entwicklung aus voller Gesundheit, septisch-toxisches Krankheitsbild mit Durchfällen, Salz- und Wasserverlust, Dehydratation, Kollaps; häufig letal
absolute Operationsindikation!

subakute Form (30%) = mittelschwere Form

chronisch-rezidivierende Form und blande (= nicht entzündliche) Verlaufsform als **Proktitis** (65%):
Beschränkung der Entzündung auf das distale Kolon und Rektum.

Komplikationen

Toxisches Megakolon
erhöhtes Karzinomrisiko
Darmperforation (= Durchbruch)

extraintestinale Symptome mit Befall der Haut, Augen, Gelenke und Leber.

Differentialdiagnose

▷ Irritables Kolon (= Reizkolon)
▷ Kolonkarzinom
▷ Adenome
▷ Divertikulitis
▷ infektiöse Darmerkrankungen.

	Colitis ulcerosa	**Morbus Crohn**
Lokalisation	Kolon Rektum ist stets befallen	gesamter Verdauungstrakt
Histologie	Mukosa, Submukosa	gesamte Darmwand
Durchfälle/Stühle	blutig	selten blutig
Röntgen	Zähnelung, Haustrenschwund, „Fahrradschlauch“	Fissuren, kopfsteinpflasterartige Kontur, oft segmentäre kurze Darmeinengung
Komplikationen	toxisches Megakolon karzinomatöse Entartung	abdominelle und perianale Abszeße und Fisteln

Behandlung

Konservativ:
Diät: Ersatz von Eiweiß-, Kalorien- und Elektrolytverlusten.

Medikamentös:
Salazosulfapyridin, 5-Aminosalizylsäure, Disalicylat, Kortikosteroide
im Schub bei schwerem Krankheitsverlauf: parenterale Ernährung.

Chirurgisch:
Proktokolektomie mit Ileostomie (= Dickdarmentfernung mit Resektion angrenzender Darmabschnitte).

▶ **Naturheilkundlich:**
Psychosomatisch, Psychotherapie:
psychische Führung (Konflikterkennung und Bewältigung), Autogenes Training
Akupunktur

Bioresonanztherapie
Enzymtherapie
Homöopathie
Neuraltherapie: Bauchkranz, lumbaler Grenzstrang
Symbioselenkung
Sauerstoff-Mehrschritt-Therapie
Phytotherapie: Pfefferminze.

1.4.4 Ileus

Definition Störung der Darmpassage infolge Darmlähmung oder Darmverschluß.

A. Mechanischer Ileus

Ursache **Okklusionsileus:**
Verlegung des Darmlumens:
durch Tumore (vor allem: Kolonkarzinom), Entzündungen, Gallensteine, Kotballen, unverdaute Nahrungsmittel, Würmer, Fremdkörper, Invagination
infolge Kompression von außen (Tumore des Bauchraums)

Strikturen (= hochgradige Verengung) des Darmlumens infolge Abknickung von Darmschlingen
durch Adhäsionen, Briden (= Verwachsungen).

Strangulationsileus:
bei Durchblutungsstörungen der Mesenterialgefäße.

Symptome und Verlauf Darmüberblähung durch Darmhindernis mit kolikartigen, sehr schmerzhaften Darmkontraktionen

Erbrechen von Magen- und Darminhalt (Miserere = Koterbrechen)
▷ Hypovolämie (= Flüssigkeitsmangel), Elektrolytstörungen (Hypokaliämie) durch Erbrechen und Flüßigkeitsansammlung in den Darmschlingen
▷ Bakterienwachstum mit Ausbildung von Toxinen
▷ Gefahr des Endotoxinschocks (= septischer Schock durch Zerfall gramnegativer Bakterien);
Stuhl und Winde gehen nicht ab
Abwehrspannung, Schocksyndrom.

Diagnostik **Inspektion:**
Operationsnarben, Hernien

Palpation:
Darmsteifungen, Abwehrspannung, Bruchpforten, rektal

Auskultation:
Frühstadium: Preßstrahlgeräusche
Spätstadium (und bei primär paralytischem Ileus): Plätschergeräusche
röntgenologisch (freie Luft im Bauchraum?), Abdomenübersichtsaufnahme: Spiegelbildung:
vermehrter Gas- und Flüßigkeitsgehalt in den erweiterten Darmschlingen.

Komplikationen Hypovolämischer Schock mit Niereninsuffizienz, Elektrolytstörungen.

B. Funktioneller Ileus (Fehlende Peristaltik)

Ursache

paralytisch (Lähmung der Darmmotilität):
intraabdominelle Ursachen: zum Beispiel Pankreatitis, Peritonitis, Appendizitis, Cholezystitis

unbehandelte mechanische Obstruktionen (d. h. jeder mechanische Ileus geht nach einer bestimmten Zeit in einen paralytischen Ileus über)

Verschluß der Mesenterialgefäße

extraabdominelle Ursachen:
toxisch, zum Beispiel Pneumonie, Sepsis
medikamentös
stoffwechselbedingt, zum Beispiel Störungen des Wasser- und Elektrolythaushalt (Hypokaliämie)

spastisch:
zum Beispiel Bleiintoxikationen, Porphyrie, Askariasis (= Spulwurmbefall).

Symptome und Verlauf

Darmüberblähung durch Störung der Motilität, Fehlen der Darmperistaltik
„Grabesstille im Abdomen"
fehlende Schmerzen (Ausnahme: spastischer Ileus).

Diagnostik

siehe mechanischer Ileus!

Komplikationen

unbehandelt: tödlicher Verlauf!

Behandlung

Klinik!

Konservativ:
vollständige Nahrungskarenz, Ableitung des Darminhalts (Absaugen von Magen- und Darmsaft), Volumensubstitution durch Flüssigkeits- und Elektrolytzufuhr
Einläufe.

Medikamentös:
Anregung der Darmperistaltik, zum Beispiel *Prostigmin, Bepanthen.*

Chirurgisch!

Prognose

Gesamtletalität: 10–25%.

1.4.5 Megakolon

Definition

Außergewöhnlich erweitertes Kolon
mit chronischer Obstipation einhergehende Dilatation des Dickdarmes.

Ursache

primäre Form (= kongenitales, angeborenes Megakolon):
Morbus Hirschsprung
Fehlen der Ganglien-(= Nerven-)zellen in der Wand des Rektums und des Sigmas; Erhöhung des Muskeltonus

sekundäre Form (= erworben):
zum Beispiel bei Colitis ulcerosa

symptomatisch, zum Beispiel infolge Tumoren, Stenosen

unklare Ätiologie
unter Umständen psychisch bedingt.

Symptome und Verlauf **Toxisches Megakolon:**
Entwicklung innerhalb von Stunden bis Tage:
starker Durchfall mit schwersten toxischen Erscheinungen wie septische Temperaturen (= Temperaturunterschiede während eines Tages von mehreren Grad)
Schüttelfrost, Tachykardie, Kreislaufschock

Somnolenz (= schläfriger Zustand), Verwirrtheitszustände;

Leib ist gebläht, Darmperistaltik läßt nach, Bauchschmerzen nehmen zu
▷ paralytischer Ileus.

Komplikationen Letalität auch bei sofortiger Therapie: 30%!

Behandlung **Chirurgisch:**
Entfernung des nicht innervierten Kolonteils.

1.4.6 Proktitis

Definition Mastdarmentzündung.

Ursache oft Folge bzw. Symptom anderer Erkrankungen wie:
Morbus Crohn
Dysenterie (Bakterienruhr, Amöbenruhr)
Kolitis
Colitis ulcerosa
Gonorrhoe
Abszeß (= Eitergeschwür).

Symptome und Verlauf dumpfer Druck oder Schmerz im Anal- oder Rektumbereich, Stuhldrang oder Tenesmen
seröse oder eitrige bzw. blutig-eitrige Sekretion.

Behandlung der Grundkrankheit!

1.4.7 Appendizitis

Definition Entzündung des Wurmfortsatzes (Appendix vermiformis)
(= fälschlicherweise als »Blinddarmentzündung« bekannt).

Ursache Infektion
begünstigt durch Stauung des Wurmfortsatzinhaltes infolge Verengung des Lumens zum Beispiel durch Abknickung, Narbenstränge, entzündliche Schwellung, Kotsteine, Würmer.

Symptome und Verlauf Häufigste Abdominalerkrankung, Gipfel im Kindes- und späten Erwachsenenalter.

Plötzlicher Beginn mit Übelkeit, Erbrechen, kolikartigen Bauchschmerzen, Fieber.

Lokalisation am Anfang im Epigastrium, erst nach Stunden im rechten Unterbauch.

Diagnostik Palpatorische Untersuchung:
Druckempfindlichkeit an:

McBurney:
Punkt in der Mitte der Verbindungslinie zwischen Nabel und rechtem Darmbeinstachel (= Spina iliaca anterior superior)

Lanz-Punkt:
rechtsseitiger Drittelpunkt der Verbindungslinie beider Darmbeinstacheln

Blumberg-Zeichen (Loslaßschmerz):
Schmerzen beim Eindrücken und Loslassen der gegenüberliegenden (kontralateralen) Bauchdecke

Rovsing-Zeichen:
Ausstreichen des Dickdarmes in entgegengesetzter Verlaufsrichtung in Richtung Caecum

Schmerz bei der obligaten digitalen rektalen Untersuchung

Psoas-Zeichen:
Schmerz bei Heben des rechten Beines gegen Widerstand

lokale Abwehrspannung.

Komplikationen Perforation (Durchbruch) mit Peritonitis (= Bauchfellentzündung)
Abszeß
Ileus.

Differentialdiagnose ▷ akutes Abdomen anderer Ursache.

Behandlung **Chirurgisch:**
Frühzeitige Operation mit Appendektomie (= Wurmfortsatzentfernung).

1.4.8 Kolondivertikel

Definition Erworbene, sackförmige Ausstülpung der Mukosa und Submukosa durch die Muskularis der Darmwand

Divertikulose (= Auftreten zahlreicher Divertikel) ist altersabhängig und nimmt mit höherem Alter zu.

Ursache unbekannt

Hauptfaktor:
intraluminale (= im Inneren des Darmrohres) Druckerhöhung als Folge mangelhafter Darmfüllung bei schlackenarmer Kost

▷ zum Transport des Speisebreis ist verstärkte Peristaltik erforderlich

emotionale Belastung.

Symptome und Verlauf häufig symptomlos, eventuell Obstipation.

Komplikationen Divertikulitis.

Behandlung nur bei Komplikationen!
(siehe 1.4.9.)

1.4.9 Divertikulitis

Definition Entzündung der Wand eines Divertikels

Auftreten bevorzugt im Sigma.

Ursache vor allem als Komplikation einer Divertikulose durch Rückstände von Kot in den Divertikeln

Symptome und Verlauf
„Linksappendizitis"
Schmerzen
Änderung der Stuhlgewohnheiten
Völlegefühl
Ileus
Tenesmen
tastbarer, walzenförmiger Tumor
Blutungen aus dem After
Leukozytose, Fieber
Blasenentleerungsstörungen.

Differentialdiagnose ▷ Kolon-, Sigmakarzinom.

Komplikationen
Perforation
Peritonitis
Ileus
Blutungen.

Behandlung
Konservativ:
Stuhlregulierung
ballaststoffreiche, nicht blähende Kost
evtl. Nahrungskarenz und parenterale Ernährung.

Chirurgisch:
bei Rezidiven operative Kolektomie (= Dickdarmentfernung).

1.4.10 Kolonkarzinom

Definition Überwiegend Adenokarzinome (= von Epithelgewebe ausgehendes Karzinom).
Lokalisation vor allem im Rektum, Erkrankungsgipfel im 6.–7. Lebensjahrzehnt
häufigster Krebs bei Frauen, zweithäufigster bei Männern.

Ursache unbekannt

Begünstigung durch Umwelteinflüße
Ernährungsfaktoren (niedriger Faser- und hoher Fett-, Cholesterin- und Fleischgehalt)
Präkanzerosen wie entartete Polypen, Colitis ulcerosa.

Symptome und Verlauf	oft lange symptomfrei Änderung der Stuhlgewohnheiten, Wechsel zwischen Durchfall und Verstopfung Gefühl der unvollständigen Entleerung („Es ist das Karzinom, das noch drin ist.“) bleistiftförmiger Stuhl Blutbeimengung zum Stuhl Zeichen der fortgeschrittenen Krankheit: Schmerzen chronische Eisenmangelanämie Gewichtsverlust Appetitlosigkeit.
Differential-diagnose	▷ Colitis ulcerosa ▷ Divertikulitis ▷ Polypen.
Behandlung	**Chirurgisch:** möglichst vollständige Entfernung des Tumors einschließlich lokaler Lymphknoten. ▶ **Naturheilkundlich:** begleitende Therapie reine Rohkosternährung, Säfte adjuvant: Thymus- und Mistelpräparate, begleitende Lebertherapie Enzyme Vitamin C, Vitamin E, Beta-Carotin Selen, Zink, Molybdän, Magnesium organotrope Medikamente Stärkung des Immunsystems, Entgiftungstherapie psychische und ganzheitliche Betreuung mit Autogenem Training, Hypnose, Sport, Bewegung, Kneippsche Anwendungen der Patient sollte „sich alles gönnen, was Freude bringt und Spaß macht“.

1.5 Leber (Hepar)

1.5.1 Diagnostische Zusammenhänge

A. Leitsymptome

- Müdigkeit
- Appetitlosigkeit, Übelkeit, Völlegefühl
- Juckreiz
- Gelenkbeschwerden
- Leistungsabfall, Fettunverträglichkeit, Oberbauchbeschwerden
- Gelbfärbung der Haut, der Skleren (= „Augenweiß“)
- dunkler Urin, heller Stuhl
- Hämatemesis und Melaena.

B. Körperliche Untersuchung

Palpation — Wichtig ist der palpatorische Tastbefund des **unteren Leberrandes:** Untersuchung bei Inspiration (= Einatmung) des Patienten, wobei die Leber der palpierenden Hand entgegenkommt.

Perkussion — Bestimmung der **Lungen-Leber-Grenze** durch Perkussion

Kratzauskultation — zur **Größenbestimmung der Leber:** Aufsetzen des Stetoskopes im epigastrischen Winkel und Bestreichen der Haut gemäß dem Verlauf der Rippen von medial nach lateral (von der Mitte nach außen) entlang der Medioclavikularlinie von cranial nach caudal (Mitte des Schlüsselbeins von oben nach unten), bis sich das Geräusch, das „Kratzen", ändert.

- ▶ Normbefund der Lebergröße beim Erwachsenen: bis 12 cm.
- ▶ Eine große, harte Leber ist immer pathologisch.

C. Laborbefunde

Enzyme — (zur Beurteilung der Leberzellen)

Glutamat-Pyruvat-Transaminase (**GPT**)
(nicht leberspezifisch, auch erhöht bei Herzinfarkt und Muskeltrauma)
Glutamat-Oxalazetat-Transaminase (**GOT**)
Glutamat-Dehydrogenase (**GLDH**)
Gamma-Glutamyl-Transferase (**GGT**)
(empfindlichster Indikator bei Störungen der Leber und des Gallengangssystems).

Je höher der Anstieg der Enzyme, desto größer ist der Umfang der Leberzellschädigung.
Die Zellschädigung führt zum Austritt der entsprechenden Enzyme in das Blutserum.

Syntheseleistung — (vermindert bei funktionellem Leberschaden)

Cholinesterase (wird in der Leber gebildet)
Vitamin-K-abhängige Gerinnungsfaktoren (Prothrombinkomplex)

(Vitamin K ist ein fettlösliches Vitamin, das mit der Nahrung zugeführt wird oder von den Darmbakterien [E. coli] gebildet wird.)

Albumin (wird in der Leber aus Nahrungseiweiß gebildet, vermindert bei Funktionseinschränkung)

Serumgallensäuren (normal 1%, bei Leberzellschädigung erfolgt Anstieg)

Ammoniak (entsteht als „Abfallprodukt" beim Abbau von Eiweiß im Magen-Darm-Trakt und gelangt über die Pfortader in die Leber, wo es zu Harnstoff abgebaut wird.) erhöht bei verminderter Entgiftungsleistung der Leber (hepatische Enzephalopathie).

Virusnachweis — (Hepatitis).

D. Ikterus

Definition — Ikterus ist ein Symptom und bedeutet Gelbfärbung von Haut- und Schleimhäuten sowie der Skleren (Augenweiß) durch Ablagerung von Bilirubin im Gewebe (Bilirubin im Serum >2 mg/100 ml = 35 μmol/l).

Bilirubin
ist ein Abbauprodukt des Häm
Es entsteht beim Hämoglobinabbau überalterter Erythrozyten in den Zellen des RES (= reticulo-endotheliales-System)
(Hämoglobin ist der rote Blutfarbstoff der Erythrozyten und besteht aus dem Häm und dem Globin, einem Eiweißmolekül)

Bilirubin wird im Plasma an Albumin gebunden und zur Leber transportiert
= **indirektes, unkonjugiertes** Bilirubin

In der Leber wird Bilirubin mit Hilfe eines Enzyms (Glukuronyltransferase) an Glukuronsäure gebunden (konjugiert)
= **direktes, konjugiertes** Bilirubin

Das direkte Bilirubin ist nun wasserlöslich und wird über die Gallengänge in den Darm ausgeschieden. Dieser Vorgang der Ausscheidung des Bilirubins durch die Leberzellen ist energieabhängig. Bei Funktionsstörungen der Leber ist daher meist die Ausschleusung des direkten Bilirubins aus den Leberzellen beeinträchtigt und es kann zum intrahepatischen Ikterus mit Erhöhung des direkten Bilirubins kommen

Im Darm wird das Bilirubin u. a. durch Darmbakterien zu Urobilinogen, Sterkobilinogen etc. abgebaut und zu 80% mit dem Fäzes ausgeschieden

Die restlichen 20% werden im Darm rückresorbiert und gelangen über das Pfortaderblut wieder in die Leber
= **enterohepatischer Kreislauf**

Das Sterkobilinogen gibt dem Stuhl die braune Farbe. Ein kleiner Teil des Urobilinogens wird im Urin ausgeschieden.

Ursache

a. Prähepatischer Ikterus

Erhöhte Bilirubinbildung durch:

verstärkte Hämolyse, zum Beispiel Malaria, Gasbrand
Erhöhung von Eisen i.S., Retikulozyten, LDH

fehlerhafte Erythrozytenbildung, vorzeitiger Abbau neugebildeter, defekter Erythrozyten im Knochenmark, zum Beispiel perniziöse Anämie, hereditäre Sphärozytose (= Kugelzellenanämie)

▷ Erhöhung des nichtkonjugierten indirekten Bilirubins.

b. Intrahepatischer Ikterus durch

Schädigung der Leberzellen
Gifte wie Knollenblätterpilz
Entzündungen, zum Beispiel Virushepatitis, wobei Transport und Konjugation beeinträchtigt ist

Mangel/Fehlen der Glukuronyltranferase (= Morbus Meulengracht/Gilbertsches Syndrom) oder Unreife (Neugeborenenikterus)
Hemmung dieses Enzyms zum Beispiel durch Steroide

▷ Erhöhung des indirekten Bilirubins

angeborener Defekt/Hemmung der Bilirubinsekretion in den Gallenkanälchen
medikamentös bedingte Hepatitis
Stauungsleber

▷ Erhöhung des direkten Bilirubins.

c. Posthepatischer Ikterus

Folge einer Gallestauung (= Cholestase) von der Leber bis zur Papilla Vateri (= Vatersche Papille) durch

Störung der Gallesekretion in der Leber, zum Beispiel Virushepatitis, Leberzirrhose, Drogenikterus, bakterielle Infektionen wie Leptospirose, Salmonellose
= nicht mechanisch bedingte, intrahepatische Cholestase

Abflußstörung der Galle durch Gallensteine, Tumore, Parasiten, Pankreatitis, Pankreaskarzinom, Leberechinokokkus, Leberabszeß
= extrahepatische Cholestase

▷ es können alle gallepflichtigen Substanzen ins Blut übertreten

▷ Erhöhung des konjugierten, direkten Bilirubins und der alkalischen Phosphatase

▷ vermehrte Ausscheidung im Urin (Braunfärbung)

▷ zum Teil Entfärbung des Stuhls (= acholischer, farbloser Stuhl), da kein Bilirubin mehr in den Darm gelangt

▷ Pruritus (= Juckreiz) durch Ablagerung von Gallensäuren in der Haut.

d. Kernikterus (= Bilirubinenzephalopathie)

unkonjugiertes Bilirubin, das nicht an Albumin gebunden ist, tritt ins Gehirn und wirkt dort toxisch:

bei Neugeborenen: niedriger Albuminspiegel, M. haemolyticus neonatorum

bei Medikamenten, die um die Albuminbindung konkurrieren, zum Beispiel Sulfonamide.

e. Neugeborenenikterus

ist physiologisch (= „normal"). Der Grund liegt u. a. darin, daß das für die Konjugierung des Bilirubins zuständige Enzym Glukuronyltransferase in der Leber noch unzureichend aktiv ist.

1.5.2 Fettleber

Definition Diffuse Ablagerung von Fetttropfen (Triglyzeriden) in mindestens >50% der Hälfte aller Hepatozyten
(<50% = Leberzellverfettung).

Ursache Toxische Stoffe:
Alkohol bei chronischem Alkoholabusus
(Alkoholdehydrogenase = Enzym, das Alkohol oxidiert)
Medikamente, Pilze, Lösungsmittel

ernährungsbedingt: zu viel, zu fett, zu süß
Bewegungsmangel
▷ Adipositas (Fettleibigkeit)

endokrine Ursachen:
Diabetes mellitus
Hyperlipoproteinämie
Schwangerschaft.

Symptome und Verlauf
tastbare Lebervergrößerung (= Hepatomegalie), meist beschwerdefrei, etwas Verdauungsprobleme, Appetitlosigkeit
Leistungsabfall
unreine, schlecht durchblutete Haut
Meteorismus, Völlegefühl

Die Leber selbst ist nicht innerviert,
aber Dehnungsschmerz der bindegewebigen Hülle: Druckgefühl im rechten Oberbauch;

eventuell Erhöhung der O-GT und IgA

Fettleberhepatitis:
zusätzlich Schmerzen, Ikterus
Erhöhung der Transaminasen.

Komplikationen
Nach 10–15jähriger Dauer Übergang in Leberzirrhose mit Leberinsuffizienz, portaler Hypertension und deren Folgen möglich.

Behandlung
Ausschalten der Noxe, dann reversibel

Konservativ:
Nahrungsreduktion, ballaststoffarm, vitaminreich (Vitamin C, E, B), Elektrolyte, eiweißarme Kost.

▶ **Naturheilkundlich:**
Leberunterstützung mit Eigenblut
Ausleitungs- und Entgiftungstherapie
Schröpftherapie
Homöopathie
heiße Auflagen wie Heublumensäcke, Kartoffeln, Lehm, Fango auf die Lebergegend
Phytotherapie: Mariendistel.

1.5.3 Leberzirrhose

Definition
Chronische Lebererkrankung, die gekennzeichnet ist durch Untergang des Parenchyms mit Zerstörung der Läppchen- und Gefäßstruktur der Leber und Ausbildung von bindegewebigem, narbigem Ersatzgewebe
(Der Organismus ist lebensfähig, solange wenigstens 5% des Parenchyms erhalten sind.)
Die knotige Regeneratbildung ist als „Höckerung“ bei Palpation des unteren Leberrandes tastbar
Folgen: Leberinsuffizienz und portale Hypertension.

Ursache
Primäre biliäre Zirrhose
(= Zirrhose nach Cholangitis, Cholestase)

Portale Zirrhose als Spätfolge (Endstadium) verschiedener Lebererkrankungen:

Alkoholabusus (50%), wobei Alkoholmißbrauch nicht nur zur Fettleber, sondern auch zur toxischen Schädigung der Leberzelle mit Nekrose bei Alkoholexzessen führt

Virushepatitis (B, C, D) (40%)

sekundäre biliäre Zirrhose bei chronischer Cholangitis
(= mechanisches, lange bestehendes Abflußhindernis im Bereich des Ductus choledochus)

chronische Stauungsleber bei „Panzerherz" oder chronische Rechtsherzinsuffizienz: kardiale Zirrhose.

Symptome und Verlauf

Der Krankheitsprozeß dauert meist viele Jahre. Ausfall der normalen Leberfunktion mit Synthesestörungen, Exkretions- und Entgiftungsstörungen.

Frühstadium (kompensierte Form):
Hepatomegalie (Lebervergrößerung) mit scharfem Rand
Müdigkeit, Abgeschlagenheit, Leistungsminderung, Druck- und Völlegefühl im Oberbauch, Unverträglichkeit von Fett
Hautveränderungen: schmutzig graue Gesichtsfarbe

Terminalstadium:
Schrumpfung, höckrige Oberfläche
portale Hypertonie durch Zirkulationsstörungen in den Lebersinusoiden aufgrund des zirrhotischen Umbaus der Leberläppchen

Schübe mit Fieber
Oberbauchbeschwerden und Zeichen der Intoxikation (Vergiftung): Tremor (Zittern), Schweißneigung, Tachykardie
als Folge davon: Neuritis, Eisenmangelanämie, Resorptionsstörungen, Hautveränderungen, Aszites während des Schubes

Leberhautzeichen:
Spider naevi (= Gefäßspinnen: zentrale Arteriolen mit spinnenartig abgehenden kleinen Gefäßen) auf Gesicht, Brust und Rücken
Geldscheinhaut (= Gefäßerweiterungen an der Haut, besonders im Gesicht, die Stofffasern in Dollarscheinen ähneln)
Palmar- und Plantarerythem (= rotfleckige Sprenkelung an Hand- und Fußinnenfläche)
Lacklippen, Lackzunge (glatte rote Zunge)
eventuell Ikterus mit Pruritus (= Juckreiz) und Kratzeffekten
Weißnägel, Weißflecken nach Abkühlung
Xanthome und Xanthelasmen (gelbe Knoten im Bereich der Augenlider und der Haut als Ausdruck schwerer Fettstoffwechselstörungen)
Dupuytren Kontraktur (Gelenksteife in Beugestellung der Finger)

hormonelle Störungen:
Libido- und Potenzverlust, Hodenatrophie, Menstruationsstörungen
bei Männern: Gynäkomastie (Brustdrüsenschwellung)

Behaarungsanomalien:
Verlust der Achsel- und bei Männern auch der Bauchhaare (Brust- und Bauchglatze, femininer Behaarungstyp)

	reduzierte Muskelmasse, Muskelatrophie (Muskelschwund), Untergewicht **Polyneuropathie** (= Erkrankung der peripheren Nerven).
Labor	Bilirubinämie Albumin im Serum erniedrigt, γ-Globuline erhöht, Cholinesterase erniedrigt Vitamin K-abhängige Gerinnungsfaktoren erniedrigt Enzyme: GPT, GOT, GLDH, γ-GT erhöht Ammoniak erhöht.
Komplikationen	Dekompensation der Leberzirrhose: Portale Hypertension und deren Folgen (Varizenblutung, Aszites, Hypersplenismus) Hepatische Enzephalopathie (neuropsychiatrische Symptome durch mangelnde Entgiftungs- und Stoffwechselfunktion der Leber mit Änderung der Persönlichkeitsstruktur) und Leberausfallkoma Primäres Leberzellkarzinom. Todesursache: Ösophagusvarizenblutung Coma hepaticum Nierenversagen Infektionen u. a.
Behandlung	in der Regel symptomatisch **Konservativ:** Alkoholverbot Weglassen aller lebertoxischen Medikamente, vollkalorische, vitaminreiche Kost, keine schwer verdaulichen Speisen ggf. Vitaminsubstitution Ausschaltung der Noxen und Behandlung der Grundkrankheit. **Medikamentös:** bei schweren Formen. **Chirurgisch:** Lebertransplantation.

1.5.4 Portale Hypertension

Definition	Synonym: Pfortaderhochdruck Druckerhöhung der Pfortader > 12 mmHg durch Einengung der Pfortaderstrombahn (Strömungshindernis) Die Pfortader führt das Blut aller unpaaren Baucheingeweide: Milz, Magen, Pankreas, Dünn- und Dickdarm.
Ursache	**prähepatischer Block:** Thrombose der Pfortader bei zum Beispiel Phlebitis (= Venenentzündung) Durchflußbehinderung durch Tumore (Pankreas, Magen, Darm, Gallenblase) Lymphknotenschwellung an der Leberpforte

intrahepatischer Block:

durch Leberzirrhose (= Pfortaderhochdruck und Albuminmangel), 75 % der Fälle
Morbus Hodgkin
Morbus Boeck
primäres Leberzellkarzinom
Metastasen
massive Fettleber
chronische Hepatitis

posthepatischer Block:

Pericarditis constrictiva (= chron. Herzbeutelentzündung)
Trikuspidalinsuffizienz.

Symptome und Verlauf

Folge der portalen Hypertension ist die Ausbildung von Kollateralkreisläufen (= Umgehungskreisläufe).

Ösophagusvarizen:
Blutungsrisiko bei großen, das Lumen der Speiseröhre einengenden Gefäßen mit veränderter, defekter, sie bedeckender Schleimhaut. Die Blutung kann als Sickerblutung mit Melaena oder als Erbrechen von hellrotem Blut auftreten.

„Caput medusae":
Paraumbilikalvenen, d. h. sichtbare Venen an der Bauchhaut um den Nabel herum

Hämorrhoiden:
Rektalvenen

Aszites
(= Flüssigkeitsansammlung in der Bauchhöhle, Bauchwassersucht):

Transsudat mit einem Eiweißgehalt von weniger als 2,59 g/dl

Entstehung:
Durch die portale Hypertension kommt es zur vermehrten Lymphproduktion, d. h. die Erhöhung des intravasalen Drucks in den Lebersinusoiden führt zu vermehrter Filtration proteinreicher Flüssigkeit und zur Steigerung des Lymphabflusses in der Leber

Hypalbuminämie (= Verminderung des wasserbindenden Eiweißmoleküls Albumin im Blut) und dadurch bedingte Verminderung des kolloidosmotischen Drucks und Entstehung von Ödemen bzw. Aszites

Eine gesteigerte Natriumrückresorption im proximalen Tubulus bewirkt eine Wasserretention und eine Vermehrung des extrazellulären Volumens
Dies wird verstärkt durch sekundären Hyperaldosteronismus (vermehrte Synthese von Aldosteron aufgrund der verminderten Nierendurchblutung, was wiederum das Renin-Angiotensin-Aldosteron-System stimuliert) und durch verminderte hepatische Inaktivierung von Aldosteron

Plötzliche Entstehung, zum Beispiel durch Infektionen, Alkoholexzesse

langsame Entwicklung: Zunahme des Bauchumfangs, verbunden mit Atemnot.

Komplikationen

Ösophagusvarizenblutung ist immer lebensbedrohlich, (30%ige Letalität)

Aszites: Letalität 20% durch Verbrauchskoagulopathie (Verminderung der Gerinnungsfaktoren, Blutungsneigung).

Differentialdiagnose ▷ Aszites:
Tumore des Magen-Darm-Trakts, des Pankreas, gynäkologische Tumore
Rechtsherzinsuffizienz

entzündlicher Aszites bei Tuberkulose.

Behandlung Kausal!

Aszites:

Konservativ:
natriumarme Kost, Diät, Bettruhe, Flüssigkeitsrestriktion auf 1–1,5 Liter/Tag.

Medikamentös:
Aldosteronantagonisten (**Cave:** Hyperkaliämie!)
Saluretika (**Cave:** Hypokaliämie!)
Albumininfusionen.

Chirurgisch:
Aszitespunktion

Komplikation durch Eiweißverlust (Aszites!) Verschlechterung der Leberfunktion und Leberkoma.

Ösophagusvarizenblutung:

▶ **CAVE: NOTFALL!**

Klinik:
Blutstillung durch Sonde, um die eine Gerinnungsmanschette aufgeblasen wird
Schockbekämpfung
medikamentöse Senkung des Pfortaderhochdrucks
chirurgisch.

1.5.5 Coma hepaticum (Leberkoma)

A. Hepatische Enzephalopathie und Leberausfallkoma

Definition **Koma infolge Leberausfall:**
weitgehende Ausschaltung der Leber durch Entwicklung eines Umgehungskreislaufes (= exogenes Coma hepaticum, chronische Leberinsuffizienz).

Hepatische Enzephalopathie:
Funktionsstörungen des zentralen Nervensystems infolge schwerer akuter oder chronischer Lebererkrankung.

Entstehung Durch das teilweise Vorbeileiten des Pfortaderblutes an der Leber via Kollateralen umgehen auch stickstoffhaltige Substanzen die Leber und können nicht mehr durch sie entfernt werden
▷ verminderter Ammoniakabbau in der Leber und erhöhte Ammoniakkonzentration im Blut
▷ Anstieg von Stoffwechselprodukten, die zerebral (im Gehirn) toxisch wirken
▷ Umgehung der Entgiftungsfunktion der Leber.

Ursache Leberzirrhose

Auslösende Faktoren:
- Ösophagusvarizenblutung
- gastrointestinale Blutungen
- forcierte diuretische Therapie
- fieberhafte Infektionen.

Symptome und Verlauf

4 Stadien der Hepatischen Enzephalopathie:

Stadium I

Beginnende Schläfrigkeit
rasche Ermüdbarkeit, Konzentrationsstörungen, Verlangsamung der Reaktionszeit, Verstimmungen, Depressionen
beginnender Flapping tremor (= grobschlägiges Muskelzittern bei gespreizten Händen)

Stadium II

Zunahme der Schläfrigkeit und Apathie, verwaschene Sprache, Flapping tremor

Stadium III

Störung der Motorik, Flapping tremor
Patient schläft fast stets, ist aber erweckbar, Desorientiertheit, delirante Zustände
Babinsky positiv
Tachykardie, Blutdruckabfall
Foetor hepaticus (= Geruch nach frisch geschnittener, roher Leber)

Stadium IV

Koma, tiefer Schlaf
Reaktion auf Schmerzreize aufgehoben, Reflexe erloschen, Flapping tremor fehlt meist, Foetor hepaticus, (Letalität: 80–90%)

▶ Ammoniak im Blut stark erhöht (über 100 μg/dl).

Differentialdiagnose

▷ andere Komaformen
▷ alkoholtoxische Zirrhose.

Behandlung

Konservativ:
absolute Bettruhe
Eiweißrestriktion und dadurch Verhinderung der Resorption von vermehrt anfallenden Substanzen aus dem Darm, u. a. Ammoniak der ureasebildenden Bakterien
Diät: reine Kohlenhydraternährung.

Medikamentös:
Gabe von Lactulose
▷ vermehrte Bildung von NH_4-Ionen aus NH_3 (= Ammoniak) und dadurch Verminderung der Resorption von Ammoniak
Einläufe oder Laxantien zur Reinigung des Darms von ammoniakbildenden Substanzen
Antibiotika.

Chirurgisch:
bei Versagen der konservativen/medikamentösen Therapie: Lebertransplantation.

Prognose abhängig von der verbleibenden Leberparenchymfunktion.

B. Leberzerfallkoma (Akutes Leberversagen)

Definition Leberinsuffizienz infolge Zusammenbruch der Entgiftungsfunktion der Leber durch massive Leberzellnekrose bei Patienten ohne Hinweise auf vorbestehende Lebererkrankung (= endogenes Coma hepaticum, akute Leberinsuffizienz).
Das akute Leberversagen ist selten.

Ursache akute Virushepatitis

toxische Schädigungen wie
Tetrachlorkohlenstoff
Knollenblätterpilz
Medikamente

Eklampsie (Schwangerschaftstoxikose)

Endstadium des Verschlußikterus.

Symptome und Verlauf ähnlicher Verlauf wie chron. Leberinsuffizienz: Hepatische Enzephalopathie mit Bewußtseinsstörungen bis hin zum Koma in 4 Stadien (siehe Leberausfallkoma)

Ikterus, Fieber
Foetor hepaticus
Verwirrtheits- und Dämmerzustände, Flapping tremor

Hämatome, Blutungen (mangelnde Gerinnungsfähigkeit durch Störung der Synthese von Gerinnungsfaktoren), hämorrhagische Diathese

Hypotonie
Aszites, Ödeme
abnehmende Lebergröße durch Leberzerfall
Hyperventilation (durch Ammoniakwirkung) mit respiratorischer Alkalose.

Komplikationen Hirnödem (70% Todesursache)
Magen-Darm-Blutungen.

Differentialdiagnose ▷ Leberausfallkoma.

Behandlung **Klinik!**
Entgiftungsmaßnahmen und Antidotgabe (Gabe von Gegengift)

keine Kausaltherapie möglich
rechtzeitiges Erkennen und Behandeln der Organkomplikationen, bis die Phase der Leberregeneration einsetzt.

Chirurgisch:
Lebertransplantation.

Prognose schlecht.

1.5.6 Leberzellkarzinom

Definition Selten in der westlichen Welt
in Südafrika, Ostasien und Mittelmeerraum einer der häufigsten Tumore.

Ursache Risikofaktoren:
- Hepatitis-B-Infektion
- Leberzirrhose.

Symptome und Verlauf der schon bestehenden Zirrhose, schleichender Beginn, zunehmender Druck und Schmerz im Oberbauch, Gewichtsverlust, Abgeschlagenheit, evtl. Fieber, Juckreiz
frühe lymphogene oder hämatogene Metastasierung.

Komplikationen Ösophagusvarizenblutung
Leberkoma.

Behandlung **Chirurgisch:**
Leberresektion
Lebertransplantation, wenn keine Metastasierung.

▶ **Naturheilkundlich:**
begleitende Therapie
reine Rohkosternährung, Säfte
adjuvant:
Thymus- und Mistelpräparate, begleitende Lebertherapie
Vitamin C, Vitamin E, Beta-Carotin
Selen, Zink, Molybdän, Magnesium
organotrope Medikamente
Stärkung des Immunsystems, Entgiftungstherapie
psychische und ganzheitliche Betreuung mit Autogenem Training, Hypnose, Sport, Bewegung, Kneippsche Anwendungen
der Patient sollte „sich alles gönnen, was Freude bringt und Spaß macht".

Prognose schlecht
6 Monate bis 1 Jahr Überlebenszeit nach Diagnosestellung.

1.6 Cholepathien (Erkrankungen der Gallenblase und -wege)

1.6.1 Diagnostische Zusammenhänge

A. Galle

Die Galle ist eine Syntheseleistung der Leber und besteht aus Wasser, Gallensäuren, Lezithin, Phospholipiden, Cholesterin und anorganischen Salzen.

B. Enterohepatischer Kreislauf der Galle

Die Gallensäuren werden in der Leber aus Cholesterin gebildet.
Zusammen mit Wasser und Elektrolyten gelangt das Sekret (= Galle) zwischen den Leberzellen von blind endigenden, kleinen Gallengängen über größere Gallengänge in den Ductus hepaticus. In der Gallenblase wird die Galle gespeichert und durch Wasserentzug eingedickt.

Nach Nahrungsaufnahme bewirkt das in der Dünndarmschleimhaut gebildete Hormon Cholezystokinin eine Kontraktion der Gallenblase. Der Sphincter Oddi an der Vaterschen Papille wird geöffnet und die Galle gelangt in den Darm.
Dort emulgiert sie die Nahrungsfette und ermöglicht so ihre Resorption. Im terminalen Ileum wird der größte Teil der Gallensäuren rückresorpiert und gelangt über die Pfortader wieder in die Leber und kann dort erneut in die Galle ausgeschieden werden. Ein kleiner Teil wird mit dem Stuhl ausgeschieden und geht dem Körper verloren. Dieser Teil muß neu synthetisiert werden.

1.6.2 Cholelithiasis

Definition

Synonym: Gallensteine

Steinarten:

Cholesterinsteine (80%): relativ „harmlos", da rund und weich

Bilirubin-(Pigment)-Steine (20%): „gefährlicher".

Häufigkeit:
Frauen im Verhältnis zu Männern: 3:1,
bei Frauen gelten die sog. „5 F":
fat, female, fair, forty, fecund (dick, weiblich, blond, vierzig, vielgebährend)

Zunahme mit Alter:
Cholesterinsteine häufig bei Adipositas, Diabetes mellitus, Hyperlipidämie
Bilirubinsteine häufig bei hämolytischen Erkrankungen und Leberzirrhose.

Entstehung

Gallensäure und Lezithin bilden in der Galle sog. Mizellen und halten das wasserunlösliche Cholesterin in Lösung.
Wenn der Cholesterinspiegel im Verhältnis zu Gallensäure und Lezithin zu hoch wird, dann kristallisiert das Cholesterin und die Voraussetzung zur Steinbildung ist gegeben.

Ursachen hierfür sind:
Soffwechselstörung in der Leber
gestörter enterohepatischer Kreislauf der Gallenflüssigkeit

Stase (Stau) in der Gallenblase
bakterielle Entzündung mit Bildung von Kristallisationspunkten an der Gallenblasenwand.

Ursache

Cholesterinsteine:
Cholesterinübersättigung der Blasengalle

Bilirubinsteine:
vermehrte Entstehung von Bilirubin bei Hämolyse
durch bakteriellen Abbau des wasserlöslichen Bilirubins zu weniger gut löslichem Bilirubin kommt es zur Ausfällung.

Symptome und Verlauf

80% ohne Beschwerden („stumme Steine");

Gallensteine mit Beschwerden:
Völlegefühl, Entzündung, Meteorismus, Aufstoßen, Übelkeit, Brechreiz
Fettunverträglichkeit
ebenso Unverträglichkeit von Hülsenfrüchten, Bohnenkaffee, Hefekuchen („der nachmittägliche Kaffee und Kuchen bekommt nicht mehr")

Gallenkoliken:
(Kolik ist ein schmerzhaftes Zusammenziehen eines Hohlorgans), d. h. die Gallenblase kontrahiert sich, ohne daß die Galle ablaufen kann.

Bei der Steinpassage durch den Ductus cysticus zur Vaterschen Papille kommt es zu krampfartigen, unerträglichen Kolikschmerzen im rechten und mittleren Oberbauch mit Ausstrahlung in Rücken und rechte Schulter.

Murphy-Zeichen:
durch schnelle, tiefe Inspiration läßt sich ein Schmerz bei Druck auf die Gallenblasenregion auslösen
Druckempfindlichkeit der Gallenblasengegend.

Komplikationen

chron. Cholezystitis mit Wandverdickung und Schrumpfung der Gallenblase

Verschluß des Ductus cysticus

gedeckte Perforation:
cholezystoduodenale Fistel (röhrenartige Verbindung zwischen Gallenblase und Zwölffingerdarm)
die durch die Fistel in den Darm entleerten Steine können zu einem Gallensteinileus führen

Perforation mit Peritonitis, Abszeß

chron. Cholangitis, biliäre Zirrhose

Pankreatitis durch Steinverschluß der Vaterschen Papille

Ileus

Gallenblasenkarzinom.

Differentialdiagnose

- ▷ Pankreatitis
- ▷ Herzinfarkt
- ▷ Lungenembolie
- ▷ akute Appendizitis
- ▷ Magenperforation
- ▷ rechtsseitige Nierenkolik.

Behandlung

Konservativ:
fettarme Diät (Fett führt zur Gallenblasenkontraktion und kann somit eine erneute Kolik auslösen)
H-Milch 3,5%.

▶ **Naturheilkundlich:**
Spasmolytische Mittel
Pepsinwein (Anregung der Magensaftproduktion)
Phytotherapie
Neuraltherapie: Gallepunkt über Mitte der rechten Augenbraue
heiße Packungen mit zerdrückten Pellkartoffeln
Homöopathie

Klinik:
Cholezystektomie im beschwerdefreien Intervall
(Methode: EWSL = Extrakorporale Stoßwellenlithotripsie).

1.6.3 Cholezystitis

A. Akute Cholezystitis

Definition Synonym: Gallenblasenentzündung

Schwere akute, oft bakterielle Entzündung der Gallenblasenwand.

Ursache Cholelithiasis (95% d.F.):
Entzündung meist durch steinbedingten Verschluß des Ductus cysticus
mit zunehmender Dauer bakterielle Erreger wie E. coli, Klebsiellen, Enterokokken und Proteus, die vom Duodenum aufsteigen.

Symptome und Verlauf Fieber, rechtsseitige Oberbauchbeschwerden, Schmerzen, die entweder schlagartig beginnen oder sich langsam steigern
Übelkeit, Erbrechen
evtl. leichte Gelbsucht
Druckempfindlichkeit der Gallenblasengegend mit Abwehrspannung

bei schwerem Verlauf:
BSG erhöht, Leukozytose mit Linksverschiebung, Schüttelfrost.

Komplikationen Sepsis
Perforation in die freie Bauchhöhle mit Peritonitis
Leberabszeß.

Differentialdiagnose
- ▷ Magen-Duodenalulkus
- ▷ Gastritis
- ▷ Pankreatitis
- ▷ rechtsseitige Nierenbeckenentzündung
- ▷ Appendizitis
- ▷ Mesenterialarterienstenose
- ▷ entzündliche Darmerkrankungen.

Behandlung **Konservativ:**

Bettruhe
in leichten Fällen: Teefasten, fettfreie Kost.

Klinik:
stationär, medikamentös, operativ

Behandlung eines ursächlichen Steinleidens.

B. Chronische Cholezystitis

Definition Chronischer Entzündungszustand der Gallenblase, der häufig zu einer Störung der Gallenblasenfunktion führt.
Die chronische Cholezystitis kann einen akuten Schub aufweisen.

Ursache Folge einer rezidivierenden Entzündung
selten: Salmonelleninfektion, Parasitenerkrankung.

Symptome und Verlauf rechtsseitige Oberbauchbeschwerden, vor allem nach fettreichen Mahlzeiten
Gallenblasengegend druckempfindlich
in der Regel keine Abwehrspannung.

Komplikationen

Cholangitis, evtl. mit Beteiligung von angrenzendem Lebergewebe, was zu pathologischen Leberveränderungen führen kann
Pankreatitis
Cholezystitis.

Differentialdiagnose

- ▷ Gastritis
- ▷ chronische Pankreatitis
- ▷ chronische Cholangitis
- ▷ chronische Hepatitis
- ▷ Colon irritabile
- ▷ chronische Obstipation
- ▷ entzündliche Darmerkrankungen.

Behandlung

Konservativ:
Fettarme Diät.

Medikamentös:
Behandlung von Schmerzen und Infektionen.

▶ **Naturheilkundlich:**
Eigenblut mit homöopathischen Komplexmitteln
Schröpftherapie
Bach-Blütentherapie
Homöopathie
Leibwickel.

1.6.4 Cholangitis

Definition

Entzündung der Gallenwege, in der Regel bakteriell bedingt

Frauen häufiger betroffen als Männer.

Ursache

Entzündung durch aufsteigende Darmkeime in die Gallengänge, verursacht durch:
Steinverschluß des Ductus choledochus, Papillenstenose
Gallengangskarzinom
Pankreatitis
Pankreaskarzinom
vorausgegangene Operation an Gallenwegen

Erreger: E. coli, Streptokokken, Staphylokokken.

Symptome und Verlauf

Schmerzen im rechten Oberbauch, Fieber, Ikterus, häufig Juckreiz.

Komplikationen

Sepsis
Leberabszesse
sekundäre biliäre Zirrhose.

Differentialdiagnose

- ▷ Hepatitis
- ▷ Leberzirrhose
- ▷ Verschlußikterus
- ▷ Cholezystitis
- ▷ akute rechtsseitige Pyelonephritis.

Behandlung

Medikamentös:
Antibiotika.

Chirurgisch:
Beseitigung des Abflußhindernisses durch endoskopische/chirurgische Entfernung.

▶ **Naturheilkundlich:**
Homöopathie
Phytotherapie: Wermut, Mariendistel, Schöllkraut, Artischocke u. a.
Bach-Blütentherapie
Bioresonanztherapie.

1.7 Pankreas (Bauchspeicheldrüse)

1.7.1 Pankreatitis

A. Akute Pankreatitis

Definition Entzündung der Bauchspeicheldrüse mit Selbstverdauung und humoraler Verbreitung der Pankreasenzyme, was zu einer schweren Allgemeinerkrankung werden kann und im Extremfall mit einem Multiorganversagen enden kann

Gewöhnlich gutartiger Verlauf, aber auch schwere Attacken möglich, die durch Schock mit Nieren- und Lungeninsuffizienz zu tödlichem Ausgang führen können.

Ursache Gallenwegserkrankungen = akut biliäre Pankreatitis (40–50%):
Choledochussteine (= Steine in Gallenblase und Gallengang)

Stenose der Vaterschen Papille:
In der Regel besteht ein gemeinsamer Ausführungsgang von Ductus choledochus und Ductus pancreaticus
Bei einer Blockade des gemeinsamen Ausführungsganges durch Steine kann es zum Eintritt von bakteriell veränderter Galle in das Pankreas kommen. Dies führt zur vorzeitigen Aktivierung von Enzymen und somit zur Entwicklung einer Entzündung

Alkoholabusus über 8–10 Jahre (30–40%)

idiopatisch (= ungewisse Ursache)

selten: Virusinfektion (Mumps, AIDS, Mononukleose, Virushepatitis)
bakterielle Infektionen durch Salmonellen, Streptokokken, Staphylokokken, bei Brucellose

Pankreastoxische Wirkung einiger Medikamente

Duodenalerkrankungen nahe der Papilla Vateri

Bauchtraumen

Niereninsuffizienz

Coma diabeticum.

Symptome und Verlauf Verdauung des Pankreas durch seine eigenen Produkte (= Autodigestion)
Übertritt der pankreatischen Verdauungsenzyme in die Blutbahn oder andere Körperflüssigkeiten

Oberbauchschmerzen
Anstieg der Pankreasenzyme (Amylase, Lipase) im Serum und im Urin

akuter Beginn mit heftigen Abdominalschmerzen (90% d.F.)
▷ Ausstrahlung in Schulterblätter und Rücken, gürtelförmig

elastische Bauchdeckenspannung („Gummibauch"), Pankreas kann als druckdolenter Tumor (druckschmerzempfindliche Schwellung) palpiert werden
Hyperästhesie (= Überempfindlichkeit für Berührungsreize) in den Headschen Zonen Th 7–11

Abneigung gegen Fett
Fieber (80–90%), Übelkeit, Erbrechen, Meteorismus, Darmparesen
evtl. Ikterus als Ausdruck einer Gallenwegserkrankung oder durch Kompression des Ductus choledochus bei einer ausgeprägten Pankreaskopfschwellung

paralytischer Ileus, Hypotonie, Schockzeichen, Aszites

EKG-Veränderungen

bei Obstruktion des Ductus choledochus:
Anstieg der cholestaseanzeigenden Enzyme:
γ-GT, LAP, AP, direktes Bilirubin.

Komplikationen Eine schwere hämorrhagische Pankreatitis führt zu Kreislaufschock mit Nierenversagen:
kalte Haut
blaße zyanotische (blauverfärbte) Extremitäten, Tachykardie
niedriger Blutdruck mit kleiner Amplitude.

▶ **Akuter Notfall!**

Der Kreislaufschock ist die häufigste Todesursache (Letalität über 60%).

Differentialdiagnose
▷ oft schwierig!
▷ Herzinfarkt
▷ Lungenembolie
▷ akutes Abdomen
▷ Nieren- und Gallenkolik
▷ Ulkusperforation
▷ mechanischer Ileus
▷ akute Appendizitis (Schmerz bei McBurney, Lanz).

Behandlung ▶ **CAVE: NOTFALL!**

Klinik!
Nulldiät und Absaugen des Magens
engmaschige Überwachung auf der Intensivstation
parenterale Volumen- und Elektrolytsubstitution, leichte fettarme Diät und Enzyme
evtl. Peritonealdialyse, um Enzyme und toxische Substanzen aus dem Peritonealraum zu entfernen
ggf. Schocktherapie.

B. Chronische Pankreatitis

Definition Eine chronische Pankreatitis kann sich mit Schüben als akute Form manifestieren. Progrediente Zerstörung des Parenchyms und permanenter irreversibler Verlust der exokrinen (und im Spätstadium endokrinen) Funktion.

Ursache	selten! chronischer Alkoholabusus (80%) idiopatisch (20%).
Symptome und Verlauf	Aktivierte Pankreasenzyme gelangen in das Pankreasgewebe, welches zugrunde geht (Nekrose) und durch Bindegewebe ersetzt wird (Fibrose) Rezidivierende Schmerzen in der Tiefe des Oberbauchs (79% im Epigastrium) gürtelförmige Ausstrahlung in den Rücken und zwischen beiden Schulterblättern „Pankreasstellung" lassen Schmerzen erträglicher werden: Sitzen in gebückter Haltung, Liegen mit angezogenen Knien Nahrungsintoleranz von Fett und Alkohol: Auslösung von dyspeptischen Beschwerden Abnahme des Körpergewichts, Diabetes mellitus Spätsymptom: Maldigestion („Schlechtverdauung) Erhöhung des Stuhlgewichts und Fettstuhl (mangelhafte Verwertung) Migräne
Komplikationen	Pankreatogene Enzephalopathie Thrombose der Milzvene (Vena lienalis) mit Pfortaderhochdruck und Blutung in den Verdauungstrakt Pseudozysten durch Gewebseinschmelzung im Pankreas.
Differentialdiagnose	▷ akute rezidivierende Pankreatitis ▷ Pankreaskarzinom ▷ Leber- und Gallenwegserkrankungen ▷ Duodenalulkus.
Behandlung	**Konservativ:** Ausschaltung der Noxe Alkoholkarenz, Diät (fettarm, proteinreich) Symptomatisch: kleine Mahlzeiten Stabilisierung des Diabetes. **Medikamentös:** Pankreasenzymsubstitution Schmerzbehandlung. **Chirurgisch:** bei schwer zu beeinflussendem Schmerz operative, teilweise oder völlige Resektion (Entfernung), Drainage, um Abfluß des Sekretes zu bessern. ▶ **Naturheilkundlich:** Phytotherapie: Steigerung der Immunabwehr mit Echinacea, unterstützend Leber-Gallen-Tee mit Mariendistel Entgiftungstherapie auf Nosodenbasis Eigenblut mit homöopathischen und phytotherapeutischen Zusatzmitteln Endobiontentherapie Neuraltherapie.

Nach ca. 10jährigem Krankheitsverlauf:
„Beschwerdefreiheit" nach vollständiger Zerstörung der Drüse, dauernde Substitutionsbehandlung des fehlenden Organs erforderlich.

1.7.2 Pankreaskarzinom

Definition

Dritthäufigster Tumor des Verdauungstraktes (nach Kolon- und Magenkarzinom)
Lokalisation am häufigsten im Kopf-, dann im Körperteil, am seltensten im Schwanzteil des Pankreas.
Erkrankungsgipfel im 6.–7. Lebensjahrzehnt.

Ursache

unbekannt

mögliche Faktoren:
- Tabakrauchen
- Karzinogen in der Nahrung
- chronische Pankreatitis
- Gallenwegserkrankungen.

Symptome und Verlauf

Schmerz im Oberbauch, Appetitlosigkeit, Gewichtsverlust
evtl. Verschlußikterus durch Kompression des Ductus choledochus mit Pruritus
Ausstrahlung der Schmerzen in den Rücken

Courvoisiersches Zeichen (= beweisend):
schmerzlos vergrößerte, tastbare Gallenblase

Diagnosestellung endoskopisch.

Differentialdiagnose

▷ chronische Pankreatitis

Behandlung

Chirurgisch:
vollständige Entfernung des Tumors,
was allerdings selten möglich ist, da die Diagnose in der Regel erst sehr spät gestellt wird.

▶ **Naturheilkundlich:**
begleitende Therapie
reine Rohkosternährung, Säfte
adjuvant:
Thymus- und Mistelpräparate, begleitende Lebertherapie
Vitamin C, Vitamin E, Beta-Carotin
Selen, Zink, Molybdän, Magnesium
organotrope Medikamente
Stärkung des Immunsystems, Entgiftungstherapie
psychische und ganzheitliche Betreuung mit Autogenem Training, Hypnose,
Sport, Bewegung, Kneippsche Anwendungen
der Patient sollte „sich alles gönnen, was Freude bringt und Spaß macht".

Prognose

schlecht, 6–9 Monate Überlebenszeit nach Diagnosestellung.

1.8 Darmparasiten

Definition Darmparasiten sind Lebewesen, die ganz oder zeitweise auf Kosten des menschlichen Organismus auf dessen Darmoberfläche leben.

Charakteristisches Zeichen bei Parasitenbefall:
Erhöhung des IgE!

1.8.1 Fadenwürmer (Nematoden)

A. Spulwürmer (Ascaris lumbricoides)

Definition ca. 20–30 cm lang

Übertragung Schmutz, Fäkalien
rohes Gemüse, Schlachtfleisch.

Entstehung Aufnahme der Wurmeier mit der Nahrung:
Wurmeier gelangen in Dünndarm, dort schlüpfen die Larven
▷ Pfortader
▷ Leber
▷ rechtes Herz
▷ Lunge
▷ Husten
▷ Kehlkopf
▷ werden verschluckt
▷ gelangen wieder in den Dünndarm
▷ Geschlechtsreife
▷ Eiablage ca. 70 Tage nach Wurmbefall

Selbstinfektion möglich.

Symptome und Verlauf „Grippaler Infekt", Reizhusten, (Lungeninfiltrate), hämorrhagisches Sputum, Fieber
Oberbauchbeschwerden
Wechsel zwischen Diarrhoe und Obstipation
evtl. Ileus
Appetitlosigkeit, Nervosität, Schlafstörungen, Nachtschweiß
allergische Reaktionen, Eosinophilie

Lokalisation in Dünndarm, Galle, Pankreasgang (Nekrose).

Komplikationen Verschlußikterus, Gallengangsstenosen
Pankreatitis
Appendizitis
Ileus (Wurmknäuel)
Krämpfe
Schock.

Behandlung **Konservativ:**
Hygienische Maßnahmen.

Medikamentös:
Mebendazol.

▶ **Naturheilkundlich:**
adjuvante Behandlung:
Phytotherapie: Magen-Darm-Tropfen, Lebermittel, Tropfen mit Knoblauch, Tollkirsche u. a.

B. Madenwürmer (Oxyuris vermicularis, Enterobius vermicularis)

Definition ca. 0,5–1 cm
Vorkommen vor allem bei Kindern

Übertragung Übertragung durch Staub oder After-Finger-Mund-Kontakt (Selbstinfektion)
indirekte Schmierinfektion.

Entstehung Eiablage erfolgt nachts in den Schleimhautfalten am After.

Symptome und Verlauf nächtlicher, analer Juckreiz, Appendizitis

Würmer leben in Dünn- und Dickdarmschleimhaut.

Behandlung **Konservativ:**
Hygiene mit Unterbrechung des fäkal-oralen Übertragungsweges.

Medikamentös:
Mebendazol
Wurmkur.

▶ **Naturheilkundlich:**
adjuvante Behandlung:
Phytotherapie: Magen-Darm-Tropfen, Lebermittel, Tropfen mit Knoblauch, Tollkirsche u. a.

C. Peitschenwürmer (Trichuris trichiura)

Definition ca. 4 cm
Vorkommen vor allem in tropischen und subtropischen Gebieten

Übertragung oral, fäkalienhaltiger Schmutz
Wurmeier, Nahrungsmittel.

Entstehung Eier gelangen in den Darm, dort Weiterentwicklung zu Larven und erwachsenem Wurm.

Symptome und Verlauf Da die Peitschenwürmer teilweise in die Darmschleimhaut eindringen, kann es zu hämorrhagischen Schädigungen kommen wie:
Blutungen, Anämie

Abdominelle Beschwerden und intestinale Störungen, Kolitis und Diarrhoen bei massivem Befall
mäßige Eosinophilie.
Lokalisation in Dünn-, Dick- und Blinddarm.

Behandlung **Konservativ:**
sorgfältige Stuhlbeseitigung und Hygiene.

Medikamentös:
Mebendazol
Wurmkur.

D. Trichinen (Trichinella spiralis)
siehe unter 11.3.28!

1.8.2 Bandwürmer (Zestoden)

A. Rinderbandwurm (Taenia saginata)

Definition 4–12 Meter

Übertragung Nahrungsaufnahme
Finnen sitzen in rohem Fleisch.

Entstehung Kopf und Glieder: Kopf hakt sich in Darmwand fest
Glieder entwickeln Eier
▷ Eier in Zwischenwirt (Tiere)
▷ Entwicklung zu Finnen
▷ Finnen kapseln sich in quergestreifter Muskulatur ein

▷ Wirt wird gegessen (in Form von rohem Fleisch)
▷ Auflösung der Kapseln mit Finnen
▷ Entwicklung im Dünndarm des Menschen zur Geschlechtsreife
▷ Kopf hakt sich in Darmwand.

Lokalisation des Wurmes: vorwiegend im Dünndarm.

Symptome und Verlauf Uncharakteristische Symptome!

Entzündungen der Darmwand an der Anheftungsstelle des Kopfes
geringer Gewichtsverlust, unklare Bauchbeschwerden, Übelkeit, Appetitlosigkeit oder Heißhunger
Eosinophilie.

Behandlung **Medikamentös:**
Praziquantel, Niclosamid
Wurmkur.

B. Schweinebandwurm (Taenia solium)

Definition 3–5 m

Übertragung Oral, Finnen in rohem Fleisch.

Entstehung siehe A.

Symptome und Verlauf wie A., zusätzlich bei Selbstinfektion:
Befall von Muskulatur, Gehirn, Augen.

Komplikationen Zystizerkose (= Befall des Menschen mit Larven des Taenia solium)
Lebensdauer der Larven im Gehirn bis zu 10 Jahre
Auftreten von:
Sehstörungen, Erblindung
Krampfanfälle
neurologische Herdsymptome, Hirndruckerhöhung
chronische Meningitis (Hirnhautentzündung).

Behandlung **Medikamentös:**
Praziquantel, Niclosamid.

Chirurgisch:
operativer Eingriff bei Komplikationen.

Prognose schlecht.

C. Fischbandwurm (Diphyllobothrium latum)

Definition 10 m und mehr
Vorkommen in Nordhemisphäre, an europäischen Seen und Meeren.

Übertragung Verzehr von infiziertem, rohem Fisch.

Entstehung Ausscheidung der Eier durch den Menschen oder Säugetiere. Die Eier benötigen für ihre Weiterentwicklung zu Larven Wasser. Die Larven werden zuerst von Krebsen, dann von kleineren Fischen (Finnen) aufgenommen. Infektion des Menschen durch den Genuß von infiziertem Fischfleisch
Entwicklung des Bandwurmes aus den Finnen im Dünndarm

Lebensdauer im Menschen bis zu 20 Jahren.

Symptome und Verlauf siehe A.
zusätzlich Vitamin B_{12}-Mangelanämie infolge Beeinträchtigung der Vitamin B_{12}-Resorption durch den Wurm.

Behandlung **Medikamentös:**
Praziquantel, Niclosamid
Wurmkur.

D. Hundebandwurm (Echinococcus granulosus)
siehe unter 11.4.3!

E. Fuchsbandwurm (Echinococcus multilocularis)
siehe unter 11.4.3!

1.9 Malassimilationssyndrom

Definition Syndrom mit den Leitsymptomen: chronische Diarrhoe, Gewichtsverlust und dadurch bedingte Mangelerscheinungen.

Ursache **A. Maldigestion**
= „Schlechtverdauung" mit Störung der Verdauung im Magen, ungenügende Aufspaltung der Nahrungsbestandteile durch Pankreasenzyme sowie mangelhafte Emulgierung der Fette durch die Galle.

Vorkommen bei:
Zustand nach Magenentfernung
Chronische Pankreatitis, Pankreasentfernung
Mangel an konjugierten Gallensäuren bei Cholestase, Ileumentfernung, Morbus Crohn.

B. Malabsorption
= Störung der Aufnahme der Nahrungsspaltprodukte aus dem Darmlumen und/oder des Transportes vom Darmlumen in die Blut- und Lymphbahnen.

Vorkommen bei:
Dünndarmerkrankungen wie chronische Darminfektionen, Parasiten, Morbus Crohn u. a.
Durchblutungsstörungen des Darms zum Beispiel bei schwerer Rechtsherzinsuffizienz
Störung des enteralen Lymphflusses.

Entstehung Bei reiner Maldigestion kommt es lediglich zu einer Störung der Fett- und Eiweißaufnahme, kaum der Kohlenhydrate, da die für die Kohlenhydratverdauung notwendigen Amylasen auch außerhalb des Pankreas vorhanden sind.

Symptome und Verlauf Chronischer Durchfall mit voluminösen Stühlen

Gewichtsabnahme

Mangelzeichen durch die ungenügende Verdauung folgender Stoffe:

Eiweiß:
Abmagerung, hypoproteinämische Ödeme

Kohlenhydrate:
Gährungsstühle, Flatulenz, geblähtes Abdomen

Fettlösliche Vitamine A, D, E, K:

Vitamin A:
Nachtblindheit, verminderte Tränensekretion, trockene Haut

Vitamin D:
Rachitis (bei Säuglingen und Kleinkindern), Osteomalazie bei Erwachsenen

Vitamin K:
Blutungsneigung durch Verminderung der Vitamin K-abhängigen Gerinnungsfaktoren des Prothrombinkomplexes

Vitamin B_{12}, Folsäure, Eisen:
Anämie

Symptome der ursächlichen Erkrankung!

Behandlung der Grundkrankheit!

Medikamentös:
Symptomatische Substitution der mangelhaft aufgenommenen Stoffe.

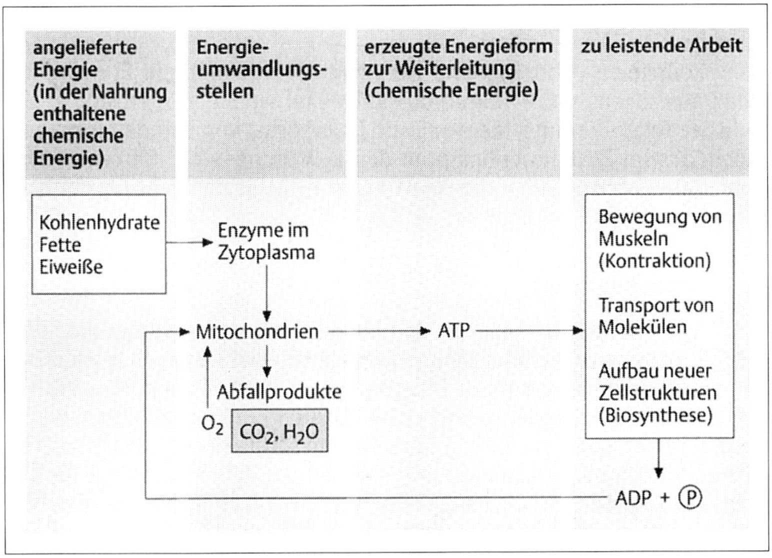

Abb. 2.1 **Schematische Darstellung der Energieumwandlungsprozesse in einer Zelle** (nach Beske).

ATP Adenosintriphosphat
ADP Adenosindiphosphat
P Phosphat
CO_2 Kohlendioxid
O_2 Sauerstoff
H_2O Wasser

2 Stoffwechselkrankheiten

Definition Unter Stoffwechsel (= Metabolismus) versteht man alle chemischen Vorgänge im Körperinneren, welche Substrate wie Nahrungsmittel und Sauerstoff abbauen und umwandeln.
Anabolismus = aufbauender Stoffwechsel
Katabolismus = abbauender Stoffwechsel

2.1 Diabetes mellitus

Definition Störungen des Kohlenhydratstoffwechsels, die zu einer Hyperglykämie (= zuviel Zucker im Blut) im Nüchternzustand und postprandial (= nach den Mahlzeiten) führen.

Es handelt sich um eine chronische Erkrankung des gesamten Stoffwechsels mit relativem oder absolutem Insulinmangel, bei der auch der Eiweiß- und Fettstoffwechsel mitbeteiligt sind.

Entstehung **Insulin**
ist ein Hormon der B-Zellen der Langerhansschen Inseln des Pankreas (= endokrine Funktion der Bauchspeicheldrüse). Insulin senkt den Blutzuckerspiegel, fördert die Aufnahme von Glukose, Aminosäuren und Kalium in die Muskel- und Fettzellen und fördert die aufbauenden (anabolen) Stoffwechselprozesse. Insulin ist das einzige Hormon, das den Blutzuckerspiegel senken kann. Bei Überwiegen von Insulinantagonisten (= Gegenspieler des Insulins), wie den Hormonen STH, ACTH, Kortikosteroide, Glukagon (gebildet in den A-Zellen des Inselapparates), Adrenalin und Thyroxin, kann es zu einer sekundären diabetischen Stoffwechsellage kommen.
Aufgrund des Insulinmangels ist bei Diabetikern das Eindringen von Glukose in die Zelle erschwert.

Von der Stoffwechselstörung ist jede Zelle des Körpers betroffen.

Formen **Typ I: Juveniler Diabetes**
angeboren
Manifestation zwischen dem 15. und 24. Lebensjahr
die Insulin produzierenden B-Zellen des Pankreas sind auf weniger als 10% reduziert
es besteht ein absoluter Insulinmangel;

Insulintherapie erforderlich.

Typ II: Altersdiabetes
erworben
Manifestation meist ab dem 40. Lebensjahr
insulinunabhängig
80% der Betroffenen sind übergewichtig, Fettleibigkeit ist der ausschlaggebende Manifestationsfaktor
weitere Faktoren sind:
Schwangerschaft
Infekte, Unfälle, Operationen u. a.

antiinsulinär wirksame Hormone (Insulinantagonisten) wie Glukokortikoide, Wachstumshormone, Schilddrüsenhormone, Katecholamine (Adrenalin, Noradrenalin) und Lebererkrankungen

B-Zellen nur mäßig vermindert
Insulintherapie nur bei Erschöpfung der Insulinreserve.

Ursache

Typ I:
Autoimmunerkrankung
absoluter Insulinmangel durch Zerstörung der B-Zellen
(Nachweis von Antikörpern gegen körpereigene Substanzen, sog. Autoantigene)
Patienten bei Manifestation oft untergewichtig.

Typ II:
Latente, jahrelang gestörte Insulinsekretion

Verminderte Insulinwirkung (Insulinresistenz) und dadurch bedingte gestörte Glukoseverwertung in der Zelle
Die Insulinresistenz der Zellen macht einen erhöhten Insulinspiegel im Blut (= Hyperinsulinämie) erforderlich, damit das Insulin überhaupt wirken kann. Der erhöhte Insulinspiegel wiederum erhöht das Hungergefühl, was zu Fettleibigkeit führt und die Entwicklung einer Arteriosklerose begünstigt. Hohe Insulinspiegel im Blut setzen die Insulinwirkung ihrerseits nochmals herab, was eine weitere Steigerung des Insulinspiegels erfordert (= Circulus vitiosus, „Teufelskreis")
Die Krankheit manifestiert sich, wenn die Kapazität des Pankreas (B-Zellen) erschöpft ist

Vorkommen gehäuft mit Adipositas (= Fettleibigkeit), Hyperlipoproteinämie (= Fettstoffwechselstörung), Hyperurikämie (= Vermehrung der Harnsäure im Blut) und essentieller Hypertonie (= Bluthochdruck unbekannter Ursache) als sog. metabolisches Syndrom (= Wohlstandssyndrom).

Symptome und Verlauf

Typ I:
Manifestation relativ schnell
oft sind kurze Zeit vor Ausbruch der Erkrankung Infekte abgelaufen

Polyurie (= große Urinmengen, Erhöhung der Harnausscheidung bis zu 10–20 Liter pro Tag), da der Körper auf diesem Wege versucht, die überschüssige Glukose wieder loszuwerden
demzufolge Durst
Polydipsie (= vermehrte Flüssigkeitsaufnahme); Gewichtsverlust (Patienten sind meist untergewichtig)
Leistungsminderung
Abgeschlagenheit
Hauterscheinungen wie Pruritus (Juckreiz), Pilzinfektionen
Gingivitis, schlecht heilende Wunden
Potenzstörungen, Libidoverlust.

Typ II:
schleichend und unbemerkt:

Allgemeinsymptome wie Müdigkeit, Leistungsabfall
Heißhunger, Schwitzen, Kopfschmerzen
nächtliche Wadenkrämpfe
Sehstörungen durch Beeinträchtigung des Elektrolyt- und Flüssigkeitshaushaltes

Patienten haben eine „gesunde" (rosige) Gesichtsfarbe
häufig übergewichtig
meist besteht ein Bluthochdruck (Hypertonie)
oft ist die Leber vergrößert (Fettleber).

Diagnostik

mittels Teststreifen:

Blutzuckerbestimmung:

Normbereich für Nüchternblutzucker 70–100 mg/100 ml
bei Diabetes liegt der Nüchternblutzucker über 130 mg/100 ml
nach einer kohlenhydratreichen Mahlzeit liegt der Blutzucker über 160–180 mg/100 ml

Bestimmung der Glukose im Urin:

abhängig von der Nierenschwelle (= die Menge an Glukose, die von den Tubuli noch rückresobiert werden kann), die beim Gesunden bei 180 mg/100 ml liegt

Bestimmung der Ketonkörper im Urin.

Bestimmung des HbA_{1c} im Blut:
Verlaufskontrollwert des Kohlenhydratstoffwechsels
HbA bedeutet das normale Hämoglobin eines Erwachsenen
$_{1c}$ ist der Speicher für den Zuckerhaushalt

HbA_{1c} gibt als „Blutzuckergedächtnis" die Blutzuckerstoffwechsellage für die vergangenen 2–3 Monate wieder (entsprechend der Lebenszeit der Erythrozyten)
bei guter Stoffwechsellage beträgt der HbA_{1c}-Anteil weniger als 6%.

Komplikationen

Gefäßschäden (Makro- und Mikroangiopathie) durch Verdickung der kapillären Basalmembranen und dadurch bedingte Verengung der Gefäße:

A. Makroangiopathie (= Erkrankung der großen Gefäße) mit Arteriosklerose (= häufigste Komplikation, Letalität 65%):
Koronare Herzkrankheit
Periphere arterielle Verschlußkrankheit
ischämischer Hirninfarkt (apoplektischer Insult)

B. Mikroangiopathie (= Verengung kleiner arterieller Gefäße) ist ein diabetisches Spätsyndrom
je länger der Diabetes dauert und je schlechter die Stoffwechsellage ist, desto stärker ist die Mikroangiopathie ausgeprägt:

Diabetische Glomerulosklerose (Kimmelstiel-Wilson)

mit Verdickung „Verzuckerung" der Kapillarschlingen in den Glomeruli und Einengung des Gefäßlumens (= Lichtung) mit Proteinurie (= Ausscheidung von Eiweiß im Urin) und Hypertonie (= Bluthochdruck), generalisierten Ödemen
Einschränkung der Nierenfunktion und chronische terminale Niereninsuffizienz bei jahrzehntelangem Bestehen des Diabetes

Diabetische Retinopathie

= Netzhautveränderungen mit Gefäßerkrankungen, die im ungünstigsten Fall zur Erblindung führen können

Diabetische Polyneuropathie

(= Erkrankung einer Vielzahl von peripheren Nerven):

- sensomotorische Polyneuropathie
  symmetrische Reiz- und Ausfallerscheinungen besonders an Füßen und Unterschenkeln wie Parästhesien („Ameisenlaufen"), Taubheitsgefühl, „brennende Füße", Wadenkrämpfe

Zunahme der Beschwerden bei Nacht
Areflexie (Achillessehnenreflex beidseits abgeschwächt oder nicht auslösbar)
Einschränkung der Schmerzempfindung, wodurch Verletzungen unbemerkt bleiben können

- Schmerzen in der Hüftregion und am vorderen Oberschenkel, Abschwächung des Patellarsehnenreflexes
- Karpaltunnelsyndrom
  (= durch Kompression des Nervus medianus hervorgerufene Störungen der Daumenballenmuskulatur und Sensibilitätsstörungen der Hohlhand und der Finger)
- Ruhetachykardie, Herzfrequenzstarre
  schmerzlose „stumme" Herzinfarkte
- orthostatische Hypotonie
  = Kreislaufregulationsstörung beim Übergang vom Liegen zum Sitzen durch nicht ausreichende Blutverschiebung von den Beinen nach cranial (Richtung Kopf)
  ▷ positiver Schellong-Test
  mit Symptomen wie Schwarzwerden vor den Augen, Schwindel, Ohrensausen
- Schluckbeschwerden durch Störungen der Speiseröhre (Ösophagusatonie)
  Magenentleerungsstörungen, Völlegefühl, Druck im Oberbauch durch verminderte Peristaltik
  Durchfall nach den Mahlzeiten (postprandiale Diarrhoe) im Wechsel mit Verstopfung (Obstipation)
  verminderte Sekretion von Magensaft und Pankreasenzymen mit Verdauungsstörungen
- Blasenentleerungsstörungen und erhöhte Anfälligkeit für Harnwegsinfekte
  bei Frauen gehäuft Pyelonephritis durch aufsteigende Harnwegsinfekte
  Impotenz
- gestörte Pupillenreflexe
- trockene Haut mit Ernährungsmangel (Atrophie) der Füße, Ulkus an Druckstellen des Fußes (Ferse, Fußballen).

Diabetischer Fuß (Gangrän, Ulkus)

schmerzlose Druckulcera (Geschwüre) und evtl. Nekrose (Gewebsuntergang) an Zehen, Ferse, Fußballen
ausgelöst durch fehlende oder falsche Fußpflege, enge Schuhe, Infektionen (Fußpilze)
die Füße sind warm und die Fußpulse tastbar, häufig Schmerzlosigkeit der Gangrän durch Neuropathie

(Differentialdiagnose:
▷ arterielle Verschlußkrankheit mit fehlenden Fußpulsen und kühler Haut).

Abwehrschwäche mit Neigung zu bakteriellen Haut- und Harnwegsinfekten

Fettleber

Coma diabeticum

hypoglykämischer Schock.

Differentialdiagnose

Glukose im Urin (Glukosurie) und Blutzuckererhöhung bei:
▷ Streßsituationen (Ausschüttung von Glukokortikoiden und Adrenalin)
▷ Magen- und Lebererkrankungen (Kohlenhydrate werden zu rasch resorbiert).

Behandlung

Typ I:

Konservativ:
Diät, körperliche Aktivität
Patientenschulung und Selbstkontrolle.

Medikamentös:
Insulinzufuhr (Patient wird immer vom Arzt eingestellt).

Typ II:

Konservativ:
Diät
langfristiges Erreichen und Halten des Normalgewichts
mehrere kleine Mahlzeiten (5–7 pro Tag) anstelle von wenigen großen

Zusammensetzung der Nahrung:
Eiweiß bis 15% der Gesamtkalorien, bei Nierenbeteiligung eiweißarme Diät

Fett bis 35%, davon hauptsächlich ungesättigte Fettsäuren, Einschränkung von versteckten tierischen Fett und Eiern, Innereien

Kohlenhydrate sollen den restlichen (50%) Kalorienbedarf decken
Berechnung nach Broteinheiten
(1 BE = 12 g Kohlenhydrate = 25 g Brot)
keine Glukose, Rohrzucker (Saccharose), Milchzucker (Laktose) [= schnell resorbierbare Kohlenhydrate] wie zum Beispiel Zucker, Honig, Süßigkeiten, zuckerhaltige Getränke, Bier etc., sondern Süßstoffe und Zuckeraustauschstoffe

körperliche Aktivität:
wohldosierte Bewegung und Muskelaktivität in Form eines Ausdauertrainings wie Schwimmen, Gehen, Jogging, Wandern, Radfahren etc.

Patientenschulung und -überwachung, Selbstkontrolle

sorgfältige Körperpflege und Körperhygiene aufgrund der Abwehrschwäche gegenüber Infektionen mit erhöhter Gefahr von Haut- und Schleimhauterkrankungen
Pflege und bewußte Inspektion der Füße
Verzicht auf Rauchen.

Medikamentös:
orale Antidiabetika, Insulin.

▶ **Naturheilkundlich:**
täglich Hafer:
morgens 3 EL Hafer in ca. 1/2 Liter Wasser kochen, als Tee trinken, wenn möglich auf nüchternen Magen; den ausgekochten Hafer tagsüber als Müsli aufbereiten und essen
Pflanzenextrakte in Tropfen- und Pulverform, zum Beispiel aus Copalchi-Extrakt, Rubus fructicosus
Sauerstoffversorgung
begleitende Leber- und Nierenunterstützung
Vitamine B und C.

Verhütung bzw. Hinauszögern der Komplikationen.

2.1.1 Coma diabeticum

Definition Hyperglykämisches Koma bei Diabetes mellitus durch absoluten oder relativen Insulinmangel

Unterteilung in ketoazidotisches und hyperosmolares (nicht ketonisches) Koma.

Ursache **Auslösende Faktoren:**
fehlende Insulinzufuhr bei
Erstmanifestation eines bisher nicht bekannten Diabetes
unterlassene oder ungenügende Injektion
Fehler bei der Injektion

Erhöhter Insulinbedarf, erhöhterInsulinbedarf bei
Infektionen (= häufigste Ursache)
Diätfehler
Operationen
Unfall
Schwangerschaft
Erkrankungen des Magen-Darm-Traktes
Herzinfarkt
Schilddrüsenüberfunktion
Therapie mit Kortikosteroiden.

Entstehung **Ketoazidotisches Koma:**
Vorkommen hauptsächlich bei Typ I-Diabetes.

Die Hyperglykämie (= zuviel Glukose im Blut) bedeutet, daß sich zuviel gelöste Teilchen im Blut befinden (= Hyperosmolarität). Das führt einerseits zu Bewußtseinsstörungen, da die einzelnen Zellen aufgrund des Glukosemangels keine Energie mehr gewinnen können und andererseits versucht der Körper, das „Zuviel" an Glukose im Blut über das Ausscheidungsorgan Niere wieder loszuwerden (= osmotische Diurese). Da die Ausscheidung in großen Mengen passiert, kommt es zu Elektrolytverlusten und Volumen- bzw. Wassermangel (= Hypovolämie) mit Gefahr des Nierenversagens und des Volumenmangelschocks.

Der Glukosemangel in den Fettzellen führt zu einem gestörtem Fettstoffwechsel (gesteigerte Lipolyse) und zu einer Freisetzung von freien Fettsäuren aus dem Fettgewebe. Die Fettsäuren werden in der Leber zu Ketonkörpern abgebaut (Ketose). Durch die gesteigerte Ketose kommt es zu Azetongeruch (obstartig) und Erbrechen. Ketonkörper sind sauer, die Anhäufung saurer Metabolite führt zur metabolischen Azidose, und die wiederum zur Kußmaulschen Atmung.

Hyperosmolares Koma:
Vorkommen hauptsächlich bei Typ II-Diabetes.

Die vorhandene Insulinsekretion reicht, um eine Ketoazidose zu verhindern.
Bis auf das Fehlen der tiefen Atmung (Kußmaulsche Atmung) entspricht die Symptomatik der des ketoazidotischen Komas.

Formen **Kardiovaskuläre** Form mit Volumenmangel, Schock

Renale Form mit akutem Nierenversagen

Pseudoperitonitische Form mit peritonealen Reizerscheinungen, Magendarmatonie (= Erschlaffung durch fehlende Gewebsspannung), Magenüberblähung.

Symptome und Verlauf

Grade der Bewußtseinsstörung:

Somnolenz:
schläfriger Zustand, aus dem der Patient erweckbar ist
Patient ansprechbar, aber apathisch

Sopor:
schlafähnlicher Zustand, aus dem der Patient nur schwer erweckbar ist

Koma:
Bewußtlosigkeit, Patient ist nicht mehr erweckbar.

Symptome:

Präkoma:
Appetitlosigkeit, Erbrechen und Übelkeit (gastrointestinale Erscheinungen)
Durst, Polydipsie, Polyurie
Schwäche, Tachypnoe (= beschleunigte Atmung)
Zeichen der Exsikkose (Austrocknung) wie trockene Haut mit stehenden Hautfalten, trockene Schleimhäute und eine trockene Zunge
Kollapsneigung.

Koma:
Exsikkose
Schockentwicklung (Puls erhöht, Blutdruck erniedrigt)
verminderte bis keine Urinausscheidung (Oligo/Anurie)

Differentialdiagnose	**Coma diabeticum**	**Hypoglykämischer Schock**
Entwicklung	langsam, über Tage	plötzlich, in Minuten
Hunger	–	Heißhunger
Durst	Polyurie, Polydipsie	–
Muskulatur	niedriger Spannungszustand (= hypoton) keine Krämpfe	hoher Spannungszustand (= hyperton), Tremor (Zittern)
Haut	trocken	feucht
Atmung	große Kußmaul'sche Atmung, Azetongeruch (nur beim ketoazidotischem Koma)	normal
Augenbulbi (Augapfel)	weich	normal
Sonstiges	Fieber, Bauchschmerzen	delirante Vorstadien, evtl. neurologische Ausfallerscheinungen Babinski positiv
Blutwerte	Hyperglykämie (Überzucker) über 600 mg/100 ml	Hypoglykämie (Unterzucker) unter 50 mg/100 ml

Zeichen der Ketoazidose (Übersäuerung durch Ketonkörper):
große Kußmaulsche Atmung mit obstähnlichem Geruch (Azetongeruch), die vom Patient subjektiv als Atemnot empfunden wird
Hyperglykämie, Glukose im Blutserum über 600 mg/100 ml.

Differentialdiagnose
- ▷ Hypoglykämischer Schock
- ▷ alle übrigen Komaformen
- ▷ Urämie
- ▷ Alkoholintoxikation
- ▷ Medikamentenvergiftung
- ▷ Kollaps
- ▷ Schock anderer Ursache
- ▷ Morbus Addison
- ▷ Diabetes insipidus
- ▷ Zerebrale Erkrankungen
- ▷ Erstickung.

Diagnosestellung mittels Blutzucker-Schnellteststreifen.

Behandlung **CAVE: NOTFALL!**

stabile Seitenlage
Elektrolyt- und Flüssigkeitssubstitution
zum Beispiel 500 ml 0,9%ige NaCl-Lösung
Intensivstation
Insulinzufuhr, Gabe nur vom Arzt bzw. in der Klinik.

Differentialdiagnostische Abgrenzung zum hypoglykämischem Schock:
Bei dem geringsten Zweifel Gabe von 25–100 ml 40%ige Glukose i. v.
geht es dem Patienten nicht schlagartig besser, dann liegt keine Hypoglykämie vor.
Achtung: Auf keinen Fall versuchsweise Gabe von Insulin, damit kann man unter Umständen den Patienten mit Hypoglykämie umbringen!

2.1.2 Hypoglykämischer Schock

Definition Schock durch Verminderung des Blutzuckers unter 50 mg/100 ml, („Unterzucker").

Ursache bei Diabetes mellitus:
Überdosierung von Insulin
Einnahme von blutzuckersenkenden Medikamenten
Überdosierung mit suizidaler oder krimineller Absicht
starke körperliche Belastung, da Muskelarbeit den Blutglukosespiegel senkt
Alkoholgenuß

andere Ursachen:
Insulin produzierende Tumore
schwere Leber- und Nierenerkrankungen
Ausfall von Insulinantagonisten (Insuffizienz von Nebennierenrinde oder Hypophysenvorderlappen), die den Abbau von Glukose in den Zellen stimulieren
Magenentleerungsstörungen
Dumping-Syndrom nach Magenentfernung
Alkoholabusus mit Nahrungskarenz.

Symptome und Verlauf Heißhunger, Übelkeit, Erbrechen, Schwäche

Unruhe, Angst, Schwitzen (kalter Schweiß), Tachykardie, Zittern, Seh- und Sprachstörungen

Kopfschmerzen, Verstimmung, Reizbarkeit, Konzentrationsschwäche, Verwirrtheit

Somnolenz (Bewußtseinsstörung), Koma
Atem- und Kreislaufstörungen

Glukose ist die einzige Energiequelle für den Hirnstoffwechsel. Daher resultiert die hohe Empfindlichkeit des Gehirns gegenüber Hypoglykämie.

Diagnostik durch Blutglukoseschnelltests.

Differentialdiagnose
- ▷ Lebererkrankungen
- ▷ Morbus Addison
- ▷ Psychosen
- ▷ Epilepsie
- ▷ Schlaganfall.

Behandlung **CAVE: Notfall!**

Sofortige Zufuhr von Glukose!

bei vorhandenem Bewußtsein:
Gabe von 5–20 g Glukose oral oder in Form von Fruchtsaft
„der Diabetiker sollte immer sein Stückchen Traubenzucker in der Tasche haben!"

bei Bewußtlosigkeit:
stabile Seitenlage
Gabe von 25–100 ml 40%ige Glukoselösung i. v.
evtl. wiederholen, bis ein Blutzuckerspiegel von ca. 200 mg/100 ml erreicht ist
wenn kein venöser Zugang möglich: 1 mg Glukagon i.m.

Klinikeinweisung
Beseitigung der Ursache.

2.2 Gicht

Definition Synonym: Arthritis urica

Erblich bedingte Stoffwechselkrankheit mit Vermehrung der Harnsäure im Blut (= Hyperurikämie) und Ablagerung von Harnsäure in Gewebe und Organe mit dadurch bedingten Störungen.

Gicht gehört zum sog. „Wohlstands"-Syndrom, Vorkommen oft zusammen mit Hyperlipidämie (Störung des Fettstoffwechsels), Avitaminosen (Vitaminmangelkrankheiten) und Fettsucht.

Männer sind häufiger betroffen wie Frauen.

Harnsäure ist das Endprodukt des Purinstoffwechsels, die Purinkörper (vor allem Adenin und Guanin) sind wichtig für den Aufbau der Nukleinsäuren.

Ursache Primäre Gicht:
Ausscheidungsinsuffizienz (99%):

durch renale Ausscheidungsstörung für Harnsäure (verminderte tubuläre Harnsäuresekretion) kommt es zur Hyperurikämie (= zuviel Harnsäure im Blut) und Ablagerung von Uraten (= harnsaure Salze) in Gelenkknorpel, Synovialis (= Innenschicht der Gelenkkapsel, die die Gelenkschmiere Synovia absondert), Sehnenscheiden, Schleimbeutel, Ohrknorpel, Nieren
purinreiche Ernährung (Fleisch!) führt zur Manifestation der genetischen Anlage.

Sekundäre Gicht:
vermehrte Harnsäurebildung
verminderte renale Harnsäureausscheidung.

Entstehung

akuter Gichtanfall:
Ausfällung von Uratkristallen aus übersättigter Synovialflüssigkeit
▷ Kristalle werden phagozytiert
▷ Freisetzung von Entzündungsmediatoren
▷ kristallinduzierte Synovitis.

Auslöser:
Eß- und Trinkexzesse
Streß
Traumen
operativer Eingriff
während eines akuten Infekts
Kälteeinwirkung.

Symptome und Verlauf

Beginn plötzlich nachts, stark schmerzhafte Monarthritis (= Entzündung eines einzigen Gelenkes), meist des Großzehengrundgelenkes (Podagra)
Hautrötung, Überwärmung, Schwellung
Fieber, Leukozytose, Tachykardie

Daumengrundgelenk meist auch asymmetrisch dazu betroffen
Entzündungszeichen 1–3 Tage, es bleibt ein weißlich schuppendes Gebilde, das juckt.
Das beschwerdefreie Intervall bis zum Auftreten des nächsten Gichtanfalls kann Wochen bis Jahre dauern.

Harnsäurewerte über 6,5 mg/100 ml

Chronische Gicht:
selten
Ablagerung von Harnsäurekristallen im Gewebe: sog. *Tophi, Gichtperlen,* zum Beispiel an den Ohrmuscheln.

Komplikationen

Gichtniere:
mit Ablagerung von Uratkristallen im Nierenmark, anfänglich mit Proteinurie, Leukozyturie, Mikrohämaturie (= Eiweiße, Leukozyten und wenige rote Blutkörperchen im Urin), Hypertonie
später Einschränkung der Konzentrationsfähigkeit der Niere und Retention harnpflichtiger Stoffe

Nephrolithiasis (= Nierensteine):
Harnsäuresteine entstehen durch den niedrigen Urin-pH-Wert und durch vermehrte Ausscheidung von Harnsäure im Urin

Arteriosklerose mit der Gefahr des Herzinfarktes

selten:
Fistelbildung, Gichtgeschwüre, Gichtknoten.

Differentialdiagnose
- ▷ traumatische und bakterielle Arthritis
- ▷ akutes rheumatisches Fieber
- ▷ primär chronische Polyarthritis
- ▷ Morbus Bechterew
- ▷ Schleimbeutel- (Bursitis) und Sehnenscheidenentzündung (Tendovaginitis).

Behandlung
Gicht ist derzeit nicht ursächlich heilbar
die Knoten sind in der Regel reversibel
die Harnsäuredepots in den Geweben sind nur am Beginn abbaubar.

Konservativ (symptomatisch):
betroffenes Gelenk kühlen, hochlagern
Diät, Normalisierung des Körpergewichts
purinarme Speisen, also keine Innereien (Bries, Leber, Niere), keine Sardinen und Karpfen, nur mäßiger Verzehr von Spinat, Spargel, Hülsenfrüchte
Einschränkung von Alkohol, Kaffee, Schokolade.

Medikamentös:
im akuten Gichtanfall:
Colchicin, Antiphlogistika
Dauerbehandlung: Urikostatika (Senkung des Harnsäurespiegels im Plasma)
Urikosurika (Steigerung der renalen Harnsäureausscheidung)
Cave: Diuretika! (Verminderung der Harnsäureausscheidung).

▶ **Naturheilkundlich:**
Phytotherapie:
Harnsäuretee und -tropfen
Heilkräutertees
Rheuma-Gicht-Tropfen, Nieren-Blasen-Tropfen, Nieren Elixier-Tropfen
Einreibungen mit Erdnußöl mindestens 1mal wöchentlich
Nierenunterstützung
Fußreflexzonenmassage zur Regulierung.

2.3 Porphyrien

Definition
Angeborene oder erworbene Störung der Biosynthese von Häm (= Farbstoffanteil des Hämoglobins der roten Blutkörperchen).
Enzymdefekte führen zu einer Anhäufung und Überproduktion von Porphyrinen, die vermehrt im Stuhl und Urin ausgeschieden werden.

Formen
Unterscheidung nach der Lokalisation der Stoffwechselstörung:
Erythropoetische Porphyrien (Lokalisation im Knochenmark)
akute und chronische hepatische Porphyrien, wobei die chronisch hepatische die häufigste Form ist (Lokalisation in der Leber).

Ursache
der chronisch hepatischen Porphyrien:
angeboren (Familienanamnese)
erworben

Manifestation durch
Alkoholabusus
Östrogene („Pille")
Hepatitiden

meist liegt gleichzeitig eine chronische Lebererkrankung vor.

Symptome und Verlauf

Lichtdermatose, d. h.
Überpigmentierung und Blasenbildung an ständig dem Licht ausgesetzten und mechanisch belasteten Hautpartien
leichte Lädierbarkeit der Haut, insbesondere des Handrückens
evtl. dunkler Urin
Leberschäden, Symptome der Leberzirrhose
Abdominalschmerzen bis hin zu Koliken.

Differentialdiagnose

- ▷ Akutes Abdomen
- ▷ Bleiintoxikation
- ▷ Lymphogranulomatose
- ▷ Neuropathien.

Behandlung

Konservativ:
Meiden der auslösenden Noxen
Aderlässe.

Medikamentös:
Chloroquin.

▶ **Naturheilkundlich:**
Begleitende leberaktivierende Behandlung wie Lebertherapeutikum mit Eigenblut
Vitamin B-Komplex, Beta-Carotin
immunstärkende, stoffwechselfördernde Behandlung, abhängig vom Krankheitsbild.

2.4 Amyloidose

Definition

Generalisierte oder lokalisierte Ablagerung von Amyloid im Interstitium mit Störung des Stoffaustauschs.
Amyloid sind krankhafte Eiweißkörper (Proteine).

Entstehung

Betroffene Organe sind vergrößert, konsistenzvermehrt und hart, „speckartig". Bei Befall resultiert Insuffizienz und ggf. Funktionsverlust.

Ursache

Generalisiert:
idiopathisch (unbekannt)
erblich

Begleiterkrankung bei anderen chronischen Grundkrankheiten (häufigste Form):
Chronische Entzündungen
Rheumatoide Arthritis
Colitis ulcerosa
Morbus Waldenström
Plasmozytom
Dialyse

Lokalisiert:
Diabetes mellitus Typ II (Ablagerung in den Langerhansschen Inseln)
Schilddrüsenkarzinom
Phäochromozytom
Senile Amyloidose (Ablagerung in Herz und Gehirn).

Symptome und Verlauf der Grundkrankheit

abhängig vom Ort der Ablagerung:

Nieren:
nephrotisches Syndrom, Niereninsuffizienz

Herz:
Kardiomyopathie

Magen-Darm-Trakt:
Malabsorptionssyndrom

Nervensystem:
Polyneuropathie

Hautablagerungen.

Behandlung der Grundkrankheit, bei der Amyloidose als Begleiterkrankung diagnostiziert ist.

▶ **Naturheilkundlich:**
Anregung des Lymphsystems
Ausleittherapie
evtl. Regulation des Eiweißstoffwechsels in Form einer Diät
Leberaktivierung mit Lebertherapeutikum und Eigenblut
immunstärkende und stoffwechselfördernde Behandlung.

2.5 Fettstoffwechselstörungen

Definition Synonym: Hyperlipoproteinämie, Hyperlipidämie

Fettstoffwechselstörung mit einer Erhöhung der Lipoproteine (Blutfette) im Serum. Lipoproteine bestehen aus Lipiden (Cholesterin, Phosphatiden, Triglyzeriden) und Proteinen (Apolipoproteinen). Sie werden in der Leber oder im Darm synthetisiert und transportieren fettlösliche Substanzen wie Lipide und fettlösliche Vitamine im Blut.

Die Lipoproteine werden in verschiedene Dichteklassen unterteilt:
- Chylomikronen
- VLDL (very low density lipoprotein)
- LDL (low density lipoprotein)
- HDL (high density lipoprotein).

Unterscheidung der Fettstoffwechselstörungen in Hypercholesterinämie und Hypertriglyzeridämie.

Auftreten der Erkrankung gehäuft mit Adipositas, Diabetes mellitus Typ II, essentieller Hypertonie und Hyperurikämie, als sog. »metabolisches Syndrom« (Wohlstandssyndrom).

Ursache

Hyperlipoproteinämien sind Symptome.
Unterscheidung in 3 Gruppen:

❶ Physiologische Form:
Mäßige Erhöhung der Triglyzeride (Hypertriglyzeridämie) nach:
- Alkoholkonsum
- großen Mahlzeiten

Mäßige Erhöhung der Cholesterine (Hypercholesterinämie) nach:
- fettreicher Nahrung (tierische Fette, Eier).

❷ Sekundäre Formen:
Hypertriglyzeridämie durch:
- Adipositas
- Alkoholkonsum
- schlecht eingestelltem Diabetes

Hypercholesterinämie durch:
- Fehlernährung
- Lebererkrankungen
- Cholestase
- nephrotisches Syndrom
- Schilddrüsenunterfunktion
- Medikamente.

❸ Primäre erbliche Fettstoffwechselstörungen.

Symptome und Verlauf

Hypercholesterinämie (Werte über 200 mg/100 ml):
Arteriosklerose mit Folgeerkrankungen (Durchblutungsstörungen und Funktionsausfall des betroffenen Gewebes):
Koronare Herzkrankheit (KHK) und Herzinfarkt
Periphere arterielle Verschlußkrankheit, Schlaganfall

Hypertriglyzeridämie:
Pankreatitis (Werte über 500 mg/100 ml)
Fettleber

bei beiden:
Xanthome (= gelbe Knoten an der Haut durch lokale Lipideinlagerung).

Komplikationen

Fettleber
Cholesteringallensteine.

Behandlung

der Grundkrankheit

Konservativ:
Beseitigung zusätzlicher Risikofaktoren (Zigarettenrauchen, Bluthochdruck)

Diät, Gewichtsnormalisierung, Erhaltungstherapie:
cholesterinsenkende Diät mit Fettreduktion und Austausch der tierischen gegen pflanzliche Fette, Ballaststoffe, Fisch
Ausdauertraining

triglyzeridsenkende Diät mit Alkoholkarenz, Gewichtsnormalisierung, körperlicher Aktivität.

Medikamentös:
lipidsenkende Präparate.

▶ **Naturheilkundlich:**
Lezithin, Omega-3- und Omega-6-Fettsäuren
Knoblauch roh oder Knoblauchsaft, -kapseln, Guarmehl
Artischocke bei Hypercholesterinämie
Sauerstofftherapie.

2.6 Magersucht

Definition

Synonym: Anorexia nervosa

Mangelernährung mit Untergewicht (unter 50% des Sollgewichts) aufgrund einer psychogenen Eßstörung mit Nahrungsverweigerung und/oder Erbrechen.
Die persönliche Einstellung der Patienten gegenüber der Nahrungsaufnahme, der Angst vor Übergewicht und dem eigenen Körpergewicht sowie den Körperformen ist gestört.

Unterform:
Bulimia nervosa
sog. Eß-Brechsucht, Freß-Kotzsucht:

Hierbei werden nach Phasen der Nahrungskarenz innerhalb kürzester Zeit größte Mengen an hochkalorischen Nahrungsmitteln aufgenommen, die anschließend, um das Körpergewicht im Rahmen zu halten, künstlich erbrochen werden. Oft besteht ein zusätzlicher Mißbrauch von Abführmitteln (Laxantien) oder wassertreibenden Präparaten (Diuretika).

Magersucht ist eine psychosomatische Krankheit
vor allem junge Frauen sind betroffen
Altersgipfel zwischen dem 10. und 30. Lebensjahr
Zunahme der Erkrankung in den westlichen Überflußgesellschaften und in Japan.

Ursache

psychisch/seelisch bedingt:

Reifungskrise, meist im Anschluß an die Pubertät, aufgrund kindlicher Fehlentwicklungen mit mangelhafter Ausbildung der Persönlichkeitsstruktur
familiendynamische Prozesse
dominierende Mutter, ängstlicher Vater
Abwehrhaltung gegen Leitbilder oder die gesamte Gesellschaft
Probleme und Hänseleien wegen Übergewicht
übersteigerte Schlankheits- und Schönheitsideale.

Symptome und Verlauf

Nahrungsverweigerung und Abwehrreaktion gegen das Essen
dadurch bedingter erheblicher Gewichtsverlust, bis hin zur Kachexie (Auszehrung, Abnahme des Körpergewichts um mehr als 20% des Sollgewichts), (Körpergewicht teilweise 25 kg)
Schwund aller Fettpolster
Körperbehaarung und Brustdrüsengewebe bleiben erhalten
Steigerung der motorischen Aktivität (Hyperaktivität)
Mißbrauch von Diuretika und/oder Laxantien
oft fehlendes Krankheitsgefühl und Therapieakzeptanz bei Anorexia nervosa
bei Bulimie bestehen in der Regel hoher Leidensdruck und Schuldgefühle

körperliche Folgen:
Ausbleiben der Monatsblutung (Amenorrhoe)
Abfall von Puls und Blutdruck (Bradykardie, Hypotonie)
Absinken der Körpertemperatur (Hypothermie)
Obstipation
Elektrolytstörungen (Hypokaliämie, Alkalose), vor allem als Folge des Erbrechens.

Die Sucht wird oft von den Betroffenen verschwiegen und verheimlicht. Normalgewicht, Hungergefühl oder das Gefühl eines vollen Magens werden als krankhaft abgelehnt. Selbst bei ausgeprägter Magersucht besteht Angst vor Gewichtszunahme.

Langwieriger Krankheitsverlauf, große Rückfallneigung
Letalität bis zu 10%.

Differentialdiagnose

Organisch bedingte Ursachen der Kachexie:
- ▷ Hypophyseninsuffizienz
- ▷ chronische Infektionen
- ▷ Tumorleiden
- ▷ Darmstenosen
- ▷ Malabsorptionssyndrom
- ▷ Diabetes mellitus Typ I
- ▷ Hyperthyreose
- ▷ chronische Nieren- und Lebererkrankungen.

Psychisch bedingte Ursachen:
- ▷ Depressionen
- ▷ Vergiftungswahn
- ▷ Schizophrenie.

Behandlung

Klinikeinweisung:
bei lebensbedrohlicher Abmagerung
Sondenernährung.

Medikamentös:
Psychopharmaka.

▶ Naturheilkundlich:
Psychotherapie, Gesprächs- und Verhaltenstherapie:
Versuchen, die auslösenden Momente der Sucht herauszufinden
Annahme des eigenen Körpers und der eigenen Gefühle
Miteinbeziehen der Familie
Teilnahme an Selbsthilfegruppen unter therapeutischer Leitung
Hypnose
Autogenes Training
Phytotherapie
Homöopathie.

Prognose

Spontane Ausheilung der Störung ohne Therapie bei $^1/_3$ der Fälle
Besserung unter Therapie bei $^1/_3$ der Fälle
Verschlechterung trotz Therapie bei $^1/_3$ der Fälle

2.7 Fettsucht

Definition

Synonyme: Adipositas, Fettleibigkeit

Übermäßige Bildung von Fettgewebe und erhöhter Fettgehalt des Körpers durch eine gestörte Energiebilanz
Überschreiten des Idealgewichts um mehr als 20–30%.

Broca-Formel:
Sollgewicht in kg = Körpergröße in cm minus 100
Idealgewicht in kg = Sollgewicht minus 10–15%.

Adipositas gehört zu den psychosomatischen Krankheiten und ist eine der häufigsten Krankheitserscheinungen in Überflußgesellschaften.

Formen

Massive Adipositas:
Beginn der Gewichtszunahme bereits im Kindesalter
Verstärkung in der Pubertät
irreversible Zunahme bei Frauen durch jede erneute Schwangerschaft
nach erfolgreicher Abmagerungskur meist Gewichtszunahme bis zum Ausgangsgewicht.

Mäßige Adipositas:
Beginn zwischen dem 20. und 40. Lebensjahr
Gewichtszunahme meist durch Änderung der Lebensumstände wie regelmäßige Mahlzeiten ab Eheschließung, sitzende berufliche Tätigkeit, Aufgabe sportlicher Betätigung
Vergrößerung der vorhandenen Fettzellen
häufigste Form in Deutschland
gute Therapieerfolge erzielbar.

Ursache

multifaktoriell
familiäre Häufung
Mißverhältnis zwischen Kalorienbedarf und Kalorienzufuhr, d. h. es besteht (fast) immer eine übermäßige Kalorienzufuhr mit der Nahrung (positive Energiebilanz)

begünstigende Faktoren einer übermäßigen Nahrungsaufnahme:
großes Angebot an kalorienreichen Nahrungsmittel
Eßlust durch Sehen und Riechen
familiäre Eßgewohnheiten
soziale Verhältnisse
psychische Gründe (Kummer, Angst, Streß u. a.)

selten:
metabolische und endokrine Störungen, wobei die Fettleibigkeit nur bei überhöhter Kalorienzufuhr entsteht.

Symptome und Verlauf

Ablagerung der nicht verbrauchten Kalorienmenge in Fettdepots
übermäßige Fettanhäufung besonders in den Fettzellen des Unterhautfettgewebes und des Bauchfells
Vergrößerung von Leber, Pankreas, Herz und Nieren

Klagen der Patienten über die:
kosmetischen Folgen des Übergewichts, wie großporige Hautoberfläche (Apfelsinenhaut), Striae bei rascher Gewichtszunahme als Folgen der Hautüberdehnung, Fettschürzen
mechanisch bedingte Unbeholfenheit durch die Körperfülle

Störungen der überbeanspruchten Organsysteme mit rascher Ermüdbarkeit
beschleunigtem Puls
erhöhtem Blutdruck (Hypertonie)
Erhöhung des Blutvolumens und dadurch bedingte Volumenbelastung des Herzens mit Hypertrophie und Dilatation
Entstehung einer Linksherzinsuffizienz
nachfolgende Lungenstauung und schließlich einer globalen Linksrechtsherzinsuffizienz
Atemnot, bereits bei geringer körperlicher Belastung
Ödeme in der Knöchelgegend
Schmerzen der Gelenke und Bänder
Krampfadern
Fettleber

Entwicklung von Stoffwechselstörungen im Verlauf der Adipositas:
Störungen des Kohlenhydratstoffwechsels mit diabetischer Stoffwechsellage durch gesteigerte Insulinsekretion etc. (Diabetes mellitus Typ II)
Störungen des Fettstoffwechsels mit Erhöhung der Cholesterin- und Triglyzeridproduktion.

Komplikationen

Stoffwechselkomplikationen:
Diabetes mellitus Typ II
Fettstoffwechselstörungen
Gicht
Gallensteine

Risikofaktor für:
Arteriosklerose

spezifische Komplikationen

bei:
Unfällen
Operationen
Schwangerschaft

erhöhtes Mortalitätsrisiko bei extremer Adipositas.

Differentialdiagnose

▷ Ödeme
▷ Aszites
▷ Vermehrung der Muskelmasse.

Behandlung

Konservativ:
Eingriff in die Energiebilanz:
Verringerung der Energieaufnahme und/oder Steigerung der Energieabgabe:

Diät
mit negativer Energiebilanz, wobei die Kalorienzufuhr unter dem Kalorienverbrauch liegen muß

Reduktionskost mit Verminderung von fett- und zuckerreichen Lebensmitteln

vermehrte Zufuhr von unverdaulichen Kohlenhydraten (Ballaststoffen), welche eine regelmäßige Stuhlentleerung begünstigen

Heilfasten mit Nulldiät
Cave: Kontraindikationen
(Gefäßerkrankungen, Herzinfarkt, Schlaganfall, Leber- und Nierenerkrankungen, Anämie, Gicht, akute und chronische Erkrankungen, Fieber, bösartige Geschwüre, Diabetes Typ I, Schwangerschaft, psychische Störungen u. a.)

Steigerung des Kalorienverbrauches
zum Beispiel durch körperliche Aktivität, Sport und Bewegung (Treppensteigen, Laufen)

▶ **Naturheilkundlich:**
Empfehlungen zur Energiezufuhr:
500 Kalorien pro Tag weniger, als benötigt werden, um das Gewicht zu halten (siehe Kalorientabellen)
die Gewichtsabnahme beträgt dadurch ca. 1 kg pro Woche
die Nahrung sollte zu 80% aus Basen und 20% aus Säuren bestehen
abends vor dem Schlafengehen: noch 1 Zitrone (Base) und 30 Gramm Wurst oder Fleisch (Eiweiß) essen, um die Zirbeldrüse anzuregen und um nicht hungrig ins Bett zu gehen
ab 19 Uhr nichts mehr essen und trinken

begleitend:
Entsäuerungspulver oder -salz
Phytotherapie: Helianthus tuberosus u. a.
Homöopathie
Stoffwechsel- und Schlankheitstee
Nierentee zur Entwässerung, Entwässerungstropfen
wenn keine Schilddrüsenüberfunktion besteht:
Schilddrüsenmittel, Anregung der Hypophyse
neuraltherapeutische Infiltration in Adipositaspunkte mit Umstimmungs- und Konstitutionsmittel
Stoffwechseltabletten
tagsüber Kalzium, abends Magnesium zum Ausschwemmen
Ohrakupunktur mit Dauernadeln
psychische Unterstützung und Motivation des Patienten
eigenes Wollen und Wünschen der Diät vom Patienten
Ernährungs- und Bewegungsprotokoll
Gesprächstherapie mit Problembearbeitung, die sonst durch das Essen kompensiert wurde
Hypnose, Autogenes Training

Behandlung einer evtl. bestehenden Verstopfung.

Operativ:
als Ultima ratio auf Wunsch des Patienten mit Verkleinerung des Magens, Bypass-Operationen mit Ausschaltung großer Dünndarmabschnitte, Entfernung einer Fettschürze u. a.

Verhütung oder Besserung einer Begleit- und Folgekrankheit.

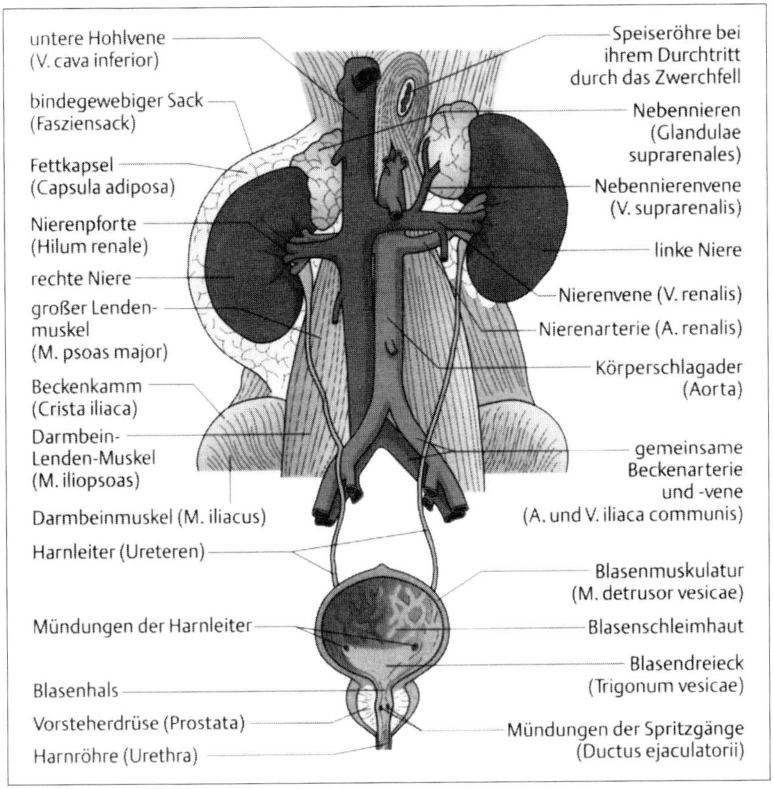

Abb. 3.1 **Männliche Harnorgane**

3 Nierenerkrankungen

3.1 Diagnostische Zusammenhänge

Leitsymptome

Miktionsstörungen (Blasenentleerungsstörungen)

Anurie: Harnausscheidung unter 100 ml im 24-Stunden-Urin
Oligurie: verminderte Harnausscheidung unter 500 ml/24 Stunden
Polyurie: krankhafte Erhöhung der Harnausscheidung über 2000 ml bis zu 10–20 Liter pro 24 Stunden
Pollakisurie: häufiger Harndrang mit nur geringer Harnmenge
Dysurie: erschwerte, schmerzhafte Harnentleerung, oft zusammen mit Pollakisurie
Nykturie: nächtliches Wasserlassen mit Umkehr des normalen Tag-Nacht-Rhythmus

Nierenkolik:
akut einsetzende Schmerzen im Nierenlager mit Ausstrahlung in den Genitalbereich
Nierenlagerklopfschmerz und anhaltende dumpfe Schmerzen in den Flanken

Ödeme im Bereich des Gesichts oder am ganzen Körper
(Ödeme in der Knöchelgegend bzw. Unterschenkel, Kreuzbeingegend deuten auf Herzinsuffizienz, Leberzirrhose hin)

Kopfschmerzen (als Hochdrucksymptom)
Fieber
Blässe
Café au lait-Farbe, schmutzig-braunes Hautkolorit
Bluthochdruck.

Laboruntersuchungen

Urinuntersuchung

Farbe des Urins und spezifisches Gewicht sind abhängig von der Trinkmenge:
nach längerem Dursten (zum Beispiel Morgenurin):
dunkel-bernsteinfarben und hohes spezifisches Gewicht (bis 1.035 g/l)
nach großen Trinkmengen:
helle Farbe und niedriges spezifisches Gewicht (bis 1.001 g/l)
Ausnahme:
krankhafte Glukoseausscheidung und vermehrte Urinmengen bei Diabetes mellitus.

Der *pH-Wert des Urins beträgt* 4–8 und ist nahrungsabhängig.
Je niedriger der Urin-pH-Wert, desto saurer ist der Urin, zum Beispiel bei fleischreicher Kost, Azidose (= Störung im Säure-Basen-Haushalt mit Abfall des Blut-pH-Wertes unter 7,36); je höher der Urin-pH-Wert, desto alkalischer (basischer) ist der Urin, zum Beispiel bei Vegetariern.

Proteinurie

Ausscheidung von Eiweiß im Urin über 150 mg Eiweiß/24 Stunden.
Unterscheidung zwischen kleinmolekularen Proteinen wie Albumin (= Albuminurie) im Frühstadium und großmolekularen Proteinen wie α_2-Makroglobulin und β-Lipoprotein im Spätstadium bestimmter Nierenerkrankungen.

Proteinurie entsteht durch eine abnorme Durchlässigkeit des glomerulären Filters (der Basalmembran).

Beim Nierengesunden kann eine Eiweißausscheidung im Urin bei Fieber, körperlicher Anstrengung oder Herzinsuffizienz vorkommen.

Glukosurie

Erhöhte Ausscheidung von Glukose im Urin.
Die Nierenschwelle für Glukose von 160–180 mg/100 ml wird beim Diabetes mellitus überschritten.

Sediment (= Bodensatz des Harns)

Mikroskopische Untersuchung des Harns auf zelluläre Bestandteile.

Hämaturie (= Erythrozyten im Urin)
Bis 5 Erythrozyten/Mikroliter ist im Normbereich, der Streifentest wird erst bei Überschreiten dieser Grenze positiv.
Mikrohämaturie: über 5 Erythrozyten/Mikroliter, aber keine sichtbare Rotfärbung
Makrohämaturie: sichtbare Rotfärbung.

Leukozyturie (= Leukozyten im Urin)
Normbereich bis 10 Leukozyten/Mikroliter. Hinweis auf Harnwegsinfektionen.

Epithelien (= Zellen, die Körperoberflächen bedecken)
Hinweis auf entzündliche Veränderungen im Bereich der Harnwege.

Zylinder
sind Ausgüsse der Sammelrohre und entstehen durch Ausfällung in den Harnkanälchen. Das Auftreten von Zylindern im Sediment ist beweisend für den renalen Ursprung der Erkrankung.

Hyaline (durchsichtige) Zylinder:
können auch bei Gesunden auftreten, zum Beispiel nach körperlicher Anstrengung

Erythrozytenzylinder:
bei Glomerulonephritis, beweisend für eine glomeruläre Blutung

Leukozytenzylinder:
bei chron. Pyelonephritis

Epithelzylinder:
Entstehen durch die Verschmelzung abgeschilferter Tubulusepithelzellen und wandeln sich später in *granulierte Zylinder* und *Wachszylinder* um. Sie weisen auf eine schwere Nierenschädigung hin, zum Beispiel Schrumpfniere, nephrotisches Syndrom.

Bakteriurie

Die ableitenden Harnwege (Nierenbecken, Harnleiter, Blase) sind normal steril (keimfrei), nur die Harnröhre ist keimbesiedelt.

Der für die Harnprobe entscheidende Harn ist der Mittelstrahlurin, d. h. die erste Harnportion wird verworfen und die zweite Harnportion wird steril aufgefangen. Dieses Verfahren bewirkt einen reinigenden Spüleffekt.
Ein Nachweis von mehr als 10^5 Keimen pro ml Urin deutet auf das Vorliegen eines Harnwegsinfektes hin. Im keimbesiedelten Urin erfolgt die keimbedingte Reduktion von Nitrat zu Nitrit.

Nachweis mittels Teststreifen.

Harnpflichtige Substanzen

Kreatinin: Abbauprodukt des Kreatins im Muskel
Harnstoff: Endprodukt des Eiweißstoffwechsels
Harnsäure: Endprodukt des Nukleinsäurestoffwechsels.

Clearance (Reinigung): Plasmamenge, die pro Zeiteinheit durch Harnbildung von einer bestimmten Substanz gereinigt wird.

Die Nierenfunktion kann durch die Bestimmung der glomerulären Filtrationsrate beurteilt werden. Bestimmung der Filtrationsfunktion der Glomeruli mittels einer zugeführten Testsubstanz, zum Beispiel Inulin, oder/und mittels der Kreatininclearance.

3.2 Glomerulonephritis

Definition Sammelbegriff für Erkrankungen mit Entzündungsvorgängen in den Nierenkörperchen (= Malpighi-Körperchen, die aus der Bowmanschen Kapsel und dem darin eingestülpten Kapillarknäuel (= Glomerulus) bestehen). In der Regel sind beide Nieren befallen.

Relativ seltene Nierenerkrankung, jedoch häufigste Ursache einer dialysebedürftigen, chronischen Niereninsuffizienz (Urämie).

Die Krankheit betrifft bevorzugt Männer und kann schon in jüngeren Jahren zur terminalen Niereninsuffizienz führen.

Das Erscheinungsbild der akuten glomerulären Entzündung wird auch als **akutes nephritisches Syndrom** bezeichnet. Es ist gekennzeichnet durch Makrohämaturie, Ödeme, Hypertonie und tritt vor allem bei der Poststreptokokken-Glomerulonephritis, bei der rapid progredienten Glomerulonephritis, beim akuten Schub einer chronischen Glomerulonephritis sowie bei einigen Systemerkrankungen auf.

3.2.1 Akute postinfektiöse Glomerulonephritis

Definition

Synonym: endokapilläre akute und exsudativ-proliferative Glomerulonephritis

Nicht infektiös bedingte bakterielle Glomerulonephritis als Zweiterkrankung auf dem Boden einer Immunkomplexbildung bei Streptokokkeninfektion.

Ursache

Immunkomplexnephritis (Antigen-Antikörper-Komplex) nach einem Infekt mit vorwiegend ß-hämolysierenden Streptokokken der Gruppe A,
im Nasen-Rachen-Raum wie zum Beispiel
Scharlach
Angina
Pharyngitis (Rachenkopfentzündung)
Zahnabszeß
Sinusitis (Stirnhöhlenentzündung)
Otitis (Mittelohrentzündung)

der Haut, wie
ansteckende Borkenflechte (Impetigo contagiosa), Erysipel (Wundrose).

Entstehung

Ablagerung von Immunkomplexen (= Antigen-Antikörper-Komplexe, die Streptokokkenantigene und spezifische Antikörper gegen die Streptokokkenantigene enthalten), an der Außenfläche der Basalmembran (= glomeruläres Filter, Membran zwischen Blut- und Harn-Seite der glomerulären Kapillaren) mit sichtbaren Höckern. Die Ablagerung führt zu einem entzündlichen Prozeß an den Glomerulumkapillaren. Der Komplex wird als Fremdstoff angegriffen und führt zur Entzündung. Die Mesangiumzellen (= Bindegewebszellen des Glomerulus) und Endothelzellen (= innerste Zellschicht der Kapillaren) sind geschwollen und vermehrt, Ablösung des Endothels von der Basalmembran, starke Einengung der Kapillarlichtung. Die Membran wird undurchlässig und der Filtrationsprozeß wird eingeschränkt. Der Entzündungsprozeß schreitet weiter fort bis zur narbigen Abheilung. Die betroffenen Stellen der Basalmembran werden zum Teil bindegewebig ersetzt (Narbenbildung). Es ist keine ordnungsgemäße Filtration mehr gegeben, da die Durchlässigkeit der Membran erhöht ist (Funktionsverlust). Es kommt zum Austritt von klein- und großmolekularen Bestandteilen in den Harn.

Symptome und Verlauf

Nach einem beschwerdefreien Intervall von 1–2 Wochen nach einer Streptokokkeninfektion des Respirationstraktes (Pharyngitis, Angina tonsillaris) oder der Haut (Scharlach, Erysipel), tritt erneut Fieber und Krankheitsgefühl auf

zuerst: Ödeme, Hypertonie (Bluthochdruck), (Undurchlässigkeit der Basalmembran)
später Hämaturie, Proteinurie (Erhöhung der Durchlässigkeit)

Kopf- und Gliederschmerzen
Schmerzen in der Lendengegend (Nierenkapselspannung)
Erythrozyturie, Erythrozytenzylinder.

Komplikationen nephrotisches Syndrom
irreversible Niereninsuffizienz.

Differentialdiagnose ▷ Rapid progressive Glomerulonephritis.

Behandlung **Klinik!**
Bettruhe, Schonung
engmaschige Gewichts- und Laborkontrollen
bei Hypertonie und Ödembildung: Natrium- und Wasserentzug, salzarme Diät
Verantwortung beim Arzt.

Medikamentös:
Penicillin.

▶ **Naturheilkundlich:**

Nachsorge und Aufbaubehandlung, adjuvante Therapie
Sitzbäder
Anregung der Nierentätigkeit
Phytotherapie, Blasen-Nieren-Tee
Homöopathie
Neuraltherapie
Eigenblut mit phytotherapeutischen und homöopathischen Zusatzmitteln.

Prognose Ausheilung bei Kindern in über 90% der Fälle, bei Erwachsenen nur in etwa 50% der Fälle.

3.2.2 Rapid progressive Glomerulonephritis

Definition Synonym: extrakapilläre, subakute und mesangioproliferative Glomerulonephritis mit diffuser Halbmondbildung

Glomerulonephritis mit akutem Beginn und rasch fortschreitender (progredienter) Verschlechterung der Nierenfunktion. Sie führt unbehandelt innerhalb von Wochen bis Monaten zum oligoanurischen Nierenversagen.

Entstehung Proliferierende (wuchernde) extrakapilläre Glomerulonephritis mit Beteiligung der Bowman'schen Kapsel und diffuser Halbmondbildung.

Ursache Besonders schwerer Verlauf der akuten diffusen Glomerulonephritis

idiopathisch (unklare Entstehung).

Formen Antibasalmembran-Glomerulonephritis
d. h. gegen die glomeruläre Basalmembran werden Antikörper gebildet (= Auto-Antikörper)
mit Lungenbeteiligung = **Goodpasture Syndrom** (Antigenverwandschaft zwischen alveolärer, d. h. der Basalmembran der Lungenbläschen und glomerulärer Basalmembran), selten.

Immunkomplex-Glomerulonephritis
mit Ablagerungen von Immunkomplexen an der glomerulären Basalmembran.

Symptome und Verlauf Blässe, Hypertonie, erhebliche Proteinurie, starke Beschleunigung der BSG

Hämaturie
schnell fortschreitende Niereninsuffizienz

bei Goodpasture-Syndrom zusätzlich Lungenblutung (= Hämoptyse).

Komplikationen Terminale Niereninsuffizienz.

Differentialdiagnose ▷ Akutes Nierenversagen.

Behandlung **Klinik!**
Rasche medikamentöse Behandlung mit Kortikosteroiden und immunsuppressiver Therapie mit dem Ziel, den Entzündungsverlauf zu verlangsamen.

▶ **Naturheilkundlich:**
Nachsorge und Aufbaubehandlung, adjuvante Therapie
Sitzbäder
Anregung der Nierentätigkeit
Phytotherapie, Blasen-Nieren-Tee
Homöopathie
Neuraltherapie
Eigenblut mit phytotherapeutischen und homöopathischen Zusatzmitteln.

Prognose Bei frühzeitiger Behandlung und noch erhaltener Restfunktion der Nieren kann eine Besserung der Nierenfunktion in über 60% d.F. erreicht werden.

3.2.3 Chronisch progrediente Glomerulonephritis

Definition Chronisches Stadium verschiedener Glomerulopathien.

Ursache verschiedene Glomerulonephritisformen.

Symptome und Verlauf schleichender fortschreitender Verlauf, Erythrozyturie, Proteinurie
Hypertonie

Symptome der langsam fortschreitenden Niereninsuffizienz.

Komplikationen Harnwegsinfektionen.

Behandlung symptomatisch

▶ **Naturheilkundlich:**
Nachsorge und Aufbaubehandlung, adjuvante Therapie
Sitzbäder
Anregung der Nierentätigkeit
Phytotherapie, Blasen-Nieren-Tee
Homöopathie
Neuraltherapie
Eigenblut mit phytotherapeutischen und homöopathischen Zusatzmitteln.

Prognose keine Ausheilung, Fortschreiten bis zur terminalen Niereninsuffizienz und damit Notwendigkeit der Dialyse.

3.3 Nephrotisches Syndrom

Definition

Sammelbegriff für eine Vielzahl von Nierenkrankheiten, gekennzeichnet durch:

starke **Proteinurie** (über 3 g/24 Stunden)

Hypoproteinämie mit Abnahme der Albumine und γ-Globuline und relative Erhöhung der α_2- und ß-Globuline im Blutserum:

Die renale Proteinausscheidung bedingt das Fehlen der Proteine im Blut, wodurch es meist zu einer Steigerung der Eiweißsynthese in der Leber kommt, um den Verlust auszugleichen. Die kleinmolekularen Proteine (Albumine und γ-Globuline) können die glomeruläre Basalmembran leichter passieren als die großmolekularen Proteine (α_2- und ß-Globuline), womit sich die Verminderung von Albuminen und γ-Globulinen sowie die relative Erhöhung von α_2- und β-Globulinen im Blutserum erklärt

ausgeprägte Ödeme, wenn Albumin im Serum unter 2,5 g/100 ml:

Albumin bindet Wasser, bei Fehlen kommt es zum Flüssigkeitsaustritt in das Interstitium und Ausbildung von Ödemen (Wassersucht)

Hyperlipidämie mit Erhöhung von Cholesterin und Triglyzeriden im Serum
Ursache ist eine vermehrte Stimulation der Lipoproteinsynthese in der Leber durch das Fehlen von Albumin.

Ursache

Glomerulonephritis (80% der Fälle)
Diabetes mellitus, diabetische Mikroangiopathie Kimmelstiel-Wilson
Amyloidose

ferner:
Plasmozytom
Kollagenosen (= Erkrankungen des Bindegewebes)
Toxisch (durch bestimmte Medikamente und Gifte)
Nierenvenenstauung (zum Beispiel Nierenvenenthrombose)
Immunologisch.

Entstehung

Die Glomerulummembran ist abnorm durchlässig
▷ Proteinurie, vorzugsweise von Albumin, Immunglobulinen (= Antikörper, γ-Globuline) und dadurch bedingte Infektabwehrschwäche, Verlust von blutgerinnungshemmendem Faktor (Antithrombin III), wodurch das Thromboserisiko (Risiko der Blutgerinnselbildung) erhöht ist.
▷ die Hypalbuminämie (zuwenig Albumin im Blutserum) führt zur Flüssigkeitsverschiebung vom Plasma ins Interstitium und bedingt durch Aktivierung des Renin-Angiotensin-Aldosteron-Systems (siehe „Endokrinologie") eine Zurückhaltung (Retention) von Wasser und Salzen und damit die Ausbildung von Ödemen.

Symptome und Verlauf

4 Leitsymptome:
- Proteinurie
- Hypoproteinämie
- Ödeme
- Hyperlipoproteinämie

Symptome der ursächlichen Erkrankung
evtl. schäumender Urin bei starker Proteinurie

	die Ödeme sind teigig, weich, eindrückbar und vorwiegend an Augenlidern, Hodensack und Knöcheln lokalisiert
	Infektanfälligkeit (Verlust von Antikörper IgG), wie zum Beispiel Hautinfekte und Pneumonien
	gehäufte Komplikationen durch Thrombenbildung wie Lungenembolie, Nierenvenenthrombosen, arterielle Thrombosen
	Symptome der Niereninsuffizienz.
Labor	**Elektrophorese** des Blutserums (= Verfahren, um geladene Teilchen wie Eiweiße und Plasmaproteine mittels elektrischem Strom zu trennen):
	Verminderung der Albumine und γ-Globuline relative Zunahme der α_2- und β-Globuline (Blutfette)
	hohes spezifisches Gewicht des Harns durch den Eiweißgehalt hyaline und granulierte Zylinder (Form der Epithelzylinder) im Sediment.
Komplikationen	Nierenvenenthrombose Lungenembolie akutes Nierenversagen interstitielle Nephritis.
Differentialdiagnose	▷ Lupus erythematodes ▷ diabetische Glomerulosklerose ▷ Amyloidose.
Behandlung	der Grundkrankheit und Beseitigung der Ursachen, wenn möglich
	Konservativ (symptomatisch): Schonung eiweißreiche und kochsalzarme Diät, ausreichende Kalorienzufuhr, speziell von Kohlenhydraten engmaschige klinische Überprüfung wegen der Gefahr des Eiweißmangels.
	Medikamentös: Diuretika (wassertreibende Medikamente) unter Kontrolle des Elektrolythaushaltes (Elektrolyte sind Säuren, Basen und Salze, die in wässriger Lösung in positiv oder negativ geladene Ionen zerfallen) Antibiotika Therapie einer Hypercholesterinämie und Hypertonie.

3.4 Harnwegsinfektionen

Definition	Entzündliche Erkrankung der Harnwege, wobei sich infektiöse Erreger im Harntrakt befinden.
	Harnwegsinfektionen sind bei Frauen sehr häufig aufgrund der anatomischen Gegebenheiten: kurze Harnröhre in unmittelbarer Nähe der Analregion, wodurch ein erhöhtes Kontaminationsrisiko (Ansteckungsgefahr) besteht. Die Dickdarmflora stellt das Erregerreservoir dar.

Viele Frauen leiden an einer symptomlosen (asymptomatischen) Bakteriurie und erkranken zu 50% einmal im Leben an einer Zystitis (Blasenentzündung).

Häufigkeitsgipfel im Kleinkindalter (Harnreflux)
bei Frauen in der Schwangerschaft und kurz nach der Geburt, bei Männern im höheren Alter aufgrund von Prostataerkrankungen.

3.4.1 Pyelonephritis

A. Akute Pyelonephritis

Definition Bakteriell bedingte akute Entzündung des Niereninterstitiums und des Nierenbekkenkelchsystems

hauptsächlich Befall nur einer Niere.

Ursache Prädisponierende Faktoren:
anatomische Anomalien der Niere und abführenden Harnwege

Obstruktionen wie Steine (Nephrolithiasis), Tumore

Blasenfunktionsstörungen (zum Beispiel Querschnittslähmung)

Harnreflux
= vesikoureteraler Reflux, Rückfluß des Harns von der Blase über die Harnleiter in Richtung Niere; (Normalerweise wird die Mündung des Harnleiters in der Blase durch den Blaseninnendruck verschlossen; bei Harnreflux ist dieser Verschlußmechanismus defekt)

Schmerzmittelmißbrauch (= Analgetikaabusus)

Stoffwechselstörungen

Instrumentation an den Harnwegen (zum Beispiel Blasenkatheter)

Abwehrschwäche

Schwangerschaft

Durchnässung, Unterkühlung (kalte Füße)

sexuelle Aktivität (bei Frauen)

Harnwegsinfektion mit E. coli (Escherichia-coli-Bakterien kommen physiologisch im Dickdarm vor)
Klebsiella, Proteus u. a.

Entstehung Die vordere Harnröhre ist normalerweise mit Keimen besiedelt, während die Harnblase keimfrei ist. Bei prädisponierenden Faktoren kann die Schranke des Blasenschließmuskels durchbrochen werden und die Erreger können aufsteigen

Der Infektionsweg ist meist aszendierend (= aufsteigend) mit Erregern der Darmflora (E. coli)

Zwischen Nierenpapille und Rinde finden sich Eiterherde; evtl. Abszeßbildung und Eiteransammlung im Nierenbecken
Wenn die Eiterherde nicht infolge der normalen Körperabwehr abgebaut und phagozytiert werden können, versucht der Körper, die Herde zu isolieren und abzukapseln, indem eine Membran um den infektiösen Herd gebildet wird, = Abszeßbildung.

Die Gefahr hierbei liegt darin, daß dieser verdickte Eiterklumpen in der Niere jederzeit aufbrechen und zu einer Sepsis führen kann. Der Eiterherd kann auch als Nekroseherd abgebaut und granulomatös umgewandelt werden unter Bildung einer Narbe. Die Narbe ist ein schrumpfiger Prozeß, der langsam progredient immer mehr von dem umliegenden Leistungsgewebe mit einbezieht und in der Niereninsuffizienz (Schrumpfniere) enden kann.

Symptome und Verlauf oft wird „als Vorstadium" eine Zystitis durchgemacht, zusätzlich treten folgende Symptome auf:

Fieber, evtl. Schüttelfrost
Klopfschmerzhaftigkeit einer oder beider Flanken (Nierenlager) mit Ausstrahlung der Schmerzen in die Genitalregion
Abgeschlagenheit, Durstgefühl, evtl. Übelkeit, Erbrechen
Miktionsbeschwerden, erschwertes Wasserlassen

Urinuntersuchung:
Leukozyturie, Bakteriurie
Blutuntersuchung:
Leukozytose, Linksverschiebung, beschleunigte BSG.

Komplikationen Eitrige Nierenentzündung
Entwicklung einer Sepsis (= Allgemeininfektion, wobei die Erreger von dem betroffenen Organ in die Blutbahn übertreten).

Behandlung der prädisponierenden Faktoren

Konservativ:
Bettruhe
lokale Wärmeanwendung
Flüssigkeitszufuhr und häufige Entleerung der Blase.

Medikamentös:
Antibiotika bei bakteriellen Erregern.

▶ **Naturheilkundlich:**
Enzymtherapie
Homöopathie
Eigenbluttherapie mit homöopathischen Zusätzen
Bioresonanztherapie
Phytotherapie: Nierentees.

Prognose Ausheilung in den meisten Fällen unter antibiotischer Behandlung.

B. Chronische Pyelonephritis

Definition Chronische interstitielle Nierenentzündung mit narbiger Zerstörung des Nierenparenchyms bei Vorliegen von prädisponierenden Faktoren, die den Harnabfluß behindern, zusätzlich sekundäre bakterielle Infektion.

Beginn meist im frühkindlichen Alter mit Harnreflux.

Ursache vesikoureteraler Reflux
Obstruktion der ableitenden Harnwege
Nierensteine
Nierenanomalien

siehe auch unter A.

Entstehung Narbenbildung mit Einziehung der Nierenoberfläche, Deformierung der Nierenkelche, evtl. Papillennekrose
siehe auch A.

Symptome und Verlauf uncharakteristische Allgemeinsymptome:
Kopfschmerzen, Abgeschlagenheit, Brechreiz, Gewichtsabnahme
dumpfe Rückenschmerzen
Fieber, beschleunigte BSG

bei Vorliegen eines Harnwegsinfekts:
Bakteriurie, Leukozyturie, Leukozytenzylinder

asymmetrische Schrumpfung der Nieren.

Komplikationen wie A., zusätzlich
Entwicklung einer Schrumpfniere
Niereninsuffizienz
Hypertonie mit Folgeerscheinungen.

Behandlung **Medikamentös:**
Antibiotika.

Chirurgisch:
operative Beseitigung prädisponierender Ursachen.

▶ **Naturheilkundlich:**
Homöopathie
Eigenbluttherapie mit homöopathischen oder pflanzlichen Zusätzen
Neuraltherapie: Segmenttherapie
Phytotherapie: Nierentees.

Prognose keine Ausheilung zu erwarten.

3.4.2 Zystitis

Definition Schmerzhafte Entzündung der Harnblase, symptomatischer unterer Harnwegsinfekt.

Ursache bakterielle Harnwegsinfektion (50% der Fälle)

prädisponierende Faktoren:
Harnabflußhindernis
Streßinkontinenz, d. h. spontaner Urinabgang bei Betätigung der Bauchpresse
Mißbildungen der ableitenden Harnwege
Instrumentation (Katheterismus).

Symptome und Verlauf kein Fieber, kein Flankenklopfschmerz!

Dysurie: erschwertes Wasserlassen, Brennen beim Wasserlassen

Pollakisurie: häufiger Harndrang mit geringen Urinmengen

evtl. Nykturie (nächtlicher Harndrang)
(Differentialdiagnose: Herzinsuffizienz, Prostataadenom)

Blasentenesmen: schmerzhafter Harndrang

terminale Hämaturie, feststellbar mit der **„Drei-Gläser-Probe“:**
der Urin wird während einer Miktion in drei Gläsern aufgefangen, wobei das dritte und letzte Glas eine Hämaturie aufweist

Bakteriurie, Leukozyturie (keine Zylinder!), evtl. Erythrozyturie.

Komplikationen hämorrhagische (blutige) Zystitis; aszendierende Infektion mit Pyelonephritis.

Differentialdiagnose
- ▷ Reizzystitis bei Frauen infolge sexueller Aktivität
- ▷ tuberkulöse oder parasitäre Zystitis
- ▷ andere Blasenerkrankungen wie Tumor, Stein, Fremdkörper
- ▷ Adnexitis (Eileiterentzündung)
- ▷ Prostatitis (Entzündung der Prostata); Darmerkrankungen.

Behandlung **Medikamentös:**
Antibiotika.

▶ **Naturheilkundlich:**
Sitzbäder
reichlich Flüssigkeitszufuhr, häufige Blasenentleerung
Homöopathie
Umstimmungstherapie mit Eigenblutbehandlung, Ausleitende Verfahren
Akupunktur
Bioresonanztherapie.

3.5 Akutes Nierenversagen

Definition Akutes Versagen der Nierenfunktionen mit Versiegen der Harnsekretion (Oligo-/Anurie) und Anstieg der harnpflichtigen stickstoffhaltigen Substanzen im Blutserum (Harnstoff, Kreatinin) als Leitsymptom. Die Niereninsuffizienz ist in der Regel reversibel (rückbildungsfähige)

Ohne Dialysebehandlung ist der Verlauf meist in Richtung Urämie und Tod.

Ursache **Schockniere**, (prärenale Form), 70–80% d.F.:
Der Filtrationsprozeß in der Niere ist aufgrund der fehlenden Druckverhältnisse (systolischer Blutdruck unter 90 mmHg) nicht mehr möglich und es kommt zum schlagartigen Aussetzen der Nierenfunktion:

Schock verschiedenster Ursache (Zentralisation des Kreislaufs auf Herz/Lunge und Gehirn)

Blutdruckabfall (Herzinfarkt, Perikardtamponade)

Hypovolämie (Volumenmangel) durch Flüssigkeitsverlust in den Gefäßen zum Beispiel bei großem Blutverlust
Verbrennungen
Unterkühlungen
Ileus
akute Pankreatitis
chirurgische Eingriffe

Nierenschädigung durch Giftstoffe:
Hämolyse (= beschleunigter Abbau von Erythrozyten) bei:
Bluttransfusionszwischenfälle
Medikamente
Chemikalien
Pilztoxine
Malaria

Muskelerkrankungen, langdauerndes Koma, Hitzschlag

Nierenerkrankungen, renale Form:
Goodpasture-Syndrom
Glomerulonephritis
akute interstitielle Nierenentzündung durch Medikamente oder Transplantatabstoßung
Verschluß der Nierenarterien oder -venen, Gefäßentzündung (Vaskulitis)

postrenale Form:
beidseitiger Harnleiterverschluß
Vergrößerung der Prostata (Prostatahypertrophie), Blasenkarzinome und -steine

Komplikationen während der Schwangerschaft.

Symptome und Verlauf

Am Anfang oft symptomlos, dann rasche Ermüdbarkeit
Übelkeit, Somnolenz, psychische Auffälligkeit

große Nieren

4 Stadien des Nierenversagens:

❶ Schädigung der Niere durch zum Beispiel Schock, Toxine

❷ Oligo-/Anurie:
Gefahr der Überwässerung des Körpers
Gefahr der Hyperkaliämie (= zuviel Kalium im Blutserum)
Gefahr der metabolischen Azidose (Übersäuerung des Körpers durch Anstieg der harnpflichtigen Substanzen im Blutserum)
Gefahr der Urämie mit Übelkeit, Erbrechen, Somnolenz und Koma

❸ Polyurie:
Gefahren des Wasser-, Natrium-, Kaliumverlust

❹ Völlige Heilung (Restitutio ad integrum).

Komplikationen

Schocklunge (durch den Schock, der zum Nierenversagen geführt hat)

Lungenödem durch Überwässerung
Pneumonie (Lungenentzündung)

Hypertonie (Bluthochdruck durch Überwässerung), Linksherzinsuffizienz durch Überwässerung
Herzrhythmusstörungen, evtl. mit Herzstillstand durch Kaliumstörungen

Magen-Darm-Entzündung
Streßulkus
Bauchfellentzündung (= Peritonitis)

Hirnödem (durch Überwässerung)

Anämie (durch Fehlen des in der Niere gebildeten Hormons Erythropoetin, das die Bildung der roten Blutkörperchen im Knochenmark, die Erythropoese, stimuliert)

Abwehrschwäche mit erhöhter Infektionsgefahr.

Differentialdiagnose

▷ Funktionelle Oligurie nach langem Dursten (kann ohne Flüssigkeitszufuhr auch in einem akuten Nierenversagen enden)
▷ Glomerulonephritis
▷ postrenales Nierenversagen durch mechanische Abflußbehinderung des Urins
▷ chronische Niereninsuffizienz (kleine Schrumpfnieren).

Behandlung

CAVE: NOTFALL!

Klinik!

Behandlung der Grundkrankheit wie Schock etc.

im ersten Stadium Wiederherstellung einer normalen Nierendurchblutung durch kontrollierte Volumensubstitution

bei Übergang in Oligurie Behandlung der Komplikationen
Steigerung der Diurese (= Harnausscheidung) durch hohe Gaben von Furosemid
Flüssigkeits- und Elektrolytkorrektur
ausreichend hohe Kalorienzufuhr, evtl. parenterale Ernährung
Infektprophylaxe
Dialysebehandlung

in der polyurischen Phase Ersatz von großen Flüssigkeitsmengen, Dialyse, Bluttransfusion.

Präventiv:
schnelle Schockbehandlung und Volumensubstitution.

Prognose

das prärenale Nierenversagen hat, bei entsprechender Therapie, im allgemeinen eine günstige Prognose.

3.6 Chronische Niereninsuffizienz und Urämie

Definition

Irreversible (nicht rückbildungsfähige) Abnahme des Glomerulumfiltrats bei progressiv fortschreitendem Untergang von funktionstüchtigen Nephronen.
Die Einschränkung der Ausscheidungsfunktion und der Hormonbildungsfunktion der Niere kann alle Organsysteme befallen.

Ursache

Chronische Glomerulonephritis
Diabetische Nephropathie (Kimmelstiel-Wilson)
Interstitielle Nierenentzündung und chronische Pyelonephritis
Zystennieren
Nierenschäden durch Bluthochdruck
Nierenschädigungen durch Schmerzmittel (Analgetika)
Nierentuberkulose
Amyloidose
Plasmozytom
Gicht
maligne Hypertonie
Systemerkrankungen u. a.

Entstehung

Stadien der Niereninsuffizienz:

❶ *Latent:*
Leichte Einschränkung der Kreatininausscheidung und der Konzentrationsfähigkeit, keine Azotämie (= Erhöhung des Reststickstoffs bzw. des Harnstoffstickstoffs im Blut)

❷ *Kompensiert:*
Kreatininerhöhung im Blutserum bis zu 6 mg/100 ml

❸ *Dekompensiert:*
Kreatininerhöhung über 8 mg/100 ml

❹ *Terminale Niereninsuffizienz (Urämie):*
Kreatininwerte über 10 mg/100 ml

Isosthenurie 1.010 (spezifisches Gewicht):
Harnstarre, Gleichbleiben der Harnkonzentration sowohl bei Dursten als auch bei Flüssigkeitszufuhr durch mangelnde Konzentrationsfähigkeit der Niere

Zeichen der Intoxikation mit drohendem Stoffwechselkoma (Coma uraemicum)
Achtung: ohne Dialyse oder Nierentransplantation tödlicher Verlauf.

Bei Ausfall von über 60% der funktionstüchtigen Nephronen kommt es zu einem Anstieg der harnpflichtigen Substanzen im Blut. Die Kreatininkonzentration im Blutserum spiegelt am besten das Glomerulumfiltrat wider.
Die maximale Konzentrationsfähigkeit der Nieren ist eingeschränkt. Für das einzelne, noch funktionstüchtige Nephron bedeutet dies, daß es aufgrund der Anzahl der untergegangenen Nephronen zu einem Überangebot an gelösten Stoffen kommt, die es konzentrieren soll. Daher bewältigen insuffiziente Nieren das Angebot nicht mehr und es kommt zur Diurese mit Polyurie, Nykturie und Polydipsie (erhöhtes Durstgefühl durch den Wasserverlust). Wenn schließlich immer mehr funktionsfähiges Nierengewebe untergeht, geht auch die verbleibende Konzentrationsfähigkeit zurück und die Harnausscheidung (= Diurese) nimmt ab. Dies kennzeichnet das Endstadium der Niereninsuffizienz, die Urämie. Es kommt zu einem Anstieg der harnpflichtigen Substanzen im Blutserum, zu Störungen des Wasser-, Elektrolyt- und Säuren-Basen-Haushaltes (Salzverlustniere, Hyperkaliämie = zuviel Kalium im Blut, bedingt durch gestörte renale Kaliumausscheidung, gestörtes Kalziumgleichgewicht, metabolische Azidose = Übersäuerung des Körpers) sowie zu toxischen Schädigungen weiterer Organe.

Symptome und Verlauf

anfangs häufig uncharakteristische Beschwerden wie Abgeschlagenheit, leichte Ermüdbarkeit, Leistungsabfall, Konzentrationsschwäche, gesteigertes Schlafbedürfnis, („grippeähnlich“), Ziehen im Rücken, Rückenschmerzen

Hypertonie
durch eine gestörte Natriumchloridausscheidung (NaCl) sowie eine unangemessen erhöhte Reninsekretion in der Niere
Sehstörungen, Kopfschmerzen, Schwindelgefühl

Makrohämaturie
Ödeme, vor allem an Knöchel und Augenlider
Nykturie
Appetitlosigkeit, Übelkeit, Erbrechen, Durchfälle
fades Empfinden im Mund, Urämischer Foetor ex ore (Mundgeruch)
Pruritus (= Juckreiz) mit Kratzspuren am ganzen Körper
zerebrale Ausfallerscheinungen wie Konzentrationsschwäche, Gedächtnislücken, Desorientiertheit, Somnolenz (schläfriger Zustand) bis Koma (Coma uraemicum)

oft gesteigerte Reflexe, Wadenkrämpfe, brennendes Gefühl an den Fußsohlen

urämisches Syndrom bei fortgeschrittener Niereninsuffizienz mit
trockener Haut
Café au lait-Farbe der Haut durch Ablagerung von Urochrome (= gelbe Harnfarbstoffe) der Haut
Blutungsneigung: blaue Flecken, Zahnfleischbluten

Anämie aufgrund des teilweisen Ausfalls der Synthese von Erythropoetin und dadurch gestörte Bildung der roten Blutkörperchen im Knochenmark mit Blässe und fahlgrauem Hautkolorit

Osteopathie (= Knochenerkrankung) durch Störung des Vitamin D-Stoffwechsels in der Niere und dadurch bedingte mangelnde Kalziumaufnahme aus dem Darm und mangelnde Knochenmineralisation mit Knochenschmerzen und Spontanfrakturen

Überwässerungszustände mit
Lungenödem, Pneumonie, Pleuritis
zerebrale Krämpfe
Herzrhythmusstörungen Hyperkaliämie
Hirnödem

Harnstoff und Kreatinin im Blutserum erhöht
metabolische Azidose

kompensierte Niereninsuffizienz:
Proteinurie, Glukosurie
bei Dekompensation:
Isosthenurie, d. h. spezifisches Harngewicht um 1.010.

Komplikationen
Perikarditis (Herzbeutelentzündung)
Pleuraergüsse (Flüssigkeitsansammlung in der Pleurahöhle).

Behandlung
Konservativ:
Therapie der renalen Grundkrankheit

Schonung

Diät:
Verminderung des anfallenden Harnstoffs durch eiweißarme, aber hochwertige Diät
Vermeidung kaliumreicher Nahrungsmittel (Trockenobst, Obstsäfte, Bananen, Schokolade), kein übermäßiger Verzehr von Milch, Milchprodukten und Fleisch, Beschränkung der Kochsalzzufuhr
ausreichende Kalorienzufuhr
Erhöhung der Ausscheidung von Harnstoff durch reichliche Flüssigkeitszufuhr bis zu 3 l/Tag
Gabe eines Diuretikums (wassertreibendes Mittel)
Kontrolle von Wasser-, Elektrolyt- und Säuren-Basen-Haushalt
medikamentös.

Dialyse.

Chirurgisch:
Nierentransplantation.

Verantwortung beim Arzt

Coma uraemicum:

CAVE: NOTFALL!

Klinik!
Lagerung und Transport mit erhöhtem Oberkörper, keinen venösen Zugang legen, keine Volumensubstitution.

3.7 Nierenzellkarzinom

Definition

Synonym: Hypernephrom
Bösartiger Nierentumor, der sich aus den Tubulusepithelzellen entwickelt

Männer doppelt so oft betroffen wie Frauen, familiäre Häufung.

Ursache

unbekannt

Risikofaktor:
Zigarettenrauchen
langzeitiger Kontakt mit Schwermetallen (Cadmium).

Symptome und Verlauf

keine typischen Frühsymptome

Leitsymptom:
intermittierende schmerzlose Makrohämaturie (Harnblutung)

Flankenschmerzen
tastbarer (palpabler) Tumor, der bereits ein fortgeschrittenes Tumorwachstum anzeigt

Fieber, erhöhte BSG, Gewichtsverlust, Leistungsabfall
Anämie
evtl. Produktion anderer Hormone in den Tumorzellen

Frühe Metastasierung auf dem Blutweg (hämatogen) in Lunge, Leber, Knochen, Hirn.

Differentialdiagnose

▷ Nephrolithiasis
▷ Pyelonephritis
▷ Nierenzysten.

Behandlung

Chirurgisch:
Entfernung von Tumor, Niere mit Fettkapsel, Nebenniere, Harnleiter, Ovarien bzw. Hoden, Lymphknoten und Fernmetastasen.

▶ **Naturheilkundlich:**
begleitende Therapie
reine Rohkosternährung, Säfte
adjuvant:
Thymus- und Mistelpräparate, begleitende Lebertherapie
Vitamin C, Vitamin E, Beta-Carotin
Selen, Zink, Molybdän, Magnesium
organotrope Medikamente
Stärkung des Immunsystems, Entgiftungstherapie
psychische und ganzheitliche Betreuung mit Autogenem Training, Hypnose, Sport, Bewegung, Kneippsche Anwendungen
der Patient sollte „sich alles gönnen, was Freude bringt und Spaß macht".

3.8 Nierenzysten

Definition Sackartige Geschwulst mit flüssigem Inhalt

Vorkommen einzeln, vielfach, ein- oder beidseitig
in der Regel symptomloser Zufallsbefund.

Ursache unbekannt

häufig generalisierte Bindegewebsschwäche.

Symptome und Verlauf meist besteht Beschwerdefreiheit; evtl. lokale Verdrängungserscheinungen bei sehr großen Zysten mit Harnabflußstörungen
Schmerzen im Rücken oder Bauchraum (Abdomen)
evtl. Polyglobulie (= Vermehrung der roten Blutkörperchen im Blut)
Hämaturie
Zystenvereiterung
Hypertonie bei Druck der Zyste auf eine Nierenarterie.

Differentialdiagnose
- ▷ Echinokokkuszyste
- ▷ bösartige Nierentumore (Hypernephrom).

Behandlung keine Behandlung bei Beschwerdefreiheit
sonst operative Zystenentfernung.

3.9 Zystennieren

Definition Familiär auftretende beiderseitige Nierenfehlbildung mit Ausbildung zahlreicher flüssigkeitsgefüllter Nierenzysten, meist in Verbindung mit weiteren Organschäden. Verdrängung funktionstüchtiger Nephronen durch sich vergrößernde Zysten, was schließlich zur dialysepflichtigen Niereninsuffizienz führt.

Ursache Chromosomenanomalie, autosomal dominanter Erbgang.

Symptome und Verlauf Durchsetzung der Niere mit zahlreichen zystischen Strukturen
Schmerzen in den Flanken oder in der Leistengegend, Makrohämaturie
mäßige Proteinurie
Harnwegsinfekte
Nephrolithiasis
Hypertonie
Niereninsuffizienz mit Urämie

höckrig tastbare Oberfläche der Nieren.

Komplikationen Blutungen in die Zysten oder in das Hohlsystem der Niere
bakterielle Infektionen
akutes Nierenversagen.

Behandlung **Konservativ:**
symptomatisch.

Dialyse.

Chirurgisch:
Nierentransplantation.

3.10 Nephrolithiasis

Definition

Synonym: Harnsteinleiden
Bildung von Konkrementen in Niere, Nierenbecken und Harnleiter

Harnsteine bestehen aus organischen Salzen und Mineralsalzen (Urinkristalle), die normalerweise im Harn vorkommen. Die Größe der Steine variiert von Reiskorngröße bis zum Ausgußstein, der das ganze Nierenbecken ausfüllen kann

Harnsteinarten:
Kalziumoxalat und Kalziumphosphat, ca. 80% d.F.
Harnsäuresteine (Uratsteine), ca. 15% d.F. u. a.

Wohlstandskrankheit bei eiweißreicher Nahrung, Überernährung, Adipositas, Bewegungsmangel
▷ Steigerung der Harnsäureoxalat- und Kalziumausscheidung im Urin

Männer sind doppelt so oft betroffen wie Frauen.

Ursache

Übersättigung des Harns mit steinbildenden Substanzen durch Stoffwechselfaktoren:

vermehrte Ausscheidung lithogener (= steinbildender) und verminderte Ausscheidung antilithogener Substanzen im Urin

erhöhte Urinkonzentration

spezifisches Gewicht über 1015 g/l durch:
ständiges Dursten
Tropenklima
chronische Darmerkrankungen

Störungen des Kalziumstoffwechsels
zum Beispiel bei Überfunktion der Nebenschilddrüsen mit vermehrter Kalziumausscheidung (= Hyperkalziurie)

Störungen des Harnsäurestoffwechsels mit vermehrter Harnsäureausscheidung
entweder bedingt durch enzymatische Defekte
oder begünstigt durch:
purinhaltige Ernährung
Alkoholabusus
Zerfall von Tumorgewebe

Urin-pH-Wert unter 5,5 bei Harnsäuresteinen oder
über 7,0 bei Phosphatsteinen

Begünstigende Faktoren:
Harnstauung
Harnwegsinfektionen
Hyperurikämie und Gicht
Fremdkörper
Ernährungsfaktoren

bei eiweiß- und fettarmer, wasserreicher Kohlenhydratkost sind Nierensteine selten.

Symptome und Verlauf

Wenn sich ein Nierenstein löst und in den Harnleiter wandert, kommt es zur

Harnleiterkolik:
je nach Sitz des Steines heftigste kolikartige wellenförmige Schmerzen mit Ausstrahlung in den Rücken, seitlichen Unterbauch bis in die Hoden bzw. Schamlippen
Klopfschmerzhaftigkeit des betroffenen Nierenlagers
Brechreiz, Erbrechen
Stuhl und Winde gehen nicht ab
Blasenkrämpfe
Vortäuschung eines akuten Abdomens durch Peritonealreizung
Hämaturie

Der Kolikschmerz beruht auf der Überdehnung des Harnleiters

Steine können auch Ursache ständiger oder rezidivierender, ziehender Rückenschmerzen sein, die nach körperlicher Belastung auftreten und in Ruhe wieder abklingen

Wenn die Nierensteine nicht zu einem Harnstau oder zu Infekten führen, verursachen sie oft lebenslang keinerlei Beschwerden.

Diagnostik

Urin-Schnellteststreifen mit Untersuchung auf pH-Wert, spezifisches Gewicht, Erythrozyten

Steinanalyse abgegangener Steine

Sonographie
Röntgenleeraufnahme: Kalziumhaltige Steine sind sichtbar.

Komplikationen

Harnwegsinfektion
Sepsis.

Differentialdiagnose

- ▷ Nierentumore
- ▷ Niereninfarkt
- ▷ Papillennekrose
- ▷ Nierenvenenthrombose
- ▷ Appendizitis (hier eher schleichender Beginn)
- ▷ gynäkologische Erkrankungen wie stielgedrehte Ovarialzyste, Eileiterschwangerschaft, Eileiterentzündung
- ▷ Ileus
- ▷ Pankreatitis
- ▷ Gallenkolik (Ausstrahlung des Schmerzes in die rechte Schulter)
- ▷ Divertikulitis
- ▷ LWS-Syndrom (schmerzhafte Lendenwirbelsäule mit Ausstrahlung des Schmerzes in die Beine).

Behandlung

Konservativ:
reichlich Flüssigkeitsaufnahme
Wärmeanwendung wie Wärmflasche, Heizkissen, heiße Bäder
Begünstigung des Steinabgangs durch intensive körperliche Betätigung wie Treppensteigen, Tanzen, Kniebeugen
purinarme Diät
Litholyse (Steinauflösung) bei reinen Harnsäuresteinen durch Erhöhung des Urin-pH und Senkung des Serumharnsäurespiegels.

Medikamentös:
Steinauflösung mit krampflösenden und schmerzstillenden Mitteln.

Klinik/Chirurgisch:
Steinzertrümmerung durch extrakorporale Stoßwellenlithotripsie
operative Steinentfernung.

▶ **Naturheilkundlich:**
Nierentees mit Kamille
Homöopathie.

Vorbeugende Maßnahmen zur Verhinderung eines Rückfalls (Rezidivprophylaxe):
Voraussetzung ist die Kenntnis der Steinzusammensetzung
Reichliche Flüssigkeitszufuhr, mäßiger Konsum von Alkohol, Kaffee, Tee
Regulierung der Lebensgewohnheiten wie Normalisierung des Körpergewichts, regelmäßige Bewegung, genügend Schlaf
Korrektur von Stoffwechselstörungen

bei kalziumhaltigen Steinen: Milch und Milchprodukte meiden, kalziumarmes Wasser trinken, medikamentöse Behandlung

bei Harnsäuresteinen: medikamentöse Senkung des Serumharnsäurespiegels.

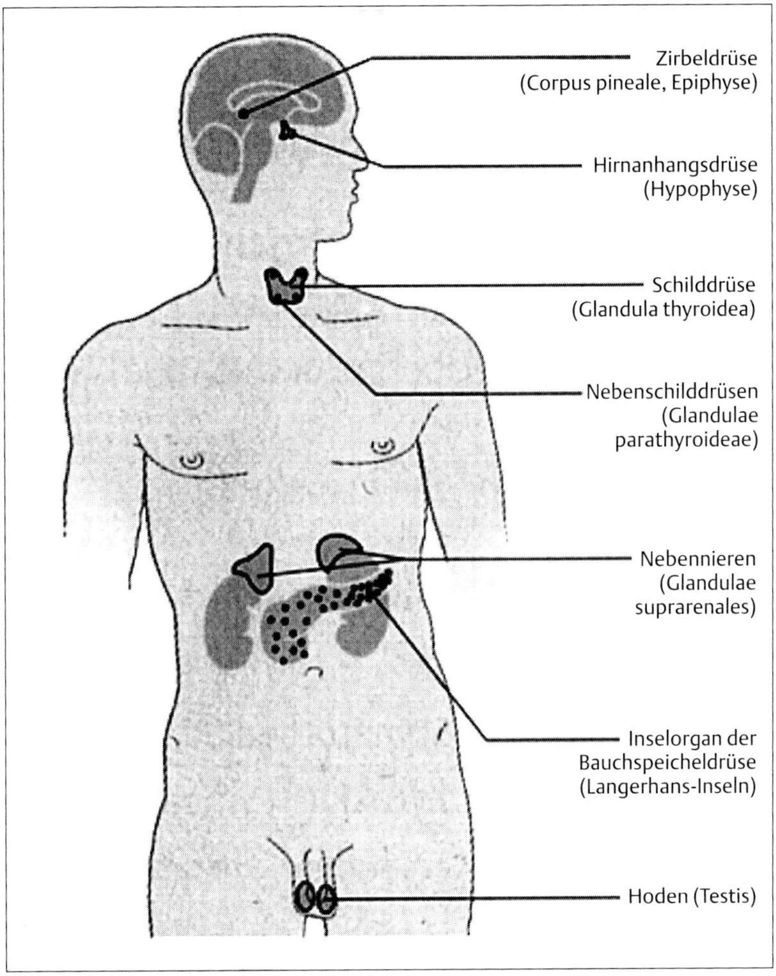

Abb. **4.1** **Endokrine Drüsen eines Mannes (nach *Leonhardt*)**

4 Erkrankungen des endokrinen Systems

4.1 Hypophyse und Hypothalamus

4.1.1 Diagnostische Zusammenhänge

Hormone des Hypothalamus

Definition Im Hypothalamus, einer zentralnervösen Region des Zwischenhirns, befinden sich die dem vegetativen Nervensystem übergeordneten Zentren.
Hormone, die im Hypothalamus gebildet werden:

1. Releasing-Hormone (RH)
mit freisetzender (releasing) oder hemmender (inhibiting) Wirkung auf Hormone des Hypophysenvorder- und mittellappens:

SRH/SIH, wirkt auf Somatotropin

(PRH)/PIH, wirkt auf Prolaktin

LRH und FRH, wirkt auf luteinisierendes (LH) und follikelstimulierendes Hormon (FSH)

TRH, wirkt auf thyreotropes Hormon (TSH)

CRH, wirkt auf adrenokortikotropes Hormon (ACTH).

2. Hormone, die im Hypophysenhinterlappen gespeichert werden:

Antidiuretisches Hormon (ADH, Vasopressin):
Wirkung: blutdrucksteigernd, Regelung der Rückgewinnung von Wasser in den Nierenkanälchen sowie Erhöhung der Harnkonzentration

Oxytozin:
Wirkung auf glatte Muskulatur der Gebärmutter, Wehenanregung, Milcheinschuß.

Hormone der Hypophyse

Die Hypophyse ist die Zentralstelle der hormonalen Regelung. Sie unterteilt sich in Adeno- und Neurohypophyse und bildet folgende Hormone:

Hormone des Hypophysenvorderlappens (= HVL, Adenohypophyse):

1. Somatotropin (STH):
Wachstumshormon, steigert den Stoffumsatz und begünstigt das Knochenwachstum, systemische Wirkung

2. Prolaktin:
Milchbildung

3. Gonadotrope Hormone:
= Gonadostimuline, Regelung der Tätigkeit der Geschlechtsdrüsen bei Mann und Frau:

Follikelreifungshormon (FSH):
Eireifung und Entwicklung der Hodenkanälchen

Luteinisierendes Hormon (LH):
Umbau des Follikels in Gelbkörper, Milchbildung und Wirkung auf die Leydigschen Zellen zur Bildung des Testosterons

4. Glandotrope Hormone:
Wirkung auf untergeordnete (= periphere) Hormondrüsen:

Thyreotropes Hormon (TSH):
Bildung von Schilddrüsenhormonen

Adrenokortikotropes Hormon (ACTH):
Bildung von Hormonen der Nebennierenrinde.

Hormone des Hypophysenmittellappens (HML):

Melanozytenstimulierendes Hormon (MSH):
Ausbreitung der Melanozyten

Hormone des Hypophysenhinterlappens (= HHL, Neurohypophyse):
keine eigene Hormonbildung, sondern Speicherung der beiden im Hypothalamus gebildeten Hormone ADH und Oxytozin.

Bei den endokrinologischen Krankheiten gibt es im Prinzip drei verschiedene Arten der Erkrankung, die Überfunktion (Hyper-...), die Unterfunktion (Hypo-...) oder die Insuffizienz (= ungenügende Leistung) des betroffenen Organs.

4.1.2 Prolaktinom

Definition Prolaktinproduzierender Tumor des Hypophysenvorderlappens

häufigster hormonproduzierender Hypophysentumor, Frauen sind 5mal so oft betroffen wie Männer.

Ursache Vermehrung der prolaktinproduzierenden Zellen des Hypophysenvorderlappens durch Hypophysentumor

Einnahme bestimmter Psychopharmaka, die stimulierend auf die Prolaktinsekretion wirken

erhöhter TRH-Spiegel im Blut, wie zum Beispiel bei der Schilddrüsenunterfunktion.

Symptome und Verlauf Frauen:
Periodenstörungen bis zum Ausbleiben der Periode (= sekundäre Amenorrhö)
milchige Absonderung aus der Brustdrüse außerhalb der Stillzeit (= Galaktorrhoe)
Fehlen des Eisprungs, Libidoverlust

Männer:
Libido- und Potenzverlust

Kopfschmerzen, Sehstörungen, Gesichtsfeldausfälle als Zeichen der Raumforderung eines wachsenden Hypophysentumors.

Erhöhung des Prolaktins im Serum (Hyperprolaktinämie).

Differentialdiagnose
- ▷ physiologische Hyperprolaktinämie während Schwangerschaft und Stillzeit
- ▷ medikamentöse Ursachen wie zum Beispiel Dopamin-Blocker
- ▷ Enzephalitis

▷ Sarkoidose
▷ Adenome der Hypophyse.

Behandlung **Medikamentös:**
Dopaminagonisten.

Chirurgisch:
Operation bei ungenügendem Therapieerfolg.

▶ **Naturheilkundlich:**
begleitende Therapie
reine Rohkosternährung, Säfte
adjuvant:
Thymus- und Mistelpräparate, begleitende Lebertherapie
Vitamin C, Vitamin E, Beta-Carotin
Selen, Zink, Molybdän, Magnesium
organotrope Medikamente
Stärkung des Immunsystems, Entgiftungstherapie
psychische und ganzheitliche Betreuung mit Autogenem Training, Hypnose, Sport, Bewegung, Kneippsche Anwendungen
der Patient sollte „sich alles gönnen, was Freude bringt und Spaß macht“.

4.1.3 Akromegalie und Riesenwuchs

Definition Überproduktion von Wachstumshormon (somatotropem Hormon, STH)
die Überproduktion führt nach Schluß der Epiphysenfugen zu Akromegalie, im Kindesalter bei noch nicht abgeschlossenem Skelettwachstum zu Riesenwuchs (Gigantismus).

Ursache Wachstumshormonproduzierender Tumor des Hypophysenvorderlappens bzw. Defekt im Hypothalamus.

Symptome und Verlauf Schleichender Krankheitsbeginn
bei Auftreten der Krankheit vor Abschluß des Längenwachstums im Kindesalter (vor Schluß der Epiphysenfuge):
Gigantismus (Riesenwuchs)
Körperlänge über 2 Meter

bei Auftreten im Erwachsenenalter (nach Schluß der Epiphysenfuge):
Breitenwachstum der Akren, Akromegalie
d. h. ausgeprägte Vergrößerung der Akren (distale Körperteile wie Finger, Zehen, Hände, Füße, Nase, Kinn, etc.) nach dem Wachstumsalter mit
Vergröberung der Gesichtszüge durch Verdickung der Weichteile
verdickte und faltige Gesichtshaut, Stirnwülste, Jochbeinbetonung
Vergrößerung von Händen, Füßen und Schädel („der Hut paßt nicht mehr!“)
Vergrößerung der Zunge und Lippen, Auseinanderweichen der Zähne, kräftige Entwicklung des Kinns
Vergrößerung der inneren Organe wie Herz, Lunge, Nieren und Leber
Schilddrüsenschwellung (Struma)
Kopfschmerzen, Sehstörungen als Folgen des Tumorwachstums im Bereich der Hypophyse
Hypertonie (30%)

Karpaltunnelsyndrom (= Kompression des Nervus medianus, vorwiegend durch ödematöse Schwellung der Gelenkkapsel, mit Schmerzen und Mißempfindungen der ersten 3 Finger und Muskelschwund des Daumenballens)
Entwicklung eines Diabetes mellitus durch die blutzuckersteigernde Wirkung des STH nach einer gewissen Latenzphase
vermehrtes Schwitzen durch vegetative Störungen.

Hormonanalyse im Blutserum:
STH deutlich erhöht.

Komplikationen Herzinsuffizienz durch Kardiomegalie (Herzvergrößerung), unbehandelt eine häufige Todesursache.

Differentialdiagnose
- ▷ Athletischer Typ
- ▷ Morbus Paget (Knochenerkrankung).

Behandlung **Chirurgisch:**
Entfernung des Tumors.

Bestrahlungstherapie bei ungenügendem Operationserfolg oder nicht durchführbarer Operation.

Medikamentös:
Hemmung der STH-Sekretion.

▶ **Naturheilkundlich:**
begleitend:
phytotherapeutische Umstimmungsmittel der Hypophyse.

Prognose bei erfolgreicher Therapie gut.

4.1.4 Hypophysenvorderlappeninsuffizienz

Definition Totaler Ausfall des Hypophysenvorderlappens (HVL) mit dem Bild des M. Simmonds oder Ausfall einzelner Teilfunktionen des HVL mit den Leitsymptomen: Schwäche, Verlangsamung, Hautblässe und Ausfall der Sekundärbehaarung.

Ursache Hypophysentumore, Metastasen

Traumen wie Unfälle, Operationen

Meningitis, Enzephalitis

Sheehan-Syndrom (selten):
Untergang der Hypophyse infolge Kollapses und größeren Blutungen während der Geburt

Autoimmunerkrankung (= Bildung von Antikörper gegen körpereigene Substanzen, Autoantigene).

Symptome und Verlauf Bei Zerstörung von mehr als 80% des HVL kommt es zum Auftreten von Ausfallerscheinungen durch Fehlen der peripheren Hormone

Ausfall von STH im Wachstumsalter vor Abschluß des Längenwachstums:
Hypophysärer Zwergwuchs (120–140 cm) mit normaler Intelligenz und normalen Körperproportionen, auffallend kleine Hände und Füße, puppenhaftes Gesicht

Ausfall von STH im Erwachsenenalter:
Gewichtszunahme, Muskelschwäche, Hyperlipidämie, erhöhtes Arteriosklerose- und Osteoporoserisiko

Sekundärer Ausfall der Geschlechtshormone LH und FSH:
Ausbleiben der Monatsblutung bei der Frau
Libido- und Potenzverlust beim Mann

Ausfall des TSH mit Zeichen der Hypothyreose:
Allgemein Verlangsamung, Apathie, Kälteintoleranz, langsamer Puls (= Bradykardie), Müdigkeit, Verstopfung, monotone heisere Stimme, trockene schuppende Haut etc.

Sekundäre Nebennierenrindeninsuffizienz durch Mangel an ACTH und MSH:
Alabasterfarbene, fahle Blässe durch fehlende Pigmentierung
Schwäche (Adynamie), verminderte Leistungsfähigkeit, niedriger Blutdruck (= Hypotonie), Kollapsneigung u. a.

Fehlen der Androgene:
Ausfall der sekundären Behaarung (Achsel-, Schambehaarung)

Ausfall von Prolaktin bei stillenden Frauen = Agalaktie

Ausdrucksloses Gesicht, Fehlen der äußeren Augenbrauen
evtl. Gewichtsverlust

evtl. Beschwerden durch Tumorwachstum wie
Kopfschmerzen, Gesichtsfeldeinschränkung, Hirndruckzeichen

Hypophysäres Koma:
Bei unerkannter oder ungenügend behandelter Hypophysenvorderlappeninsuffizienz kann es unter Belastung wie Infekten, Traumen, Operationen, Erbrechen und Durchfällen zur akuten krisenhaften Situation kommen, mit:
Hypotonie, Bradykardie
Unterkühlung (Hypothermie), zu niedrigem Blutzuckerspiegel (Hypoglykämie)
verlangsamter Atmung (Hypoventilaton) mit Sauerstoffmangel und Erhöhung des Kohlendioxidgehaltes im Blut (Hyperkapnie)
Übergang in ein tiefes Koma.

Differentialdiagnose

▷ schwere Allgemeinerkrankungen wie Leber-oder Niereninsuffizienz
▷ Hypothyreose
▷ Myxödemkoma
▷ Addison-Krise
▷ Tumore
▷ Malabsorptionssyndrom
▷ chronische Infektions- oder Wurmerkrankungen
▷ Mangelernährung, Stoffwechselkrankheiten
▷ Anorexia nervosa.

Behandlung

Behandlung eines Hypophysentumors

Medikamentös:
Substitution der verminderten Hormone der peripheren endokrinen Drüsen:
Kortison, wobei die Dosis bei besonderen körperlichen Belastungen um ein 2–5faches gesteigert werden muß
Thyroxin

Testosteron bei Männern bzw. Östrogen-Gestagen-Präparate bei Frauen bei Kindern Wachstumshormone.

▶ **Naturheilkundlich:**
begleitend:
phytotherapeutische Umstimmungsmittel der Hypophyse.

Hypophysäres Koma:

CAVE: NOTFALL!
rasche Gabe von Glukokortikoiden und Glukose.

4.1.5 Diabetes insipidus

Definition Störung der Harnausscheidung mit fehlender Wasserrückresorption im distalen Tubulus der Niere durch Mangel an ADH (= zentraler Diabetes insipidus) oder fehlendes Ansprechen der Nieren auf ADH (= renaler D.i.).

Ursache **Zentraler Diabetes insipidus** (häufigste Form):
idiopathisch (Ursache unbekannt)
dominante Vererbung
Tumore, Metastasen
Traumen
Entzündungen, postinfektiöse Schäden

Bei Ausfall der Hypophyse ist das Krankheitsbild keineswegs zwingend, da der Hypophysenhinterlappen lediglich eine Speicherfunktion für ADH hat und bei erhaltener hypothalamischer Produktionsstätte Ersatzspeicher ausgebildet werden können.

Renaler Diabetes insipidus (selten):
angeboren
erworben bei Nierenerkrankungen.

Entstehung Durch den Mangel an ADH = Adiuretin = Vasopressin ist die hormonabhängige Harnkonzentrierung in den distalen Nierentubuli nicht möglich. Dadurch kommt es zu einer vermehrten Ausscheidung eines verdünnten Urins (Polyurie) mit 6–12, teilweise sogar bis zu 25 Litern pro 24 Stunden. Die Polyurie führt in kurzer Zeit zu einem Flüssigkeitsdefizit im Körper. Als Ausgleich kommt es zu einem zwanghaft gesteigerten Durstempfinden und vermehrter Flüssigkeitsaufnahme (Polydipsie).

Beim renalen Diabetes insipidus liegt ein fehlendes Ansprechen des distalen Tubulus auf ADH vor.

Symptome und Verlauf Polyurie (5–25 Liter pro 24 Stunden)
Zwanghafter Durst mit häufigem Trinken (Polydipsie), auch nachts
Nykturie (nächtliches Wasserlassen),
dadurch bedingte erhebliche Beeinträchtigung der Nachtruhe
Asthenurie (= fehlende Konzentrationsfähigkeit des Harns).

Komplikationen Exsikkose bei mangelhaftem Nachtrinken
Bluteindickung, Temperaturanstieg

Entwicklung deliranter Zustände über Koma bis zum Exitus.

Differential-diagnose
- ▷ Diabetes mellitus
- ▷ Diuretikamißbrauch
- ▷ Hyperkalzämie
- ▷ psychogen bedingte Polydipsie.

Behandlung Kausal, Behandlung des Grundleidens

Medikamentös:
als symptomatische Behandlung.

▶ **Naturheilkundlich:**
begleitend:
phytotherapeutische Umstimmungsmittel der Hypophyse.

4.2 Schilddrüse (Glandula thyreoidea)

4.2.1 Diagnostische Zusammenhänge

Definition Die Aufgabe der Schilddrüse ist die Regelung der Stoffwechselvorgänge durch Steigerung der Sauerstoffaufnahme in die Zellen. 98% des vom Körper aufgenommenen Jods gelangen in die Schilddrüse zur Hormonbildung und zur Speicherung.

Hormone der Schilddrüse:

T_4 = **Thyroxin, Tetrajodthyronin** (90%) und
T_3 = **Trijodthyronin** (10%).
Wirkung:
Steigerung des Grundumsatzes, Wachstumsförderung und Skelettreife, Steigerung der Sauerstoffaufnahme
▷ Abbau körpereigenen Eiweißes und erhöhte Stickstoffausscheidung.

(Thyro)-**Kalzitonin**
Bildung in den C-Zellen der Schilddrüse.
Wirkung:
Hemmung des Knochenabbaus (= Hemmung der Aktivität der Osteoklasten), Senkung des Blutkalziumspiegels
Gegenspieler des Parathormons aus den Nebenschilddrüsen.

Schilddrüsenregelkreis:

T_3 und T_4 unterliegen dem hypothalamischen Regelkreis.

Im Hypothalamus wird TRH freigesetzt, was die Abgabe von TSH aus dem Hypophysenvorderlappen bewirkt. TSH fördert die Jodaufnahme, die Bildung der Schilddrüsenhormone und die Entleerung des Kolloids (Thyreoglobulinspeicher) für T_3 und T_4. Bei hohem Hormonspiegel im Blut wird die Produktivität von den übergeordneten Zentren (Hypothalamus und Hypophyse) gehemmt, bei niedrigem Hormonspiegel wird die Schilddrüse zu vermehrter Hormonbildung angeregt.

Deutschland gilt als Jodmangelgebiet.

4.2.2 Euthyreote Struma

Definition Vergrößerung der Schilddrüse (= Struma) bei normaler Schilddrüsenfunktion und Hormonproduktion („Kropf") in einem Jodmangelgebiet.
Euthyreote Strumen machen über 90% aller Schilddrüsenerkrankungen aus; sie sind weder entzündlich noch maligne (bösartig).

Ursache Defekt der Follikelepithelzellen, wobei Jodmangel der Manifestationsfaktor für die Entwicklung einer Schilddrüsenvergrößerung (Struma) ist

hormonelle Belastung mit erhöhtem Bedarf an Schilddrüsenhormonen wie Pubertät, Schwangerschaft, Klimakterium, Einwirkung schädigender Noxen.

Entstehung Als eigengesteuerte Fehlanpassung an den Jodmangel werden Wachstumsfaktoren innerhalb der Schilddrüse aktiviert und es kommt zu einer Vermehrung der Schilddrüsenzellen (Hyperplasie).

Mangel an Schilddrüsenhormonen aktiviert die Sekretion von TSH aus dem Hypophysenvorderlappen. Dadurch kommt es zu einer Zunahme des Zellvolumens der Schilddrüsenzellen (Hypertrophie).

Symptome und Verlauf Struma (Kropf)
typisch ist die Beweglichkeit beim Schlucken
Stauungs- und Kompressionszeichen bei großen Strumen.

Komplikationen Einengung der Luftröhre (Trachea) mit Atemnot unter Belastung (Dyspnoe) und pfeifendem Atemgeräusch (Stridor)
Einengung der Speiseröhre (Ösophagus) mit Schluckbeschwerden (Dysphagie)
Entwicklung einer Schilddrüsenautonomie bei Jodmangelstruma
d. h. es erfolgt eine vermehrte Bildung von Schilddrüsenhormonen unabhängig von der TSH-Kontrolle der Hypophyse. Bei erhöhter Jodzufuhr besteht die Gefahr, eine Schilddrüsenüberfunktion auszulösen.

Differentialdiagnose
- ▷ Schilddrüsenvergrößerung mit Überfunktion oder Unterfunktion
- ▷ Schilddrüsentumore
- ▷ Bronchialkarzinom
- ▷ Aortenaneurysma.

Behandlung **Präventiv:**
vorbeugende Jodbehandlung von Schwangeren (Jodmangel der Mutter = Jodmangel des Feten).

Konservativ:
bei kleineren Strumen: jodiertes Speisesalz zur Organverkleinerung.

Medikamentös:
Substitution mit Schilddrüsenhormonen
- ▷ Senkung der vermehrten Produktion von TSH
- ▷ Struma wird kleiner.

Chirurgisch:
operative Entfernung großer Knotenstrumen bei mechanischen Beschwerden oder Tumorverdacht

Radiojodtherapie bei erfolgloser oder nicht durchzuführender medikamentöser oder operativer Therapie.

▶ **Naturheilkundlich:**
Eigenbluttherapie mit Schilddrüsenmittel
Homöopathie
Neuraltherapie: lokale Quaddelung.

4.2.3 Hypothyreose

Definition Unterfunktion der Schilddrüse, Mangel an Schilddrüsenhormonwirkung im Organismus

Primäre Form (am häufigsten):
angeboren oder erworben

Sekundäre Form:
Erkrankung der Hypophyse (HVL-Insuffizienz) und dadurch bedingtes Versiegen der TSH-Produktion.

A. Angeboren

Ursache Entwicklungsstörungen mit Fehlen oder Fehlbildung der Schilddrüse.

Symptome und Verlauf bei Geburt:
Ikterus, Trinkfaulheit, Verstopfung, Bewegungsarmut
später:
Wachstumsrückstand, dysproportionierter Zwergwuchs
Sprachstörungen, geistiges und psychisches Zurückbleiben, niedrige Intelligenz, Schwerhörigkeit
= Kretinismus (heute selten)

bei jedem Neugeborenen:
TSH-Bestimmung am 5. Lebenstag.

Behandlung **Medikamentös:**
lebenslange Zufuhr von Schilddrüsenhormonen.

B. Erworben

Ursache durch Autoimmunprozesse, wie nach Hashimoto-Thyreoiditis (häufigste Ursache)
nach Schilddrüsenoperationen, Radiojodbehandlung, Röntgenbestrahlung.

Symptome und Verlauf Verlangsamung des gesamten Stoffwechsels und deren Folgen:

Schwäche, Leistungsabfall, Antriebsarmut, Müdigkeit, Verlangsamung, auch der intellektuellen Fähigkeiten, Desinteresse, verlangsamte Reflexe

gesteigerte Kälteempfindlichkeit, ständiges Frieren

trockene, kühle, teigige, blasse, schuppende Haut

brüchige Nägel, sprödes Haar

Obstipation (Verstopfung)

Gewichtszunahme durch allgemeines Myxödem (keine Dellenbildung nach Druck!)
aufgeschwemmtes verquollenes Aussehen der Patienten

rauhe, heisere Stimme

langsamer Puls (Bradykardie), niedriger Blutdruck (Hypotonie)

sowohl große Strumen als auch kleine, nicht tastbare Schilddrüsen kommen vor

Früharteriosklerose durch Hypercholesterinämie

Myxödemkoma (Hypothyreotes Koma):
selten, aber hohe Letalität
Zusätzliche Belastungen und besondere Streßsituationen wie schwere Infektionen und Auskühlung können, besonders bei unerkannter Hypothyreose, zu dem komatösen Zustand führen mit:
Untertemperatur, Rektaltemperatur oft nicht meßbar
herabgesetzte Atmung, langsamer Puls, niedriger Blutdruck
immer tiefer werdende Schlafperioden, Erlöschen des Bewußtseins, Koma.

Differentialdiagnose

Allgemeine Schwäche bei:
▷ Herzinsuffizienz
▷ chronischen Erkrankungen
▷ Altersbeschwerden.

Behandlung

Konservativ:
Mischkost, Jodsalz.

Medikamentös:
Gabe von T4 lebenslang und ständige Kontrollen.

▶ **Naturheilkundlich:**
Neuraltherapie mit Schilddrüsenmittel
Phytotherapie
Homöopathie.

Myxödemkoma:

CAVE: NOTFALL!
Intensivstation
Volumensubstitution
hochdosierte Gaben von Thyroxin.

4.2.4 Hyperthyreose

Definition

Überfunktion der Schilddrüse mit erhöhter Schilddrüsenhormonwirkung.

Formen

❶ Immunogen (Typ Basedow)

❷ Schilddrüsenautonomie
d. h. Zellkomplexe der Schilddrüse (= autonome Areale) können sich verselbständigen, der Rückkopplungsregulation des hypothalamischen-hypophysären Regelkreises entziehen und Schilddrüsenhormone selbständig produzieren.

Ursache

❶ Morbus Basedow:
Autoantikörper, die schilddrüsenstimulierend wirken. Bildung der Autoantikörper durch erblichen Defekt oder durch schädigenden Einfluß von außen.

❷ Autonomie der Schilddrüse:
Die Menge der autonom produzierten Schilddrüsenhormone hängt ab von der Masse des autonomen Schilddrüsengewebes und der Höhe der Jodzufuhr.

In Jodmangelgebieten kann der autonome Schilddrüsenanteil relativ groß werden, ohne daß die normale Schilddrüsenfunktion überschritten wird. Doch kommt es bei Jodzufuhr von außen zur Auslösung der Hyperthyreose.
Äußerlich tritt das autonome Schilddrüsenareal häufig als Schilddrüsenknoten in Erscheinung.

Symptome und Verlauf

Der gesamte Stoffwechsel ist gestört, alle Vorgänge laufen zu schnell ab, es wird zuviel Sauerstoff verbraucht und zuviel Schlackstoffe produziert, welche zum Teil über die Haut wieder abgegeben werden.

Struma (70–80%), in der Regel auskultatorisch hörbares Schwirren über der Schilddrüse

Gewichtsabnahme trotz Heißhunger

Unruhe, Händezittern, gesteigerte Nervosität, Schlaflosigkeit, Reizbarkeit, gesteigerte Reflexe
rasche Ermüdbarkeit, Muskelschwäche

Herzklopfen und Tachykardie (Puls zum Teil über 100/min), evtl. mit Rhythmusstörungen, große Blutdruckamplitude

warme feuchte Haut, dünnes Haar, Haarausfall, brüchige Fingernägel

Glanzauge mit etwas erweiterter Lidspalte, Schwellung der Augenlider

Wärmeintoleranz mit Schweißausbrüchen und evtl. leicht erhöhter Körpertemperatur

erhöhte Stuhlfrequenz, evtl. Durchfall

zusätzliche Erscheinungen bei Morbus Basedow:
Augensymptome und „prätibiales Myxödem" (Myxödem an der Vorderseite des Schienbeins)
Merseburger Trias des Morbus Basedow:
Struma
Exophthalmus (hervorstehende Augäpfel mit Bewegungseinschränkung, Schwellung der Augenmuskeln, weite Pupillen mit starkem Glanz, seltener Lidschlag)
Tachykardie (schneller Puls)

Thyreotoxische Krise/Koma:

akute lebensbedrohliche Dekompensation des Organismus gegenüber der Wirkung erhöhter Schilddrüsenkonzentration

Stadium I:
starker Gewichtsverlust
hochgradige Tachykardie (140–160 und darüber) oder Rhythmusstörungen mit Vorhofflimmern
Fieber bis 41 Grad, Schwitzen, Exsikkose (Austrocknung)
Unruhe, Angst, delirante Zustände
Erbrechen, Durchfälle
Muskelschwäche, Kraftlosigkeit (Adynamie)

Stadium II:
zusätzlich Bewußtseinsstörungen, Halluzinationen, schläfriger Zustand (Somnolenz)

Stadium III:
zusätzlich Koma, evtl. mit Nebennierenrindeninsuffizienz und Kreislaufversagen.

Diagnostik

Schilddrüsenhormone erhöht
gestörter Regelkreis zwischen Schilddrüse und Hypophyse
verminderter TSH-Spiegel
verminderte TSH-Stimulation durch TRH

Sonographie
Szintigraphie (= Bestimmung der Radionuklidaufnahme in die Schilddrüse, sichtbar als „warmer" Knoten).

Differentialdiagnose

▷ Psychosen
▷ Fieberzustände
▷ Drogenmißbrauch
▷ vegetative Dystonie (Patient betont seine Beschwerden, hat Verstopfung und kalte Hände)
▷ Gewichtsabnahme anderer Ursachen
▷ Herzinsuffizienz
▷ Tachykardie
▷ Alkoholismus mit Delir.

Behandlung

keine kausale Therapie bekannt

Medikamentös:
Thyreostatika, die auf chemischem Wege die Synthese von Schilddrüsenhormonen blockieren.

Chirurgisch:
bei großen Strumen und Verdrängungserscheinungen.

Radiojodtherapie.

▶ **Naturheilkundlich:**
Neuraltherapie und phytotherapeutischen Zusatz
Homöopathie
Bach-Blütentherapie
lokale Kälteeinwirkung, Halswickel mit Heilerde.

Thyreotoxische Krise:

CAVE: NOTFALL!
Intensivstation:
medikamentöse Mittel zur Hemmung der Hormonsynthese und -ausschüttung
Volumensubstitution.

4.2.5 Schilddrüsenentzündung Hashimoto

Definition

Chronisch lymphozytäre Thyreoiditis, häufigste Form der Schilddrüsenentzündung.

Ursache

Autoimmunkrankheit, d. h. es werden gegen körpereigene Schilddrüsenzellen (Autoantigene) Antikörper (Autoantikörper) gebildet

familiäre Disposition.

Symptome und Verlauf

schleichender Beginn

leichtere Halsbeschwerden, Schilddrüsenschwellung

Gewichtsverlust, Leistungsminderung, Muskelschmerzen

Erkennung der Krankheit häufig erst im Spätstadium durch eine Hypothyreose.

Differentialdiagnose

- ▷ Erkrankungen des Rachens und des Kehlkopfes
- ▷ Muskelerkrankungen.

Behandlung

Medikamentös:
Behandlung der Hypothyreose durch Gabe von Schilddrüsenhormonen.

4.2.6 Schilddrüsentumore

Definition

Verschiedene Karzinomformen, die hämatogen (auf dem Blutweg) oder lymphogen (auf dem Lymphweg) metastasieren.

Ursache

genetische Faktoren
ionisierende Strahlen
unbekannte Faktoren.

Formen

papilläres Karzinom (50–60%):
langsames Wachstum, lymphogene Metastasierung in Lunge und Knochen

follikuläres Karzinom (20–30%):
invasives schnelles Wachstum, hämatogene Metastasierung in Lunge und Knochen

medulläres C-Zell-Karzinom (5%):
erhöhte Produktion von Calcitonin, lymphogene Metastasierung, teilweise autosomal dominante Vererbung.

Symptome und Verlauf

langsam wachsender Schilddrüsenknoten von harter Konsistenz

„kalte" Knoten bei der Szintigraphie sind höchst verdächtig
Auftreten von Lymphknoten am Hals

Spätsymptome:
höckrige und derbe, wenig verschiebliche Struma, fehlende Schluckverschieblichkeit, fixierte Haut, Heiserkeit durch Kehlkopflähmung (= Rekurrensparese)

Horner Symptomenkomplex:
Miosis (= Pupillenverengung)
Ptosis (= Herabhängen des Oberlids)
Enophthalmus (= tief zurückgesunkene Augäpfel)
Hals-, Ohren-, Kopfschmerzen

pfeifendes Geräusch beim Einatmen (Stridor), Schluckbeschwerden
meist euthyreote („normale") Funktionslage der Schilddrüse.

Behandlung

Chirurgisch:
radikale Schilddrüsenentfernung (Thyreoidektomie) einschließlich der regionalen Lymphknoten

Strahlentherapie, Chemotherapie.

▶ **Naturheilkundlich:**
begleitende Therapie
reine Rohkosternährung, Säfte
adjuvant:
Thymus- und Mistelpräparate, begleitende Lebertherapie
Vitamin C, Vitamin E, Beta-Carotin
Selen, Zink, Molybdän, Magnesium
organotrope Medikamente
Stärkung des Immunsystems, Entgiftungstherapie
psychische und ganzheitliche Betreuung mit Autogenem Training, Hypnose, Sport, Bewegung, Kneippsche Anwendungen
der Patient sollte „sich alles gönnen, was Freude bringt und Spaß macht".

4.3 Nebenschilddrüse (Glandula parathyreoidea, Epithelkörperchen)

4.3.1 Diagnostische Zusammenhänge

Definition

In den 4 Epithelkörperchen wird das **Parathormon** gebildet.
Wirkung des Parathormons:
Anstieg des Blutkalziumspiegels
Aufrechterhaltung des Kalziumspiegels bei fehlender Kalziumzufuhr.

Bei Absinken des Blutkalziumspiegels wird Parathormon ausgeschüttet, welches die Phosphatausscheidung in den Nieren fördert. Dadurch sinkt der Phosphatgehalt des Blutserums ab. Ein niedriger Serumphosphatspiegel fördert die Vitamin D-Bildung in den Nieren. Bei gleichzeitiger Anwesenheit von Vitamin D unterstützt Parathormon die Aufnahme von Kalzium und Phosphat aus dem Darm und die Mobilisation von Phosphat aus den Knochen, d. h. Steigerung der Freisetzung von Kalzium aus den Knochen und Knochenabbau. Der Blutkalziumspiegel normalisiert sich.

4.3.2 Primärer Hyperparathyreoidismus

Definition

Erkrankung der Nebenschilddrüsen, welche eine Überfunktion mit vermehrter Bildung von Parathormon und damit einen ständig erhöhten Blutkalziumspiegel (= Hyperkalzämie) zur Folge hat.

Ursache

Solitäres Adenom (= vereinzelt auftretende vorerst gutartige Geschwülste der Epithelkörperchen) eines der vier Epithelkörperchen (80%)

Hyperplasie der Epithelkörperchen (= Vergrößerung des Gewebes durch Zunahme der Zellzahl).

Symptome und Verlauf

Bei 50% der Fälle keine oder unspezifische Symptome

Nierenbeteiligung (40–50% der Fälle):
Nierensteine (Nephrolithiasis)
Nephrokalzinose (Ablagerung von Kalksalzen in den Nierentubuli), bedingt durch die Hyperkalziurie und Hyperphosphaturie (= vermehrte Ausscheidung von Kalzium und Phosphat im Urin)
Polyurie und Polydipsie

in schweren Fällen Niereninsuffizienz

Knochenbeteiligung (50% d.F.):
die vermehrte Ausschüttung von Parathormon führt zu einer Vermehrung der Osteoklasten, relativ auch der Osteoblasten
insgesamt negative Knochenbilanz mit Abnahme an Knochengewebe (= Osteopenie)
diffuse Knochenschmerzen

Appetitlosigkeit, Übelkeit, Verstopfung, Blähungen, Gewichtsabnahme
selten Magendarmgeschwür oder Pankreatitis

Muskelschwäche, Reflexabschwächung

rasche Ermüdbarkeit, Kopfschmerzen, depressive Verstimmung

Erhöhung von Kalzium (= Hyperkalzämie) und Parathormon im Blut

Hyperkalzämische Krise:
Umschlagen von Polyurie in Oligurie bzw. Anurie, ausgelöst durch Abnahme des Gesamtkörperwassers ohne entsprechende Flüssigkeitszufuhr von außen (= Exsikkose)
Schwäche
Bewußtseinseintrübung, erhöhte Schläfrigkeit (Somnolenz), Koma
Herzrhythmusstörungen können zum plötzlichen Tod führen.

Differentialdiagnose ▷ Bösartige Tumore.

Behandlung **Konservativ:**
Kalziumsenkende Maßnahmen wie reichliches Trinken.

Chirurgisch:
Entfernung der vergrößerten Epithelkörperchen.

Hyperkalzämischen Krise:

CAVE: NOTFALL!
ausreichende Flüssigkeitszufuhr mit physiologischer Kochsalzlösung
Klinik.

Prognose abhängig von der Nierenfunktion.

4.3.3 Sekundärer Hyperparathyreoidismus

Definition Wenn eine nicht durch die Nebenschilddrüse verursachte Erkrankung zum Absinken des Serumkalziumspiegels führt, kommt es zu einer reaktiven sekundären Mehrsekretion von Parathormon durch die Nebenschilddrüsen.

A. Renal bedingter sekundärer Hyperparathyreoidismus

Ursache Chronische Niereninsuffizienz.

Entstehung Einschränkung der Phosphatausscheidung der Nieren und Einschränkung der Bildung von Vitamin D in den insuffizienten Nieren
▷ Anstieg des Serumphosphatspiegels und Absinken des Blutkalziumspiegels
▷ Stimulation der Nebenschilddrüsen
▷ vermehrte Bildung von Parathormon.

Durch den Dauerreiz auf die Nebenschilddrüsen infolge des ständig erniedrigten Kalziumspiegels im Blut kommt es zur Zellvermehrung bei allen 4 Epithelkörperchen.

Symptome und Verlauf renale Osteopathie (Knochenerkrankung) mit Knochenschmerzen, Frakturneigung, Muskelschwäche, evtl. Watschelgang
Symptome der Niereninsuffizienz.

Differentialdiagnose ▷ andere Knochenerkrankungen.

Behandlung **Konservativ:**
Verminderung der Phosphatzufuhr: Eiweißeinschränkung, Meiden von Schmelzkäse, Leberwurst etc.

Medikamentös:
Senkung des Serumphosphatspiegels
Substitution von Vitamin D.

B. Sekundärer Hyperparathyreoidismus anderer Ursachen

Ursache Entwicklung einer chronischen Hypokalzämie (= ständig erniedrigter Kalziumspiegel im Blut) durch:

Kalziummangelernährung oder Malassimilationssyndrom mit verminderter Kalziumaufnahme aus dem Darm

Vitamin D-Mangel (selten):
hepatische Ursachen mit gestörter Resorption von Vitamin D
Vitamin D-Stoffwechselstörung
fehlende Sonnenlichtexposition und dadurch bedingte Synthesestörung von Vitamin D in der Haut.

Symptome und Verlauf der Grundkrankheit

Knochenschmerzen.

Differentialdiagnose ▷ renal bedingter sekundärer Hyperparathyreoidismus.

Behandlung der Grundkrankheit

Medikamentös:
Substitution von Vitamin D und Kalzium.

4.3.4 Hypoparathyreoidismus

Definition Unterfunktion der Nebenschilddrüse mit Mangel an Parathormon und dadurch bedingter Verminderung des Blutkalziumspiegels (= Hypokalzämie).
Leitsymptom: hypokalzämische Tetanie
(Tetanie = Krampf als Zeichen neuromuskulärer Übererregbarkeit).

Ursache nach Halsoperationen, zum Beispiel Schilddrüsenentfernung
idiopathisch, d. h.. ohne erkennbare Ursache
angeboren.

Symptome und Verlauf

Hypokalzämische Tetanie:
Krampfanfälle bei erhaltenem Bewußtsein, oft verbunden mit Parästhesien (= Mißempfindungen wie Kribbeln, Ameisenlaufen, Pelzigkeitsgefühl
Stimmritzenkrampf
betroffen sind vor allem die Gesichtsmuskulatur um den Mund herum
Arm- und Beinmuskulatur mit Pfötchenstellung/Geburtshelferhand (= Schreibhaltung der Hand)
Rumpfmuskulatur und Darmmuskulatur

Haar- und Nagelwuchsstörungen
Verkalkungen der Augenlinsen mit Kataraktbildung (= grauer Star, Linsentrübung)

psychische Veränderungen wie Reizbarkeit, depressive Verstimmung.

Diagnostik

Bluntuntersuchung:
Kalzium (Hypokalzämie) und Magnesium erniedrigt, Phosphat erhöht
Parathormon erniedrigt

Urinuntersuchung:
erhöhte Ausscheidung von Kalzium und Phosphat

Chovstek-Zeichen (Reflexprüfung):
Beim Beklopfen des Nervus facialis im Bereich der Wange kommt es im positiven Fall zu Zuckungen der Mundwinkel

Trousseau-Zeichen:
Nach Anlegen einer Blutdruckmanschette am Arm des Patienten bei mittlerem arteriellen Blutdruck kommt es im positiven Fall zur Pfötchenstellung/Geburtshelferhand.

Differentialdiagnose

Normokalzämische Tetanie (am häufigsten!):
- ▷ Abnahme des Kalziums durch respiratorische Alkalose infolge psychogen bedingter Hyperventilation
- ▷ d. h. durch eine schnelle gesteigerte Atmung („Überatmung“) mit erhöhter Sauerstoffaufnahme (= Hyperventilation) steigt der Sauerstoffpartialdruck bei Erniedrigung des Kohlensäurepartialdrucks (= respiratorische Alkalose); daraus resultiert eine Abnahme des Blutkalziumspiegels
- ▷ Therapie bei Hyperventialtionssyndrom: kurzzeitige Rückatmung aus einer Plastiktüte
- ▷ Epileptischer Anfall
- ▷ Hypokalzämien durch akute Pankreatitis, Malabsorptionssyndrom, Bauchfellentzündung, Niereninsuffizienz u. a.

Behandlung

Medikamentös:
bei Tetanie:
Gabe von 20 ml Kalziumlösung 20% langsam i. v.
sonst:
Gabe von Vitamin D und Kalzium oral.

CAVE:
Kalzium und Digitalis wirken synergistisch (= gleichsinnig), d. h. gleichzeitige Gabe führt zur Wirkungsverstärkung.
Daher bei digitalisierten Patienten höchste Vorsicht bei Kalziumgabe!

4.4 Nebennierenrinde

4.4.1 Diagnostische Zusammenhänge

Definition Die Nebennierenrinde besteht aus drei Schichten und produziert folgende Hormone (Steroidhormone):

1. Zona glomerulosa (äußere Schicht)
Mineralokortikoide, Hauptvertreter: Aldosteron
Wirkung:
Aufrechterhaltung des Gleichgewichts zwischen Natrium- und Kaliumsalzen durch Natrium-Retention (= Zurückhalten von Natrium) und Kalium-Ausscheidung
Flüssigkeitsretention
Zunahme des extrazellulären Flüssigkeitsvolumens.

2. Zona fasciculata (mittlere Schicht)
Glukokortikoide, Hauptvertreter: Kortisol
Wirkung:
Anstieg des Blutzuckerspiegels durch Umbau von Eiweiße in Zucker, = Glukoneogenese
Gegenspieler des Insulins
entzündungshemmend
Bindegewebsverminderung.

3. Zona reticularis (innere Schicht)
Androgene
Wirkung:
beim Mann bedeutungslos
bei der Frau verantwortlich für die sekundäre Geschlechtsbehaarung.

Renin-Angiotensin-Aldosteron-System (RAAS)

Das RAAS wird aktiviert bei:
Natriummangel, Flüssigkeitsmangel in den Gefäßen (Hypovolämie) und verminderter Nierendurchblutung.

In der Niere wird das Hormon Renin gebildet, welches das von der Leber gebildete und im Blut zirkulierende Angiotensinogen in Angiotensin I umwandelt. Das u. a. in der Lunge gebildete Angiotensin converting enzyme (ACE) wandelt Angiotensin I in Angiotensin II um.
Angiotensin II bewirkt eine Vasokonstriktion (= Engstellung der Gefäße) und eine Steigerung des Blutdrucks.
Angiotensin II wirkt auf das in der Nebennierenrinde gebildete Aldosteron, welches das Zurückhalten von Natrium und Wasser veranlaßt (= Natrium- und Wasserretention).

Hypothalamischer Regelkreis der Kortisolsekretion

Streß bewirkt eine Steigerung der Kortisolproduktion auf das 10fache der Produktion unter Ruhebedingungen.

Im Hypothalamus wird CRH (Corticotropin-Releasing-Hormon) gebildet, worauf der Hypophysenvorderlappen ACTH (Adrenocorticotropes Hormon) ausschüttet. ACTH stimuliert die Nebennierenrinde zur Synthese von Kortisol. Hohe Kortisolspiegel im Blut hemmen die Ausschüttung von CRH und ACTH, niedrige Kortisolspiegel stimulieren die Sekretion (= feed back-Regulation).

4.4.2 Hyperaldosteronismus, Conn-Syndrom

Definition

Synonym: Aldosteronismus, Hypermineralokortizismus
übermäßige Sekretion von Aldosteron aus der Nebennierenrinde.

Formen

1. Primäre Form = Conn-Syndrom

2. Sekundäre Formen:
durch Stimulation des Renin-Angiotensin-Aldosteron-Systems mit Bluthochdruck (= Hypertonie) bei:
verminderter Nierendurchblutung durch Nierenarterienstenose
bösartiger Hypertonie
reninproduzierendem Tumor
Nierenerkrankung mit Salzverlust

ohne Hypertonie bei:
Natriummangel
Flüssigkeitsmangel (Hyponatriämie, Hypovolämie)

gesteigerte Reninsekretion bei Erkrankungen, die mit Ödembildung einhergehen:
Herzinsuffizienz
dekompensierte Leberzirrhose
Nephrotisches Syndrom.

Ursache

Conn-Syndrom:
Aldosteron produzierende Tumore der Zona glomerulosa der Nebennierenrinde
Hyperplasie (Zellvermehrung) der Zona glomerulosa.

Entstehung

Durch die vermehrte Aldosteronbildung wird vermehrt Flüssigkeit zurückgehalten und der Flüssigkeitsgehalt in den Blutgefäßen steigt. Das Herz muß vermehrte Arbeit aufbringen, um das gesteigerte Volumen durch den Kreislauf zu pumpen. Der Blutdruck steigt.

Außerdem bewirkt die vermehrte Aldosteronbildung die Zurückhaltung von Natrium und die vermehrte Abgabe von Kalium aus den Zellen. Dies führt zur Hypokaliämie (= zuwenig Kalium im Blut).

Symptome und Verlauf

Leitsymptom:
Hypertonie, evtl. mit Kopfschmerzen

Hypokaliämiesymptome:
Muskelschwäche, Müdigkeit, Verstopfung, EKG-Veränderungen, Extrasystolen
Polyurie, Polydipsie, niedriges spezifisches Harngewicht
metabolische Alkalose mit Parästhesien (subjektive Mißempfindungen), evtl. Tetanie (Krämpfe)

Blutuntersuchung:
Hypokaliämie
Hypernatriämie (zu viel Natrium im Blut) bei 50% der Fälle
Aldosteron erhöht, Renin erniedrigt.

Differential-diagnose	▷ Bluthochdruck (Hypertonie) anderer Ursache.
Behandlung	**Chirurgisch:** operative Entfernung bei einseitigem Nebennierenrindentumor. **Medikamentös:** Antihypertensiva (gegen Bluthochdruck) und Aldosteronantagonisten bei beidseitiger Hyperplasie.

4.4.3 Cushing-Syndrom

Definition

Synonym = Hyperkortisolismus
Erhöhung von Kortisol im Blutplasma.

Ursache

1. Exogenes Cushing-Syndrom
durch von außen zugeführte Glukokortikosteroide oder ACTH (medikamentöse Langzeitbehandlung), häufigste Form

2. Endogenes Cushing-Syndrom
durch erhöhte Sekretion von Kortisol oder ACTH:

Morbus Cushing:
vermehrte Produktion von ACTH durch Adenome des Hypophysenvorderlappens oder hypothalamische Überproduktion von CRH und dadurch bedingte sekundäre Hyperplasie der Nebennierenrinde

Produktion von ACTH in bestimmten Tumoren, zum Beispiel bei Bronchialkarzinomen, Pankreastumoren, Phäochromozytomen

kortisolproduzierende Tumore der Nebennierenrinde.

Symptome und Verlauf

Fettverteilungsstörung mit Umverteilung der Depotfette:
Vollmondgesicht, Stammfettsucht, Stiernacken

Osteoporose mit Knochenschmerzen, Muskelschwund und Muskelschwäche (Unfähigkeit, aus der Hocke zum Stehen zu kommen)

diabetogene Stoffwechsellage (Kortisol und Insulin sind Antagonisten/Gegenspieler), Blutzuckeranstieg

Hypertonie

Striae rubrae (rote Streifen), Akne, Furunkulose, Geschwürbildung, schlechte Wundheilung

beim Kind: Stillstand des Längenwachstums
bei der Frau: Menstruationsstörungen, Hirsutismus
beim Mann: Libidoverlust, Impotenz

psychische Veränderungen, Depressionen

Folgen des Tumorwachstums (Hypophysenadenom) wie Gesichtsfeldausfälle, Kopfschmerzen.

Differentialdiagnose

▷ Adipositas
▷ chronischer Alkoholismus.

Behandlung **Chirurgisch:**
operative Entfernung bei Tumoren der Nebennierenrinde und bei Adenom von Hypophyse/Hypothalamus.

Bestrahlungstherapie.

Medikamentös:
Blockade der Hormonsynthese.

▶ **Naturheilkundlich:**
begleitend:
phytotherapeutische Umstimmungsmittel der Hypophyse.

4.4.4 Nebennierenrindeninsuffizienz

Definition Synonym: **Morbus Addison**, Bronzehautkrankheit, Hypokortisolismus
Insuffizienz der Nebennierenrinde (NNR) mit verminderter oder fehlender Produktion aller NNR-Hormone (Mineralo- und Glukokortikoide, Androgene).

Ursache Zerstörung der NNR durch Autoimmunprozesse mit Autoantikörpern gegen die NNR (70% der Fälle)

selten:
Karzinommetastasen
Tuberkulose
Pilzerkrankungen
Einblutungen in die NNR bei Meningokokkensepsis, = Waterhouse-Friderichsen-Syndrom.

Symptome und Verlauf abhängig von Ausmaß der Schädigung und Dauer der Erkrankung

Beschwerdefreiheit unter normalen Lebensbedingungen bis zur unter Belastung auftretenden Addison-Krise mit Koma

Leitsymptome:
Schwäche und rasche Ermüdbarkeit, rasch nachlassende Leistungsfähigkeit

Kreislaufschwäche, niedriger Blutdruck

vermehrte Pigmentierung der Haut und Schleimhäute (scheinbar gesundes Aussehen wie nach Sonnenbestrahlung, aber auch an Handinnenflächen, Zahnfleisch etc.)

Bauchschmerzen, Übelkeit, Erbrechen mit der Folge des Gewichtsverlust und Dehydratation (= Abnahme des Körperwassers)

Konzentrationsschwäche, depressive Verstimmung, gesteigerte Erregbarkeit

Addison-Krise:
Auftreten vor allem bei bisher unerkannter NNR-Insuffizienz durch außergewöhnliche Belastungen, da der Körper auf Streß nicht mehr entsprechend reagieren kann.

Zusätzlich zu den Leitsymptomen:

Zunahme der körperlichen Schwäche, erschwertes Sprechen, extreme Apathie
Trockenheit von Haut und Schleimhäuten (Exsikkose)

Neigung zur Untertemperatur mit Übergang in Fieber, Blutdruckabfall kolikartige Bauchschmerzen mit Durchfällen und Erbrechen

Hypoglykämie („Unterzucker")

Schock
Niereninsuffizienz mit Oligurie
Bewußtseinsverlust, Delir, Koma.

Differentialdiagnose

Hyperpigmentierung bei:
- ▷ intestinalen Erkrankungen
- ▷ in der Schwangerschaft
- ▷ bei Einnahme von Ovulationshemmern, Miliartuberkulose
- ▷ terminaler Niereninsuffizienz
- ▷ Metallvergiftungen

Schwäche und Gewichtsverlust bei:
- ▷ vegetativer Dystonie
- ▷ Anorexia nervosa
- ▷ schweren Infektionen
- ▷ Tumorerkrankungen
- ▷ akutes Abdomen anderer Ursache.

Behandlung

Medikamentös:
Substitution der Glukokortikoide und der Mineralokortikoide
Erhöhung der Dosis der Glukokortikoide bei allen stärkeren Belastungen (Streß, Infekte, Operationen etc.).

▶ **Naturheilkundlich:**
begleitend:
phytotherapeutische Umstimmungsmittel der Hypophyse.

Addison-Krise:

CAVE: NOTFALL!
sofortige Volumensubstitution: 0,9% NaCl und 5% Glukose
Intensivstation.

4.4.5 Adrenogenitales Syndrom

Definition Jede Form der Vermännlichung beim weiblichen Geschlecht, die durch eine Erkrankung der Nebennierenrinde durch Androgenüberproduktion hervorgerufen wird.

Ursache Angeborener Enzymdefekt der Nebennierenrinde, der einen Kortisolmangel zur Folge hat, woraus eine gesteigerte ACTH- und Androgenproduktion resultiert.

Symptome und Verlauf

Virilisierung („Vermännlichung")

beim Mann:
verstärkte Entwicklung der sekundären Geschlechtsmerkmale

bei der Frau:
Hirsutismus, evtl. Virilismus

Patienten sind als Kind groß, als Erwachsene klein

Salzverlustsyndrom.

Behandlung **Medikamentös:**
lebenslange Substitution mit Glukokortikosteroiden.

▶ **Naturheilkundlich:**
begleitend:
phytotherapeutische Umstimmungsmittel der Hypophyse.

4.4.6 Hirsutismus

Definition Hirsutismus:
Abnorme Vermehrung der androgenabhängigen Behaarung in männlicher Richtung an Kinn, Oberlippe, Brust, Bauch, Oberschenkelinnenseite, Schamregion.

Virilisierung:
Hirsutismus und Vermännlichung der Stimme, der Körperproportionen, Klitorisvergrößerung, fehlende Brustentwicklung, Ausbleiben der Monatsblutung (= Amenorrhö) durch Überproduktion von Androgenen.

Ursache Idiopathisch (Ursache unbekannt) (90% der Fälle)
androgenproduzierende Tumore

Medikamente (u. a. Anabolika).

Behandlung **Konservativ:**
Weglassen ursprünglicher Medikamente
kosmetische Behandlung (Haarentfernung etc.).

Medikamentös:
Antiandrogene.

Chirurgisch:
Tumorentfernung.

4.4.7 Gynäkomastie

Definition Brustvergrößerung des Mannes, ein- oder doppelseitig.

Ursache Physiologisch:
Neugeborene, Pubertät, Alter, vergrößertes Fettdepot

Östrogenüberschuß
Androgenmangel

unbekannte Ursache (idiopathisch).

Differentialdiagnose
- ▷ Mammakarzinom des Mannes
- ▷ Hodentumor.

Behandlung **Medikamentös**

Chirurgisch:
Tumorentfernung.

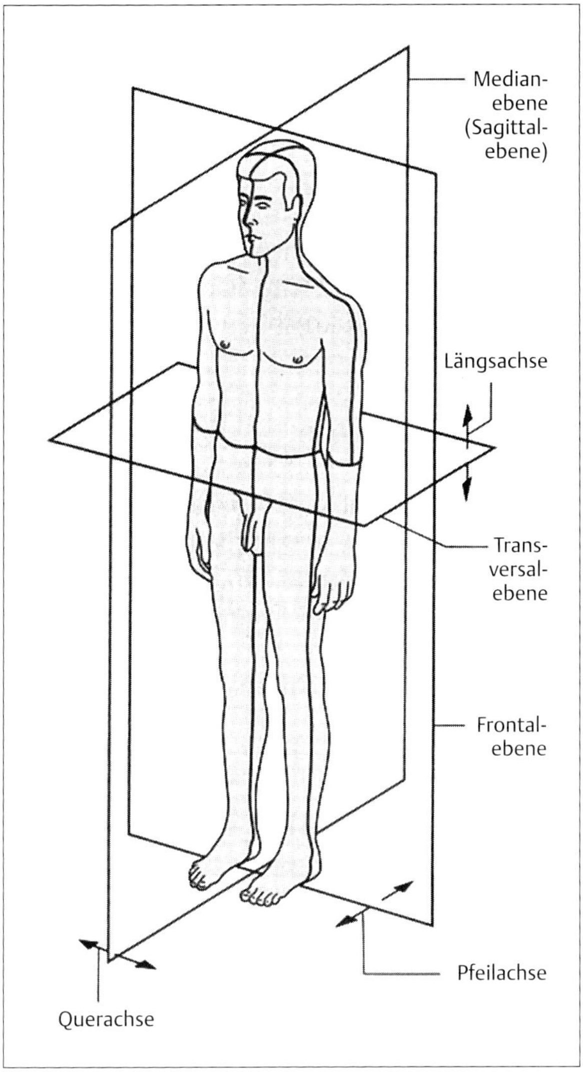

Abb. 5.1 **Hauptachsen und -ebenen am menschlichen Körper.** Ansicht von links und vorn

Bewegungs-
apparat

5 Krankheiten des Bewegungsapparates

5.1 Diagnostische Zusammenhänge

Körperliche Untersuchungsmethoden

Inspektion der Wirbelsäule auf Krümmungen wie
Skoliose (seitliche Verbiegung der Wirbelsäule)
Kyphose (Buckel, nach dorsal konvexe Krümmung der Wirbelsäule)
Lordose (Hohlkreuz, nach ventral konvexe Verbiegung der Wirbelsäule).

Perkussion der Brust- und Lendenwirbelsäule in den Zwischenwirbelräumen mittels eines Perkussionshammers
Beginn der Perkussion mit dem Zwischenraum des 7. Hals- und 1. Brustwirbels.
Es können Schmerzen im Wirbelkörper und in den Zwischenräumen ausgelöst werden.
Diffuser Schmerz kann ein Hinweis auf Osteoporose oder Knochentumoren sein, lokaler Schmerz ist Zeichen für einen Bandscheibenvorfall.

Neutral-Null-Methode

Methode zur Messung aller Gelenkbewegungen von einer einheitlich definierten Ausgangsstellung.
Als Nullstellung ist der aufrechte Stand mit geschlossenen Füßen und angelegten Handflächen, die Daumen nach vorne, definiert. Von dieser Stellung aus werden alle Bewegungsumfänge gemessen.
Beispiel:
Bei den Handgelenken ist aus der gestreckten Stellung = 0° eine 80°-Beugung handflächenwärts und eine 70°-Streckung handrückenwärts möglich. Der Gesamtumfang der Bewegungen beträgt 150°. Bei der Protokollierung wird zuerst der Umfang der vom Körper wegführenden Bewegung, bei Durchwanderung der Nullgradstellung die 0 und schließlich der Umfang der zum Körper hinführenden Bewegung aufgeschrieben: 70° - 0° - 80°.

5.2 Knochenkrankheiten

Definition Kalzium und Phosphat sind für den Knochenaufbau von großer Bedeutung.
Milch und Milchprodukte stellen den Hauptanteil der Kalziumversorgung dar. Verminderte Kalziumzufuhr in Kindheit und Jugend bis zum 24. Lebensjahr führt zu verminderter Knochendichte.
Phosphat ist in fast allen Nahrungsmitteln, besonders in Fleischprodukten enthalten.
Übermäßige Phosphatzufuhr begünstigt im Alter die Entstehung einer Osteoporose.
Parathormon und Vitamin D erhöhen den Kalziumspiegel im Blutplasma, Calcitonin senkt den Blutkalziumspiegel.

5.2.1 Osteoporose

Definition Pathologischer, mit Frakturen einhergehender Knochenschwund, wobei der Knochenabbau dem Knochenaufbau überwiegt.
Zum Krankheitsbild gehört bereits eine Spontanfraktur.

Häufigste Knochenerkrankung im höheren Lebensalter, vor allem Frauen sind betroffen.

Ursache

Primäre Osteoporose (häufigste Form):

Typ I-Osteoporose (postmenopausale Osteoporose):
Östrogenmangel
Alter: 50–60 Jahre, Frauen 6mal so häufig betroffen wie Männer
Frakturen hauptsächlich an Spongiosa der Wirbelkörper

Typ II-Osteoporose (Altersosteoporose):
Alterungsprozeß
Bewegungsmangel
Mangel an Kalzium und/oder Vitamin D
Alter: über 70 Jahre, Frauen doppelt so oft betroffen wie Männer
hauptsächlich Oberschenkelhalsbrüche

selten: Osteoporose unbekannter Ursache bei jungen Menschen

Sekundäre Osteoporose (bei ursächlichem Grundleiden):

hormonelle Störungen wie:
Kortisolüberproduktion (Hyperkortisolismus), Unterfunktion der Geschlechtsdrüsen (Hypogonadismus), Schilddrüsenüberfunktion (Hyperthyreose)

Diabetes mellitus

Malabsorptionssyndrom und Kalziummangel

Nierenfunktionsstörungen

Bettlägerigkeit (Immobilisation)

medikamentöse Behandlung mit Glukokortikoiden

familiäre Disposition

Erkrankungen, die mit Osteoporose einhergehen wie zum Beispiel Rheumatoide Arthritis.

Entstehung

Die Osteoporose entsteht durch einen Verlust an Knochenmasse. Es besteht ein Ungleichgewicht zwischen dem Knochenan- und -abbau. Es gibt verschiedene Formen der Störung des zellulären Knochenumbaus. Die häufigste Form ist diejenige, bei der der Knochenabbau durch die Osteoklasten normal ist, die Knochenneubildung durch die Osteoblasten jedoch reduziert ist.

Durch den Schwund der Skelettsubstanz ist die Bruchgrenze bereits bei geringer Belastung erreicht. Durch die Knochenbrüchigkeit kommt es zu Frakturen ohne adäquate Verletzungen.

Symptome und Verlauf

Rückenschmerzen, Knochenschmerzen durch Einblutungen unter die Knochenhaut

krankhaft gesteigerte Frakturbereitschaft, Knochenbrüche bereits ohne erkennbare Ursache (= Spontanfrakturen)

bei seniler Osteoporose (Typ II):
Frakturen besonders des Oberschenkelhals- und Unterarmknochens

bei postmenopausaler Osteoporose (Typ I):
Wirbelkörperdeformierungen und Wirbelkörpereinbrüche
Abnahme der Körpergröße und Kleinerwerden durch die Wirbelfrakturen
Rundrücken und Vorwölbung des Bauchs

Ausbildung eines Buckels
tannenbaumartige (= schräg abwärts ziehende) Hautfalten am Rücken
Keilwirbelbildung
kleinschrittiger und vorsichtiger Gang, um Erschütterungen der Wirbelsäule zu vermeiden
vermehrte Ermüdbarkeit bei längerem Stehen und Gehen durch die gestörte Wirbelsäulenstatik.

Komplikationen Entstehung von Thrombosen, Embolien und Lungenentzündung bei frakturbedingter, längerdauernder Immobilisation und Operationen.

Differentialdiagnose
- ▷ Rückenschmerzen bei Morbus Paget
- ▷ Tumoren (Plasmozytom, Knochenmetastasen)
- ▷ Primärer Hyperparathyreoidismus
- ▷ Osteomalazie
- ▷ Krankheiten des rheumatischen Formenkreises.

Behandlung des Grundleidens bei sekundärer Osteoporose

Konservativ:
kalziumreiche Diät
Steigerung der körperlichen Aktivität
Meiden eines hohen Nikotin- und Alkoholkonsums
physikalische Therapie zur Schmerzbehandlung mit lokaler Kälteanwendung bei akuten Schmerzen und Wärmeanwendung bei chronischen Schmerzen, Krankengymnastik
Atem- und Wassergymnastik
Elektrotherapie
Massagen.

Medikamentös:
Kalziumzufuhr
Substitution eines Vitamin D-Mangels
Hemmung des Knochenabbaus durch Calcitonin und Östrogene
Stimulation der Knochenneubildung durch Fluorpräparate.

▶ **Naturheilkundlich:**
biomolekulare Zelltherapie
Phytotherapie
Homöopathie
Bewegungstherapie
Neuraltherapie.

Ziel ist die Verhinderung eines weiteren Verlusts an Knochenmasse durch Hemmung der Osteoklasten, Stimulation der Osteoblasten und somit die Vermehrung der Knochenmasse.

5.2.2 Osteomalazie und Rachitis

Definition Rachitis ist eine gestörte Mineralisation der Grundsubstanz des wachsenden Knochens und Veränderungen der Epiphysen. Sie kommt nur beim Kind bis zum Eintritt der Pubertät vor.

Osteomalazie ist ein mangelhafter Einbau von Mineralstoffen in das Knochengerüst.

Ursache — Vitamin D-Mangel
(80% des Vitamin D werden in der Haut gebildet, nur 20% werden aus der Nahrung, zum Beispiel Milch, Eier, Butter, aufgenommen und aus dem Dünndarm absorbiert):

bei Malassimilationssyndrom

mangelhafte orale Zufuhr im hohen Alter
bei Unterernährung oder rein vegetarischer Ernährung

ungenügende Bildung von Vitamin D in der Haut bei mangelnder UV-Bestrahlung (Sonnenlicht)

Störungen des Vitamin D-Stoffwechsels bei:
Lebererkrankungen wie zum Beispiel Leberzirrhose
Nierenerkrankungen wie chronische Niereninsuffizienz

Phosphatverlust in der Niere und Tubulusdefekt:
angeboren
idiopathisch
erworben durch Tumore, bestimmte Medikamente oder Intoxikationen.

Symptome und Verlauf — diffuse, generalisierte Skelettschmerzen
weiche biegsame Knochen durch die Untermineralisierung mit Knochenverbiegungen (O-Beine)
Gehstörungen, Watschelgang durch Muskelschwäche
Druck- und Biegeschmerz der Knochen

Rachitis-Rosenkranz:
Schwellung der Rippen an der Knorpel-Knochen-Grenze

Knochen- und Wirbeldeformierungen (Fischwirbelbildung)

Symptome des ursächlichen Grundleidens (Malabsorptionssyndrom, chronische Niereninsuffizienz)

Labor — Kalzium und Vitamin D im Blutserum erniedrigt, Phosphat und alkalische Phosphatase erhöht.

Komplikationen — durch längerdauernde Immobilisierung
durch Knochenverbiegungen.

Differentialdiagnose
- ▷ Erkrankungen des rheumatischen Formenkreises
- ▷ Muskelerkrankungen
- ▷ Osteoporose
- ▷ Knochenmetastasen
- ▷ primärer Hyperparathyreoidismus.

Behandlung — **Medikamentös:**
Substitution von Vitamin D, Beschwerdefreihet oft schon nach wenigen Wochen

Behandlung der Grundkrankheit bei Vitamin D-Stoffwechselstörungen
ständige Kontrolle des Blutkalziumspiegels, (Gefahr einer bedrohlichen Hyperkalzämie)

Phosphatbehandlung bei den renalen tubulären Osteomalazien.

▶ **Naturheilkundlich:**
adjuvant:
Bewegungstherapie.

5.2.3 Osteodystrophia (Ostitis)deformans

Definition Synonym = Morbus Paget
Knochenerkrankung des höheren Lebensalters, die einen oder mehrere Knochen betreffen kann.
Es besteht ein gesteigerter Knochenumbau mit unkoordinierter nicht den Erfordernissen des Organismus angepaßter Knochenneubildung. Die Folge sind deformierte, unstabile Knochen und Frakturen.

Ursache unbekannt
evtl. Virusinfektion.

Entstehung In der Frühphase erfolgt eine unkontrollierte Stimulation der Osteoklasten mit Knochenabbau, in der Spätphase erfolgt ein überschießender ungeordneter Knochenanbau. Daraus resultieren aufgetriebene, verdickte, unstabile Knochen, evtl. mit Umfangsvermehrung, Verkrümmungen und Verformungen/Deformierungen.

Am häufigsten betroffen ist das Becken, danach folgen Oberschenkel, Schienbein, Schädel, Lendenwirbel.

Symptome und Verlauf Ein Teil der Patienten ist beschwerdefrei, Entdeckung der Erkrankung als Zufallsbefund

brennende oder stechende Schmerzen in den erkrankten Knochen, erhöhte Hauttemperatur über dem befallenen Knochenareal
Deformierungen, Gelenkbeteiligung
Verbiegung und Verkürzung der Beine
Zunahme des Kopfumfanges

Labor Alkalische Phosphatase erhöht.

Komplikationen Knochenbrüche
Arthrosen der angrenzenden Gelenke
erhöhte Kalziumausscheidung im Urin (Hyperkalziurie) und Nierensteinbildung
Volumenbelastung des Herzens durch vermehrte Knochendurchblutung.

Differentialdiagnose
▷ Knochentumore und -metastasen
▷ Knochenmarkentzündung (= Osteomyelitis)
▷ Hyperparathyreoidismus.

Behandlung Symptomatisch

Medikamentös:
Hemmung der krankhaft gesteigerten Osteoklastenaktivität durch:
Normalisierung des Mineralstoffhaushaltes (Vitamin D)
Calcitonin (gebildet in den C-Zellen der Schilddrüse, hemmt die Osteoklastenaktivität)
Biphosphonate
Schmerzmittel.

Orthopädisch/chirurgisch:
Behandlung von Knochenbrüchen und Knochenfehlstellungen.

▶ **Naturheilkundlich:**
Neuraltherapie
adjuvant:
Bewegungstherapie.

5.2.4 Morbus Scheuermann (Osteochondrosis deformans juvenilis)

Definition Schädigung der jugendlichen Wirbelsäule mit Wachstumsstörungen an der Wirbelkörper-Bandscheiben-Grenze
Erkrankung auch im späteren Lebensalter möglich.

Ursache erbliche, konstitutionelle und hormonelle Veränderungen.

Symptome und Verlauf Keilform der Wirbelkörper
Verformung der Wirbeldeckplatten/Wirbelsäule
flacher Rundrücken
rasche Ermüdbarkeit von Rücken und Wirbelsäule
Rückenschmerzen

häufig Stillstand im 18. Lebensjahr

Neigung zu **Bandscheibenvorfall** (= Prolaps):
Heraustreten des degenerierten (zellulär entarteten) Faserknorpels der Zwischenwirbelscheibe über die Wirbelkörperränder hinaus
▷ Komprimierung der Nerven
▷ heftigste Schmerzen

weitere sensible und motorische Ausfallerscheinungen bei L4/5 und S1: **Ischiassyndrom**.

Behandlung **Konservativ:**
vegetarische Ernährung als mögliche Allgemeinmaßnahmen.
Vermindern oder Meiden der Aufnahme von Purinen kann den Autoimmunprozeß aufhalten.

▶ **Naturheilkundlich:**
Gabe von Kalzium, Magnesium, Phosphat
Neuraltherapie
Chiropraktik nach Wärmeanwendung
Bewegungstherapie.

5.2.5 Periostitis

Definition Knochenhautentzündung, wobei alle Knochen betroffen sind.

Ursache Entzündung durch:

äußere (exogene) Einflüsse:
Bruch, Viren, Verschmutzung

innere (endogene) Einflüsse:
hämatogen gestreute Erreger u. a.

häufig Folgeerkrankung.

Symptome und Verlauf Druck- und Bewegungsschmerz
Dauerschmerz.

Behandlung Kausal, **Klinik**

CAVE:
wenn die Erkrankung durch Tuberkulose verursacht ist: **Behandlungsverbot für Heilpraktiker** und **Meldepflicht** gemäß §§ 30 I, 3 II BSeuchG.

5.2.6 Achondroplasie (Chondrodystrophie)

Definition Knochenmangelernährung
erblich bedingte Wachstumsstörung der langen Röhrenknochen mit völligem Fehlen der Epiphysenfuge.

Ursache Erbkrankheit.

Symptome und Verlauf Minderwuchs
„Dreizackhand", d. h. Spreizung zwischen 3. und 4. Finger
Sitzriesen: Oberkörper normal, Beine kurz, „Dackeltyp"
Fehlbildung der Augen mit Schielen
Fehlbildung des Herzens
geistige Entwicklung normal bis überdurchschnittlich.

Behandlung keine Kausaltherapie bekannt

Medikamentös:
Somatotrope Wachstumshormone.

5.2.7 Knochentumore

Definition Etwa 1% aller bösartigen Geschwülste sind maligne primäre Knochentumore
der häufigste Knochentumor ist das **Osteosarkom**.

Ursache unbekannt.

Symptome und Verlauf lokalisierte Schmerzen, Schwellung und Funktionseinbuße
Metastasierung in Brustdrüse, Prostata, Schilddrüse, Niere, Lunge, Dickdarm, Magen.

Differentialdiagnose
- ▷ vereinzelte Knochenzyste
- ▷ weitere tumorähnliche Knochenveränderungen.

Behandlung **Klinik!**

▶ **Naturheilkundlich:**
begleitende Therapie
reine Rohkosternährung, Säfte
adjuvant:
Thymus- und Mistelpräparate, begleitende Lebertherapie
Vitamin C, Vitamin E, Beta-Carotin
Selen, Zink, Molybdän, Magnesium
organotrope Medikamente
Stärkung des Immunsystems, Entgiftungstherapie
psychische und ganzheitliche Betreuung mit Autogenem Training, Hypnose, Sport, Bewegung, Kneippsche Anwendungen
der Patient sollte „sich alles gönnen, was Freude bringt und Spaß macht".

5.3 Erkrankungen des rheumatischen Formenkreises

Definition Beschwerden des Bewegungsapparates (Wirbelsäule, Gelenke, Muskulatur), die nicht durch Verletzungen oder Gewalteinwirkung verursacht werden, werden vom Laien als Rheuma bezeichnet.

Die Rheumatologie wird grob eingeteilt in **degenerative** Gelenkerkrankungen (Arthrosen), die durch Knorpelabbau entstehen und in den **entzündlichen** Rheumatismus (Arthritiden), der neben dem rheumatischen Fieber und der rheumatoiden Arthritis u. a. auch, aufgrund einiger gemeinsamer Symptome, die Kollagenosen, Vaskulitiden und die Spondarthritiden umfaßt.

Die Arthritiden sind entzündliche Erkrankungen des gesamten Organismus mit meist unbekannter Ursache. Familiäre Veranlagung und Autoimmunfaktoren spielen eine Rolle.

Bei der Autoimmunisierung werden sog. Autoantikörper und spezifisch sensibilisierte Lymphozyten gegen körpereigene antigene Substanzen gebildet. Der Grund hierfür liegt in einer Störung der Erkennungs- und Kontrollmechanismen des Immunsystems, wobei das Immunsystem nicht mehr zwischen körpereigenen und körperfremden Substanzen unterscheiden kann.

Leitsymptome sind Schmerzen, Funktionseinschränkungen, Rötung und Überwärmung der betroffenen Gelenke sowie Fieber, Müdigkeit, Leistungsminderung, Schwäche und Gewichtsabnahme.

5.3.1 Chronische Polyarthritis

Definition

Synonym: Rheumatoide Arthritis
Chronisch entzündliche Erkrankung des gesamten Organismus (= Systemerkrankung) mit vorwiegendem Befall von Hand- und Fingergelenken. Die Erkrankung führt durch Entzündung der Innenschicht der Gelenkkapsel (= Synovialitis) zur Entzündung des gesamten Gelenkes (= Arthritis), Schleimbeutelentzündung (= Bursitis) und Sehnenscheidenentzündung (= Tendovaginitis). Die Krankheit verläuft fortschreitend und in Schüben und kann zur Zerstörung des Gelenkes und zur Invalidität führen.

Häufigkeitsgipfel im 4. Lebensjahrzehnt

Frauen sind 4–5mal so häufig betroffen wie Männer.

Ursache

unbekannt
psychische Faktoren werden diskutiert

Entstehung

Die Gelenkschleimhaut (= Synovialis) wird von T-Lymphozyten, B-Lymphozyten und Plasmazellen „befallen", die Antikörper gegen das eigene Immunglobulin IgG produzieren. Diese Autoantikörper werden als „Rheumafaktor" bezeichnet.

Es kommt zur Verdickung der Gelenkschleimhaut (= Pannusbildung) und Überwucherung des Knorpels. Durch die Freisetzung von Entzündungsmediatoren und aggressiven Enzymen kann es zur Zerstörung der Gelenkknorpel und angrenzender Knochen kommen.

Die systemische Ausbreitung der rheumatoiden Arthritis erfolgt durch im Blut zirkulierende Immunkomplexe und deren Ablagerung im Gewebe.

Symptome und Verlauf

Schleichender Beginn

Allgemeinsymptome wie Abgeschlagenheit, Leistungsminderung, Appetitlosigkeit, Schweißneigung der Handinnenflächen schmerzhafte Steife der Finger am Morgen (Morgensteifigkeit) und Durchblutungsstörungen

Polyarthritis (= Entzündung vieler Gelenke), Sehnenscheidenentzündung, Schleimbeutelentzündung

symmetrischer Befall der Gelenke mit Gelenkschmerzen
Beginn meist an den Fingergelenken
Bewegungsschmerz und Schwellung der Fingergrund- und -mittelgelenke, Mittelhand- und Handgelenke
schmerzhafter Händedruck
Befall der Zehengrund- und Sprunggelenke
später Einbeziehung der mittleren und großen Gelenke
zunehmende Funktionseinbußen

im Spätstadium Gelenkdeformationen wie
ulnare Deviation (= Abweichung der Finger zur Ellenseite hin)
„Knopflochdeformität" (= Beugung im Fingermittelgelenk bei Überstreckung im Fingerendgelenk
„Schwanenhalsdeformität" (= Beugung des Fingergrundgelenks, Überstreckung des Fingermittelgelenks und Beugung des Fingerendgelenks)
Hallux valgus, Hammerzehen (= Abknickung der Großzehe im Großzehengrundgelenk zur Kleinzehenseite hin)
Krallenzehen, behinderte Abrollfunktion des Fußes und eingeschränkte Gehfähigkeit

Karpaltunnelsyndrom:
Der Nervus medianus kann durch die Schwellung der Gelenkschleimhaut komprimiert werden, was zu Mißempfindungen, Kribbeln und Ameisenlaufen an Daumen, Zeige- und Mittelfinger führt

Baker-Zyste (= Anschwellung der Schleimbeutel) im Bereich der Kniekehle

Rheumaknoten:
bis zu hühnereigroße, derbe, verschiebliche, schmerzlose Knoten
Lokalisation an Sehnen und unter der Haut, besonders an den Stellen vermehrten mechanischen Drucks und Streckseiten der Gelenke

Labor

Unspezifische Entzündungszeichen:
BSG und C-reaktives Protein erhöht
Rheumafaktoren im Blutserum (Nachweis in 70–80% der Fälle).

Komplikationen

Nebenwirkungen der antirheumatischen Therapie!

Funktionsverlust und Versteifung der Gelenke, knöcherner Durchbau (Ankylose) der Gelenke
Invalidisierung

Weitere Manifestation, außer den Gelenken, und Organbeteiligung (selten):
Herz: Endo-, Myo-, Perikarditis
Lunge: Pleuritis
Augen: Bindehautentzündung
Gefäße: Gefäßentzündung (Vaskulitis)
Blutbildung: sekundäre Anämie als Zeichen hoher Aktivität des rheumatischen Prozesses, Verminderung der Leukozyten (= Leukopenie), Vermehrung der Thrombozyten (= Thrombozytose)

Lymphknotenentzündung
Leber, Milz: Organreaktionen
Magen, Darm: Blutungen, Geschwüre
Niere: Ablagerung von Immunkomplexen.

Differentialdiagnose

- ▷ Progressive systemische Sklerose
- ▷ Panarteriitis nodosa
- ▷ Morbus Bechterew (bevorzugt Männer betroffen, Beweglichkeit der Wirbelsäule eingeschränkt)
- ▷ Rheumatisches Fieber
- ▷ Lyme-Arthritis (vorausgegangener Zeckenbiß, Erythema migrans, Nachweis von Borrelia burgdorferi)
- ▷ Infektiöse eitrige Arthritis
- ▷ Gonokokken- bzw. Meningokokkensepsis
- ▷ Gelenkerkrankungen bei viralen Erkrankungen wie zum Beispiel Röteln, Hepatitis B
- ▷ Tumorleiden
- ▷ Arzneimittelallergische Zustände mit Gelenkbeteiligung
- ▷ Harnsäuregicht (Arthritis urica, bevorzugt am Großzehengrundgelenk, erhöhte Harnsäure)
- ▷ Arthrose im entzündlichen Schub.

Behandlung bislang keine Kausaltherapie verfügbar!

Konservativ/physikalisch:
Ziel ist die rasche Wiederherstellung der Bewegungsfähigkeit des Patienten, da es sonst zu Schrumpfungen der Gelenkkapsel und Muskelschwäche kommen kann
im akuten Stadium Kälteanwendung
nach Abklingen der akuten Erscheinungen Wärmeanwendung
Elektrotherapie, Bewegung, Krankengymnastik, Bäder

Ernährungsumstellung mit Salat und Rohkost vor den Mahlzeiten.

Medikamentös:
Antirheumatika, Steroide
Orthopädische Maßnahmen wie Schuheinlagen, Schienen u. a.

Chirurgisch:
bei Nichtansprechen auf die medikamentöse Therapie, Gelenkversteifungen, Gelenkersatz.

▶ **Naturheilkundlich:**
Akupunktur
Enzymtherapie
Bach-Blütentherapie
Eigenblut mit homöopathischen oder pflanzlichen Zusätzen
Neuraltherapie: Quaddelung über dem Gelenk, Störfeld
biomolekulare Zelltherapie
Phytotherapie
Homöopathie.

5.3.2 Rheumatisches Fieber

Definition Entzündlich rheumatische Erkrankung des gesamten Organismus, die sich an Herz, Gelenken, Zentralnervensystem (ZNS), Haut und Subkutangewebe manifestieren kann. Die Allgemeinerkrankung ist eine immunologische Reaktion auf eine Infektion, meist im Bereich des Nasen-Rachen-Raumes, mit betahämolysierenden Streptokokken der Gruppe A.

Es treten vor allem 3 Krankheitsbilder auf:
rheumatische Herzentzündung (Karditis), vor allem Entzündung des Endokards (Endokarditis)
akute Polyarthritis
Chorea minor Sydenham (= regellose unwillkürlich ablaufende Bewegungen).

Ursache Infektion mit betahämolysierende Streptokokken der Gruppe A.

Das rheumatische Fieber ist nicht direkt infektionsbedingt, sondern Zweitkrankheit (Folgekrankheit) nach einer Infektion mit betahämolysierenden Streptokokken der Gruppe A, wie zum Beispiel Mandelentzündung (= Angina tonsillaris), Rachenentzündung (= Pharyngitis), Scharlach, Erysipel u. a.

Eine andere Zweitkrankheit nach Infektion mit betahämolysierenden Streptokokken der Gruppe A ist die akute Glomerulonephritis. Das gleichzeitige Auftreten von rheumatischem Fieber und Glomerulonephritis ist sehr selten.

Entstehung 1–3 Wochen nach Infektion des oberen Respirationstraktes mit betahämolysierenden Streptokokken der Gruppe A entwickelt sich auf dem Boden einer „überschießenden" immunologischen Reaktionsbereitschaft bei 2–3% der Patienten ein rheumatisches Fieber.

Es besteht eine Kreuzreaktivität zwischen den betahämolysierenden Streptokokken der Gruppe A und bestimmten körpereigenen Substanzen, die ähnliche Identifizierungsmerkmale aufweisen. Es werden daher nicht nur Antikörper gegen die körperfremden Antigene, hier betahämolysierende Streptokokken der Gruppe A, gebildet, sondern auch Antikörper gegen körpereigene Substanzen, die ähnlich aussehen, wie hier gegen bestimmte Proteine des Herzmuskels oder gegen Substanzen des zentralen Nervensystems.

Es entstehen Immunkomplexe (Antigen-Antikörper-Komplexe), die Kapillarschädigungen im Bereich des Myokards (Herzmuskel) und der Herzklappen (Endokard) hervorrufen können.

Symptome und Verlauf Ursächlicher Streptokokkeninfekt, wie zum Beispiel

Rachen- oder Mandelentzündung mit „Halsschmerzen", Scharlach.

Nach einer Latenzphase von 1–3 Wochen nach der Erstinfektion tritt die Symptomatik des rheumatischen Fiebers, der Zweiterkrankung, in Erscheinung:

Allgemeinerscheinungen wie Fieber, Kopfschmerzen, Schwitzen

akute „wandernde" Polyarthritis mit symmetrischem Gelenkbefall, die von Gelenk zu Gelenk springt und die großen Gelenke bevorzugt
überwärmte, gerötete, geschwollene, stark schmerzhafte Gelenke

Hauterscheinungen:
nicht juckende, rosarote Flecken am Stamm, besonders um den Nabel (= Erythema anulare rheumaticum)

subkutane (unter der Haut lokalisierte), verschiebliche Rheumaknötchen

Befall des gesamtem Herzens mit Entzündung des Endo-, Myo- und Perikards, (= Pankarditis), wobei der Verlauf der Endokarditis mit Beteiligung der Herzklappen die Prognose bestimmt (Klappenfehler!):
herzspezifische Symptome können fehlen oder uncharakteristisch in Erscheinung treten
Perikarditis mit Perikardreiben, Ergußbildung und Schmerzen
Myokarditis mit Rhythmus- oder Überleitungsstörungen, Extrasystolen
Endokarditis mit narbiger Ausheilung und dadurch bedingten nachfolgenden Herzklappenfehlern (nach 1–3 Jahren)
Ablagerungen von Immunglobulinen und Komplementfaktoren
Klappenbefall: Mitralklappe (80%) und Aortenklappe (20%)

Chorea minor (Sydenham) als Spätmanifestation mit unkontrollierten Bewegungen der Hände und kindlicher Ungeschicklichkeit, Grimassieren

Labor

BSG und C-reaktives Protein als unspezifische Entzündungszeichen erhöht

Leukozytose

Nachweis von Antikörpern, die gegen Streptokokkenantigene gerichtet sind (erhöhter Antistreptolysintiter).

Komplikationen

Kardiale Folgestörungen

destruktive, deformierende Gelenkveränderungen.

Differentialdiagnose

▷ siehe chronische Polyarthritis.

Behandlung

Konservativ:

Bettruhe für die ersten drei Wochen und vorsichtige Remobilisierung.

Medikamentös:
Antibiotika (Penicillin) zur Beseitigung des Streptokokkeninfekts
Antirheumatika bei Polyarthritis, Karditis.

5.3.3 Morbus Bechterew

Definition

Synonym: ankylosierende Spondylarthritis, Spondylitis ankylopoetica

Chronisch destruierende Entzündung der Wirbelsäule mit darauffolgenden Funktionseinbußen bis hin zur völligen Verknöcherung der befallenen Gelenke.

Hauptsächlich Männer sind betroffen (Verhältnis Männer : Frauen = 4 : 1)
meist zwischen 20. und 40. Lebensjahr.

Ursache

Auslösung des chronisch entzündlichen Prozesses ist unbekannt
genetische Disposition, familiäre Häufung.

Symptome und Verlauf

Allgemeine Schwäche mit Morgensteifigkeit, Rückenschmerzen

Entzündung der Kreuz-Darmbeingelenke (Sakroiliitis) mit Kreuz- und Gesäßschmerzen, die besonders nachts und morgens auftreten (Störung der Nachtruhe)

Schmerzlinderung bei Bewegung des Achsenskeletts

häufig Ausstrahlung der tiefsitzenden und bohrenden Schmerzen in den Oberschenkel

Klopf- und Verschiebeschmerz der Iliosakralgelenke (Kreuz-Darmbeingelenke)

Fersenschmerzen, Brustkorbschmerzen

Spondylitis (= Wirbelentzündung) mit Schmerzen der Wirbelsäule im Brust- und Lendenwirbelbereich

evtl. Gelenkentzündung, atemabhängiger Brustschmerz
schmerzhafte Sehnenentzündung (Achillessehne)

zunehmende Bewegungseinschränkung und Funktionseinbußen der Wirbelsäule, dokumentierbar durch:
Finger-Fußboden-Abstand, Hinterkopf-Wand-Abstand und Kinn-Brustbein-Abstand (normal jeweils 0)

Schober-Maß:
Am stehenden Patienten werden vom Dornfortsatz des 5. Lendenwirbelkörpers 10 cm in Richtung Kopf (= nach kranial) gemessen und der Punkt markiert. Der Patient beugt nun den Oberkörper nach unten, wobei sich die Distanz bei normaler Beweglichkeit der Lendenwirbelsäule um mindestens 4 cm vergrößern muß.

Ott-Maß:
Am stehenden Patienten werden vom Dornfortsatz des 7. Halswirbelkörpers 30 cm nach unten (= nach kaudal) gemessen und der Punkt markiert. Der Patient beugt nun den Oberkörper nach unten, wobei sich bei normaler Beweglichkeit der Brustwirbelsäule die Distanz um mindestens 3 cm vergrößern muß.

Im Endstadium weitgehend versteifte Wirbelsäule mit ausgeprägtem „Buckel" (Kyphose) im Brustbereich und aufgehobener Verbiegung der Wirbelsäule nach vorne (Lordose) im Lendenwirbelbereich, zunehmende Bruststarre mit Beeinträchtigung der Atemfunktion

Labor

Unspezifische Entzündungszeichen wie BSG und C-reaktives Protein erhöht.

Komplikationen

Rückenmarkkompressionssyndrome

Organbefall:
Regenbogenhautentzündung (Iritis)
Beteiligung der Harnröhre mit Prostatitis
Herzbeteiligung
Lungenmanifestation.

Differentialdiagnose

- ▷ Morbus Scheuermann
- ▷ Ischialgien, mechanisch bedingte Lumbalgien
- ▷ Infektiöse oder tumorbedingte Wirbelsäulenbeschwerden
- ▷ Arthritis
- ▷ Beginn einer chronischen Polyarthritis.

Behandlung

keine Kausaltherapie bekannt

Konservativ:
Physikalische Therapie wie Bäder
Haltungs- und Bewegungsübungen (Bechterew-Gymnastik), Atemgymnastik
Thermo-, Hydro-, Elektrotherapie
nächtliche Flachlagerung, möglichst in Bauchlage.

Medikamentös:
kurzfristig Antirheumatika bei schweren entzündlichen Schüben.

Chirurgisch:
Eingriffe an der Wirbelsäule mit Aufrichtungsoperationen, Hüftgelenksersatz.

▶ **Naturheilkundlich:**
Neuraltherapeutische Sinusitisbehandlung als mögliche Ursache (nach Herget)
Eigenblut mit homöopathischen oder pflanzlichen Zusätzen
Phytotherapie.

5.3.4 Arthrose

Definition Synonym: Arthrosis deformans

Degenerative Gelenkerkrankung, die vorwiegend bei einem Mißverhältnis zwischen Beschaffenheit und Leistungsfähigkeit der einzelnen Gelenkanteile und -gewebe entsteht. Es besteht ein unphysiologischer Abbau von Gelenkknorpel, der zu Schmerzen und Bewegungseinschränkungen am betroffenen Gelenk führt.

Ursache Genetische Disposition, familiäre Belastung

auslösende Faktoren:
Übergewicht
Überbelastung
mechanische Fehlbeanspruchung
Trauma
Infektion
Entzündung
Blutung
metabolische Störungen
Ernährungsfaktoren
endokrine Störungen wie zum Beispiel Hyperparathyreoidismus und Akromegalie
hämatologische Erkrankungen
Erkrankungen des Nervensystems
fortschreitendes Alter.

Entstehung Aufgrund des Fehlens der Synovialflüssigkeit („Gelenkschmiere") verliert die Knorpeloberfläche ihre Glätte. Die Oberfläche wird rauher und unregelmäßiger. Es kommt zur Verschmälerung des Gelenkspalts, Zystenbildung an den Gelenkenden und schließlich zu Gelenkdeformationen.

Formen Fingerpolyarthrose
Gonarthrose (Knie)
Coxarthrose (Hüfte)
Spondylarthrose (Wirbelgelenk)
Omarthrose (Schulter).

Symptome und Verlauf Gelenkschmerz:

Anlaufschmerz (zum Beispiel Schmerzen im Hüftgelenk beim Aufstehen aus sitzender Haltung)
Bewegungsschmerz, der nachläßt

Anschwellung der Gelenke, Ergußbildung, Funktionseinschränkung zunächst weiche (zystische) Schwellung, die im weiteren Verlauf zunehmend hart wird (als Folge des nach Knorpelschwund einsetzenden kompensatorischen Knochenanbaus)

bei Fingerpolyarthrose Fehlstellung vor allem der Endglieder einzelner Finger

Lumbalgien
Ischiassyndrom
neurologische Ausfälle durch Nervenwurzelirritationen bzw. -kompressionen im Bereich der Wirbelsäule bei degenerativen Veränderungen der Bandscheiben, vor allem Bandscheibenprolaps.

Differentialdiagnose
- ▷ bei Fingerpolyarthrose: rheumatoide Arthritis
- ▷ bei Lumboischialgien: Morbus Bechterew.

Behandlung Derzeit keine Kausaltherapie bekannt

Konservativ:
nach Möglichkeit Ausschaltung der Risikofaktoren, wie zum Beispiel Gewichtsreduktion, Vermeidung ständiger Überbelastung einzelner Gelenke

Durchblutungsanregung (die Gelenkknorpel haben die schlechteste Blutversorgung):
Fango, Kurzwelle, Wärmebäder
Kräftigung der Muskulatur durch Krankengymnastik
Jede Gelenkbewegung regt die Absonderung von Synovialflüssigkeit an!

Medikamentös:
Antirheumatika.

Chirurgisch:
korrigierende Operationen, Abfräsung des abgeschabten Gelenkes, Gelenkersatz als letzte Möglichkeit.

▶ **Naturheilkundlich:**
Neuraltherapie
Eigenblut mit homöopathischen oder pflanzlichen Zusätzen
Akupunktur
Homöopathie
Phytotherapie
Organotrope Mittel: Injektion von aufgearbeiteter Knorpelsubstanz soll die eigene Bildung anregen
Gelantine, Meeresalgen *(Agar Agar)*
Kieselerde
begleitend: Anregung der Niere.

5.3.5 Systemischer Lupus erythematodes

Definition In Schüben verlaufende, chronische Systemerkrankung der Haut (hautzerstörende Erkrankung) und des Gefäßbindegewebes zahlreicher Organe mit Gefäßwandentzündung der kleinen Arterien und Arteriolen. Für die Entstehung der Gewebsläsionen spielen Immunmechanismen eine entscheidende Rolle.

Vor allem Frauen jüngeren Alters sind betroffen.

Ursache	unbekannt genetische Disposition Umweltfaktoren und eine Störung der Immunregulation spielen zusammen eine Rolle.
Entstehung	Auslösung einer Immunreaktion unbekannter Ursache (eventuell Virusinfektionen als auslösendes Moment), gegen das körpereigene DNS (= Desoxiribonukleinsäure, Träger der Erbanlagen). Dazu zählen auch gegen Gerinnungsfaktoren gerichtete Antikörper. Bildung von Immunkomplexen (Komplex aus Antigenen = das körpereigene DNS und Antikörpern = Autoantikörper gegen das körpereigene DNS) und Ablagerung dieser Immunkomplexe an den Gefäßwänden. Zu den auslösenden Faktoren werden auch starke Einstrahlungen von ultraviolettem Licht, Medikamente und Streßfaktoren gerechnet.
Symptome und Verlauf	Starke Schwankung im Krankheitsverlauf von Patient zu Patient möglich von milden, nicht behandlungsbedürftigen Formen bis hin zum plötzlich einsetzenden, innerhalb weniger Monate zum Tod führendem Verlauf Fieber, Schwäche, Müdigkeit, Gewichtsverlust Arthritis ohne Gelenkdeformierung Muskelschmerzen und -entzündung (Myositis) Hautveränderungen: schmetterlingsförmige entzündliche Hautrötung der Wangen (Schmetterlingserythem) leuchtend rote Papeln mit Schuppenbildung petechiale Blutungen als Folge einer Verminderung der Thrombozyten (= Thrombozytopenie) Lichtempfindlichkeit der Haut (Photosensibilität) Haarausfall Geschwürsbildungen im Mund Lymphdrüsenentzündung Anämie bei vermindertem Eisenspiegel
Labor	BSG, C-reaktives Protein erhöht verminderte Leuko- und Thrombozyten (Leukopenie, Thrombopenie) Nachweis von spezifischen Antikörpern.
Komplikationen	Organmanifestationen an Lunge: Pleuritis, Pneumonie Herz: Perikarditis, Myokarditis, Endokarditis Niere: Glomerulonephritis, Nephrotisches Syndrom und Entwicklung einer terminalen Niereninsuffizienz Neurologische Veränderungen: Depressionen, Psychosen, epileptische Anfälle, Hirninfarkte gefäßbedingte (vaskuläre) Komplikationen mit abdominellen Schmerzen, intestinalen Blutungen; Anorexie Übelkeit, Durchfall Infektanfälligkeit.

Differential-diagnose
- ▷ Chronische Polyarthritis
- ▷ Erkrankungen des Blutes
- ▷ entzündliche Gefäßerkrankungen (Vaskulitiden)
- ▷ Nierenerkrankungen
- ▷ neurologische Erkrankungen.

Behandlung

Konservativ:
Effektiver Lichtschutz
Vermeidung von Streßsituationen
Absetzen unnötiger, auslösender Medikamente wie orale Antikonzeptiva („Pille").

Medikamentös:
Antirheumatika
Kortikosteroide
Immunsuppressiva.

5.3.6 Systemische Sklerodermie

Definition

Synonym: progressive systemische Sklerose (= Organverhärtung)
Systemerkrankung des Bindegewebes mit Kollagenanhäufung und Vermehrung des Bindegewebes (= Fibrose) im Bereich der Haut, aber auch der Organe. Die Erkrankung führt zur Einengung und zum Verschluß der Gefäßlichtung (= obliterierende Angiopathie).

Bevorzugt betroffen sind Frauen im 3.–5. Lebensjahrzehnt.

Ursache

unbekannt.

Entstehung

Regulationsstörung der Zellen des Bindegewebes, die übermäßig Kollagen produzieren. Die Ansammlung und Ablagerung von Kollagen erfolgt in der Haut, im subkutanen Gewebe und in inneren Organen.

Symptome und Verlauf

Hautveränderungen mit:

ödematöser Verdickung der Haut
Verhärtung und Verdickung des Bindegewebes (Induration)
Rückbildung des Hautgewebes (Atrophie), Haut wird lederähnlich
vor allem Arme, Gesicht und Brustbereich sind davon betroffen

Raynaud-Symptomatik (= anfallsweises „Absterben" der Finger)
asymmetrischer Befall der Finger
straffe und gespannte Haut, dann Schrumpfung
Geschwürsbildung und Gewebsuntergang an den Fingerspitzen („Rattenbißnekrose" mit Zerstörung des Endglieds)

Mimische Gesichtsstarre, Fältelung des Mundes und Kleinerwerden der Mundöffnung („Tabakbeutelmund")

Verhärtung des Zungenbändchens
Bewegungsstörungen der Speiseröhre mit Schluckstörungen, Wandstarre und Weitstellung des unteren Speiseröhrenabschnitts

Beteiligung von Dünn- und Dickdarm mit Blähungen, Krämpfen, anfallsweise Durchfall und Verstopfung, evtl. Malabsorption mit erheblichem Gewichtsverlust
Lungenbefall (pulmonale Fibrose) mit trockenem Husten, mangelnder Lungenbelüftung (Ventilationsstörungen), Pneumonien

Herzbeteiligung mit Perikarditis

Nierenbeteiligung mit Niereninfarkten und renalem Bluthochdruck, Kopfschmerzen, Sehstörungen

Labor

BSG-Beschleunigung
Anämie und Vermehrung der γ-Globuline
Nachweis von Antikörpern gegen nukleäre Antigene.

Komplikationen

Linksherzversagen
Cor pulmonale.

Differentialdiagnose

▷ **Polymyositis, andere Kollagenosen**

▷ **Raynaud-Syndrom:**
Gefäßkrämpfe, die durch Kälteeinwirkung ausgelöst werden und zu Minderdurchblutung der Finger führen:
Symmetrisches Abblassen der Finger, gefolgt von Blaufärbung (Zyanose) und schmerzhafter Rötung
besonders Frauen sind betroffen.

Behandlung

Keine Kausaltherapie bekannt

Konservativ:
Kälteschutz, Aufenthalt in warmen Klimazonen, krankengymnastische Behandlung.

Medikamentös:
Salben, gefäßerweiternde Maßnahmen
Interferon, Calcitonin, Immunsuppressiva.

Regelmäßige klinische Kontrollen
Behandlung der Komplikationen.

5.4 Krankheiten der Muskulatur

Definition

Die verschiedenen Muskelkrankheiten können im wesentlichen in zwei Bereiche untergliedert werden, wobei die primären Myopathien auf Störungen im Nervensystem zurückzuführen sind. Die sekundären Myopathien haben als Leitsymptom meist Muskelschwäche, selten Muskelschmerzen. Daneben gibt es Myopathien mit psychogenem Ursprung.

5.4.1 Myalgie

Definition

Diffuser oder lokalisierter Muskelschmerz.

Ursache

Überbeanspruchung (Muskelkater, Haltungsschäden)
Infektionskrankheiten wie zum Beispiel Trichinose
Autoimmunkrankheiten wie Lupus erythematodes, Polymyositis, Rheumatismus
Stoffwechselkrankheiten
arterielle Verschlußkrankheiten
Traumen wie Zerrungen, Riß etc.
Erkrankungen des Nervensystems
Bindegewebserkrankungen
Psyche! (je generalisierter, desto wahrscheinlicher).

Entstehung **Muskelkater** ist eine schmerzhafte Muskelermüdung nach ungewohnter bzw. starker Beanspruchung der Muskulatur. Bei übermäßiger Beanspruchung reicht die normale aerobe Sauerstoffversorgung nicht mehr aus. Die anaerobe Energiegewinnung führt zur Ansammlung von Milchsäure im Muskelgewebe, wodurch Schwellung, Dehnung und Schmerzen entstehen.

Symptome und Verlauf Schmerzen ohne palpatorischen Befund.

Behandlung Kausal!

▶ **Naturheilkundlich:**
Neuraltherapie
Massagen, Wärmebehandlung
Reiztherapie durch Akupunktur, Akupressur;
Fußreflexzonenmassage
Laserbehandlung
Phytotherapie: Salbenanwendung
Homöopathie
Physiotherapie.

5.4.2 Myogelose

Definition Muskelhärte (Erstarrung)
wulstförmige Verhärtung der Muskulatur.

Ursache funktionelle und entzündliche Muskelerkrankung
Daueranspannung
Haltungsstörung.

Symptome und Verlauf Palpationsschmerz und dumpfer Spontanschmerz.

Behandlung **Konservativ:**
Wärmeanwendung
Massagen.

▶ **Naturheilkundlich:**
Chiropraktik
Nervenbehandlung mit Phytotherapeutika.

5.4.3 Polymyositis und Dermatomyositis

Definition **Polymyositis:**
Entzündliche Systemerkrankung der Skelettmuskulatur, vorwiegend der äußeren Gliedmaßen, des Hüftgürtels, des Nackens und des Rachens.

Dermatomyositis:
Polymyositis mit gleichzeitiger Hautbeteiligung.

Krankheitsbeginn meist ab dem 30. Lebensjahr
Frauen sind doppelt so häufig betroffen wie Männer.

Ursache unbekannt

evtl. Autoimmunerkrankung mit gestörten zellulären Mechanismen und zytotoxischen Reaktionen gegen Muskelzellen.

Symptome und Verlauf

schleichender Beginn, langsamer, aber progredienter Verlauf

allgemeines Krankheitsgefühl, Fieber

Myositis (Muskelentzündung) der Arm- und Beinmuskulatur mit Muskelschwäche, Muskelschmerzen

bei Dermatomyositis schmetterlingsförmiger lilafarbener Hautausschlag (Erythem) im Gesicht, Schwellung der Augenlider

Labor

unspezifische Entzündungsparameter erhöht: BSG, Leukozytose
Muskelenzyme (Kreatinkinase, CK) erhöht
Nachweis von Autoantikörpern.

Komplikationen

Befall von:
Augenmuskulatur
Speiseröhrenmuskulatur mit Schluckstörungen
Atemmuskulatur
Herzmuskulatur mit Herzmuskelentzündung, schnellem Puls, EKG-Veränderungen

Tumore im Spätstadium.

Differentialdiagnose

- ▷ Polymyalgia rheumatica:
  Schmerzen und Steifigkeitsgefühl im Schulter- und Beckengürtel, stark beschleunigte BSG
- ▷ Muskeldystrophien (erblich bedingter Muskelschwund)
- ▷ Myasthenia gravis:
  Doppelbilder, Ptosis (herabhängendes Augenoberlid), belastungsabhängige Muskelschwäche
- ▷ rheumatoide Arthritis
- ▷ Lupus erythematodes
- ▷ Sklerodermie
- ▷ Virusinfektionen
- ▷ Trichinose
- ▷ Toxoplasmose
- ▷ Sarkoidose
- ▷ Tumore.

Behandlung

Medikamentös:
Kortikosteroide.

▶ **Naturheilkundlich:**
Behandlung des Immunsystems mit Eigenbluttherapie
Anregung des Lymphsystems durch Ausleitung
Aufbau mit organspezifischen Mitteln.

5.4.4 Klassische Panarteriitis nodosa

Definition

Nekrotisierende Arterienentzündung der mittelgroßen und kleinen Arterien im Bereich der Waden- und Unterarmmuskulatur und in inneren Organen
Verquellung aller Wandschichten der Gefäße

Untergang (Nekrose) der mittleren Gefäßwandschicht (Media) und Wucherung der inneren Schicht (Intima)

seltene Erkrankung.

Ursache	unbekannt.
Symptome und Verlauf	Fieber, Gewichtsverlust, Nachtschweiß, Muskel- und Gelenkschmerzen Nierenentzündung, Glomerulonephritis, Niereninfarkt arterielle Minderdurchblutung und Verschlüsse Muskel- und Gelenkschmerzen kolikartige Bauchschmerzen, Erbrechen, Durchfälle Hautbeteiligung mit schmerzhaften, subkutanen Knötchen Nervenentzündungen mit Mißempfindungen, Lähmungen, Kopfschmerzen Augenbeteiligung
Labor	erhöhte BSG, Leukozytose Anämie.
Komplikationen	Bluthochdruck Nierenversagen Angina pectoris, Herzinfarkt Mesenterialinfarkt Nervenleiden (Hirnschlag, Epilepsie).
Differentialdiagnose	▷ Systemische Sklerodermie ▷ Gefäßentzündungen (= Vaskulitiden) anderer Ursache.
Behandlung	**Medikamentös:** Antirheumatika, Steroiden, Immunsuppressiva.

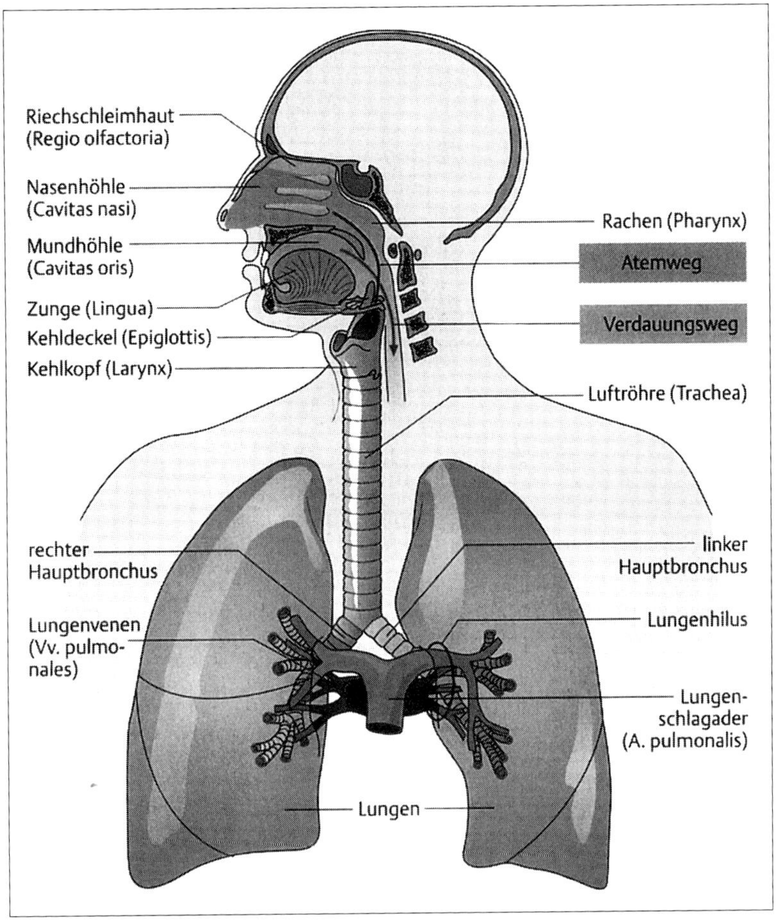

Abb. 6.1 **Übersicht über die Atmungsorgane.** Im Rachen kreuzen sich Atem- und Verdauungsweg (nach *Leonhardt*)

6 Krankheiten der Atemwege und der Lunge

6.1 Diagnostische Zusammenhänge

Symptome

Allgemeinsymptome:
Appetitlosigkeit
Fieber
Nachtschweiß
Gewichtsverlust
BSG-Beschleunigung
Leukozytose.

Spezifische Lungensymptome:

Husten:
Reflexmechanismus, der durch Reizung der Pleura oder anderen irritierenden Faktoren ausgelöst wird.
Formen:
unproduktiver Husten (trockener Reizhusten):
Husten ohne Auswurf
produktiver Husten:
Husten mit Auswurf als physiologische Notwendigkeit, die nicht unterdrückt werden sollte.
Hierbei werden Sekrete und Fremdstoffe über den Kehlkopf in den Mund-Rachenraum befördert.

Sputum (Auswurf):
grünliche Verfärbung des Sputums deutet auf bakterielle Infekte hin, blutiges Sputum gilt als Alarmzeichen (Tumor, Lungenembolie, Tbc).

Atemnot (Dyspnoe):
subjektive Atemnot mit erschwerter Atemtätigkeit als Mißverhältnis zwischen Anstrengung und Erfolg der Atmung.
Formen:
Ruhe-, Belastungsdyspnoe
Orthopnoe:
schwerste Atemnot, die nur durch Aufrechtsitzen und Einsetzen der Atemhilfsmuskulatur kompensiert werden kann.

Brustschmerzen:
Schmerzen sind Hinweise auf Beteiligung der Pleura (= Brustfell) bei stechendem, atemabhängigem Schmerz der Brustwand, des Mediastinum und in ihm liegender Organe, da das Leistungsgewebe der Lunge selbst nicht innerviert ist und somit bei krankhaften Prozessen keine Schmerzen verursacht.

Körperliche Untersuchung

Perkussion

Die „Finger-Finger"-Perkussion wird benutzt zur Beurteilung der unteren Lungengrenzen und deren Verschieblichkeit sowie zur Feststellung luftleerer oder luftarmer Bezirke in der Lunge. Durch das Beklopfen der Körperoberfläche entsteht der Perkussionsschall mit verschiedenen Schallqualitäten:

sonorer Klopfschall:
laut, anhaltend, tief bei normaler Lunge

hypersonorer Klopfschall:
ungewöhnlich laut, sehr lange anhaltend bei Lungenemphysem, im Asthmaanfall

Schenkelschall:
hoch, leise, dumpf bei Dämpfung über luftleerem Gewebe oder Flüssigkeit wie Pleuraschwarten, Pneumonien

tympanitischer Klopfschall:
paukenschlagähnlich, über großen Luftblasen, normal nur über dem Magen oder gasgefüllten Darmabschnitten, krankhaft über Lungenkavernen

Eindringtiefe des Perkussionsschalls beträgt nur 5 cm in den Brustraum, das gilt auch für die Auskultation mit dem Stethoskop.

Auskultation

Seitenvergleichendes Abhören des Atemgeräusches bei etwas gesteigerter Atemfrequenz:

Vesikuläres Atmen (Bläschenatmen):
leises, rauschendes Geräusch, das über der ganzen Lunge hörbar ist

Bronchialatmen:
physiologisch (normal) hörbar über der Luftröhre oder dem Kehlkopf, krankhaft (pathologisch) hörbar auch über dem Brustkorb, was auf verminderten Luftgehalt des Lungengewebes in diesen Bezirken und auf eine pulmonale Infiltration hinweist (Infiltration ist das Eindringen von Flüssigkeiten oder Zellen, wie zum Beispiel Tumorzellen, in das bindegewebige Zwischenzellgewebe)

Feuchte Rasselgeräusche:
entstehen, wenn leicht bewegliches Sekret durch den Luftstrom bewegt wird, wie bei chronischer Bronchitis, Pneumonie, Lungenödem

Trockene Rasselgeräusche:
Giemen, Pfeifen, Brummen, welche entstehen, wenn zähes Sekret in Bewegung versetzt wird, wie bei Asthma bronchiale und akuter/chronischer Bronchitis

Pleurareiben:
Lederknarren, nur an den unteren Lungenabschnitten hörbar bei Entzündung der Pleurablätter
die Reibegeräusche verschwinden bei Auftreten des Ergusses

zügige Durchführung der Untersuchung, da die Gefahr einer Hyperventilation besteht.

Stimmfremitus

Tastbare Vibrationen der Brusthöhle beim Sprechen mit tiefer Stimme, wobei der Patient mehrmals hintereinander mit gleicher Lautstärke die Zahl „99" spricht.

Verstärkter Stimmfremitus bei Lungenentzündung

abgeschwächter oder fehlender Stimmfremitus bei:
Pleuraerguß
Pleuraschwarte
Bronchusverlegung durch ein Karzinom
Pneumothorax.

Störungen der Atemfunktion

Ventilationsstörungen

Ventilation ist die Bewegung von Luft durch die Atemwege (Lungenbelüftung).

A. *Obstruktive Ventilationsstörungen*
(90% aller Lungenfunktionsstörungen)
Obstruktion = Verengung oder Verlegung der Atemwege.

a. *Obstruktion der oberen Atemwege von Mund/Nase bis Rachen (Larynx)*
Leitsymptom:
vor allem Behinderung bei der Einatmung (= inspiratorische Atembehinderung)
inspiratorischer Stridor = pfeifendes Geräusch bei der Einatmung
Ursache:
zurückgefallene Zunge
Glottisödem
Epiglottitis
Pseudokrupp
Aspiration (= Eindringen von Mageninhalt in die Atemwege während der Einatmung infolge fehlendem Kehldeckelverschluß) bei Bewußtlosigkeit, Kehlkopflähmung (Rekurrensparese)
Tumore.

b. *Obstruktion der unteren Atemwege von Rachen bis zu den kleinsten Bronchienverzweigungen*
Leitsymptom:
Behinderung der Ausatmung (= exspiratorische Atembehinderung) mit verlängerter Ausatemphase
Ursache:
Erkrankungen der Luftröhre
chronische Bronchitis
Asthma bronchiale
Lungenemphysem.

B. *Restriktive Ventilationsstörungen*
Verminderte Ausdehnungsfähigkeit des Lungengewebes und dadurch bedingte Abnahme des Lungenvolumens.

Ursache:
Lungenteilentfernung, Lungenfibrosen
Pleuraschwarte, Pleuraerguß
Zwerchfellhochstand, nervlich oder muskulär bedingte Störungen und Schwächen der Atemmuskulatur
Fettleibigkeit.

Obstruktive Ventilationsstörungen führen mit der Zeit zu einer Lungenüberblähung (Emphysem) und schon bald zu einer Herabsetzung des Sauerstoffgehaltes im arteriellen Blut (= Hypoxämie) und in den Körpergeweben (= Hypoxie) sowie zu einer Erhöhung des Kohlendioxidgehaltes (= Hyperkapnie).

Restriktive Störungen führen erst relativ spät zu Veränderungen der Blutgase.

Diffusionsstörungen

Diffusion ist der Gasaustausch zwischen Atemluft und dem Blut der Lungenkapillaren durch die Membran der Lungenalveolaren.

Ursachen:
Veränderung der Membran bei Lungenfibrosen
Schwund der Alveolen bei Lungenemphysem
Lungenembolien
Lungenödem.

Diffusionsstörungen führen nur zu einer Verminderung des Sauerstoffgehaltes im arteriellen Blut.

Perfusionsstörungen

Perfusion ist der Sauerstofftransport im Blut von den Lungenalveolaren zu den einzelnen Zellen.

Ursache:
Störungen der arteriellen Blutzufuhr zum Beispiel bei Lungenembolien
Beeinträchtigung der Lungenkapillaren
Störungen des venösen Abflusses zum Beispiel bei Linksherzinsuffizienz, Mitralstenose.

Lungenfunktionsdiagnostik und Atemgrößen

Die Lungenfunktionsdiagnostik umfaßt die Messungen von Ventilation, Diffusion, Perfusion und die Blutgasanalyse.

Vitalkapazität (= maximales Atemvolumen)

Die Summe aus Respirationsluft (normales Atemvolumen), inspiratorischem Reservevolumen und exspiratorischem Reservevolumen ist die Vitalkapazität oder das maximal mobilisierbare Lungenvolumen. Sie kann zwischen 3,5 und 6 Litern betragen. Sie wird gemessen bei langsamer Einatmung (Inspiration) nach vorausgegangener maximaler langsamer Ausatmung (Exspiration).

Verminderte Vitalkapazität bei:
restriktiven Ventilationsstörungen
obstruktiven Ventilationsstörungen infolge Zunahme der Restluft (Residualvolumen), die auch nach tiefster Ausatmung in der Lunge zurückbleibt.

Atemstoßtest nach Tiffenau (Einsekundenkapazität, FEV1)

= das Luftvolumen, das nach langsamer, tiefster Einatmung in der ersten Sekunde mit maximaler Anstrengung schnellstmöglich ausgeatmet wird.

Der Test gibt Auskunft über einen die Ausatmung behindernden Prozeß (Obstruktion) und über eine Schwäche der Atemmuskulatur.

Blutgasanalyse

Um die beiden wesentlichen Aufgaben der Lunge, nämlich die Sauerstoffanreicherung des Blutes durch Aufnahme von Sauerstoff (O_2) und die Abgabe von Kohlendioxid (CO_2) und somit den Wirkungsgrad der Atmung beurteilen zu können, werden die arterielle O_2-Sättigung (arterieller pO_2-Wert), der pCO_2-Wert und der pH-Wert des Blutes gemessen.
Blutgewinnung: Kapillarblutentnahme aus dem Ohrläppchen.

Normbereiche:
pO_2-Wert: 75–100 mmHg
pCO_2-Wert: 35–45 mmHg
pH-Wert: 7,40 +/– 0,04.

Störungen:
Erhöhung des pO_2-Wertes = Hyperoxie
Erniedrigung des pO_2-Wertes = Hypoxie

Erhöhung des pCO_2 -Wertes = Hyperkapnie
Erniedrigung des pCO_2 -Wertes = Hypokapnie

Erhöhung des pH-Wertes = Alkalose
Erniedrigung des pH-Wertes = Azidose

Alleinige Erniedrigung des pO_2-Wertes = **respiratorische Partialinsuffizienz**
gleichzeitige Erniedrigung des pO_2-Wertes und Erhöhung des pCO_2-Wertes = **respiratorische Globalinsuffizienz**.

Ventilationsgröße (Atemminutenvolumen)

= Anzahl der Atemzüge in der Minute x Atemvolumen

beim gesunden Dreißigjährigen zum Beispiel 16 x 500 cm^3 = 8 Liter.

6.2 Erkrankungen der Atemwege

A. Entzündliche Atemwegserkrankungen

6.2.1 Rhinitis

Definition

Synonym: Schnupfen, Koryza
Der gewöhnliche, akute Schnupfen („Common cold"), gehört zu den „Erkältungskrankheiten" und ist ein Katarrh der Nasenschleimhaut.

Ursache

Rhinoviren (am häufigsten), ca. 100 verschiedene Typen sind bekannt
Adeno-, Influenza-, Parainfluenzaviren.

Entstehung

Übertragung durch Tröpfcheninfektion
Inkubationszeit ca. 3 Tage

Bei Mundatmung:
Sekretion der Nasenschleimhaut wird reduziert
▷ Austrocknung
▷ Erreger kommen weitgehend ungehindert in den Rachen-/Kehlkopfbereich

Bei Nasenatmung:
Ansiedlung und pathogen werden von Viren auf der Schleimhaut bei gleichzeitig bestehender, zumindest lokaler Abwehrschwäche, zum Beispiel
Unterkühlung
Mangelerscheinungen
psychisch („Die Nase voll haben")

häufig Mischinfektionen, wobei sich bei noch bestehender, viraler Infektion eine weitere Infektion mit bakteriellen Erreger entwickelt (Sekundärinfektion)

Schnupfen tritt vor allem im Frühjahr und Herbst, in kleineren oder größeren Epidemien auf.

Symptome und Verlauf

meist kein Fieber, im Vorstadium allgemeines Krankheitsgefühl mit Brennen und Kitzeln in der Nase und im Rachen, Niesreiz
zuerst flüssige, wäßrige Sekretion aus der Nase, später meist schleimig-eitriges Sekret durch bakterielle Superinfektion
gestörte Nasenatmung, vermindertes Riechvermögen
evtl. Befall der Nasennebenhöhlen
Ausheilung in der Regel ohne Zutun nach einer Woche.

Komplikationen

Chronische Rhinitis
Ausbreitung über die Nasennebenhöhlen: Sinusitis.

Differentialdiagnose

▷ Akute Rhinitis als Initialsymptom anderer viralen Infektionskrankheiten wie Masern, Influenza, Windpocken

▷ Rhinitis bei bakteriellen Infektionskrankheiten wie Keuchhusten, Scharlach, Diphtherie, Typhus, Tuberkulose, Lues, Gonorrhoe
▷ allergisch bedingter Schnupfen wie Heuschnupfen (Pollinose).

Behandlung Keine Kausaltherapie bekannt

▶ **Naturheilkundlich**:
abschwellende Maßnahmen
Kamillentee
aufsteigende Wärmebäder
Inhalation, zum Beispiel mit Pinimentol
Vitamin C
Eigenblut mit homöopathischen Komplexmitteln, Echinacea
Homöopathie
Akupunktur
vorbeugende Stärkung des Immunsystems in der kalten Jahreszeit.

Immunität nach einem Schnupfen:
nur einige Tage bis Wochen.

6.2.2 Sinusitis

Definition Akute oder chronische Entzündung der Nasennebenhöhlen mit Eiterung.

Entstehung oft auf dem Boden einer akuten Rhinitis mit Verschwellung der Nasennebenhöhlen.

Ursache Fortgeleitete Infektionen aus der Nasenhöhle
vor allem mit Viren, Haemophilus influenzae, Strepto- und Staphylokokken

begünstigende Faktoren wie Abknickungen (Deviationen) der Nasenscheidewand, enge Öffnungen der Nasennebenhöhlen

auslösende Faktoren wie Zahnabszesse, Frakturen, Tauchen.

Symptome und Verlauf Allgemeine Abgeschlagenheit
Gesichts- und Kopfschmerzen
Druckgefühl
Druckschmerz an den Austrittspunkten des Nervus Trigeminus
Übelkeit
(einseitige) Behinderung der Nasenatmung
Schwindel, Gleichgewichtsstörungen.

Komplikationen Übergang in eine chronische Sinusitis
Übergreifen der Entzündung auf die Augenhöhle
Hirnabszeß, Meningitis.

Differentialdiagnose ▷ Tumor.

Behandlung **Medikamentös:**
Antibiotika je nach Erreger.

Klinik:
Spülung der Kieferhöhle, Durchstoßen der Gänge, „Wegradieren" der verhärteten Epithelschicht.

▶ **Naturheilkundlich:**
abschwellende Maßnahmen: Nasentropfen, Kamille, Eisbeutel, Teekuren
Neuraltherapie: Infiltration und Depotsetzung an den Nervenaustrittspunkten des N. trigeminus und N. facialis
Nosoden- und Eigenblutbehandlung
Ausleitung und Entgiftung durch Lymphmittel und Nierenunterstützung
Akupunktur
Enzymtherapie
Homöopathie
Fußreflexzonenmassage
Psyche: Autogenes Training, Entspannung und Loslassen.

6.2.3 Tonsillitis

Definition
Synonym: Angina, Mandelentzündung
Entzündung des lymphatischen Rachenrings, insbesondere der Gaumenmandeln.

Ursache
betahämolysierende Streptokokken der Gruppe A
Staphylo- und Pneumokokken
Viren
selten: Pilze.

Symptome und Verlauf
meist plötzlicher Beginn mit hohem Fieber, Halsschmerzen, besonders beim Schlukken

Druckschmerzhaftigkeit und Schwellung der Lymphknoten des Unterkiefers (Glandula submandibula)

Rötung und Schwellung der Mandeln
häufig einzelne Beläge in unterschiedlicher Ausprägung (siehe einzelne Formen).

Formen
der Tonsillitis (T):
T. catarrhalis:
Rötung und Schwellung der Mandeln, relativ harmlos

T. follicularis:
weißlich-gelbe Stippchen auf den Mandeln

T. lacunaris:
Stippchen werden größer und fließen zusammen („wie ein See")

T. membranacea:
Ausbreitung der Beläge über die gesamte Mandel.

Komplikationen
Tonsillitis mit fortgeleiteter Entzündung und Abszeßbildung im Bereich der Halsweichteile (Peritonsillarabszeß)
bei Streptokokkenangina: rheumatisches Fieber mit Polyarthritis, Karditis und Glomerulonephritis
Übergang in eine chronische Tonsillitis bei rezidivierenden Anginen.

Differentialdiagnose
- ▷ Tonsillitis bei Scharlach, Lues, Tuberkulose, Diphtherie (Pseudomembranen)
- ▷ Plaut-Vincent-Angina
- ▷ Pfeiffersches Drüsenfieber
- ▷ oraler Candidabefall.

Behandlung **Konservativ:**
Bettruhe, Wärmeableitung durch Halswickel, Wadenwickel.

Medikamentös:
gegebenenfalls Antibiotika bei bakterieller Tonsillitis.

▶ **Naturheilkundlich:**
begleitend: Tropfen zur Stabilisierung von Herz-Kreislauf
aufbauend: Sonnenblumenöl täglich 20 min gurgeln und ausspülen
bei Kindern: Calcium carbonicum, Streicheln auf der Bauchdecke
Endobiontentherapie
Schüssler-Salze
Eigenbluttherapie
Phytotherapie mit Kamille, Salbei
Psyche!

Meist Ausheilung unter Therapie innerhalb von 3–6 Tagen.

6.2.4 Pharyngitis/Laryngitis

Definition Rachenentzündung.

Formen akuter Rachenkatarrh
chronische Irritation im Rachenbereich.

Ursache virale Infektion, oft mit bakterieller Zweitinfektion
Schadstoffe, Gase, Staub
Tumore (Raucheranamnese)
Tuberkulose.

Symptome und Verlauf Hals- und Schluckschmerzen
Kratzen, Brennen und Trockenheitsgefühl im Hals, Heiserkeit, Husten
Rötung der Rachenschleimhaut
evtl. Fieber.

Komplikationen Übergang in eine chronische Laryngitis bei ungenügender Behandlung

Epiglottitis (Glottisödem):
Schwellung des Kehldeckels mit pfeifendem Atemgeräusch (inspiratorischem Stridor) bei:
Virusinfekt
Infekt mit Haemophilus influenzae
Insektenstichen
anaphylaktischen Reaktionen (Quincke-Ödem)
Allergien.

Behandlung **Konservativ:**
Stimmschonung
Entlastung des Körpers durch Reduktion der Ernährung, Rohkost.

Medikamentös:
bei Bedarf Antibiotika.

▶ **Naturheilkundlich:**
Inhalationen

Rachenspülung
warme Halswickel
Ausleiten: Schwitzkur im Bett mit Wärmflasche, Heublumen- und Lindenblütentee
Stärkung des Immunsystems mit Ecchinacea
evtl. Eigenbluttherapie nach akuter Erstphase.

Epiglottitis:
CAVE: NOTFALL!
Klinikeinweisung
Antihistaminika, Kortikosteroide (Prednisolon)
bei starker Atemnot Intubation, Luftröhrenschnitt.

6.2.5 Bronchiektasen

Definition Irreversible, nicht mehr rückbildungsfähige Erweiterung der Bronchien.

Ursache Angeboren:
Entwicklungsstörungen bei der Ausbildung des Bronchialbaumes

Erworben:
chronische, rezidivierende (wiederkehrende) Infekte der Atemwege
chronisch obstruktive Bronchitis
Pneumonien
Verengung der Bronchien durch Fremdkörper, Tumore
narbige Verziehungen nach Lungentuberkulose.

Entstehung In den Aussackungen sammelt sich das Sekret, was zu rezidivierenden entzündlichen Prozessen sowie Wandzerstörung der Bronchien führt.
Die Beeinträchtigung der Atmung kann variieren von unmerkbar bis zur respiratorischen Insuffizienz.

Symptome und Verlauf Symptomlose bis schwere Verläufe möglich; „Maulvolle" Expektoration (= Auswurf), besonders morgens und nach Lagewechsel

chronischer Husten aufgrund der chronischen Infekte, mit Auswurf, evtl. Fieber

Sputum dreischichtig:
oben schaumig, in der Mitte trübwäßrig, unten eitrig
auch blutiges Sputum (Hämoptyse) kommt vor
übler, süßlich fader Geruch des Sputums

bakterielle Sekundärinfektionen möglich

Auskultation: feuchte Rasselgeräusche

Labor BSG-Erhöhung, Leukozytose.

Komplikationen Obstruktive Ventilationsstörung
Lungenblutung
rezidivierende bronchopulmonale Infekte und Pneumonien
Lungenabszeß
Pleuraerkrankungen
Pilzbefall (besonders nach längerer Antibiotikatherapie)
streuende bakterielle Herde (zum Beispiel Hirnabszeß)

bei Ausbreitung der Erkrankung:
Funktionsausfälle
respiratorische Insuffizienz
Trommelschlegelfinger (Auftreibung der Fingerendglieder)
Cor pulmonale.

Differentialdiagnose

des blutigen Auswurfs:
- ▷ Tumore
- ▷ Tuberkulose
- ▷ Lungenembolien

der wiederkehrenden Infekte:
- ▷ Tumore
- ▷ Abwehrschwächen durch Antikörpermangel.

Behandlung

Konservativ:
Bronchialtoilette:
morgendlicher Auswurf und Abhusten des kompletten Bronchialsekrets in Knie-Ellenbogenlage (Quincke Lagerung)
Atemgymnastik
Vibrationsmassage.

Medikamentös:
gezielte Antibiotikatherapie zur Infektbekämpfung, Therapie wie bei chronischer Bronchitis.

Chirurgisch:
Lungensegment- oder Lappenentfernung bei einseitiger Lokalisation der Bronchiektasen.

▶ **Naturheilkundlich:**
adjuvant:
Phytotherapie, Husten-Bronchial-Tee zur Schleimlösung
Homöopathie.

6.2.6 Akute Bronchitis

Definition

Bronchialkatarrh, Entzündung der Bronchialschleimhaut
„Gewöhnliche Erkältung“ (Grippe, grippaler Infekt) durch virale oder auch bakterielle Erreger, die plötzlich einsetzt und typischerweise 2–3 Wochen dauert.

Ursache

Viren:
RS-Virus, Adeno-, Coxsackie-, ECHO-Viren (bei Kindern)
Myxoviren (Influenza, Parainfluenza) bei Erwachsenen
Übertragungsweg: Tröpfcheninfektion

seltener primär bakterielle Erreger:
Pneumokokken, Haemophilus influenza

Vorkommen bei anderen Erkrankungen wie:
Keuchhusten
Masern
Scharlach
Diphtherie

Brucellose
Typhus

Pilze:
Hefen (Candida)
Schimmelpilze (Mucor, Aspergillus)
Pilzinfektionen sind meist sekundär bei Patienten mit geschwächtem Immunsystem

Reizstoffe:
Gase (Schwefeldioxid, Nitrose-Gase, Ozon)
Staub.

Symptome und Verlauf Banale Verlaufsformen mit Schnupfen und Husten bis hin zur Lungenentzündung möglich

Fieber
allgemeine „Erkältungssymptome" wie Kopf- und Gliederschmerzen, Schnupfen, Niesen, Halsbrennen, Reizung der Augenbindehaut, Heiserkeit, Husten, Brennen und Schmerzen beim Husten hinter dem Brustbein
anfangs trockener Reizhusten mit zähem, spärlichem Auswurf
später produktiver Husten

bei bakterieller Superinfektion (= erneute Infektion bei noch bestehendem Primärinfekt) eitriger Auswurf

Auskultation: trockene Rasselgeräusche

Labor Leukopenie (virale Infekte) oder geringe Leukozytose (bakterielle Infekte)
geringe Erhöhung der BSG bei viralen, stärkere Erhöhung bei bakteriellen Infekten
Ausheilung viraler Infekte in der Regel komplikationslos
Kleinkinder, alte Menschen und Patienten mit geschwächtem Immunsystem können gefährdet sein.

Komplikationen Pneumonie
bei viraler Bronchitis:
bakterielle Zweitinfektion mit Haemophilus influenza, Pneumo-, Staphylokokken u. a.

Differentialdiagnose
- ▷ Keuchhusten
- ▷ Reizhusten bei Bronchialtumoren
- ▷ Begleitbronchitiden bei anderen Erkrankungen.

Behandlung Virale Infekte können nur symptomatisch behandelt werden, bei bakteriellen Infekten sind zusätzlich Antibiotika angezeigt.

Konservativ:
Bettruhe bis nach Fieberabfall
ausreichende Luftfeuchtigkeit in der Atemluft, Brustumschläge
viel trinken (Vorsicht bei Herzinsuffizienz).

Medikamentös:
Expektoranzien (auswurffördernde Mittel):
Sekretolytika, welche die Freisetzung eines Sekretes mit verminderter Zähigkeit bewirken, wie zum Beispiel ätherisches Kamillenöl
Mukolytika, welche das Bronchialsekret verflüssigen
Antitussiva bei quälendem Husten

CAVE: Expektoranzien und Antitussiva nicht kombinieren, da der Hustenreflex für den Auswurf wichtig ist!

Bei Pilzinfektionen: Steroide, Antimykotika

bei toxischer Bronchitis (Gase): Steroide.

▶ **Naturheilkundlich:**
Schwitzkuren
Wickel mit Schmalz- und Ziegenfett
Phytotherapie mit Thymian, Kamille, Fenchel, Salbei, Spitzwegerich
Akupunktur
Eigenbluttherapie
Neuraltherapie
Bioresonanztherapie
Homöopathie.

Präventiv:
Vorbeugende Impfung bei gefährdeten Personen.

Prognose Ausheilung in der Regel nach ca. 2–3 Wochen.

B. Chronisch obstruktive Atemwegserkrankungen

Häufigste Erkrankungen der Atemorgane und häufigste Ursachen des Cor pulmonale und der respiratorischen Insuffizienz.
Hierbei sind die Strömungswiderstände der Atemwege durch Verengung ihrer Lichtung erhöht. Die Verengung kann u. a. durch Krampf der Bronchialmuskulatur (Bronchospasmus), Schleimhautschwellung, Schleimhautverlegung und Bronchiolenkollaps entstehen.

6.2.7 Chronische Bronchitis

Definition Eine chronische Bronchitis liegt dann vor, wenn in 2 aufeinanderfolgenden Jahren während mindestens 3 Monaten pro Jahr Husten und Auswurf bestand.

Entscheidend ist, ob es sich um eine einfache chronische Bronchitis ohne Verengung der Atemwege handelt oder bereits um eine chronisch-obstruktive Bronchitis.

Häufigste chronische Lungenerkrankung
Männer dreimal so oft betroffen wie Frauen.

Ursache Zigarettenrauchen!
(90% der Patienten sind Raucher, jeder 2. Raucher über 40 Jahre leidet an chronischer Bronchitis)

umweltbedingte Atemwegsbelastung, Luftverschmutzung

rezidivierende bronchopulmonale virale und bakterielle Infekte

angeborene Disposition und Mißbildungen der Atemwege

Antikörpermangelsyndrome.

Entstehung Anfängliche Lähmung und später Zerstörung des Flimmerepithels.

Durch die chronische Reizung der Atemwege kommt es anfangs zur Vergrößerung und Vermehrung der Schleimdrüsenzellen mit vermehrter, abnormer Schleimsekretion. Im späteren Stadium dann Rückbildung der Bronchialschleimhaut und Verlust an funktionstüchtigem Flimmerepithel, die Bronchuswand wird dünner und erschlafft.
Die Folge davon sind längere Verweildauer schädigender Stoffe im Bronchialbaum, erhöhte Infektanfälligkeit und Vermehrung der Entzündungszellen; es kommt zur Obstruktion der Bronchien und Zerstörung von Lungengewebe.

Bei verstärkter Ausatmung kann dies zum Bronchiolenkollaps führen, d. h. durch die Drucksteigerung in der Lunge kommt es zum Zusammenfallen der Bronchiolen (Bronchiolenverschluß), was die Ausatmung behindert.

Solange die Entzündung keine wesentliche Obstruktion mit Atemnot hervorruft, stört die Patienten das Abhusten von eitrigem und schleimigen Sekret kaum. Erst bei Ruhedyspnoe und nächtlichem Husten suchen die Patienten Hilfe auf.

Symptome und Verlauf

Zuerst einfache chronische Bronchitis ohne Obstruktion der Atemwege mit Husten und Auswurf
morgendliches Abhusten von Sputum
bei bakterieller Infektion ist das Sputum eitrig

dann chronisch obstruktive Bronchitis mit Leistungsabfall und Belastungsdyspnoe
Blutbeimischungen im Sputum (Hämoptoe) in 50% der Fälle.

Spätkomplikationen:
obstruktives Emphysem
respiratorische Insuffizienz mit Ruhedyspnoe
Cor pulmonale mit chronischer Rechtsherzinsuffizienz, evtl. Pleuraergüsse, Aszites, Beinödeme

Verstärkung der Beschwerden im Herbst und Winter

Auskultation:
trockene und/oder feuchte Rasselgeräusche
bei obstruktiver chronischer Bronchitis besteht eine obstruktive Ventilationsstörung

Nachweis viraler und/oder bakterieller Erreger mittels Sputumkultur

Komplikationen

Pneumonien
eitrige Bronchitis
Lungenabszeß
sekundäre Bronchiektasen
Lungenemphysem
Cor pulmonale
respiratorische Insuffizienz.

Differentialdiagnose

- ▷ Bronchialkarzinom
- ▷ Tuberkulose
- ▷ Bronchiektasen (dreischichtiges Sputum)
- ▷ chronische Nasennebenhöhleninfektion
- ▷ Fremdkörper
- ▷ Asthma bronchiale („Der Bronchitiker hustet sich aus seinem Anfall heraus, der Asthmatiker hustet sich hinein!“).

Behandlung Ausschalten der auslösenden Ursache (Zigarettenrauchen, belastende Faktoren am Arbeitsplatz)

Sanierung vorhandener Infekte wie Sinusitis

Konservativ:
ausreichende Trinkmenge
Ultraschallvernebler
Klopfmassage zur Förderung des Auswurfs, Atemgymnastik
körperliche Betätigung bei Patienten ohne Rechtsherzinsuffizienz.

Medikamentös:
bei bakteriellen Infekten kurzzeitige Antibiotikagabe
Bronchospasmolytika wie zum Beispiel Beta-2-Sympathomimetika (bewirken eine Erweiterung der Bronchien), Parasympathikolytika (Hemmung der Sekretion von Bronchialdrüsen)
inhalative und orale Glukokortikosteroide
Sekretolytika bei zähem Schleim
kontrollierte Sauerstoffgabe bei chronischer Hypoxämie (verminderter Sauerstoffgehalt des Blutes).

Behandlung von Spätkomplikationen.

▶ **Naturheilkundlich:**
Akupunktur
Eigenbluttherapie
Bioresonanztherapie
Homöopathie
Neuraltherapie: Quaddeln im thorakalen Raum
heiße Brustauflagen mit Senfmehl, Kartoffelbrei, Heublumen; Massagen
Fußreflexzonenmassage
Phytotherapie: Hustenmittel mit Thymian, Inhalationsmittel mit Menthol, Erkältungsbalsam zur äußerlichen Anwendung, Tees u. a.

Präventiv:
Immunisierung gegen Pneumokokken und Influenza.

Prognose Die einfache chronische Bronchitis ohne Obstruktion ist in der Regel nach Ausschaltung der Noxe (Rauchen) noch rückbildungsfähig; bei obstruktiven Ventilationsstörungen verschlechtert sich die Prognose und die Lebenserwartung ist vermindert.

6.2.8 Asthma bronchiale

Definition Asthma ist eine obstruktive Ventilationsstörung mit erhöhter Empfindlichkeit der Atemwege gegenüber verschiedenartigen Reizen und mit Atemwegsverengung durch Entzündung, Spasmen und übermäßiger Schleimsekretion.
Leitsymptom ist die anfallsweise, heftige Atemnot.

Häufigkeit:
Kinder 7–10%, Erwachsene 5%
Männer doppelt so oft betroffen wie Frauen.

Ursache **Allergisches Asthma (extrinsic asthma, exogen):**
Sensibilisierung der Atemwege durch Umweltallergene (inhalativ, durch den Mund,

durch die Haut oder unter Umgehung des Magen-Darm-Kanals) bei genetischer Veranlagung wie zum Beispiel:

- Pollen
- Tierhaare
- Hausstaub (Milben)
- Mehlstaub
- Schuppen
- Federn
- Schimmelpilzsporen
- Fisch
- Milch
- Hühnereiweiß
- Nüsse
- Erdbeeren
- Chemikalien

positiver Hauttest

Auftreten hauptsächlich in der Kindheit und Jugend mit guter Prognose.

Asthma gehört zu den sog. **atopischen** Krankheiten, wie allergische Rhinitis, „Milchschorf", Neurodermitis, Urtikaria, Heuschnupfen und ist gekennzeichnet durch eine familiär gehäufte und vererbte Anlage zur Überempfindlichkeitsreaktion vom Soforttyp mit überschießender IgE-Bildung.

Nichtallergisches Asthma (intrinsic asthma, endogen):
Infektionen der oberen und unteren Luftwege

chemische und physikalische Reizstoffe wie Zigarettenrauch, Staub, Gase, Kältereize, Dämpfe, Nebel, Temperaturveränderungen

Anstrengung, körperliche Belastung, Hyperventilation

Auslösung durch psychische Vorgänge

pseudoallergische Reaktion durch bestimmte Medikamente (Acetylsalicylsäure u. a.) und chemische Mediatoren (Histamin, Prostaglandine, Azetylcholin u. a.)
häufig besteht gleichzeitig Urtikaria (Nesselsucht), Quincke-Ödem (Gesichtsschwellung als allergische Sofortreaktion), allergische Rhinitis, Nasenpolypen sowie eine Alkoholintoleranz

negativer Hauttest

Auftreten vor allem im Alter über 30
bei Erwachsenen 5–10mal häufiger als das allergische Asthma
meist keine Ausheilung.

Mischformen aus allergischem und nichtallergischem Asthma (häufigste Form).

Entstehung Entzündungsreaktion der Bronchialschleimhaut auf Allergene, Infekte, Reizstoffe u. a., wobei das Bronchialsystem überempfindlich und überschießend reagiert.

Beim allergischen Asthma (Extrinsic Asthma) bewirkt die IgE-vermittelte Überempfindlichkeitsreaktion vom Soforttyp (Typ-I-Reaktion) durch die Freisetzung von humoralen Mediatoren (Histamin, Bradikinin, Prostaglandine, u. a.) und nervale Reize die Entzündung, die Verengung der Bronchien durch Krampf der Bronchialmuskulatur (Bronchospasmus), die Schleimhautschwellung (Schleimhautödem) und die übermäßige Produktion eines zähen Schleims (= Dyskrinie).

Das pseudoallergische Asthma (Intrinsic Asthma) unterscheidet sich vom allergischen Asthma durch folgende Punkte:
es ist keine IgE-vermittelte Bronchialobstruktion
es ist nicht spezifisch für das auslösende Allergen
es tritt sofort bei der ersten Medikamentengabe auf ohne vorherige Sensibilisierung
es ist nicht erworben, sondern vererbt.

Symptome und Verlauf

Mögliche Bandbreite der Symptome reichen von Husten bis zum schweren Atemnotanfall

Leitsymptom:
anfallsweise auftretende Atemnot mit exspiratorischem Stridor (= pfeifendes Geräusch bei der Ausatmung)

schwerer Asthmaanfall:
quälender Hustenreiz
Schweißausbruch, Zyanose (bläuliche Verfärbung der Haut und Schleimhäute) durch Sauerstoffmangel, Unruhe
verlängerte Ausatmung, wobei der Patient im Asthmaanfall aufrecht sitzt und die Atemhilfsmuskulatur in Anspruch nimmt
Wechsel zwischen Brust- und Bauchatmung (= respiratorische Alternans) bei Erschöpfung des Patienten
Tachykardie (erhöhte Pulsfrequenz), Blutdruckanstieg
evtl. paradoxer Puls (Blutdruckabfall während der Einatmung um mehr als 10 mmHg)
zäher, spärlicher, glasiger Auswurf, bei Asthma durch Infektion meist grünlich-gelblich verfärbt

Auskultation:
trockene Rasselgeräusche mit Giemen, Brummen, Schnurren

Perkussion:
Hypersonorer Klopfschall, tiefstehendes Zwerchfell.

Labor

Sputumuntersuchung (Eosinophilie = Vermehrung der Eosinophilen)
IgE-Erhöhung bei allergischem Asthma
BSG-Beschleunigung und Leukozytose bei nichtallergischem Asthma

Atemstoßtest nach Tiffenau positiv, vermindertes Luftvolumen bei der Ausatmung durch Obstruktion der Bronchien
bei schwerer Atemwegsverengung zusätzlich Verminderung der Vitalkapazität und Erhöhung der in den Lungen verbleibenden Restluft (Residualvolumen)
erhöhter Atemwiderstand

Höchstwert des Ausatmungsstroms (= Peak flow) vermindert; die Peak flow-Messung ist wichtig für die Patientenselbstmessung

Arterielle Blutgasanalyse im Asthmaanfall:
anfangs respiratorische Alkalose (= Blut-pH-Wert über 7,44) mit Abfall des Kohlendioxiddrucks im arteriellen Blut infolge gesteigerter pulmonaler Kohlendioxidabgabe (Hyperventilation)
im weiteren Verlauf des Anfalls sinkt der Sauerstoffdruck im arteriellen Blut immer weiter ab und der Kohlendioxiddruck steigt kontinuierlich an, da die Atemarbeit (vor allem die Ausatmung) durch den Bronchospasmus, übermäßige Sekretbildung usw.

immer mehr behindert wird. Dies führt schließlich zur respiratorischen Azidose (= Blut-pH-Wert unter 7,36)

Hauttests mit Allergensuche im symptomfreien Intervall.

Komplikationen

Status asthmaticus:
Asthmaanfall über Stunden bis Tage
keine Besserung bei Medikamentengabe
▷ Ermüdung der Atemmuskulatur und totale Schleimverlegung der Atemwege
▷ respiratorische Insuffizienz, Atemstillstand

Übergang in chronisches obstruktives Lungenemphysem

pulmonaler Bluthochdruck mit Rechtsherzbelastung und Cor pulmonale (Dekompensation)

respiratorische Insuffizienz.

Differentialdiagnose

▷ **Asthma cardiale:**
Atemnot bei Linksherzinsuffizienz mit Rückstauung des Blutes in die Lungen und drohendem Lungenödem
Auskultation: feuchte Rasselgeräusche

▷ Atemnot bei wiederkehrenden Lungenembolien
▷ pfeifendes Geräusch bei der Einatmung (= inspiratorischer Stridor) bei Verlegung der oberen Atemwege (Luftröhre, Kehldeckel), zum Beispiel Fremdkörperaspiration, Kehldeckelschwellung (Glottisödem)
▷ chronisch obstruktive Bronchitis, obstruktives Lungenemphysem, Bronchiolenkollaps
▷ Spannungspneumothorax
▷ Hyperventilationssyndrom, rein psychogene Atemnotsanfälle.

Behandlung

Kausal:
bei allergischem Asthma:
Versuch, das (die) Allergen(e) zu meiden
bei nichtallergischem Asthma:
Vermeidung und konsequente Therapie der Atemwegsinfekte, zum Beispiel von Stirnhöhlenentzündungen, Ausschalten der ursächlichen Schädigung.

Konservativ:
Patientenschulung und Patientenselbstmessung
Atemschulung:
Vermeiden von Preßatmen und Hyperventilation, Atmen mit gespitzten Lippen
Erlernen eines produktiven Abhustens, Förderung des Auswurfs durch Klopfmassage
psychotherapeutische Maßnahmen
Klimabehandlung.

Medikamentös:
(hauptsächlich inhalative, teilweise auch orale Gaben)
Entzündungshemmende Präparate wie Glukokortikosteroide
Präparate zur Erweiterung der Bronchialmuskulatur (Bronchodilatatoren, Bronchospasmolytika) wie Beta-2-Sympathomimetika, Theophyllinderivate, Anticholinergika (Parasympatholytika)
bei Infektasthma Antibiotika
auswurffördernde Präparate wie Sekretolytika und Mukolytika.

▶ **Naturheilkundlich:**
Akupunktur, Ohr-Allergiepunkt
Autogenes Training, Hypnose
Bach-Blütentherapie
Bioresonanztherapie
Homöopathie
Darmsanierung und Symbioselenkung
Eigenbluttherapie
Phytotherapie
Reflexzonenmassage.

Behandlung des Status asthmaticus und eines jeden Asthmaanfalles:
CAVE: NOTFALL!
Klinikeinweisung (Intensivstation) in sitzender Lagerung
Beruhigung
Sauerstoffgabe
Glukokortikosteroide i. v.
Anlegen einer Infusion zur Flüssigkeitszufuhr.

Präventiv:
Reizabschirmung durch Meiden von:
Räumen, wo geraucht wird
kalter Luft, Nebel, Staub
Allergenen
inhalativen Schädigungen
übertriebener körperlicher Anstrengung
Vorbeugen vor Infekten
keine Gabe von anfallsauslösenden Medikamenten
immunologische Reiztherapie im asthmafreien Intervall durch subkutane Zufuhr von kleinsten Dosen des Allergens (Hyposensibilisierung).

Prognose Ausheilung bei Kindern in über 50% der Fälle
bei Erwachsenen in ca. 20% der Fälle

6.2.9 Lungenemphysem

Definition Nicht rückbildungsfähige Erweiterung und Überblähung des Lungengewebes distal der terminalen Bronchiolen durch Zerstörung von Alveolen und Lungensepten.

Ursache normales Altersemphysem

obstruktives Emphysem
meist Folge einer chronischen Bronchitis (Rauchen, Luftverschmutzung) oder eines Asthma bronchiale

Emphysem durch Überdehnung des Lungengewebes, zum Beispiel nach Lungenteilentfernung mit Ausdehnung der Restlunge oder bei starken Deformierungen des Brustkorbs

Emphysem als Defektheilung nach toxischen Schädigungen

angeboren
familiäre Disposition (Enzymmangel).

Entstehung Die Inhalationsgifte des Tabakrauches und der Luftverschmutzung verursachen eine Entzündung im Bereich der Drüsen im Alveolarraum, die durch ein Ungleichgewicht zwischen zerstörenden und schützenden Enzymen mit einem Überwiegen der zerstörenden Enzymen gekennzeichnet ist und damit zur Emphysementstehung beitragen.

Emphysementwicklung durch obstruktive Ventilationsstörungen, zum Beispiel bei:
Altersemphysem:
Jahrelange Einwirkung von Inhalationsgiften und Elastizitätsverlust des Lungengewebes mit Einengung der Bronchien bei der Ausatmung, wodurch der exspiratorische Atemwiderstand zunimmt und sich das exspiratorische Reservevolumen vermindert. In Ruhe können die Strömungswiderstände noch normal sein, steigen aber bei körperlicher Belastung mit vertiefter Atmung an und es kommt zur Dyspnoe.

Emphysem durch Asthma bronchiale und chronische Bronchitis:
Obstruktion der Bronchien durch Schwellung der Bronchialschleimhaut, Schleimsekretion und Bronchospasmus.

Durch Überblähung und Destruktion der Alveolen kommt es zum Emphysem. Die Alveolarsäcke sind vergrößert und schlaff. Bei starker Einengung der Bronchien und beschleunigtem Atmen (Tachypnoe) kann die Ausatmung so verzögert werden, daß sie sich mit der Einatmung überschneidet.

Diese Lungenfunktionsstörungen führen zu einer Vergrößerung der Restluft (= funktioneller Totraum) in der Lunge, die nicht am Gasaustausch beteiligt ist („Faßthorax"). Ab einer gewissen Grenze kommt es zu einem erniedrigtem Sauerstoffgehalt des Blutes (= Hypoxämie bei respiratorischer Partialinsuffizienz) und schließlich zusätzlich auch zu einem erhöhtem Kohlendioxidgehalt des Blutes (= Hyperkapnie bei respiratorischer Globalinsuffizienz).

Durch den Sauerstoffmangel in den minderbelüfteten Lungenabschnitten verengen sich die Kapillaren und es kommt zum pulmonalen Bluthochdruck mit Rechtherzbelastung und Cor pulmonale.

Symptome und Verlauf Langsame fortschreitende Entwicklung von Atemnot bei Anstrengung (Belastungsdyspnoe) bis zur Ruhedyspnoe
Husten und Auswurf (im Rahmen einer chronischen Bronchitis)

faßförmiger, geblähter Thorax in Einatmungsstellung:
horizontal verlaufenden Rippen
geblähte Schlüsselbeingruben
verminderte Differenz des Brustumfangs bei Ein- und Ausatmung
Atembehinderung bei der Ausatmung, deutlich verlängerte Ausatemphase
Preßlippenatmung (Ausatmen gegen den gespitzten Mund, um einen Bronchiolenkollaps zu vermeiden)

Perkussion:
Hypersonorer Klopfschall
Leberrand weit unterhalb des Rippenbogens tastbar infolge des Zwerchfelltiefstands

Auskultation:
leises, abgeschwächtes Atemgeräusch, leise Herztöne, trockene Rasselgeräusche mit Giemen und Brummen

Lungenfunktion:
Zunahme des Gasvolumens (Residualvolumen) in der Lunge, Abnahme der Vitalkapazität

Tiffenau-Test positiv mit vermindertem maximalem Ausatemvolumen in der ersten Sekunde
Erhöhung des Atemwiderstands

Blutgasanalyse:
anfangs respiratorische Alkalose
im letzten Stadium respiratorische Azidose (siehe Asthma bronchiale).

Komplikationen
Platzen von Emphysemblasen mit Spontanpneumothorax
Atemwegsinfekte, die die Leistungsreserve schnell einschränken
zunehmende Verschlechterung der Lungenfunktionen
pulmonale Hypertonie
Cor pulmonale
Rechtsherzdekompensation mit deren Folgen.

Differentialdiagnose
▷ Asthma bronchiale
▷ Atemwegsobstruktionen durch Tumore.

Behandlung
Konservativ:
Verhinderung eines Fortschreitens der Emphysementwicklung, bestmögliche Ausnutzung des verbleibenden gesunden Lungengewebes:
Meiden von Schäden durch äußerliche Einflüsse wie Zigarettenrauchen, staubfreier Arbeitsplatz

Atemgymnastik, Atemtechnik:
keine Preßatmung, sondern Atmen mit gespitzten Lippen und Üben der Bauchatmung (Vermeidung eines Bronchiolenkollaps, Verbesserung der Zwerchfellatmung)

so lange wie möglich dosiertes körperliches Training.

Medikamentös:
Therapie wie bei chronischer Bronchitis
Behandlung bronchopulmonaler Infekte mit Antibiotika, vorbeugende Impfung
bei Behandlung der Hypoxie:
Vorsicht vor unkontrollierter Sauerstoffgabe bei respiratorischer Globalinsuffizienz mit erhöhtem CO_2, da der verminderte Sauerstoffgehalt im arteriellen Blut der wichtigste Atemantrieb ist!

Behandlung eines Cor pulmonale.

Chirurgisch:
Lungentransplantation.

6.3 Pneumonien

Definition
Akute oder chronische Entzündung der Lunge, die das Parenchym (Alveolarraum) betrifft.

Lungenentzündungen sind die häufigste Todesursache unter allen Infektionskrankheiten.

Ursache
Zu Hause (ambulant) erworbene Pneumonien:

Bakterien:
Pneumokokken (30–60% der Fälle)

Haemophilus influenza (Bronchopneumonie)
Legionellen (bei älteren Menschen, Gipfel im Sommer und Frühherbst)
Chlamydien (siehe Ornithose)
Mykoplasmen (bei jüngeren Menschen, Gipfel im Frühjahr)

Viren

Parasiten:
Pneumocystis carinii

In der Klinik (nosokomial) erworbene Pneumonien:
begünstigende Faktoren sind Vorerkrankungen, schlechter Immunstatus, intensivmedizinische Maßnahmen, Aspiration
Gramnegative Bakterien (am häufigsten), zum Beispiel

- Pseudomonas
- Klebsiellen
- Enterobakterien
- Staphylococcus aureus
- anaerobe Erreger

Herabgesetzter Immunstatus des Patienten zum Beispiel bei:
bösartigen Tumoren
AIDS
Alkoholismus
Diabetes mellitus
Therapie mit Medikamenten, die das Immunsystem unterdrücken (Immunsuppressiva) oder das Zellwachstum hemmen (Zytostatika)

Hier kommen zusätzlich Erreger hinzu, die bei normaler Abwehrlage keine Rolle spielen (= opportunistische Erreger):
Parasiten (Pneumocystis carinii bei AIDS)
Pilze (Candida albicans, Aspergillus bei Asthma und Bronchiektasen)
Viren wie zum Beispiel Zytomegalie-, Herpes simplex-, Varizellen-/Zostervirus.

Formen

Lappen-(Lobär-)pneumonie, zum Beispiel **Pneumokokkenpneumonie:**
4 Stadien:
❶ Anschoppung (1. Tag):
dunkelrote, blutreiche Lunge
❷ Rote Hepatisation (2.–3. Tag):
leberartige Konsistenz der grauroten Lunge
❸ Graugelbe Hepatisation (4.–8. Tag):
„Einwandern" von Leukozyten
❹ Lösung (Lysis) (nach dem 8. Tag):
Abhusten des eitrigen Auswurfs
Dauer insgesamt ca. 4 Wochen.

Herd-(Lobuläre) pneumonie, zum Beispiel Bronchopneumonie:
absteigende Infektion von Bronchien und Lunge.

Akute interstitielle Pneumonien:
verursacht durch Viren, Mykoplasmen, Rickettsien, Chlamydien.

Chronische interstitielle Pneumonien:
Lungenfibrosen.

Entstehung

Pneumokokkenpneumonie:
Pneumokokken sind die häufigsten Erreger. Sie finden sich zu 50% in der Mundhöhle beim Gesunden und gehören zur normalen Flora des oberen Respirationstraktes. Wenn sie in die unteren Atemwege gelangen, können sie pathogen (krankhaft) werden. Die Abwehrmechanismen des Atemtraktes verhindern normalerweise eine Erkrankung. Bei prädisponierenden Faktoren mit einer vorhandenen Abwehrschwäche, wie zum Beispiel Streß, starke Unterkühlung oder chronischen Atemwegserkrankungen, Diabetes mellitus, Leberzirrhose, Niereninsuffizienz und bösartigen Tumoren kann es zur Lungenentzündung kommen.

Symptome und Verlauf

Typische bakterielle Pneumonien, zum Beispiel

Pneumokokkenpneumonie (heute selten):
plötzlicher Beginn aus vollem Wohlbefinden mit Schüttelfrost und hohem Fieber
Kontinua über 1 Woche
schweres Krankheitsgefühl

heftiger Husten mit Auswurf
ab dem 2. Tag rötlich-rotbraunes Sputum

Atemnot, oft Herpes labialis
atemabhängige Brustschmerzen
Fortleitung des Schmerzes in den rechten Oberbauch

am 7.–9. Tag kritische Entfieberung mit der Gefahr einer lebensbedrohlichen Herz-Kreislaufbelastung

körperliche Untersuchung:
Bronchialatmen
klingende Rasselgeräusche
positiver Stimmfremitus
Verschattung im Röntgenbild

Labor

BSG-Beschleunigung, Leukozytose
Linksverschiebung (reichliches Auftreten von jugendlichen stabkernigen Granulozyten im weißen Blutbild)
Eosino- und Lymphopenie (Verminderung der Eosinophilen und der Lymphozyten im Blut)

Atypische Pneumonien:

Lungenentzündungen, deren Symptomatik und Erscheinungsbild von dem der typischen (Pneumokokken-)Pneumonien abweicht

hauptsächliche Erreger:
Chlamydien, Mykoplasmen, Legionellen, Viren

meist langsamer Beginn, nur leichtes Fieber ohne Schüttelfrost
Kopf- und Muskelschmerzen
trockener Reizhusten mit spärlichem oder fehlendem Auswurf

positiver Röntgenbefund
normale oder erniedrigte Leukozytenzahl.

Komplikationen

septische Streuung bakterieller Erreger mit Mittelohrentzündung (Otitis media), Hirnhautentzündung (Meningitis), Hirnabszeß, Herzinnenhautentzündung (Endokarditis)

Pleuritis, Pleuraerguß

„wandernde“ Pneumonie bei Abwehrschwäche
Lungenabszeß

chronische Pneumonie mit Schrumpfung und Fibrose

toxisches Herz-Kreislaufversagen

respiratorische Insuffizienz

thromboembolische Komplikationen infolge Bettruhe.

Differentialdiagnose

▷ Lungentuberkulose
▷ Pilzbefall der Lunge (Lungenmykose)
▷ Bronchialkarzinom
▷ Fremdkörperaspiration
▷ Entzündung der Lungenbläschen (Alveolitis)
▷ Sarkoidose
▷ weitere Systemerkrankungen wie Leukämie, Plasmozytom u. a.

Behandlung

Konservativ:
körperliche Schonung, Bettruhe, langsame Rekonvaleszenz
Atemgymnastik, Abklatschen
Inhalationsbehandlung (Luftanfeuchtung)
ausreichende Flüssigkeitszufuhr (erhöhter Flüssigkeitsverlust bei Fieber, keine Schleimlösung ohne reichliche Flüssigkeitszufuhr)
Behandlung eventueller Komplikationen.

Medikamentös:
schleimlösende Mittel
Antibiotika (Penicillin) bei typischen bakteriellen Pneumonien.

▶ **Naturheilkundlich:**
als unterstützende Behandlung:
Akupunktur
Neuraltherapie
Homöopathie
Immunstimulation.

Prognose

die höchste Sterblichkeit haben Pneumonien von Patienten auf der Intensivstation.

6.4 Interstitielle Lungenerkrankungen und Lungenfibrosen

Definition

Chronische Entzündungen des Lungeninterstitium mit Beteiligung der Membran zwischen Alveolen und Kapillaren.
Durch vermehrte Ablagerung von kollagenem Bindegewebe in den Lungen und bindegewebig-narbigen Umbau des Lungengerüsts kommt es zur Lungenfibrose. Endzustand ist die funktionslose Wabenlunge.

Ursache

A. Bekannte Ursachen (50% d. F.):
Infektionen, zum Beispiel mit:
Pneumocystis carinii, Pilze, Bakterien, Viren

Pneumokoniosen (Staublungenerkrankungen):
durch Inhalation von anorganischen Stäuben wie zum Beispiel:

Silikose
Asbestose
durch Inhalation von organischen Stäuben wie zum Beispiel:
allergische Entzündung der Alveolen (exogen-allergische Alveolitis)
Vogelhalterlunge
Farmerlunge
Pilzzüchterlunge u. a.

Gase, Dämpfe, Rauch, Aerosole (Mineralöl), Medikamente, Gifte, Haarspray

ionisierende Strahlen

chronische Stauungslunge
Fluid lung bei chronischer Niereninsuffizienz

akutes Lungenversagen

karzinomatöse Entartungen

B. Unbekannte Ursachen:
idiopathische Lungenfibrosen
seltene Formen

Systemerkrankungen:
Sarkoidose
Rheumatoide Arthritis
Bindegewebserkrankungen (Kollagenosen), Gefäßentzündungen (Vaskulitiden)
Mukoviszidose (= erblich bedingte Erkrankung mit vermehrter Produktion und erhöhter Zähflüssigkeit des Sekrets von Schleimdrüsen; alle exokrinen Drüsen wie Pankreas, Dünndarm, Bronchialsystem, Gallenwege, Gonaden, Schweißdrüsen sind betroffen).

Entstehung

Zu Beginn kommt es zur Schädigung der Alveolaroberfläche oder des Kapillarendothels durch die schädigenden Substanzen. Es entsteht eine Alveolitis, später entwickeln sich Granulome, d. h. geschwulstähnliches, knötchenförmiges, leicht verletzliches Bindegewebe (Granulationsgewebe) als Entzündungsreaktion. Unbehandelt kann die Alveolitis chronisch werden, in eine Fibrose und letztendlich in eine funktionslose Wabenlunge, d. h. Zystenlunge aus dünnwandigen Hohlräumen, übergehen.

Symptome und Verlauf

Anfangs Atemnot bei Belastung, später Ruhedyspnoe

beschleunigtes Atmen (Tachypnoe)
trockener Reizhusten

Zyanose (Blaufärbung von Haut- und Schleimhäuten durch Abnahme des Sauerstoffgehalts im Blut), Trommelschlegelfinger (aufgetriebene Endglieder der Finger)
Uhrglasnägel

rasche, oberflächliche Atmung mit „door-stop-Phänomen": bei tiefer Einatmung tritt plötzlich Atemstopp ein

Auskultation: Knitterrasseln bei der Einatmung
hochgestellte Lungengrenzen
restriktive Ventilationsstörung mit Verkleinerung von Vitalkapazität und Residualvolumen
erniedrigte Gasaustauschkapazität in den Lungenbläschen.

Komplikationen Cor pulmonale
respiratorische Insuffizienz.

Differentialdiagnose
- ▷ Pneumonien
- ▷ Pilzerkrankungen (= Lungenmykosen)
- ▷ Tuberkulose.

Behandlung Meiden von inhalativen Noxen bei bekannter Ursache

Medikamentös:
bei bekannter Ursache kausale Therapie, zum Beispiel Antibiotika
bei unbekannter Ursache:
Kortikosteroide

Chirurgisch:
Transplantation bei endgültigem Ausfall der Lungenfunktion.

6.4.1 Silikose

Definition Synonym: Quarzstaublungenerkrankung
Die Silikose gehört zu den Pneumokoniosen, die durch Einatmung von anorganischem Quarzstaub entsteht und zu knötchenförmiger Fibrose des Lungengewebes führt.

Sie ist die wichtigste aller Berufskrankheiten, die hauptsächlich im Erz- und Kohlenbergbau, in Steinbrüchen, in Gießereien, in der Glas-, Porzellan-, Putzmittel- und Keramikindustrie sowie bei Stollenarbeitern, bei Fassadenreinigern und bei Arbeiten mit Beton vorkommt.

Ursache Inhalation von kristallinem Quarz.

Entstehung Der eingeatmete siliziumdioxidhaltige Staub erzeugt in den Lungen bindegewebige Knötchen. Die Knötchen tendieren zur Schrumpfung und bilden bei Zusammenfließen größere Schwielen und Deformierungen.

Symptome und Verlauf meist kommt es erst nach einer Latenzphase von 10–15 Jahren zur Ausbildung von Symptomen
aber auch akut verlaufende Silikosen kommen vor, die innerhalb von Monaten bis 1–2 Jahren tödlich enden

Frühsymptom:
Atemnot, besonders nach Arbeitsbelastung

Husten mit Produktion von grauem Sputum
Schwielenbildung, Verkalkung der betroffenen Lungenhiluslymphknoten

Lungenfunktionsstörungen mit Entwicklung eines chronischen Cor pulmonale.

Komplikationen erhöhte Infektanfälligkeit.

Differentialdiagnose
- ▷ Lungentuberkulose (Siliko-Tbc).

Behandlung Außer vorbeugenden Schutzmaßnahmen in dem gefährdeten Milieu (Expositionsprophylaxe) gibt es keine kausale Therapie.

Medikamentös:
Behandlung von Infekten und Atemwegsverengungen (obstruktiver Bronchitis, Emphysem) mit Bronchodilatatoren und inhalativen Steroiden.

6.4.2 Asbestose

Definition Pneumokoniose durch langdauernde, hochkonzentrierte Einatmung von Asbest mit diffuser Lungenfibrose.

Berufskrankheit, die vor allem in der Asbestzement-, Asbesttextil- und Asbestisolierindustrie sowie bei der Herstellung von Bremsbelägen und Gummiprodukten vorkommt.

Ursache Inhalation von Asbeststaub.

Entstehung Eingeatmete Asbestfasern haben eine karzinogene Wirkung und können vom Organismus nicht mehr eliminiert werden.
Bei zigarettenrauchenden Patienten mit Asbestose ist das Bronchialkrebsrisiko um ein Vielfaches erhöht.

Symptome und Verlauf Charakteristisch ist die oft jahrzehntelange Latenzzeit zwischen der Asbestexposition und dem Ausbruch der Krankheit.

Asbestose
= asbestinduzierte Bindegewebsvermehrung in der Lunge:
Dyspnoe
Husten
Brustschmerzen bei Beteiligung der Pleura
Knistern über der Lunge (auskultatorisches Knisterrasseln)
Lungenfibrose mit kleinen Verdichtungen hauptsächlich im Unterlappen
restriktive Ventilationsstörung.

Komplikationen Bronchialkarzinom (50% der Fälle)
respiratorische Insuffizienz, Cor pulmonale.

Differentialdiagnose
▷ Tuberkulose
▷ Sarkoidose
▷ allergische Alveolitis
▷ Stauungslunge
▷ Lymphome
▷ Leukämien
▷ Kollagenosen
▷ Vaskulitiden
▷ Amyloidose.

Behandlung Keine kausale Therapie bekannt

Konservativ:
strikte Nikotinkarenz, Behandlung der Komplikationen
bei Auftreten von ersten Symptomen Entfernen des Patienten aus dem gefährdeten Milieu (Arbeitsplatz), da die Asbestose, im Gegensatz zur Silikose, nicht weiter fortschreitet

Vorbeugende Maßnahmen.

6.4.3 Sarkoidose

Definition Synonym: Morbus Boeck – Schaumann

Generalisierte entzündliche Systemerkrankung ausgehend vom Gefäßbindegewebe, mit geschwulstähnlicher Gewebsneubildung aus leicht verletzlichem Bindegewebe (Granulationsgewebe), die sich in über 90% der Fälle an der Lunge manifestiert.

Ursache unbekannt
genetische Disposition (familiäre Häufung).

Symptome und Verlauf **Akute Sarkoidose (= Löfgren-Syndrom)**, 5% der Fälle:

häufig Fieber
Sprunggelenksentzündung

rotblaue, schmerzhafte Flecken, meist an den Streckseiten der Unterschenkel (= Erythema nodosum)

beidseitige Lymphknotenschwellung der Lungenhili (bihiläre Lymphome)

Leukozytose, BSG-Beschleunigung
bevorzugt betroffen sind junge Frauen.

Chronische Sarkoidose, 95% der Fälle:
anfangs oft symptomlos
häufig Zufallsbefund bei Röntgenuntersuchung des Brustraums: beidseitiger Lymphknotenbefall mit Hiluslymphknotenvergrößerung

Diskrepanz zwischen subjektiv gutem Befinden und objektivem Röntgenbefund

später Reizhusten, Belastungsdyspnoe

im letzten Stadium Lungenfibrose mit nicht mehr rückbildungsfähiger Lungenfunktionseinschränkung, restriktiver Ventilationsstörung
respiratorischer Insuffizienz, Cor pulmonale

Manifestation außerhalb der Lunge:

Haut: Erythema nodosum

Augen: Entzündung der Iris, des Strahlenkörpers und der Aderhaut (Uveitis)

Entzündung der Ohrspeicheldrüse (Parotitis) mit Lähmung des Nervus facialis und Augensymptomen

periphere Lymphknotenvergrößerungen

Boecksche Knötchen in Leber (Lebervergrößerung), Milz, Gehirn, Herz- und Skelettmuskulatur

bei Herzbefall: Rhythmusstörungen, Perikarditis

Befall des Nervensystems mit Lähmungen oder Reizerscheinungen der Gehirn- und peripheren Nerven

Knochenveränderungen (selten)

Labor in der akuten Form Erhöhung der BSG
Erhöhung der Gammaglobuline (= Antikörper)
Erhöhung des Kalziums im Blut und Urin (Hyperkalzämie, -urie)

Erhöhung der Angiotensin converting enzyme (ACE)
Tuberkulintest in 1/3 der Fälle positiv.

Differentialdiagnose
- ▷ Tuberkulose
- ▷ Bronchialkarzinom
- ▷ Morbus Hodgkin
- ▷ Bluterkrankungen
- ▷ Leberkrankheiten
- ▷ Knochenerkrankungen
- ▷ Krankheiten des Nervensystems
- ▷ Pneumokoniosen
- ▷ Ornithose
- ▷ Lungenfibrosen anderer Ursache.

Behandlung **Medikamentös:**
Kortikosteroiden.

Prognose Spontanheilung bei der akut verlaufenden Sarkoidose in 90% der Fälle.

6.5 Störungen des Lungenkreislaufs

Erkrankungen des Lungenkreislaufs können durch unterschiedliche Störungen hervorgerufen werden.
Die Störungen können in der Trennmembran zwischen den Lungenalveolen und den Lungenkapillaren liegen, durch welche das gesamte Herzminutenvolumen strömt. Weiter können sich Störungen im Lungenkreislauf auf die rechte Herzkammer auswirken, die die Pumparbeit für den Bluttransport durch die Lungenkapillaren leisten muß (Cor pulmonale durch Rückstau des Blutes in das rechte Herz). Störungen des linken Herzens können sich durch einen Rückstau des Blutes vom Herzen in die Lungen auf den Lungenkreislauf auswirken.
Allen Störungen gemeinsam ist, daß sie häufig die Funktion des Gasaustausches in der Lunge erheblich beeinträchtigen.

6.5.1 Lungenödem

Definition Vermehrung des Flüssigkeitsgehaltes der Lunge mit abnormen Austritt von Flüssigkeit aus den Lungenkapillaren in das Interstitium und die Alveolen.

Ursache Linksherzinsuffizienz:
Flüssigkeitsüberladung durch Rückstauung des Blutes vom linken Herzen in die Lunge mit Druckanstieg im Lungenkreislauf bei
Herzinfarkt
Myokarditis
Bluthochdruckkrise
dekompensierten Herzklappenfehlern, Herzrhythmusstörungen u. a.

Überwässerung bei Oligo- und Anurie (Niereninsuffizienz) mit herabgesetztem onkotischem Druck

erniedrigter Druck in den Alveolaren durch zu schnelle Abpunktion eines Pleuraergusses
Höhenlungenödem bei Sauerstoffmangel und erniedrigtem Alveolardruck

Steigerung der Durchlässigkeit der Lungenkapillaren bei allergischen Reaktionen (anaphylaktischer Schock)
bei Vergiftungen (Heroinlungenödem)

Intensivmedizinische Behandlungs- und Wiederbelebungsmaßnahmen, aggressive Infusionstherapie

selten bei dekompensiertem Cor pulmonale.

Entstehung Zur Flüssigkeitsansammlung in den Lungenbläschen und im Interstitium kommt es, wenn die Trennfunktion der alveolokapillären Membran zusammenbricht und die Lymphbahnen mit der Flüssigkeitsrückresorption überfordert werden.

Folgende Mechanismen tragen zur Entstehung des Lungenödems bei:
Anstieg des Druckes in den Lungenkapillaren
Veränderung der Durchlässigkeit der Kapillaren
Veränderung der Oberflächenspannung in den Lungenbläschen.

Stadien des Lungenödems:
Ödem des Lungengewebes
Austritt von seröser (vorwiegend aus Blutserum bestehender) Flüssigkeit in die Lungenbläschen und Bronchiolen
Schaumbildung
Atemstillstand infolge Herz-Kreislaufversagens.

Symptome und Verlauf schnelle, flache Atmung, beschleunigter Puls
schwerste Dyspnoe

Angst, Bedrohungsgefühl
deutliches Krankheitsgefühl des Patienten
aufrechte Körperhaltung

Hypoxämie mit Blaufärbung von Haut und Schleimhäuten (Zyanose)
Blässe

Schockzeichen, niedriger Blutdruck, Schweißausbruch, kalte und feuchte Hände und Füße
Versiegen der Urinproduktion
schaumiges Sputum

feuchte Rasselgeräusche

anfangs respiratorische Partialinsuffizienz mit erniedrigtem Sauerstoff- und Kohlendioxiddruck des Blutes
später bei Erschöpfung Übergang in eine Globalinsuffizienz.

Differentialdiagnose
- ▷ Pneumonie
- ▷ Pleuraerguß
- ▷ Asthma bronchiale
- ▷ Cor pulmonale.

Behandlung **CAVE: NOTFALL!**
Sitzende Lagerung mit tiefhängenden Beinen (Senkung des Druckes in den Lungengefäßen)
Beruhigung (Morphin)
Sauerstoffgabe per Nasensonde
Sekretabsaugung

Nitroglyzerin sublingual (gefäßerweiternde Wirkung und Drucksenkung in der linken Herzkammer)
Furosemid (zum Beispiel *Lasix*) 60–100 mg i. v. (Diuretikum, wassertreibendes Präparat)

unblutiger Aderlaß: venöse Stauung von in der Regel 3 Extremitäten mit der Blutdruckmanschette im Wechsel (ca. 10 Min.)
eventuell blutiger Aderlaß (250–500 ml)

Broncholytika i. v.
bei allergisch/toxischem Lungenödem: Kortikoidspray.

Kausale Therapie:
Behandlung der akuten Linksherzinsuffizienz, einer Herzrhythmusstörung, einer hypertonen Krise u. a.
Dialyse bei Niereninsuffizienz mit Überwässerung.

Prognose Sofortige Behandlung erforderlich, da das Lungenödem nur kurze Zeit mit dem Leben vereinbar bleibt
bei fehlender Besserung schlechte Prognose.

6.5.2 Lungenembolie

Definition Verschluß einer Lungenarterie durch Einschwemmung eines Thrombus (= ein durch Blutgerinnung entstandener Blutpfropf, Blutgerinnsel) mit dem Blutstrom in die Lungenarterien
selten durch Verschleppung von Fetten, Luft oder Fremdkörper.

Der Thrombus führt zur Verlegung der Blutbahn mit Erhöhung des Strömungswiderstandes und Rechtsherzbelastung.

Die meisten Thromben (90%) stammen aus dem Einzugsgebiet der Vena cava inferior (= untere Hohlvene), wie Schenkel- und Beckenvenen, der Rest aus dem Einflußgebiet der Vena cava superior und dem rechten Herzen.

Die Lungenembolie ist stets ein sekundäres Ereignis und es müssen zwei Voraussetzungen gegeben sein:
Bestehen einer tiefen Venenthrombose (= Phlebothrombose) und die Loslösung und Verschleppung (= Embolisation) des Thrombus in die Lunge.

Ca. 10% der jährlichen Todesfälle müssen auf Lungenembolien zurückgeführt werden
bei 1–2% aller stationären Patienten kommen Lungenembolien vor
bei einem Drittel der Patienten mit tiefen Beinvenenthrombosen kommt es zur Lungenembolie, die vorwiegend ohne Symptome verläuft.
Eine der Hauptursachen für die Krankenhausletalität sind die tiefen Venenthrombosen und die Lungenembolie. In vielen Fällen werden insbesondere die kleinen Embolien nicht erkannt, obwohl sie oft Vorboten größerer Embolien sind.

Ursache Ursachen der venösen Thrombose

Allgemeine Risikofaktoren:
höheres Lebensalter
Bettlägerigkeit (Immobilität)
frühere Thrombosen (und Lungenembolien)

Adipositas
Schwangerschaft und Nachgeburtsphase
Östrogentherapie, Einnahme von Ovulationshemmern
Krampfadern (= Varizen) der Beine
Langstreckenflüge (Abknickung der Knievene)

Risikofaktoren durch chirurgische Eingriffe, Thrombosegipfel um den 7. Tag nach Operationen, erhöhtes Risiko bei Hüft- und Kniegelenksoperationen, Knochenbrüchen, Beinverletzungen mit Ruhigstellung der unteren Extremitäten

Risikofaktoren bei:
Herzinsuffizienz
Herzinfarkt
Kreislaufschock
Schlaganfall
Störungen der Blutgerinnungsfaktoren
bösartige Geschwüre besonders im Abdominalbereich

Auslösende Faktoren:
morgendliches Aufstehen, Aufstehen nach Bettruhe, pressorische Akte (Stuhlentleerung)
plötzliche körperliche Anstrengung.

Entstehung

Der losgelöste Thrombus (Thrombembolus) wird mit dem venösen Blutstrom durch das rechte Herz in die Lunge gespült, wobei Größe und Position die Folgen und den Ausgang des Ereignisses bestimmen.
Durch die Verlegung (= Obstruktion) der Pulmonalarterien (Truncus pulmonalis) oder ihrer Äste ist der Blutstrom durch die Lungen behindert.
Dies führt einerseits zu einer verminderten Blutversorgung der Lunge und des linken Herzens mit angeschlossenem großen Kreislauf, zur Erniedrigung des Sauerstoffgehalts im arteriellen Blut (Hypoxämie) und zur Hypotonie. Dadurch bedingt nimmt auch der Fluß der Koronararterien (Angina-pectoris-Beschwerden) und die Hirndurchblutung (Verwirrtheit, Unruhe- und Angstzustände) ab.
Andererseits führt die Obstruktion zu einem Rückwärtsstau des Blutes und Druckbelastung des rechten Herzens (akutes Cor pulmonale). Es kommt zum Anstieg des Lungengefäßwiderstandes, Abfall des Herzzeitvolumens, Blutdruckabfall (Hypotonie) und in schweren Fällen zu Kreislaufschock mit Herz-Kreislaufstillstand. Die Kombination von Drucküberlastung und Minderdurchblutung des Herzmuskels (Myokardischämie) kann zum Rechtsherzversagen führen.

Der Verlauf ist davon abhängig, ob sich das Blutgerinnsel auflöst, was in der Regel der Fall ist und zu einer vollständigen Ausheilung führt (Restitutio ad integrum), oder ob das betroffene Gefäß verschlossen bleibt.

Selten kommt es während einer Lungenembolie zu einem Lungeninfarkt, wobei aufgrund massivem Sauerstoffmangel das Lungengewebe untergeht.

Symptome und Verlauf

Die Größe der Embolie (Ausdehnung des Gefäßverschlusses) bestimmt die Symptomatik.

Akuter, schlagartiger Beginn mit:

plötzlicher Atemnot und beschleunigter Atmung (Dyspnoe/Tachypnoe), plötzliche Verschlechterung des Allgemeinbefindens

Brustschmerzen mit verstärktem Schmerz bei der Einatmung, beschleunigter Puls (Tachykardie)

Hustenattacken
Angst, Beklemmungsgefühl
Schweißausbruch

bei großen Embolien zusätzlich:
Zyanose
Bewußtseinsstörung, Schock
Zeichen des akuten Cor pulmonale mit Rechtsherzversagen (Stauung des Blutes vor dem rechten Herzen)
gestaute Halsvenen
vergrößerte Leber
Rhythmusstörungen

Sauerstoff- und Kohlendioxiddruck im arteriellen Blut erniedrigt

Die meisten Embolien mit tödlichem Ausgang verlaufen in Schüben mit Schwindelanfällen, kurzfristiger Bewußtseinstrübung, Fieber und Tachykardie.

Komplikationen

Pleuritis, Pleuraerguß
Lungeninfarkt (Untergang von Lungengewebe durch Arterienverschluß) mit blutigem Auswurf (Hämoptyse)
Infarktpneumonie, Abszeßbildung
respiratorische Insuffizienz
Rechtsherzversagen
wiederkehrende (rezidivierende) Embolien.

Differentialdiagnose

bei akuter Luftnot:
▷ Lungenödem, Asthmaanfall, Pneumothorax, Hyperventilation

bei Brustschmerzen:
▷ Herzinfarkt bzw. Angina pectoris (hier atemunabhängige Schmerzen mit Ausstrahlung), akute Dekompensation einer chronischen Herzinsuffizienz, Perikarditis, Pleuritis

bei Oberbauchschmerzen:
▷ Gallenkolik, Ulkusperforation, Pankreatitis, Herzinfarkt

bei Schock:
▷ Schock anderer Ursache wie innere Blutung etc.

bei Bluthusten (Hämoptyse):
▷ Blutungen aus dem Nasen-Rachen-Raum, Speiseröhre, Magen, Bronchien.

Behandlung

CAVE: NOTFALL!
Halbsitzende Lagerung und vorsichtiger Transport in die Klinik („Wie ein rohes Ei", um weitere Embolien zu vermeiden!)
Beruhigung, Schmerzbekämpfung
Sauerstoffgabe per Nasensonde
Legen eines venösen Zugangs
keine i.m. Injektionen!
Heparin i. v., 5.000–10.000 IE
bei Schock: Dopamin
bei Herzkreislaufstillstand: kardiopulmonale Reanimation mit Herzdruckmassage.

Klinik:
Medikamentös:
Heparin über 7–10 Tage, danach Therapie mit Cumarinen
Auflösung des Embolus und Auflösung ursächlicher Thromben (Lysetherapie).

Chirurgisch:
operative Embolektomie bei Versagen aller anderen Maßnahmen innerhalb der ersten Stunde, hohe Letalität (30–50%).

Behandlung des Grundleidens und Vorbeugung vor erneuten Embolien, denn die Rückfallquote beträgt mindestens 30%, und 70% der tödlichen Embolien verlaufen in Schüben!

Präventiv:
bei Risikopatienten nach Operationen frühzeitige Mobilisation
Wickeln der Beine, Gummistrümpfe, aktive Krankengymnastik
niedrig dosierte Heparingabe
nach Lungenembolien: Therapie mit gerinnungshemmenden Substanzen (Cumarine).

Prognose Durchschnittliche Letalität: 10%, abhängig von Größe der Embolie, dem Zustand des Patienten und dem Erfolg der vorbeugenden Maßnahmen.

6.5.3 Cor pulmonale

Definition Vergrößerung (Hypertrophie) und Erweiterung (Dilatation) der rechten Herzkammer als Folge einer Störung in der Lunge mit Widerstandserhöhung im Lungenkreislauf (= pulmonale Hypertonie).
Durch die Drucksteigerung im kleinen Kreislauf kommt es zur Druckbelastung des rechten Herzens.

Liegt die Ursache der Widerstandserhöhung nicht in der Lunge, so schließt dies den Begriff Cor pulmonale aus.

Es wird nach Art und Verlauf ein akutes und ein chronisches Cor pulmonale unterschieden.

Ursache **Akutes Cor pulmonale:**
massive Lungenembolie
Status asthmaticus
Spannungspneumothorax
nach chirurgischen Eingriffen in die Brusthöhle
Vergiftungen
Fremdkörperaspiration
Narkosemaßnahmen
Strangulation.

Chronisches Cor pulmonale:
obstruktive Atemwegserkrankungen (am häufigsten) wie
chronisch obstruktive Bronchitis, Asthma bronchiale, Lungenemphysem
restriktive Störungen wie Lungenfibrosen, Zustand nach Lungenteilentfernungen, Sarkoidose u. a.
rezidivierende Lungenembolien
Gefäßerkrankungen

Primäre pulmonale Hypertonie (selten)
Erkrankungen des Brustkorbes, wie Brustkorbdeformitäten
Fettleibigkeit
schlafbezogene Atmungsstörungen
bei chronischer Höhenexposition (Höhenbewohner) durch den verminderten Blutsauerstoffgehalt.

Entstehung

Das akute Cor pulmonale entsteht durch eine akute Erweiterung und Insuffizienz der rechten Herzkammer bei akuter Druckbelastung ohne vorhergehende, langsame Vergrößerung des Herzmuskels
Das chronische Cor pulmonale ist in vielen Fällen das Resultat von chronischen Lungenerkrankungen
Die längerfristig bestehende Druckbelastung der rechten Herzkammer führt zur Hypertrophie und später zur Dilatation, da das rechte Herz vermehrte Arbeit aufbringen muß, um das venöse Blut in die Lunge zu pumpen

Die Widerstandserhöhung im kleinen Kreislauf entsteht durch:

Reflexmechanismen bei Hypoxämie:
Verringertes Atemzeitvolumen führt zur Minderbelüftung der Lungenbläschen mit Abfall des Sauerstoffdrucks und Anstieg des Kohlendioxiddrucks im arteriellen Blut. Diese alveoläre Hypoventilation führt zur reflektorischen Verengung der Lungengefäße (Vasokonstriktion) mit Druckanstieg im arteriellen Schenkel des Lungenkreislaufs
(Entstehung der pulmonalen Hypertonie vor allem bei Asthma, Bronchitis, Lungenfibrose)

Verlust von Lungenleistungsgewebe mit Untergang von Lungengefäßen und dadurch vermindeter Gesamtgefäßquerschnitt
(Vorkommen vor allem bei Lungenemphysem)

Gefäßerkrankungen der Lungen mit Gefäßverengung; (Vorkommen vor allem bei Embolien).

Stadien:
Kompensiertes Cor pulmonale mit fehlender oder latenter Rechtsherzinsuffizienz

Dekompensiertes Cor pulmonale mit manifester Rechtsherzinsuffizienz (Ödeme, Halsvenen- und Leberstauung u. a.), häufig Rhythmusstörungen.

Symptome und Verlauf

Chronisches Cor pulmonale:

Symptome der pulmonalen Grunderkrankung über lange Zeit bis zum Auftreten erster Herzbeschwerden

am Anfang nur mäßige Ausprägung der Symptomatik, (lediglich in 20% der Fälle erscheint das volle Bild)

Stadium der Kompensation:
leichte Belastungsdyspnoe, schneller Puls, evtl. Rhythmusstörungen
Schwindel, evtl. Bewußtseinsstörung bei körperlicher Anstrengung oder Husten
diskrete Blaufärbung der Haut und Schleimhäute (Zyanose)
Brustschmerzen

Stadium der Dekompensation:
zusätzlich Zeichen der Rechtsherzinsuffizienz mit Halsvenenstauung, Beinödemen, Stauungsleber

Auskultation:
lauter 2. Herzton über der Pulmonalklappe

Zeichen der Rechtsherzhypertrophie.

Komplikationen Chronische Leberstauung
Ulcus cruris bei Beinödemen.

Differentialdiagnose
- ▷ Linksherzinsuffizienz
- ▷ Herzklappenfehler.

Behandlung **Kausal:**
Therapie der Grundkrankheit wie rezidivierende Lungenembolien chronisch-obstruktive und andere Lungenerkrankungen.

Konservativ:
bei pulmonaler Hypertonie:
Sauerstoff-Langzeittherapie, Blutverdünnung durch Aderlaß bei hohem Hämatokritwert

bei dekompensiertem Cor pulmonale:
körperliche Schonung, Bettruhe
Vorbeugung vor Thromboembolien.

Medikamentös:
bei pulmonaler Hypertonie:

Drucksenkung und damit Entlastung des rechten Ventrikels mit Theophyllin, Nitrate u. a.

bei dekompensiertem Cor pulmonale:
wassertreibende Präparate (Diuretika) zur Verminderung des venösen Rückstroms und des zirkulierenden Blutvolumens und damit Senkung des Druckes in den Lungenarterien und Verminderung der Blutmenge, die durch die rechte Herzkammer ausgeworfen wird
Substanzen zur Förderung der Kontraktionskraft der Herzmuskulatur (Herzglykoside)
Präparate zur Abnahme des Gefäßwiderstandes (ACE-Hemmer).

Prognose abhängig von der Grundkrankheit
vor allem rezidivierende Lungenembolien und Gefäßerkrankungen haben eine schlechte Prognose. Bei Dekompensation beträgt die Überlebensrate nach 2 Jahren nur noch 35%.

6.6 Akutes Lungenversagen

Definition Synonym: Adult respiratory distress syndrome (ARDS), Schocklunge

Akute respiratorische Insuffizienz, d. h.
Ateminsuffizienz mit Störung des Gasaustausches in der Lunge bei vorher Lungengesunden durch Schädigungen der Lunge infolge von Schockzuständen, Traumen oder toxisch-infektiösen Ursachen.

Ursache Lungenschädigungen durch:
Aspiration von Mageninhalt

Aspiration von Süß- oder Salzwasser, Beinaheertrinken
Inhalation giftiger Gase, Narkotika u. a.
septische Krankheitsbilder wie Peritonitis, Pankreatitis, Pneumonie
Mehrfachverletzung (Polytrauma) (häufig!); Verbrennung
Schock
Operationen, Massentransfusion u. a.

Entstehung

Exsudative Phase:
entzündlich bedingter, eiweißreicher Flüssigkeisaustritt aus den Kapillaren in das Lungengewebe infolge gesteigerter Kapillardurchlässigkeit (zum Beispiel durch Endotoxine im septischen Schock), interstitielles Lungenödem
Untergang von Lungenzellen und verminderte Bildung des Surfactant factors (= oberflächenaktive Substanz, die die Oberflächenspannung der Lungenalveolen herabsetzt)

▷ Flüssigkeitsübertritt in die Alveolen, Entfaltungsstörung der Alveolen und Aneinanderkleben ihrer Wände
▷ Ausbildung von nicht mit Luft gefüllten Lungenabschnitten (Mikroatelektasen)
▷ herabgesetzter Sauerstoffgehalt in den Körpergeweben (Hypoxie)

die Zerstörung der normalen Lungenstruktur führt zu einer schweren respiratorischen Insuffizienz

Proliferative Phase nach ca. 10 Tagen, falls die akute Phase überlebt wird:
Zunahme der Alveolarzellen, Bindegewebsvermehrung mit Ausbildung einer Lungenfibrose

▷ Verschlechterung von Diffusion und Perfusion; nicht mehr rückbildungsfähiges Stadium.

Symptome und Verlauf

Hypoxämie (verminderter Sauerstoffgehalt im arteriellen Blut)

Hyperventilation infolge Sauerstoffmangel mit respiratorischer Alkalose (gesteigerte pulmonale Kohlendioxidabgabe, Abfall des Kohlendioxiddrucks und Anstieg des pH-Wertes im arteriellen Blut)

rasch zunehmende Atemnot, Husten, Tachypnoe

im letzten Stadium Bewußtseinsstörung, Koma, Schock

ventilatorisches Versagen:
respiratorische Globalinsuffizienz mit Hypoxämie und zusätzlich auftretender Hyperkapnie (= Erhöhung des Kohlendioxiddrucks im arteriellen Blut) mit respiratorischer Azidose (= Abfall des arteriellen pH-Wertes unter 7,36 durch Zurückhalten von Kohlendioxid bei Behinderung der Atemarbeit)

Röntgenveränderungen der Lunge (beidseitige Verschattungen).

Komplikationen

Pneumothorax
Rechtsherzbelastung mit Dekompensation; Linksherzversagen.

Differentialdiagnose

▷ Linksherzinsuffizienz mit Lungenödem
▷ Pneumonie
▷ Flüssigkeitslunge (fluid lung) bei Niereninsuffizienz
▷ Lungenembolien.

Behandlung

CAVE: NOTFALL!

Klinikeinweisung

Kausal:
Beseitigung der auslösenden Ursachen (zum Beispiel Kreislaufschock)

Symptomatisch:
Beseitigung der Hyperkapnie durch extrakorporale Kohlendioxid-Elimination
Sauerstoffgabe

Cave bei der Sauerstoffbehandlung:
Bei Globalinsuffizienz ist nur der Atemantrieb durch Sauerstoffmangel noch wirksam, der Kohlendioxidantrieb ist durch die Hyperkapnie schon ausgefallen. Daher keine unkontrollierte Gabe von Sauerstoff, weil den Patienten damit der letzte Atemantrieb verloren geht!

6.7 Bronchialkarzinom

Definition
Lungenkarzinom
häufigster bösartiger Tumor beim Mann.

Ursache
Risikofaktoren:
Zigarettenrauchen (85% der Fälle!)
Asbeststaub (Zigarettenrauchinhalation potenziert das Krebsrisiko durch Asbest ganz erheblich)
Arsen-, Chromverbindungen, Nickel, Kohlenwasserstoffe, radioaktive Stoffe; umweltbedingte Luftverschmutzungen

Lungennarben (Narbenkarzinom)

genetische Disposition (familiäre Häufung).

Formen
Zellart, Lokalisation und Ausbreitung des Tumors bestimmen das Krankheitsbild.

Unterscheidung nach Lage und Ausbreitung:
zentrales, hilusnahes Bronchialkarzinom (70%)
peripheres Bronchialkarzinom (25%)
diffus wachsendes Bronchialkarzinom (3%)

Metastasenbildung:
frühzeitiger regionärer Lymphknotenbefall
hämatogene (auf dem Blutweg übertragene) Fernmetastasen:
am häufigsten in Leber, Gehirn, Knochenmark, Nebennieren, Nieren, Skelett (Wirbelsäule)

Unterscheidung nach Gewebearten:
kleinzelliges Bronchialkarzinom (25–30%):
vorwiegend zentral lokalisiert, schlechteste Prognose, da in 80% der Fälle bereits bei Diagnosestellung Metastasen vorliegen
die Zellen können Hormone sezernieren (paraneoplastische Endokrinopathien)

Eher langsames Wachstum und spätere Metastasierung bei:
Plattenepithelkarzinom (40–50%)
Adenokarzinom
großzelliges Bronchialkarzinom.

Symptome und Verlauf

Langsame Entwicklung des Bronchialkarzinoms über 15 Jahre aus dem Carcinoma in situ (Oberflächenkarzinom) entwickelt sich das schnell wachsende Karzinom, das in der Regel innerhalb von 5 Jahren zum Tode führt

keine typischen Symptome im Frühstadium, häufig Zufallsbefund bei Röntgenaufnahmen

Frühsymptome bzw. Tumorverdacht bei:
trockenem Reizhusten, Dyspnoe, Brustschmerzen
blutigem Auswurf (Hämoptyse, Hämoptoe)
Gewichtsverlust
schwer zu beeinflussende Lungenentzündungen, Leistungsknick, Nachtschweiß
endokrinologische Symptome
Uhrglasnägel, Trommelschlegelfinger

Spätsymptome (und Zeichen der Inoperabilität):
Kehlkopflähmung (= Rekurrensparese) mit Heiserkeit
Lähmung des Zwerchfells durch Schädigung des Nervus phrenicus
Speiseröhrenpassagehindernisse durch Kompression
meist blutiger Pleuraerguß (= Flüssigkeitsansammlung in der Pleurahöhle), Rippenschmerzen
Schwellung der supraklavikulären (unterhalb des Schlüsselbeines gelegenen) Lymphknoten

Pancoast-Syndrom (Ausbrechertumor):
bei peripherem Bronchialkarzinom an der Lungenspitze, das Nerven im Halsbereich schädigt:
Knochenzerstörung der 1. Rippe und des 1. Brustwirbelkörpers
Armschmerzen (Plexusneuralgie), Armschwellung oder Lähmungen im Armbereich
Zwischenrippenschmerzen

Horner-Symptomenkomplex bei Beteiligung des Sympathikus mit:
Miosis (= Pupillenverengung)
Ptosis (= herabhängendes Oberlid)
Enophthalmus (= tief in die Augenhöhle zurückgesunkener Augapfel)

Endokrine Aktivität mit paraneoplastischen Syndromen (Fähigkeit der Krebszellen, besonders der des kleinzelligen Bronchialkarzinoms, Hormone zu sezernieren):
Gewichtsverlust und Fieber
Cushing-Syndrom durch ACTH-Produktion
Syndrom der ADH-Sekretion
Tumorhyperkalzämie u.a

Labor

Tumormarker (NSE beim kleinzelligen Bronchialkarzinom, CYFRA 21-1 beim nichtkleinzelligen Bronchialkarzinom)
Stadieneinteilung nach Primärtumor, regionärem Lymphknotenbefall und Fernmetastasen.

Differentialdiagnose

- ▷ Husten, Brustschmerzen anderer Ursache
- ▷ andere Lungenerkrankungen mit Pleuraerguß und Lymphknotenschwellung im Brustraum.

Behandlung

Chirurgisch:
operativer Eingriff bei nichtkleinzelligen Bronchialkarzinomen mit Lungenlappen- oder einseitiger Lungenentfernung.

Strahlentherapie, Chemotherapie.

▶ **Naturheilkundlich:**
begleitende Therapie
reine Rohkosternährung, Säfte
adjuvant:
Thymus- und Mistelpräparate, begleitende Lebertherapie
Vitamin C, Vitamin E, Beta-Carotin
Selen, Zink, Molybdän, Magnesium
organotrope Medikamente
Stärkung des Immunsystems, Entgiftungstherapie
psychische und ganzheitliche Betreuung mit Autogenem Training, Hypnose, Sport, Bewegung, Kneippsche Anwendungen
der Patient sollte „sich alles gönnen, was Freude bringt und Spaß macht".

Prognose schlecht (aufgrund der frühen Metastasierung und der späten Diagnosestellung)
nach 5 Jahren leben noch 5% aller Patienten
die meisten Fälle erweisen sich bei Klinikaufnahme bereits als nicht operierbar.

6.8 Hyperventilationssyndrom

Definition Hyperventilation ist eine im Verhältnis zum erforderlichen Gasaustausch des Körpers gesteigerte Atmungstätigkeit (Lungenbelüftung) mit erhöhtem Sauerstoffdruck bei erniedrigtem Kohlendioxiddruck.

Sehr häufiges Vorkommen des psychischen Hyperventilationssyndroms, vor allem bei Frauen jüngeren Alters.

Ursache Psychogen:
Angsterlebnisse, Aufregung, Panik, Aggression, Depression u. a.

körperlich bedingt (somatogen):
kompensatorisch bei Gewebshypoxie
metabolische Azidose (große Kußmaulsche Atmung)

direkte Stimulation des Atemzentrums durch hohes Fieber, Tumore, Medikamente
neurologische Erkrankungen wie Schädelhirntrauma, Enzephalitis
Stoffwechselkomata (Leber, Niere, Diabetes)
Herzinsuffizienz
Lungenembolie
beginnende obstruktive Ventilationsstörungen (Asthma)
Anämie
Schwangerschaft.

Symptome und Verlauf Akuter Anfall einer Hyperventilation:
Symptome einer normokalzämischen Tetanie mit:

Krämpfen,
muskuläre Übererregbarkeit
Mißempfindungen

Parästhesien (= Ameisenlaufen, Kribbeln), Pfötchenstellung etc.

Auslösung der Hyperventilation durch:
subjektives Atemnotgefühl, Druck- und Globusgefühl im Hals

Begleiterscheinungen wie Schwindel, Kopfschmerzen, Zittern
Brustschmerzen, beschleunigter Puls (Tachykardie), kalte Endglieder (Akren)
Seufzen, Gähnen, Hüsteln
unregelmäßige Atmung, Nervosität, Angst, Weinen, Schlafstörungen
Luftschlucken mit Blähungen und Bauchbeschwerden

Blutgasanalyse während des Hyperventilationsanfalls:

Hypokapnie mit Alkalose, dadurch bedingte Verminderung des Blutkalziumspiegels.

Differentialdiagnose

▷ Koronare Herzkrankheit
▷ Asthma bronchiale
▷ Ausschluß körperlich bedingter Ursachen.

Behandlung der psychogenen Hyperventilation:

Konservativ:
Aufklärung und Beruhigung
kurzfristige Tütenatmung (Anreicherung der Atemluft mit Kohlendioxid).

Medikamentös:
Kalziuminjektionen zur Minderung der tetanischen Symptome.

▶ **Naturheilkundlich:**
Atemschule
psychosomatische Therapie
Autogenes Training.

6.9 Krankheiten der Pleura

Die Pleura (Brustfell) besteht aus der Pleura visceralis, die die Lungen einhüllt und der Pleura parietalis, die der Brustwand anliegt. Die beiden Pleurablätter sind durch eine geringe Menge an seröser (in etwa dem Blutserum entsprechender), eiweißhaltiger Flüssigkeit getrennt.

6.9.1 Pleuritis

Definition Brustfellentzündung, die als Pleuritis sicca (= trockene Form ohne Ergußbildung) oder als Pleuritis exsudativa (= mit Ergußbildung, d. h. mit Flüssigkeitsansammlung in der Brusthöhle) auftreten kann.

Ursache Primäre Pleuritis (sehr selten)

Sekundäre Pleuritis bei:
Lungenentzündung
Lungeninfarkt (Verschluß eines Lungenarterienastes zum Beispiel bei Lungenembolie)
Pleurakarzinose, zum Beispiel bei Bronchialkarzinom
Pleuraempyem (eitriger Erguß in der Pleurahöhle, vor allem als Komplikation bei Pneumonien)
Tuberkulose
Kollagenosen (Lupus erythematodes, selten bei rheumatischen Erkrankungen)

Oberbaucherkrankungen, zum Beispiel Bauchspeicheldrüsenentzündung
nach Herzinfarkten (Postmyokardinfarktsyndrom)
äußeren Verletzungen.

Symptome und Verlauf

Die trockene Form ist oft Vorläufer der exsudativen Form.

Pleuritis sicca (trockene Form):
atemabhängiger Schmerz, der mit Pleurareiben einhergeht (feines Reiben oder grobes Lederknarren)
Rücken- oder Seitenschmerzen, Reizhusten, beschleunigte Atmung
Verkleinerung der erkrankten Brustseite, Nachschleppen bei der Atmung

Pleuritis exsudativa:
bei Auftreten eines Pleuraergußes (= Vermehrung der Flüssigkeitsmenge in der Pleurahöhle) Verringerung des atemabhängigen, pleuritisch bedingten Schmerzes
Fieber
Atemnot, Beklemmungs- und Druckgefühl auf der Brust bei großen Ergüssen
nachschleppende Atmung der erkrankten Seite

abgeschwächter oder aufgehobener Stimmfremitus

Auskultation:
Abschwächung oder Aufhebung des Atemgeräusches

Flüssigkeitsgewinnung mittels Pleurapunktion, welche Aufschluß über die Art des Ergusses gibt:

	Transsudat	**Exsudat**
Aussehen	hell, klar	trüb, blutig, schokoladenfarben, milchig
Eiweißgehalt	unter 3,0 g%	über 3,0 g%
spez. Gewicht	unter 1,016	über 1,016
Zellen	ganz vereinzelt	Leukozyten, Erythrozyten, Tumorzellen
Ursache	Stauung, verminderter Bluteiweißgehalt z. B. bei: Herzinsuffizienz, nephrotisches Syndrom, Leberzirrhose, Panzerherz, Myxödem, Verlegung der Lymphbahnen durch Tumore.	Entzündung, Tumor z. B. bei: Tuberkulose, Pneumonien, Lungeninfarkt, Pleurakarzinose, Lupus erythematodes, rheumatoide Arthritis, Urämie, Pankreatitis, Pilzkrankheiten, Virusinfektion, Pneumothorax, Tumoren, Verlegung der Lymphbahnen durch Tumore.

Die chemische Zusammensetzung der Pleuraflüssigkeit entspricht beinahe der des Blutserums.

Komplikationen

nach einer durchgemachten Pleuritis und bei unvollständiger Rückbildung des Pleuraergusses:

Ausbildung von **Pleuraschwarten**
d. h. Pleuraverdickung, meist mit Verwachsung der beiden Blätter und mit Behinderung der Lungenentfaltung
Einschränkung der Vitalkapazität und somit Beeinträchtigung der Atemfunktion der Lunge

Kalkeinlagerungen in der Pleura.

Differentialdiagnose
- ▷ Abgrenzung gegenüber Transsudaten bei Herzinsuffizienz, generalisierten Ödemen

blutige Ergüsse bei:
- ▷ Tumoren, Tuberkulose, Lungeninfarkt
- ▷ Pneumonie.

Behandlung des Grundleidens!
Pleurapunktion
Cave: kein häufiges Abpunktieren, da die Ergüsse rasch nachlaufen und dadurch große Eiweißmengen verlorengehen können.

6.9.2 Spontanpneumothorax

Definition Plötzliches Eindringen von Luft oder Gas in den Pleuraraum ohne äußere Verletzung des Brustkorbes mit teilweisem oder kompletten Kollaps des betroffenen Lungenflügels und mit bedrohlicher Ateminsuffizienz.

Entstehung Voraussetzung für die Entstehung eines Spontanpneumothorax ist eine röhrenartige Verbindung (Fistel) zwischen Lungengewebe und Pleura mit Lufteintritt in den Pleuraraum.

Wenn bei der Einatmung Atemluft in den Pleuraraum gelangt und es bei der Ausatmung zum Verschluß der Wunde bzw. der lädierten Stelle kommt und die Luft exspiratorisch nicht mehr aus dem Pleuraraum entweichen kann, so führt dies zur einseitigen Überdehnung des Brustkorbes mit Tiefertreten des Zwerchfells auf der kranken Seite und lebensgefährlichen Verdrängung des Mediastinums zur gesunden Seite hin. Es entsteht ein zunehmender Überdruck im Pleuraraum und der betroffenen Lungenflügel kollabiert, d. h. er fällt in sich zusammen. Kollabierte Lungen sind nicht durchblutet und stehen somit dem Gasaustausch nicht zur Verfügung.

Ursache idiopathisch, ohne erkennbare Lungenerkrankung, häufig bei jüngeren Menschen

symptomatisch bei:
Lungenemphysem (Platzen von Emphysemblasen)
Lungentuberkulose
Lungenabszeß
Lungentumoren
Bronchiektasen.

Symptome und Verlauf Akut auftretende Atemnot, oft mit ziehenden oder stechenden Brustschmerzen, Hustenreiz

bei Verdrängungserscheinungen des Mediastinums zusätzlich:
hochgradige Atemnot, Blaufärbung von Haut und Schleimhäuten (Zyanose)
schneller Puls (Tachykardie), Kollaps
Stauung des venösen Rückflusses

Stimmfremitus aufgehoben oder abgeschwächt

Auskultation:
aufgehobenes oder stark abgeschwächtes Atemgeräusch

Röntgen:
Nachweis einer kollabierten Lunge.

Komplikationen Pleuraergüsse

Ansammlung von Blut zwischen beiden Pleurablättern (Hämatothorax).

Differentialdiagnose
- ▷ Herzinfarkt
- ▷ Lungenembolie
- ▷ Aortenaneurysma
- ▷ Myokarditis.

Behandlung bei kleinen Pneumothoraces:

spontane Ausheilung durch Verklebung möglich

Spannungspneumothorax:

CAVE: NOTFALL!
Lebensrettende Druckentlastung des Pleuraraumes durch Einstich einer großkalibrigen, mit einem eingeschlitzten Gummifingerling versehenen Kanüle in den 2. oder 3. ICR (Zwischenrippenraum) vorn medioklavikulär (Linie von der Mitte des Schlüsselbeines ausgehend).

Klinik:
Dauersaugdrainage bis zum Verkleben der Pleurablätter.

Chirurgisch:
operative Eröffnung der Brusthöhle mit Rippendurchtrennung (Thorakotomie) wenn beide Lungen betroffen sind, bei häufigen Rezidiven oder wenn sich der Pneumothorax nicht schließt.

6.10 Mediastinitis

Definition Entzündung des Bindegewebes des Mediastinums.
Die Mediastinitis ist ein seltenes, jedoch gefährliches Krankheitsbild.

Das Mediastinum ist das bindegewebige mittlere Gebiet des Brustraums zwischen den beiden Lungen.

Ursache Fortgeleitete Eitererreger ins Mediastinum, ausgehend von:
Speiseröhrendurchbrüche (Ösophagusperforationen) bei Karzinom, Fremdkörpern, Aufdehnungsbehandlung (Bougierung)
Luftröhrenruptur nach Unfall

Ausbreitung infektiöser Prozesse aus der Nachbarschaft auf das Mediastinum wie:
absteigende Abszesse im Halsbereich
absteigende tuberkulöse Lymphknoten
Abszesse der Wirbelsäule
Lungenabszesse

nach operativen Eingriffen an Herz, Speiseröhre oder Lunge.

Symptome und Verlauf	schweres Krankheitsbild hohes Fieber heftigste retrosternale Schmerzen, Vergiftungserscheinungen, Kollapsneigung Leukozytose.
Komplikationen	Bildung eines Narbengewebes mit Einengungen der großen Venen.
Behandlung	**Chirurgisch:** operative Eröffnung des Mittelfellraums (Mediastinotomie), Beseitigung der Infektionsquelle. **Medikamentös:** Antibiotika.
Prognose	ernst.

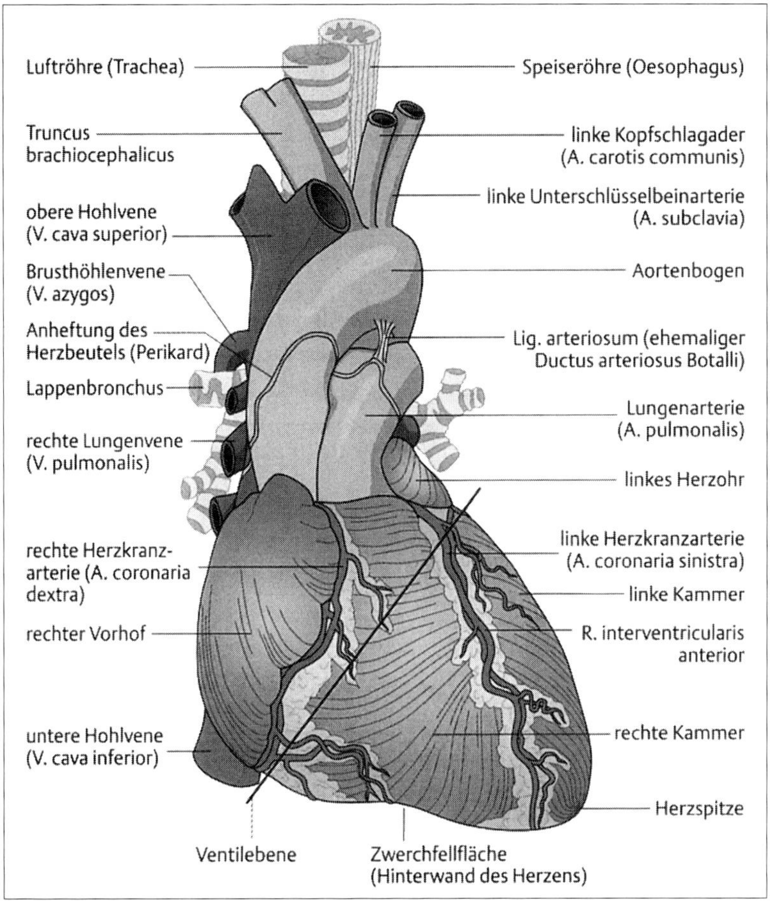

Abb. 7.1 **Herz und herznahe Gefäße in der Ansicht von vorn.** Der Herzbeutel (Perikard) ist entfernt worden

7 Herzkrankheiten

7.1 Diagnostische Zusammenhänge

Weg des Blutes durch das Herz

Das sauerstoffarme Blut fließt aus der oberen und unteren Hohlvene (Vena cava superior und inferior) in den rechten Vorhof (Atrium dexter) bei geschlossener Trikuspidalklappe
▷ Füllung des Vorhofs
▷ Kontraktion der Herzwand des Vorhofs (= Systole)
▷ gleichzeitige Erschlaffung der rechten Herzkammer (= Diastole)
▷ Öffnen der Dreizipfelklappe (= Trikuspidalis = Valva atrioventricularis dextra)
▷ Blut strömt in die rechte Kammer bei geschlossener Pulmonalklappe
▷ Schluß der Trikuspidalklappe
▷ Systole der rechten Kammer
▷ Öffnen der Pulmonalklappe (= Semilunarklappe der Lungenschlagader)
▷ Blut wird durch die Lungenschlagader (Pulmonalarterie) in den kleinen Kreislauf geworfen
▷ Gasaustausch in den Lungenkapillaren der Lungenalveolen
▷ das sauerstoffbeladene Blut sammelt sich in den Lungenvenen (Venae pulmonalis)
▷ Blut strömt während der Diastole bei geschlossener Mitralklappe in den linken Vorhof (Atrium sinister)
▷ Systole des linken Vorhofs
▷ gleichzeitige Diastole der linken Kammer
▷ Öffnen der Zweizipfelklappe (= Mitralis = Valva atrioventricularis sinistra)
▷ Blut strömt in die linke Herzkammer bei geschlossener Aortenklappe
▷ Füllung der linken Kammer
▷ Schluß der Mitralklappe
▷ Systole der linken Kammer
▷ Öffnen der Aortenklappe (Semilunarklappe der Aorta)
▷ Blut wird in die Körperschlagader (Aorta) gepreßt und gelangt so in den großen Kreislauf
▷ Stoffaustausch im Kapillargebiet der einzelnen Organe
▷ Blut sammelt sich in der oberen und unteren Hohlvene, etc.

Bei jedem Herzschlag folgt auf die Systole des rechten und linken Vorhofs bei gleichzeitiger Diastole der rechten und linken Kammer die Diastole der Vorhöfe bei gleichzeitiger Systole der Kammern.

Förderleistung des Herzens

Herzzeitvolumen (= Herzminutenvolumen, HZV)

Schlagvolumen
(= die Blutmenge, die bei der Kontraktion der linken bzw. der rechten Kammer in die Aorta bzw. Lungenschlagader befördert wird), = je ca. 70–100 ml Blut

x Pulszahl pro Minute
(= Anzahl der Schläge pro Minute) = ca. 60–80 Schläge/pro min.

Bei normaler Förderleistung werden ca. 5–7 Liter Blut/pro Minute aus der linken Herzkammer geworfen.
Die Förderleistung ist abhängig von der diastolischen Füllung (= Blutangebot).

Körperliche Untersuchung

Palpation
Betasten des Herzspitzenstoßes im 5. Interkostalraum (= Zwischenrippenraum, ICR) links, innerhalb der Medioklavikularlinie (= vertikale Linie durch die Mitte des Schlüsselbeines).

Verlagerung nach links außen:
Hinweis auf Rechtsherzvergrößerung (= Hypertrophie)
Verlagerung nach links außen unten:
Hinweis auf Linksherzhypertrophie.

Perkussion

Bestimmung der Herzdämpfung durch Beklopfen, die Auskunft über Form und Größe des Herzens gibt.
Über dem Herzen ist der Klopfschall gedämpft. Bei starker Fettleibigkeit und Lungenemphysem kann die Perkussion unmöglich werden; allgemein eine ungenaue Methode.

Auskultation

Abhören der normalen Herztöne mit dem Stethoskop.

Herztöne

Bei jedem Herzschlag sind normalerweise zwei Töne zu hören.

1. Herzton:
Anspannungston der Herzmuskulatur durch die beginnende Kammersystole mit Schluß der Mitral- und Trikuspidalklappe
dumpfer Ton.
Er erscheint unmittelbar nach Beginn des QRS-Komplexes (siehe EKG).

2. Herzton:
Klappenschlußton der Aorten- und Pulmonalklappe
kürzerer und hellerer Ton als der erste Herzton.
Er liegt am Ende der T-Welle (siehe EKG).

Es besteht eine physiologische, atemabhängige Spaltung des 2. Herztones durch minimalen ungleichzeitigen Schluß der Aorten- und Pulmonalklappe. Der Aortenton liegt normalerweise vor dem Pulmonaliston. Die Spaltung ist nur bei tiefer Einatmung hörbar.

Herzauskultationspunkte

Die Abhörstellen der Herzklappen liegen nicht über den Klappen selbst, sondern dort, wo die vom Blutstrom fortgeleiteten Töne am besten hörbar sind.

Aortenklappe:	2. ICR parasternal rechts
Pulmonalklappe:	2. ICR parasternal links
Trikuspidalklappe:	4. ICR parasternal rechts und links
Mitralklappe:	5. ICR medioclavikular links
Erbsche Punkt:	3./4. ICR parasternal links (ICR = Interkostalraum, Zwischenrippenraum; parasternal = neben dem Brustbein, Sternum) Der Erbsche Punkt ist eine Projektionsstelle des Klappenschlußtons der Aortenklappe.

Herzgeräusche

Störungen der Herzklappen sind als Veränderungen der Herztöne hörbar und pathologisch. Diese sog. Herzgeräusche entstehen durch Wirbelbildung, einerseits nach vorwärts in Blutrichtung bei Stenosen (Verengung der Herzklappen) und nach rückwärts entgegen der Blutrichtung bei Insuffizienzen (ungenügender Schluß der Herzklappen).

Grundsätzlich sind bei den alleinigen Bezeichnungen Systole und Diastole die der Herzkammern gemeint.

Systolische Geräusche
Systolika entstehen, wenn während der Systole Störungen auftreten.

Insuffizienz der Atrioventrikularklappen (Segelklappen):
Mitralinsuffizienz
Trikuspidalinsuffizienz (selten)

Stenose der Semilunarklappen (Taschenklappen):
Aortenstenose
Pulmonalstenose

Aortenisthmusstenose

Septumdefekte

Akzidentelles Systolikum beim Gesunden, häufig bei Jugendlichen
Funktionelles Systolikum bei Schilddrüsenüberfunktion, Fieber, Anämie, niedrigem Blutdruck (Bradykardie), Schwangerschaft.
Die akzidentellen und funktionellen Strömungsgeräusche ändern sich bei Veränderung der Körperlage und bei Belastung. (Im Gegensatz zu den pathologischen Geräuschen, die in allen Körperlagen gleich hörbar sind.)

Diastolische Geräusche
Diastolika entstehen, wenn während der Diastole Störungen auftreten.

Stenose der Atrioventrikularklappen (Segelklappen):

Mitralstenose (fast immer)

Insuffizienz der Semilunarklappen (Taschenklappen):
Aortenklappeninsuffizienz
Pulmonalisinsuffizienz.

Systolisch-diastolische „Maschinengeräusche“:
Offener Ductus Botalli u. a.

Pulsmessung

Der Puls wird in der Regel mit 2 auf der Arteria radialis liegenden Fingerkuppen gefühlt. Es sollten folgende Pulsqualitäten beurteilt werden.

Frequenz
= Zahl der Herzschläge in der Minute
die normale Pulsfrequenz liegt bei 60–80 Pulsschlägen in der Minute.
Pulsus (P.) frequens:
beschleunigter Puls, mehr als 100 Pulsschläge pro Minute, zum Beispiel bei akutem Kreislaufversagen, Schock, Aortenstenose
P. rarus:
verlangsamter Puls, weniger als 50 Pulsschläge pro Minute.

Regelmäßigkeit
= abhängig vom Herzrhythmus.
P. regularis:
regelmäßiger Puls
P. irregularis:
unregelmäßiger Puls, zum Beispiel bei Arrhythmien, Extrasystolen.

Härte
= Unterdrückbarkeit des Pulses und ungefähres Maß für den systolischen Druck des Pulses.
P. durus:
harter Puls bei hohem systolischen Druck, zum Beispiel bei Bluthochdruck
P. mollis:
weicher Puls bei niedrigem systolischen Druck, zum Beispiel bei Niederdruck, Kollaps, bei Alkoholabusus (Verminderung der zirkulierenden Blutmenge, da die Eiweißsynthese in der Leber zu gering ist und Eiweiß Wasser bindet).

Größe
= Schätzung der Druckamplitude zwischen systolischem und diastolischem Druck des Herzens, Beurteilung des ungefähren Schlagvolumens des Herzens.
P. magnus (altus):
hoher Puls, große Blutdruckamplitude, zum Beispiel bei Aorteninsuffizienz, Schilddrüsenüberfunktion (Hyperthyreose)
P. parvus:
kleiner Puls, kleine Blutdruckamplitude (niedriger systolischer und normaler diastolischer Blutdruck), vermindertes Schlagvolumen, zum Beispiel bei Aortenstenose, Hypovolämie (= Verminderung der zirkulierenden Blutmenge).

Geschwindigkeit (Celerität)
= Druckveränderungen während eines einzelnen Pulsschlags.
P. celer:
schneller (schnellender) Puls, rasches Ansteigen der Pulswelle, zum Beispiel bei Aorteninsuffizienz, offenem Ductus Botalli, hohem Fieber, Schilddrüsenüberfunktion
P. tardus:
langsamer Puls, langsames Ansteigen der Pulswelle, zum Beispiel bei Aortenstenose.

Gleichheit
P. paradoxus:
systolischer Blutdruckabfall während der Einatmung um mehr als 10 mmHg, zum Beispiel bei Panzerherz, Perikardtamponade, Pleuraschwarten.
P. alternans:
abwechselnd große und kleine Blutdruckamplitude, zum Beispiel bei Extrasystolen, Herzblock.

Pulsdefizit
= Differenz zwischen Pulsfrequenz und Herzfrequenz, zum Beispiel bei Vorhofflimmern.

Blutdruckmessung nach der Methode von Riva Rocci (RR)

Dem Patient wird eine aufblasbare Manschette mit Druckmesser (Manometer) um den Oberarm gelegt. Der Unterrand der Manschette sollte 2 cm oberhalb der Ellenbeuge liegen, der Arm muß sich in Herzhöhe befinden. Die Membran des Stethoskops wird in die Ellenbeuge gelegt, um die darunterliegende Arterie auszukultieren. Die Manschette wird soweit aufgepumpt, daß die Oberarmarterie gerade abgeklemmt wird. Der Druck in der Manschette wird nun langsam soweit gesenkt, bis die ersten Geräusche zu hören sind. Das erste hörbare Geräusch markiert den systolischen Blutdruck, dessen Wert auf dem Manometer abgelesen werden kann. Der Druck wird weiter

langsam gesenkt, bis die Geräusche leiser werden und ganz verschwinden. Das völlige Schwinden der Gefäßgeräusche entspricht dem diastolischen Blutdruck.
Der systolische und der diastolische Wert wird am Durchschlagen der Pulswelle durch die gestaute Arterie angezeigt. Die pulssynchronen Strömungsgeräusche werden als Korotkow-Töne bezeichnet.

Der systolische Blutdruck ist der arterielle Druck während der Systole der Kammer, der diastolische Wert entspricht dem der Kammerdiastole. Die gemessenen Werte sind abhängig von Alter, Geschlecht, Arbeit oder Ruhe.
Der Blutdruck liegt im Alter von 20 Jahren etwa bei systolisch 120 mmHg (Quecksilbersäule), diastolisch bei 80 mmHg.
Die Differenz zwischen systolischem und diastolischem Wert ist die Blutdruckamplitude.

Elektrokardiographie

In diesem Verfahren werden die Aktionspotentiale des Herzens, die von der Körperoberfläche abgeleitet werden, als Kurven (Elektrokardiogramm, EKG) aufgezeichnet. Es dient zur Beurteilung von Herzrhythmus, Herzfrequenz, Lage des Herzens im Brustraum, der Erregungsbildung, -ausbreitung und -rückbildung sowie des Zustandes der Herzmuskulatur.

Tachykardie

= Steigerung der Herzfrequenz auf über 100 Schläge pro Minute.

Bradykardie

= langsame Schlagfolge des Herzens unter 60 Schläge pro Minute.

7.2 Erworbene Herzklappenfehler

Ursache der meisten erworbenen Herzklappen ist das rheumatische Fieber mit Entzündung der Herzinnenhaut. In der Regel vergehen 1–2 Jahrzehnte, bis der Klappenfehler in Erscheinung tritt. Meistens sind die Klappen der linken Herzkammer betroffen, da diese stärkeren mechanischen Beanspruchungen ausgesetzt sind als die Klappen der rechten Herzkammer.

Erworbene Klappenfehler des rechten Herzens sind relativ selten. Sie sind dann oft Folge einer bakteriellen Entzündung der Herzinnenhaut (Endokarditis).

Grundsätzlich werden Klappeninsuffizienzen und Klappenstenosen unterschieden.

Die Klappeninsuffizienz ist der ungenügende Verschluß der Klappe, wobei nicht das gesamte Blutvolumen des Vorhofs (bei Mitralinsuffizienz) bzw. der Kammer (bei Aorteninsuffizienz) ausgetrieben werden kann. Ein Teil des Blutes fließt durch den mangelhaften Klappenschluß in den Vorhof bzw. in die Kammer zurück (= Pendelblut). Durch das Pendelblut kommt es zur Volumenbelastung des Vorhofs bzw. der Kammer. Die Volumenbelastung hat insgesamt eine günstigere Prognose.

Bei der Klappenstenose werden die Herzklappen nicht weit genug geöffnet, damit das ganze Blutvolumen ausströmen kann, d. h. die Klappenöffnung ist eingeengt. Dadurch bleibt ein Teil des Blutes im Vorhof (bei Mitralstenose) bzw. in der Kammer (bei Aortenstenose) zurück. Durch das in den Vorhof bzw. in die Kammer bei jeder Herzkontraktion nachfließende Blut kommt es zu einer Druckbelastung des Herzens mit ungünstigerer Prognose.

Kommt es während einer operativen Therapie zum mechanischen Klappenersatz, so ist eine lebenslange Behandlung mit gerinnungshemmenden Substanzen (= Antikoagulanzien) erforderlich, da alle künstlichen Klappen durch die Flußdynamik und die körperfremde Oberfläche leicht zur Blutgerinnselbildung (Thrombosegefahr) neigen.

Eine exakte Trennung zwischen angeborenen und erworbenen Herzfehlern ist nur teilweise möglich, daher wurde die Unterteilung „erworben-angeboren“ nach dem Grad der Häufigkeit vorgenommen.

7.2.1 Mitralstenose

Definition

Verengung der Mitralklappenöffnung als Folge von entzündlichen Verwachsungen der Klappenränder.
Durch die reduzierte Öffnungsfläche ist der Einstrom des Blutes aus dem linken Vorhof in die linke Kammer während der Diastole erschwert.

Häufigster erworbener Herzklappenfehler.
$^2/_3$ der Mitralklappenfehler sind Mitralstenosen.

Ursache

Rheumatische Endokarditis im Rahmen eines akuten rheumatischen Fiebers (häufigster Fall)

selten:
bakterielle Endokarditis
angeborene Veränderungen des Mitralklappenapparates.

Entstehung

Mitralstenose, d. h. die Öffnung ist zu eng
- ▷ der Widerstand ist größer und es ist mehr Druck erforderlich, um das Blut durch die verengte Öffnung zu pressen
- ▷ Anstieg des Druckes und Druckbelastung des linken Vorhofs
- ▷ Vorhof versucht, mehr Kraft aufzubringen
- ▷ Hypertrophie der Muskelmasse des linken Vorhofs
- ▷ die Möglichkeit, durch eine verstärkte Vorhofkontraktion den Herzfehler zu kompensieren, ist schnell erschöpft wegen Sauerstoffmangel (Koronararterien wachsen nicht mit) Dilatation des linken Vorhofs
- ▷ Rückstauung des Blutes über die Lungenvenen in die Lunge, Überdruck in Lunge
- ▷ Lungenstauung, pulmonale Hypertonie
- ▷ Blut staut sich über die Lungenarterien zurück in die rechte Kammer
- ▷ Druckbelastung der rechten Kammer
- ▷ Rechtsherzhypertrophie
- ▷ durch die Vergrößerung des rechten Herzens wird auch der Innenraum (Lumen) größer
- ▷ die Trikuspidalklappen schließen nicht mehr und sind ohne Funktion
- ▷ Trikuspidalinsuffizienz
- ▷ Rückstauung in die Vena cava
- ▷ Rückstauung in den großen Kreislauf.

Durch den Rückwärtsstau des Blutes ist andererseits der Druck in Blutrichtung geringer, es herrscht weniger Druck in der Aorta. Der Blutfluß nimmt durch die ungenügende Erweiterungsfähigkeit der Mitralklappen ab und das Herzzeitvolumen sinkt, wodurch die Leistungsfähigkeit des Patienten vermindert ist.

Je nach dem Schweregrad der Einengung der Klappenöffnungsfläche kommt es zu leichter bis hochgradiger Druckerhöhung im linken Vorhof und entsprechenden Symptomen.
An der Lunge bewirken die vermehrte Blutfüllung der Gefäße eine Abnahme der Vitalkapazität, die wesentlich mitverantwortlich für die Atemnot der Patienten ist.

Symptome und Verlauf

Folgen der Drucksteigerung im linken Vorhof:
Bei Dilatation des linken Vorhofs kommt es durch Störung der elektrischen Eigenschaften der Vorhofmuskulatur zu Vorhofflimmern mit absoluter Arrhythmie, d. h. die Schlagfrequenz ist so schnell, daß keine Blutbewegung mehr stattfindet

Thrombenbildung im linken Vorhof durch Stauung des Blutes (Stase)

Gefahr von arteriellen Embolien in Gehirn (Apoplex), Extremitäten, Niere

Folgen der Lungenstauung und pulmonalen Hypertonie:
Atemnot, anfangs nur bei Belastung, später schon in Ruhe
Tachypnoe (beschleunigtes Atmen)

Orthopnoe
d. h. höchste Atemnot, die nur in aufrechter Haltung und unter Einsatz der Zwerchfell- und Bauchmuskulatur kompensiert werden kann

Rhythmusstörungen, Herzstolpern, Brustschmerzen

nächtlicher Husten (Asthma cardiale):
Patient wacht auf, steht auf, geht ans Fenster und atmet tief durch, das Ödem verlagert sich schwerkraftabhängig in die unteren Lungenabschnitte und die oberen stehen dem Gasaustausch wieder zur Verfügung (nach ca. 15 Minuten)

Hustenreiz (Stauungsbronchitis)

evtl. blutiges Sputum (Hämoptoe) mit Herzfehlerzellen im Sputum (= alveoläre Makrophagen, die mit Hämosiderin beladen sind, d. h. die Abbauprodukte von Erythrozyten enthalten)

Folgen bei Rechtsherzinsuffizienz:

erhöhter Venendruck mit sichtbaren gestauten Halsvenen und Zungengrundvenen

Stauungsleber mit Lebervergrößerung

Stauungsgastritis, Verdauungsbeschwerden

Stauungsniere, evtl. Proteinurie, Nykturie

Ödeme der abhängigen Körperteile

Folgen des verminderten Herzzeitvolumens und der reduzierten Organdurchblutung:
Leistungsminderung, Müdigkeit, Schlappheit, kühle Extremitäten
Zyanose mit rötlich-bläulichen Wangen („Mitralgesicht")

sekundäre Polyglobulie (Vermehrung der roten Blutkörperchen im Blut aufgrund des Sauerstoffmangels in den Geweben)

Geringe Blutdruckamplitude (hoher diastolischer Wert)

Auskultation (3 Charakteristika der Mitralstenose):
paukender 1. Herzton (Umschlagen des Segels),

Mitralöffnungston (tritt etwa 0,03–0,12 Sekunden nach Beginn des 2. Herztons auf; erfolgt um so früher, je höher der Druck im linken Vorhof ist)
diastolisches Geräusch zwischen 2. und 1. Herzton (= Diastolikum)

EKG:
Belastung des linken Vorhofs: Verlängerung der P-Dauer (P mitrale)

Röntgen:
Vergrößerung des linken Vorhofs.

Komplikationen Arterielle Embolien, bevorzugt bei Patienten mit Vorhofflimmern
bakterielle Endokarditis
Lungenödem.

Differentialdiagnose
- ▷ Mitralinsuffizienz (vergrößerte linke Herzkammer)
- ▷ Aorteninsuffizienz (große Blutdruckamplitude)
- ▷ gutartige Geschwulst (Myxom) des linken Vorhofs
- ▷ Vorhofseptumdefekt
- ▷ pulmonale Hypertonie anderer Ursache (Fehlen der typischen Auskultationsgeräusche).

Behandlung **Konservativ:**
Meiden schwerer körperlicher Arbeiten, körperliche Schonung
salzarme Kost.

Medikamentös:
Diuretika (wassertreibende Mittel)
Herzglykosiden bei Auftreten von Vorhofflimmern
Antikoagulanzientherapie (blutgerinnungshemmende Präparate) zur vorbeugenden Behandlung von thromboembolischen Komplikationen bei Vorhofflimmern sowie bei Kunststoffklappenersatz
vorbeugende Behandlung der Endokarditis (Antibiotikaprophylaxe)

Chirurgisch:
Klappenrekonstruktion, Klappenersatz.

7.2.2 Mitralinsuffizienz

Definition Herzklappenfehler mit Schlußunfähigkeit der Mitralklappe, wobei während der Systole Blut in den linken Vorhof zurückfließt.

Ein Drittel der Mitralklappenfehler sind Mitralinsuffizienzen.

Ursache erworben:
Rheumatisches Fieber mit Herzinnenhautentzündung (Endokarditis)
bakterielle Endokarditis
Mitralklappenprolaps
Herzinfarkt mit Papillarmuskelnekrose (Gewebsuntergang des Papillarmuskels) oder Papillarmuskelruptur
relative Mitralinsuffizienz bei starker Dilatation der linken Herzkammer, zum Beispiel bei koronarer Herzkrankheit

selten angeboren.

Entstehung Schlußunfähigkeit der Mitralklappe (zum Beispiel bei Erweiterung der Kammer sind die Klappen zu kurz)
- ▷ bei der Kontraktion der linken Kammer (Systole) kommt es zum Blutrückfluß in den linken Vorhof (Pendelblut)
- ▷ Blut bleibt zum Teil im Vorhof
- ▷ Pendelblut wird langsam mehr (jahrelanger Prozeß)
- ▷ Volumenbelastung von linkem Vorhof und linker Kammer
- ▷ Kontraktionskraft wird erhöht
- ▷ Dilatation des linken Vorhofs

▷ Hypertrophie der linken Kammer
▷ Überlastung der linken Kammer durch das Pendelblut
▷ Dekompensation der Kammer
▷ Druckanstieg im linken Vorhof
▷ aus Kammerhypertrophie wird auch Vorhofhypertrophie
▷ mit Beginn der Dekompensation der linken Kammer kommt es zum Rückstau des Blutes in den Lungenkreislauf
▷ Symptome der Lungenstauung, pulmonale Hypertonie
▷ Druckbelastung der rechten Herzkammer
▷ Rechtsherzinsuffizienz
▷ Rückstauung in den großen Kreislauf.

Die Systole der linken Herzkammer bewirkt bei der Mitralinsuffizienz die Austreibung von Blut in zwei Richtungen, normal gerichtet in die Aorta und entgegen der Blutfließrichtung in den linken Vorhof. Ein arterieller Bluthochdruck verstärkt in der Regel den Blutrückfluß in den linken Vorhof, da der Strömungswiderstand durch die Drucksteigerung in der Aorta zunimmt.

Bei Dekompensation der linken Herzkammer nehmen die Zeichen eines geminderten Herzzeitvolumens stetig zu.

Symptome und Verlauf Wegen der guten Anpassungsfähigkeit des linken Vorhofs und der linken Kammer können Symptome längere Zeit fehlen oder gering sein

bei Versagen der linken Herzkammer mit Lungenstauung:
rasche Entwicklung stärkerer Beschwerden wie
Atemnot
Hustenanfälle, u. a. (siehe „Mitralstenose")

Schwäche und vermehrte Erschöpfbarkeit als Zeichen des geminderten Herzzeitvolumens

akute Mitralinsuffizienz (zum Beispiel bei Herzinfarkt):
schnelle Dekompensation der linken Kammer mit Lungenödem und evtl. kardiogener Schock, da die Zeit der Anpassung fehlt

Palpation:
verbreiterter und nach außen verlagerter Herzspitzenstoß

Auskultation:
Strömungsgeräusch bei Kontraktion der Kammern = Systolikum, abgeschwächter oder nicht hörbarer erster Herzton

EKG:
Zeichen der Linksherzbelastung (P mitrale), bei chronischen Fällen Vorhofflimmern

Röntgen:
Vergrößerung des linken Vorhofs und der linken Kammer.

Differentialdiagnose
▷ Trikuspidalinsuffizienz mit Rechtsherzinsuffizienz
▷ Aortenstenose
▷ Ventrikelseptumdefekt
▷ Funktionelles Systolikum.

Behandlung Geringgradige Mitralinsuffizienz bei Beschwerdefreiheit bedürfen keiner Behandlung.

Konservativ:
körperliche Schonung.

Medikamentös:
Behandlung einer arteriellen Hypertonie, einer Herzinsuffizienz (*Digitalis* u. a.)
vorbeugende Behandlung einer Thromboembolie sowie einer Endokarditis.

Chirurgisch:
Mitralklappenersatz.

7.2.3 Mitralklappenprolaps

Definition

Synonym: Klick-Syndrom

Vorwölbung der Mitralsegel in den linken Vorhof während der Systole. Oft unbedeutend, selten treten Beschwerden auf bzw. es kommt zur Mitralinsuffizienz.

Häufigste Form der Klappenveränderung im Erwachsenenalter.

Ursache

angeborene bindegewebige Degeneration des Klappenkörpers
familiäre Häufung

erworben
zum Beispiel nach Herzinfarkt mit Papillarmuskelfunktionsstörung.

Symptome und Verlauf

In den meisten Fällen Beschwerdefreiheit
sonst Rhythmusstörungen mit „Herzstolpern"
heftiges Herzstechen
Atemstörungen, Beklemmungen
unregelmäßiger Puls
gelegentlich Bewußtseinstrübung, Schwindel, Müdigkeit, Schwäche

Auskultation:
spätsystolischer Klick.

Komplikationen

selten:
bakterielle Endokarditis
arterielle Embolien (Schlaganfälle)
Progression zur Mitralinsuffizienz
Rhythmusstörungen mit plötzlichem Herztod.

Differentialdiagnose

▷ Systolische Geräusche anderer Ursache
▷ Koronare Herzkrankheit.

Behandlung

nur bei Beschwerden.

Konservativ:
Aufklärung und Beratung der Patienten.

Medikamentös:
Behandlung von Rhythmusstörungen mit Beta-Rezeptorenblockern, Antiarrhythmika.
Behandlung einer Mitralinsuffizienz.

7.2.4 Aortenstenose

Definition Einengung der Aortenklappenöffnungsfläche mit Entleerungsbehinderung der linken Herzkammer während der Systole.

Ursache angeboren

erworben:
meist rheumatische Aortenstenose im Rahmen eines rheumatischen Fiebers mit narbiger Verformung der Aortenklappen
im Alter über 70 Jahren:
Aortenstenose durch Verhärtung der Klappen und Kalkeinlagerungen.

Entstehung Durch die eingeengte Öffnungsfläche der Aortenklappe wird nicht genügend Blut pro Zeiteinheit aus der linken Kammer ausgeworfen

▷ übergroßes Blutvolumen in linken Kammer
▷ Druckbelastung der linken Kammer während der Systole, da mehr Druck/Kraft erforderlich ist, um das Blut auszuwerfen
▷ Hypertrophie der Kammermuskulatur
▷ mit Hilfe der Anpassungshypertrophie und der kompensatorischen Erhöhung der Schlagfolge bleibt die Funktion der linken Kammer und das Herzzeitvolumen über lange Zeit normal, bis das kritische Herzgewicht von 500 Gramm überschritten ist und das überlastete Gerüst zusammenbricht.

Ein die Dekompensation und Dilatation der linken Kammer begünstigender Faktor ist eine zusätzliche ischämische Schädigung:
Durch die kompensatorische Erhöhung der Schlagfolge (Druckbelastung) besteht ein erhöhter Sauerstoffbedarf der Koronararterien. Die Diffusionsstrecke von den Herzkapillaren zu den Muskelfasern verlängert sich durch die Herzvergrößerung. Da die Koronarien nicht entsprechend mitwachsen, ist keine ausreichende Sauerstoffversorgung mehr möglich und es kommt zur Koronarinsuffizienz.

Wenn das überlastete Gerüst zusammenbricht, kommt es zur Dekompensation und zur Dilatation der linken Herzkammer

▷ Mitralklappe wird insuffizient und schließt nicht mehr
▷ bei jeder Kammersystole wird Pendelblut in den Vorhof zurückgedrückt
▷ Hypertrophie und schließlich Dilatation des Vorhofes
▷ Blutrückstauung in den Lungenkreislauf
▷ pulmonale Hypertonie
▷ Druckbelastung des rechten Herzens
▷ durchgestaute Rechtsinsuffizienz.

In Blutfließrichtung ist die Auswurfmenge des Blutes in den großen Kreislauf zu gering, das Schlagvolumen und das Herzzeitvolumen ist vermindert, die Pulswelle schwach und eine ausreichende Sauerstoffversorgung nicht mehr gewährleistet.

Symptome und Verlauf Solange die Funktion der linken Herzkammer kompensiert bleibt, besteht oft Beschwerdefreiheit und volle Leistungsfähigkeit der Patienten

bei Dekompensation:
plötzlicher Leistungsknick
Blutdruckabfall
niedriger Blutdruck mit kleiner Blutdruckamplitude, kleiner und langsamer Puls (Pulsus tardus et parvus)

Zeichen der peripheren Durchblutungsstörung, Schwindel, kurzdauernder Bewußtseinsverlust (Synkopen)
leichtere Erschöpfbarkeit
Belastungsdyspnoe (durch die zunehmende Lungenstauung bei körperlicher Anstrengung)
Angina pectoris (typischerweise durch körperliche Anstrengung provozierbar)
Rhythmusstörungen

bei zunehmendem Schweregrad:
Zeichen einer Linksherzherzinsuffizienz mit vermehrter Dyspnoe, Orthopnoe
Nykturie
Asthma cardiale
Lungenödem u. a.

im Terminalstadium:
Zeichen der Rechtsherzinsuffizienz

Auskultation:
systolisches Geräusch zwischen 1. und 2. Herzton = Systolikum

EKG:
Zeichen der Linksherzhypertrophie

Röntgen:
bei Dekompensation: schuhförmige Verbreiterung des Herzschattens nach links.

Differentialdiagnose

- ▷ Pulmonalstenose
- ▷ Ventrikelseptumdefekt
- ▷ Mitralinsuffizienz
- ▷ Arteriosklerose der Aortenklappe.

Behandlung

Konservativ:
Vermeidung plötzlicher und größerer körperlicher Anstrengung.

Medikamentös:
Digitalis bei Zeichen der Herzinsuffizienz
Diuretika (wassertreibende Mittel)
vorbeugende Behandlung einer Herzinnenhautentzündung (Endokarditisprophylaxe), vor allem vor zahnärztlichen, urologischen und gynäkologischen Eingriffen.

Chirurgisch:
Klappenrekonstruktion bei Kindern mit angeborener Aortenstenose
Klappenersatz bei Erwachsenen mit erworbener Aortenstenose.

Prognose

Hochgradige Gefährdung der Patienten durch Linksherzdekompensation, Koronarinsuffizienz und Rhythmusstörungen, ca. 20% plötzliche Todesfälle!

Bei Auftreten von Schwindelanfällen oder Angina pectoris beträgt die mittlere Lebenserwartung noch maximal 2–4 Jahre.

7.2.5 Aortenklappeninsuffizienz

Definition

Herzklappenfehler mit Schlußunfähigkeit der Aortenklappen, meist mit Schrumpfung der Klappensegelränder.
Die Folge ist ein Blutrückfluß aus der Aorta in die linke Herzkammer während der Kammerdiastole.

Ursache

erworben:
rheumatisches Fieber mit Endokarditis (65% der Fälle), wobei der chronisch rheumatische Prozeß zur Verdickung, Deformierung und Schrumpfung der Klappen führt
bakterielle Endokarditis
nach Unfällen
selten bei Lues, Morbus Bechterew u. a.
sehr selten angeboren.

Entstehung

Die Schlußunfähigkeit der Aortenklappe führt zum Blutrückfluß während der Diastole von der Aorta in die linke Herzkammer

- ▷ Kammerfüllung ist durch das Pendelblut zu groß (hohes diastolisches Pendelblutvolumen)
- ▷ vergrößertes Gesamtschlagvolumen (= effektives Schlagvolumen + Pendelblutvolumen)
- ▷ Erniedrigung des diastolischen und Erhöhung des systolischen Aortendrucks mit Vergrößerung der Blutdruckamplitude
- ▷ erhöhte Volumenbelastung der linken Herzkammer
- ▷ Hypertrophie der linken Herzkammer
- ▷ das Überschreiten des kritischen Herzgewichtes von 500 Gramm und Durchblutungsstörungen der Muskulatur führen zur Kontraktionsinsuffizienz
- ▷ Dilatation der linken Herzkammer, Absinken der Auswurffraktion
- ▷ durch die erweiterte linke Herzkammer wird die Mitralklappe insuffizient (relative Mitralinsuffizienz)
- ▷ Blutrückstau in den linken Vorhof
- ▷ bei Hypertrophie und Dilatation des Vorhofs schließlich Linksherzinsuffizienz, Blutrückstau in die Lungengefäße, in die rechte Herzkammer sowie ein abnorm niedriges effektives Herzzeitvolumen.

Bei der akuten Aorteninsuffizienz fehlt die Zeit für die Kompensationsmechanismen der Hypertrophie und Dilatation der linken Herzkammer. Daher steigt der Druck in der linken Herzkammer steil an, das effektive Schlagvolumen nimmt ab und es besteht meist Tachykardie. Die Blutdruckamplitude ist nicht vergrößert.

Symptome und Verlauf

Leitsymptom:
große Blutdruckamplitude, harter, hämmernder Puls (Pulsus celer et altus):
der systolische Wert entspricht dem großen Schlagvolumen
d. h. der Mehrarbeit der linken Kammer, die durch die verstärkte Kontraktion der Muskulatur (Systole) den Blutrückfluß ausgleichen will
der niedrige untere diastolische Wert entspricht dem Windkesseldefekt durch den Blutrückfluß von der Aorta in die linke Kammer

bei leichter oder mittelschwerer Aorteninsuffizienz teilweise Beschwerdefreiheit
teilweise bestehen Herzklopfen, unangenehmes Druckgefühl im Hals
Druckgefühl in der linken Brust infolge der Herzvergrößerung

bei hochgradiger Aorteninsuffizienz:
Pulsatorische Phänomene („Homo pulsans", „Wasserhammerpuls") als Folge der großen Blutdruckamplitude:
pulssynchrones Dröhnen im Kopf
sichtbare Pulsationen an den Karotiden und den Extremitäten
sichtbarer Kapillarpuls (pulssynchrones Erröten und Erblassen) nach leichtem Druck auf einen Fingernagel

Herzstolpern, rasche Ermüdbarkeit

bei bevorstehender Dekompensation:
Schwindelgefühl, Herzschmerzen
Angina pectoris
Zeichen der Linksherzinsuffizienz wie Atemnot, Lungenstauung

Akute Aorteninsuffizienz:
abruptes Auftreten von Schwäche, Kollaps, schwerer Atemnot, Zyanose, blasse Haut

Palpation:
Herzspitzenstoß nach außen verlagert

Auskultation:
Strömungsgeräusch unmittelbar nach dem 2. Herzton durch fehlenden Schluß der Aortenklappe = Diastolikum

EKG:
Zeichen der Linksherzhypertrophie.

Differentialdiagnose
▷ Insuffizienz der Pulmonalklappe
▷ offener Ductus Botalli (große Blutdruckamplitude, aber „Maschinengeräusch").

Behandlung
Konservativ:
bei Beschwerdefreiheit normale körperliche Belastung, aber keine Ausübung von Leistungssport.

Medikamentös:
Glykosidtherapie, evtl. mit Diuretika und Vasodilatantien bei Zeichen einer Herzinsuffizienz, vorbeugende Behandlung einer Endokarditis.

Chirurgisch:
Klappenersatz.

7.3 Angeborene Herzfehler (Kongenitale Vitien)

Angeborene Herzfehler sind Anomalien des Herzens und der herznahen großen Gefäße, die durch Entwicklungsstörungen entstanden sind.

Ca. 1% aller Lebendgeborenen kommen mit angeborenen Herzfehlern zur Welt.

Ursächlich können sowohl genetische Faktoren, wie Chromosomenaberrationen, als auch äußere Faktoren, wie Virusinfekte (Röteln), Alkohol, Medikamente, sein.
Die Entwicklungsphase für das Herz liegt in der 6.–8. Schwangerschaftswoche. Der Zeitpunkt der Einwirkung einer äußeren Schädigung spielt hierbei eine große Rolle.

Die einzelnen angeborenen Herzfehler werden unterteilt nach Vorliegen einer Kurzschlußverbindung (= Shunt) und nach der Shunt-Richtung.

Herzfehler ohne Shunt:
Pulmonalstenose
Aortenstenose
Aortenisthmusstenose
Mitralklappenprolaps-Syndrom.

Herzfehler mit Links-rechts-Shunt
(bereits mit Sauerstoff angereichertes Blut passiert den Lungenkreislauf erneut und führt so zur Volumenbelastung des kleinen Kreislaufs):

Vorhofseptumdefekt
Ventrikelseptumdefekt
offener Ductus arteriosus Botalli u. a.

Herzfehler mit Rechts-links-Shunt
(zyanotische Herzfehler, wobei venöses Blut unter Umgehung der Lungengefäße wieder in den großen Kreislauf gelangt):
Fallotsche Tetralogie
Transposition der großen Arterien u. a.

7.3.1 Pulmonalstenose

Definition Herzklappenfehler mit Behinderung des Blutauswurfs aus der rechten Herzkammer.

Ursache meist angeboren
Vorkommen auch in Kombination mit anderen Herzfehlern
gehäuft bei der Rötelnembryopathie
selten erworben.

Entstehung Zu enge Öffnung der Pulmonalklappe
▷ Stauung des Blutes in der rechten Herzkammer
▷ Druckbelastung der rechten Herzkammer
▷ Hypertrophie der rechten Kammer
▷ bei schwerer Stenose: Rechtsherzinsuffizienz.

In Blutfließrichtung wird zu wenig Blutvolumen ausgeworfen
▷ Verminderung des Herzzeitvolumens.

Symptome und Verlauf Beschwerdefreiheit bei leichten Stenosen

in schweren Fällen:
Leistungsminderung
Belastungsdyspnoe
periphere Zyanose (= bläulich-rote Färbung von Haut und Schleimhäuten durch Abnahme des Sauerstoffgehalts im Blut, bedingt durch Verminderung des Herzzeitvolumens)

Auskultation:
lautes Systolikum im 2./3. ICR parasternal links.

Komplikationen Erhöhte Anfälligkeit für Tuberkulose.

Differentialdiagnose
▷ Vorhofseptumdefekt
▷ Ventrikelseptumdefekt
▷ Aortenstenose
▷ Mitralinsuffizienz.

Behandlung **Medikamentös:**
vorbeugende Behandlung einer Endokarditis.
Bei Fehlen von Symptomen ist keine weitere Therapie oder Leistungsbeschränkung notwendig.

Klinik:
Öffnungserweiterung (Ballondilatation).

7.3.2 Aortenisthmusstenose

Definition Engpaß der Aorta, meist nach dem Aortenbogen (nach dem Abgang der Arteria subclavia) und dem Übergang in die absteigende Aorta (postduktale Form) mit Ausbildung von Umgehungskreisläufen für die Versorgung der unteren Körperhälfte evtl. mit anderen Herzfehlern kombiniert.

Ursache angeboren.

Symptome und Verlauf Hypertonie (hoher Blutdruck) der oberen Körperhälfte

Hypotonie (niedriger Blutdruck) der unteren Körperhälfte
die Blutdruckdifferenz zwischen Arm und Bein liegt über 50 mmHg systolisch

bei einem kleinen Teil der Fälle liegt der Abgang der Arteria subclavia unterhalb der Stenose:
Blutdruck des linken Arms normal oder hypoton
abgeschwächte oder fehlende Oberschenkel- und Fußpulse
warme Hände, kalte Füße
rasche Ermüdbarkeit der Beine bei Belastung
tastbare Umgehungskreisläufe (Zwischenrippenarterien)
Beschwerden des Bluthochdrucks wie Kopfschmerzen, Nasenbluten.

Komplikationen Folgen des Bluthochdrucks in der oberen Körperhälfte wie:
frühzeitige Arteriosklerose
Hirninfarkt
Ruptur der Aorta
Herzinfarkt
Linksherzinsuffizienzbakterielle Endokarditis.

Differentialdiagnose ▷ Bluthochdruck anderer Ursache.

Behandlung **Chirurgisch:**
Stenosebeseitigung.

7.3.3 Vorhofseptumdefekt

Definition Synonym: Atriumseptumdefekt

Vorhofscheidewanddefekt, d. h. es befindet sich eine Öffnung in der Scheidewand zwischen rechtem und linkem Vorhof.
Gelegentliche Kombination mit anderen Herzfehlern möglich.

Ursache angeborene Entwicklungsstörung.

Entstehung Durch die unterschiedlichen Druckverhältnisse und Dehnbarkeit der linken und rechten Herzkammer kommt es während des diastolischen Bluteinstroms von dem linken Vorhof in die linke Herzkammer zu einem Kurzschluß (= Shunt), d. h. es fließt Blut vom linken Vorhof in den rechten Vorhof (= Links-rechts-Shunt). Dadurch kommt es zur Volumenbelastung der rechten Kammer und somit des Lungenkreislaufs.
Die Folge davon ist eine Drucksteigerung im Lungenkreislauf (pulmonale Hypertonie) und eine Vergrößerung der rechten Herzkammer.

In Blutfließrichtung kommt es zu einer Verminderung des Herzzeitvolumens im Körperkreislauf.
Spätkomplikationen sind Rechtsherzinsuffizienz und selten eine Shuntumkehr (Blut fließt vom rechten in den linken Vorhof) mit zentraler Zyanose aufgrund Sauerstoffunterversorgung (Eisenmenger-Reaktion).

Symptome und Verlauf Beschwerdefreiheit bei kleinen Vorhofseptumdefekten bei größeren Defekten treten die Symptome erst ab dem 2. Lebensjahr auf:
graziler Körperbau, blasse Hautfarbe, Leistungsminderung
Atemnot bei Belastung, Druckgefühl über dem Herzen, Rhythmusstörungen

Auskultation:
Systolikum über der Pulmonalklappe, atemunabhängige Spaltung des 2. Herztones.

Komplikationen Infektionen der Lunge
Drucksteigerung in der Lunge, Rechtsherzinsuffizienz
selten Shuntumkehr
Herzrhythmusstörungen.

Differentialdiagnose
▷ Pulmonalklappenstenose
▷ funktionelles Systolikum.

Behandlung Therapie einer Herzinsuffizienz.

Medikamentös:
vorbeugende Behandlung einer Endokarditis.

Chirurgisch:
frühzeitiger Verschluß des Defektes (Vorschulalter).

7.3.4 Ventrikelseptumdefekt

Definition Kammerscheidewand- bzw. Kammerseptumdefekt
d. h. es besteht eine Öffnung zwischen rechter und linker Herzkammer.

Häufigster angeborener Herzfehler (25–30% d. F.)
zur Hälfte kombiniert mit anderen Herzfehlern.

Ursache meist angeborene Entwicklungsstörung
erworben nach Herzinfarkt oder Unfall.

Entstehung Auch hier besteht aufgrund der unterschiedlichen Druckverhältnisse zwischen linkem und rechtem Herz ein Links-rechts-Shunt, d. h. es fließt Blut von der linken in die rechte Herzkammer.
Es besteht zunächst eine Volumenbelastung überwiegend des linken Herzens. Bei kleinen bis mittelgroßen Defekten ist der Druck im Lungenkreislauf normal bis leicht erhöht, bei großen Defekten besteht eine zunehmende Widerstandserhöhung im Lungenkreislauf. Mit erhöhter Drucksteigerung im Lungenkreislauf kommt es zur Druckbelastung des rechten Herzens. Der Endzustand ist eine Shuntumkehr mit Rechts-links-Shunt, d. h. das Blut fließt von der rechten in die linke Kammer, mit Druck- und Volumenüberlastung der rechten Herzkammer.

Symptome und Verlauf Kleine Defekte:
Beschwerdefreiheit, aber Herzgeräusch („Viel Wind um nichts")

mittelgroße Defekte:
schnelle Ermüdbarkeit
starkes Schwitzen bei der Nahrungsaufnahme
Atemnot bei Belastung
Neigung zu Lungeninfektionen, gehäufte Bronchitiden

große Defekte:
zusätzlich Herzinsuffizienz, Herzbuckel, Gedeihstörung

Auskultation:
sehr lautes Systolikum über dem 3./4. ICR parasternal links.

Komplikationen bei großen Defekten im 2. Lebensjahr:
nicht rückbildungsfähige Pulmonalsklerose (Verhärtung des Lungengewebes)
nicht rückbildungsfähiger Bluthochdruck im Lungenkreislauf (irreversibler pulmonaler Hypertonus)
Shuntumkehr mit zentraler Zyanose
Herzinsuffizienz.

Differentialdiagnose ▷ andere Herzfehler mit systolischem Geräusch.

Behandlung Bei kleinem Ventrikelseptumdefekt ist keine Therapie erforderlich (normale Lebenserwartung)
Therapie einer Herzinsuffizienz.

Medikamentös:
vorbeugende Behandlung einer Endokarditis (Antibiotikaprophylaxe).

Chirurgisch:
Verschluß des Defektes.

Prognose bei ca. 70% der kleinen und mittelgroßen Defekten kommt es zum Spontanverschluß im ersten Lebensjahr, bei weiteren 20% zu einer entscheidenden Verkleinerung, die eine Operation entbehrlich macht.

7.3.5 Offener Ductus Botalli

Definition Synonym: Persistierender Ductus Arteriosus, Ductus arteriosus apertus

Offenbleiben der fetalen Verbindung zwischen Aorta und Pulmonalarterie. Es entsteht dadurch eine Kurzschlußverbindung zwischen dem großen und dem kleinen Kreislauf (Links-rechts-Shunt).

Die Häufigkeit liegt bei 10% aller angeborenen Herzfehler, vor allem bei Frühgeburten und Rötelnembryopathie; die Kombination mit anderen Vitien ist möglich.

Ursache angeboren.

Entstehung Der Ductus arteriosus Botalli ist eine fetale Verbindung zwischen Truncus pulmonalis und Aortenbogen. Die Kurzschlußverbindung dient der Umgehung des Lungenkreislaufes, der beim Embryo und Fetus noch funktionsunfähig ist (fetaler Rechts-links-Shunt). Nach der Geburt kommt es zum funktionellen Verschluß durch das Einsetzen der Atmung und dem Sauerstoffanstieg im Blut. Der Ductus arteriosus bildet sich in der 2.–3. Lebenswoche zum Ligamentum arteriosus zurück.

Bei Offenbleiben des Ductus arteriosus kommt es nach der Geburt durch das Absinken des Widerstandes in den Lungengefäßen zu einem Blutrückfluß aus der Aorta über die Pulmonalarterie in den Lungenkreislauf (Links-rechts-Shunt). Das führt zur Volumenbelastung des Lungenkreislaufs und der linken Herzkammer, da das Blut von der Aorta direkt in den Lungenkreislauf und von dort in das linke Herz fließt.

Komplikationen bei großen Links-rechts-Shunts:
Linksherzinsuffizienz
Widerstands- und Druckerhöhung im Lungenkreislauf (pulmonale Hypertonie)
Druckbelastung und Hypertrophie der rechten Herzkammer

Entwicklung einer nicht rückbildungsfähigen Verhärtung des Lungengewebes (Pulmonalsklerose) und Umkehr des Kurzschlusses (Shuntumkehr) in einen Rechts-links-Shunt, d. h. das Blut fließt unter Umgehung des Lungenkreislaufs von der Pulmonalarterie in die Aorta, dadurch bedingte zentrale Zyanose (verminderte Sauerstoffsättigung des arteriellen Blutes).

Symptome und Verlauf

Beschwerdefreiheit bei kleinem offenen Ductus Botalli

bei großem offenem Ductus Botalli:
Linksherzinsuffizienz mit Belastungsdyspnoe
schnelle Atmung (Tachypnoe)
Wachstumsstörungen, Trinkschwäche im Säuglingsalter
erhöhte Anfälligkeit für Lungeninfektionen
große Blutdruckamplitude mit niedrigem diastolischen Wert
schnellender und hoher Puls (Pulsus celer et altus)

Auskultation:
kontinuierliches systolisch-diastolisches „Maschinengeräusch" über dem 2. ICR parasternal links.

Komplikationen

Bakterielle Endokarditis
Herzinsuffizienz
Shuntumkehr.

Differentialdiagnose

▷ andere Erkrankungen mit „Maschinengeräusch".

Behandlung

Medikamentös:
Versuch eines medikamentös herbeigeführten Verschlusses durch Gabe von Prostaglandininhibitoren (Hemmung der Prostaglandinsynthese).

Chirurgisch:
der operative Verschluß ist in jedem Fall erforderlich, da sich unbehandelt die Lebenserwartung auf die Hälfte verkürzt.

Prognose

bei 75% der Fälle kommt es innerhalb der ersten Lebenswoche zum Spontanverschluß.

7.3.6 Fallotsche Tetralogie

Definition

Angeborene Herzfehlbildung mit verminderter Lungendurchblutung und Rechts-links-Shunt, bestehend aus:
Pulmonalstenose
Ventrikelseptumdefekt (VSD)

nach rechts verlagerte, über dem VSD „reitende" Aorta
Rechtsherzhypertrophie als Folge der Pulmonalstenose.

Die Häufigkeit liegt bei 70% aller „blue babies".

Ursache angeboren.

Entstehung Der Ventrikelseptumdefekt wirkt druckausgleichend, jedoch hat die meist höhergradige Pulmonalstenose einen wesentlichen Einfluß auf die Fließrichtung des Blutes. Aufgrund der Pulmonalstenose kommt es zur Mehrarbeit der rechten Herzkammer, die das Blut durch die zu kleine Öffnung pressen muß. Daraus resultiert eine Vergrößerung der rechten Herzkammer (Rechtsherzhypertrophie). Durch die Hochgradigkeit der Verengung der Pulmonalklappenöffnung fließt der größte Teil des Blutes durch die Öffnung der Herzscheidewand von der rechten Herzkammer direkt in die linke Herzkammer unter weitgehender Umgehung des Lungenkreislaufes (Rechts-links-Shunt). Daher besteht eine Verminderung der Sauerstoffversorgung des arteriellen Blutes (= zentrale Zyanose).

Bei geringer Pulmonalstenose besteht ein Links-Rechts-Shunt ohne Zyanose, da das Blut hier von der linken Herzkammer durch die Scheidewandöffnung in die rechte Herzkammer fließt und dort über die Pulmonalarterie in den Lungenkreislauf gelangt.

Symptome und Verlauf Leitsymptom:
zentrale Zyanose durch die arterielle Sauerstoffuntersättigung infolge des Rechts-links-Shunts mit blau-roter Verfärbung von Haut und Zunge, Nase und Extremitäten

Neigung zu hypoxämischen Anfällen (Anfälle aufgrund des Sauerstoffmangels) mit zunehmender Zyanose, Bewußtseinstrübung und Krampfanfällen, wobei die Anfälle meist nach dem Mittags- oder Nachtschlaf oder nach heftigem Schreien auftreten

Folgeerscheinung der verminderter Sauerstoffversorgung des Gewebes: Trommelschlegelfinger und -zehen, Uhrglasnägel
Polyglobulie (= kompensatorische Vermehrung der roten Blutkörperchen durch den Sauerstoffmangel)
körperliche Wachstumsstörungen und Entwicklungsverzögerung

Hockstellung
welche eine Widerstandserhöhung im Körperkreislauf und somit eine verbesserte Lungendurchblutung und eine Abnahme des Rechts-links-Shunts bewirkt

Auskultation:
systolisches Stenosegeräusch über dem 3./4. ICR parasternal links.

Komplikationen Folgen der sekundären Polyglobulie:
durch die kompensatorische Vermehrung der roten Blutkörperchen wird die Zähflüssigkeit des Blutes erhöht (Viskositätserhöhung), der Hämatokrit steigt und damit auch die Gefahr der Blutgerinnselbildung.

Häufigste Todesursache:
hypoxämische Anfälle
arterielle Embolien wie zum Beispiel Hirninfarkt

ferner: bakterielle Endokarditis
Rechtsherzinsuffizienz.

Differentialdiagnose
▷ andere Herzfehler mit Zyanose und verminderter Lungendurchblutung.

Behandlung
Medikamentös:
vorbeugende Behandlung einer Endokarditis.

Chirurgisch:
Korrektur der Fehlbildungen.

7.3.7 Transposition der großen Arterien

Definition
Herzfehlbildung mit Ursprung der Aorta aus der rechten Herzkammer und der Pulmonalarterie aus der linken Herzkammer.
Ein Überleben der Transposition ist nur möglich, wenn zusätzlich eine Verbindung zwischen dem Lungen- und dem Körperkreislauf besteht, wie Vorhofseptumdefekt, Ventrikelseptumdefekt oder offener Ductus Botalli.

Ursache
angeboren, embryonale Rotationsstörung.

Symptome und Verlauf
Zyanose in den ersten Lebenstagen, Herzinsuffizienz.

Differentialdiagnose
▷ Fallotsche Tetralogie
▷ großer Ventrikelseptumdefekt
▷ hochgradige Pulmonalstenose.

Behandlung
Chirurgisch:
operative Korrektur.

7.4 Herzinsuffizienz

Definition
Herzmuskelschwäche
Das Herz ist nicht mehr in der Lage, die vom Organismus benötigte Förderleistung (Herzzeitvolumen) zu erbringen. Die Folge davon ist eine verminderte körperliche Belastbarkeit.

Herzinsuffizienz ist keine Diagnose, sondern ein Syndrom (= Symptomenkomplex), das die Suche nach der Ursache erforderlich macht.

Formen
Einteilung nach dem betroffenen Herzabschnitt:
Rechtsherzinsuffizienz
Linksherzinsuffizienz
Globalinsuffizienz (beidseitige Insuffizienz)

Formale Unterscheidung in:
Vorwärtsversagen des Herzens, das gekennzeichnet ist durch eine unzureichende Förderleistung des Herzens

Rückwärtsversagen des Herzen, das zu einer Druckerhöhung im vorgeschalteten Gefäßsystem führt (Lungenstauung bei Rückwärtsversagen des linken Herzens und Stauung der Vena cava und der Leber bei Rückwärtsversagen des rechten Herzens):

Einteilung nach der Verlaufsform:
Akute Herzinsuffizienz:
akute Linksherzinsuffizienz, zum Beispiel durch Herzinfarkt, Hochdruckkrise
akute Rechtsherzinsuffizienz, zum Beispiel durch Lungenembolie

Chronische Herzinsuffizienz:
kontinuierliche Entwicklung der Herzinsuffizienz zum Beispiel bei rheumatischen Herzklappenfehlern, wobei die kompensierte von der dekompensierten Herzinsuffizienz abgegrenzt wird

Belastungsinsuffizienz:
Herzinsuffizienz nur unter Belastung
Ruheinsuffizienz:
Herzinsuffizienz bereits in Ruhe.

Ursache Vom Herzen ausgehende (kardiale) Störungen:

Kontraktionsschwäche bei:
Herzmuskelerkrankungen (Kardiomyopathien)
Myokarditis
koronare Herzkrankheit

Volumenbelastung bei:
Herzklappeninsuffizienzen
angeborenen Herzfehlern

Druckbelastung bei:
Herzklappenstenosen
Bluthochdruck (arterielle Hypertonie)
Widerstandserhöhung im Lungenkreislauf (pulmonale Hypertonie)

Behinderung der Kammerfüllung bei:
Herzbeuteltamponade
konstriktive Perikarditis

Herzrhythmusstörungen wie extreme Tachykardie, extreme Bradykardie
Untergang von Herzmuskulatur bei Herzinfarkt

Trauma, Elektrounfall

Außerhalb des Herzens gelegene (extrakardiale) Ursachen:
Anämie
Hypoxie
Schilddrüsenüberfunktion
Speicherkrankheiten
Vitaminmangelerkrankungen u. a.

Schädigungen des Herzmuskels durch Gifte, Medikamente

ungenügende Füllung des Herzens mit daraus resultierender Schädigung des Herzmuskels:
Hypovolämie (Verminderung der zirkulierenden Blutmenge)
septischer Schock.

Entstehung Bei Herzinsuffizienz sinkt das maximal erreichbare Herzzeitvolumen ab. Dies äußert sich am Anfang nur unter Belastung (Belastungsdyspnoe), später auch schon in Ruhe (Ruhedyspnoe).

Folgen der Pumpschwäche des insuffizienten Herzmuskels sind:
Vorwärtsversagen in Blutfließrichtung:
Verminderung des Herzzeitvolumens
▷ periphere Minderdurchblutung
▷ Muskelschwäche, gesteigerte Ermüdbarkeit

Rückwärtsversagen entgegen der Blutfließrichtung:
Stauung des venösen Blutes:

vor dem linken Herzen
▷ Lungenstauung, Lungenödem

vor dem rechten Herzen
▷ Lebervergrößerung, Halsvenenstauung, Ödeme.

Einschränkungen der Förderleistung des Herzens lösen Kompensationsmechanismen aus, die dafür sorgen, daß ein adäquates Herzzeitvolumen aufrechterhalten wird.

Ein Kompensationsmechanismus des Herzmuskels ist die Hypertrophie, d. h. die Zellen des Herzmuskels vergrößern sich durch Zunahme der kontraktilen Elemente, um sich an die zu leistende Mehrarbeit anzupassen.
Überschreitet die Herzhypertrophie jedoch das kritische Herzgewicht von 500 Gramm, so kommt es zu einer Verschlechterung der Herzinsuffizienz. Da sich der Koronarkreislauf nicht mit anpassen kann („die Koronararterien wachsen nicht mit"), ist eine ausreichende Sauerstoffversorgung des hypertrophierten Herzmuskels nicht mehr gegeben. Es entwickelt sich eine Koronarinsuffizienz mit Abnahme der Leistungsfähigkeit des Herzens. Schließlich kommt es zur strukturellen Umwandlung des Herzmuskels, zur sog. Gefügedilatation (Erweiterung).

Durch Regulationsmechanismen in der Niere (RAAS), die zur Kompensation einer nachlassenden Herzleistung eingesetzt werden, kommt es zu einer Zunahme des Volumens innerhalb der Blutgefäße, mit dem Ziel, das Schlagvolumen zu steigern. Bei jeder chronischen Herzinsuffizienz ist das Blutvolumen vermehrt. Bei abnehmendem Schlagvolumen kommt es über die Regulationsmechanismen in der Niere (Engerstellung der Gefäße, vasokonstriktive Wirkung) zu einer Erhöhung des peripheren Widerstandes, was zu einer weiteren Abnahme des Schlagvolumens und zu einer weiteren Verminderung des Herzzeitvolumens führen kann (= Circulus vitiosus).

Entstehung der vom Herz ausgehenden Ödembildung:
Die chronische Herzinsuffizienz geht in der Regel mit einer überschießenden Konservierung von NaCl und Wasser einher, was sich als Ödem bemerkbar macht. Durch die Abnahme des Auswurfvolumens beim insuffizienten Herzen ist die Organdurchblutung vermindert (Vorwärtsversagen) und das venöse Blutsystem vermehrt gefüllt (Rückwärtsversagen). Durch das Vorwärtsversagen wird das RAAS aktiviert, das für eine Zunahme des Plasmavolumens sorgt, indem NaCl und Wasser verstärkt zurückgehalten werden und nicht über die Niere ausgeschieden werden. Das wiederum bewirkt eine weitere Zunahme des Blutvolumens im venösen System, was dann zum Flüssigkeitsaustritt in das Interstitium führt (= Ödementstehung). Die Ödeme sind erst nach Einlagerung von etwa 5 Litern zu erkennen.

Das insuffiziente Herz ist nicht mehr in der Lage, sein Schlagvolumen zu steigern. Bei Belastung kommt es sogar zu einer Abnahme des Schlagvolumens und zu einer Zunahme der Dilatation. Der Sauerstoffverbrauch des dilatierten Herzens ist vergrößert.

Symptome und Verlauf

Linksherzinsuffizienz:
Die chronische Linksherzinsuffizienz entwickelt sich langsam über Monate, manchmal über Jahre
bei der akuten Linksherzinsuffizienz erfolgt eine schnelle, zumeist dramatische Entwicklung der Symptome, meist mit Ausbildung eines Lungenödems.

Rückwärtsversagen und Lungenstauung:
Atemnot (Dyspnoe), anfangs bei Belastung, später auch in Ruhe, schnelle Atmung (Tachypnoe)

Orthopnoe:
schwerste Atemnot im Liegen, die durch Aufsitzen gebessert wird.
Die Patienten können daher nur mit angehobenem Oberkörper (mehrere Kissen, hochgestelltes Kopfende des Bettes, „Herzbett") oder im Sitzen schlafen. Ursache der Orthopnoe ist die durch die aufrechte Körperhaltung bedingte Verschiebung des Blutvolumens aus dem Körper- in den Lungenkreislauf bei Flachlagerung. Durch das Aufrichten des Oberkörpers kann zusätzlich die Atemhilfsmuskulatur betätigt werden; außerdem wird die Blutüberfüllung im Lungenkreislauf vermindert

evtl. hartnäckiger Husten (Stauungsbronchitis)

Asthma#cardiale:
nächtlicher Husten und anfallsweise Atemnot, die durch Aufstehen gebessert wird: Der Patient erwacht mit Herzklopfen, Angstgefühl und heftiger Atemnot, in schwersten Fällen auch mit Lungenödem, Todesangst und hellrotem, schaumigem Auswurf, wodurch er zum sofortigen Aufsitzen, meistens auch zum Aufstehen gezwungen wird. Erleichterung verschafft das Atmen am geöffneten Fenster. In der Regel ist der Anfall nach 10–15 Minuten abgeklungen.
Mögliche Erklärung: das Ödem in der Lunge verlagert sich beim Aufstehen schwerkraftabhängig in die unteren Lungenabschnitte, so daß die oberen Abschnitte dem Gasaustausch wieder zur Verfügung stehen.

in schweren Fällen:
Lungenödem mit Orthopnoe, Rasseln über der Brust, schaumiger, häufig blutiger Auswurf

„Herzfehlerzellen" im Sputum (= Makrophagen der Lungenalveolen, die mit Hämosiderin beladen sind, d. h. die Abbauprodukte von Erythrozyten enthalten)
Zyanose (verminderte Sauerstoffversorgung des Gewebes)

Vorwärtsversagen:
Leistungsminderung
Schwächegefühl bis hin zur Kachexie (= Auszehrung, schlechter Allgemeinzustand)

Funktionsstörungen des Gehirns, besonders bei älteren Patienten

bei schwerer Herzinsuffizienz:
charakteristischer Atemtyp wie Cheyne-Stokes-Atmung oder Biot-Atmung aufgrund einer verminderten Ansprechbarkeit des Atemzentrums

Rechtsherzinsuffizienz:
Eine isolierte Rechtsherzinsuffizienz ist selten. Meistens handelt es sich um eine primäre Linksherzinsuffizienz, die über die Lungenstauung mit Drucksteigerung im kleinen Kreislauf und Mehrarbeit des rechten Herzens zu einer Insuffizienz der rechten Herzkammer führt (= „durchgestaute" Linksinsuffizienz).

Blutstauung vor dem rechten Herzen und somit Rückstauung des Blutes in den großen Kreislauf:

Allgemeinsymptome:
Müdigkeit, Abgeschlagenheit, Leistungsminderung

gestaute Hals- und Zungengrundvenen
Gewichtszunahme

Ödeme der abhängigen Körperteile, wie Fußrücken, Knöchelgegend, Schienbein
anfänglich werden die Ödeme nur abends bemerkt und nachts ausgeschwemmt, später sind sie immer nachweisbar, in schweren Fällen auch Ödeme des Körperstammes (= Anasarka)

Stauungsleber
d. h. vergrößerte, bei dekompensierter Herzinsuffizienz druckschmerzhafte Leber, mit Funktionsstörung wie Anstieg des Bilirubins und Transaminasenerhöhng, evtl. Stauungsikterus
bei chronischer Rechtsherzinsuffizienz Entwicklung einer kardialen „Zirrhose" (verhärtete geschrumpfte Stauungsleber)
Aszites als Stauungstransudat

Rückstau in das Pfortadergebiet mit Vergrößerung der Milz

Stauungsgastritis mit Appetitlosigkeit, Meteorismus, Verstopfung

Unverträglichkeit bestimmter Speisen, evtl. Malabsorption

Stauungsniere mit verminderter Urinproduktion, Proteinurie (Eiweißausscheidung), der Urin ist stark konzentriert und hat eine dunkle Farbe

Gemeinsame Symptome bei Links- und Rechtsherzinsuffizienz:

Nykturie (nächtliches Wasserlassen):
vermehrte nächtliche Rückresorption und Ausschwemmung von Ödemen bei besserer Herzfunktion in Ruhe)

schneller Puls, evtl. Rhythmusstörungen, feuchte, kalte Haut

Herzvergrößerung, evtl. dadurch bedingte Klappeninsuffizienz

Pleuraergüsse durch Stauungstransudate.

Die Einteilung der Schweregrade (Stadien I – IV) erfolgt nach der Beurteilung der Beschwerden bei Belastung (Richtlinien der New York Heart Association, NYHA).

Komplikationen

Rhythmusstörungen
Lungenödem
Kardiogener Schock
Thrombosen durch Strömungsverlangsamung und Immobilisation mit der Gefahr von Lungenembolien.

Differentialdiagnose

▷ Atemnot bei Erkrankungen der Lunge und des Blutes (Anämie)
▷ Zyanose, Pleuraergüsse, Lungenödem, Kreislaufschock anderer Ursache
▷ symmetrische Ödeme bei Nierenerkrankungen oder Eiweißmangelzuständen
▷ Nykturie, zum Beispiel bei Blasenerkrankungen
▷ Halsvenenstauung zum Beispiel bei Einflußstauung durch Tumoren
▷ Leber- und Milzvergrößerung (Hepatosplenomegalie) bei Leberzirrhose
▷ Aszites bei Leberzirrhose.

Behandlung Kausale Therapie der Ursachen, wie zum Beispiel Hypertonie, koronare Herzkrankheit, Myokarditis, Herzrhythmusstörung, operative Beseitigung eines Herzfehlers.

Die therapeutischen Maßnahmen des Syndroms Herzinsuffizienz sind immer nur symptomatischer Natur.

Konservativ:
körperliche und seelische Entlastung
Beruhigung
Gewichtsnormalisierung
Apfel-Reis-Tage zur Ausschwemmung
kleine eiweißreiche und fettarme Mahlzeiten mit viel Obst und Gemüse zur Kaliumsubstitution
keine Mahlzeit am späten Abend
kochsalzarme Diät (solange keine Diuretika gegeben werden)
Trinkmenge nicht mehr als 1 Liter täglich
Stuhlregulierung
atemgymnastische Übungen.

Medikamentös:
vorbeugende Thrombosebehandlung, Sauerstoffgabe per Nasensonde

Entlastung des Herzens:
durch gefäßerweiternde Präparate (Vasodilatatoren) wie ACE-Hemmer, Nitrate
durch wassertreibende Mittel (Diuretika):
Die Wirkung ist eine Steigerung der Kochsalz (NaCl)- und Wasserausscheidung über die Nieren (Ödemausschwemmung), wodurch das Volumen in den Blutgefäßen vermindert und der Füllungsdruck der Herzkammern gesenkt wird.
Die Verminderung der Flüssigkeitsmenge in den Gefäßen führt aber zur Konzentration des Blutes, der Hämatokrit steigt, wodurch eine Gefährdung des Patienten durch thromboembolische Komplikationen (Blutgerinnselbildung) besteht.
Daher erfordert eine Diuretikatherapie fast immer auch eine Antikoagulantientherapie (Behandlung mit gerinnungshemmenden Substanzen).

Steigerung der Kontraktionskraft durch herzwirksame Glykoside, zum Beispiel *Digitalis:*

4 klassische Grundwirkungsmechanismen der Herzglykoside:

positiv inotrop
= Steigerung der Kraft und der Geschwindigkeit der Herzkontraktion, Zunahme des Schlagvolumens

positiv bathmotrop
= Erhöhung der Erregbarkeit des Herzens, Zunahme der Reizbildung

negativ chronotrop
= Verlangsamung der Herzfrequenz (Wirkung des N. vagus auf die Sinusknotentätigkeit und die Vorhöfe)

negativ dromotrop
= Verlangsamung der Erregungsleitungsgeschwindigkeit, Verlängerung der Refraktärzeit (Zeit, in der ein Nerv unerregbar ist) im AV-Knoten.

CAVE:
Einem digitalisierten Patienten niemals Kalzium i. v. geben, da sonst Arrhythmien bis hin zum Kammerflimmern auftreten können!

Bei Nichtbeachtung der Dosierungsrichtlinien besteht die Gefahr der Glykosidvergiftung (Digitalisintoxikation) mit Herzrhythmusstörungen wie Extrasystolen, Bradykardie, Vorhofflimmern, Kammerflimmern sowie Übelkeit, Erbrechen, Durchfälle, Reizbarkeit, Kopfschmerzen, Verwirrtheit, Augenflimmern, Wolkensehen, Gelb-Sehen.

Bei akuter Herzinsuffizienz:
Beta-Sympathomimetika, zum Beispiel *Dopamin, Dobutamin*

Rhythmisierung, Normalisierung der Herzfrequenz durch Digitalis, Antiarrhythmika, Schrittmachertherapie.

Behandlung der akuten Linksherzinsuffizienz mit Lungenstauung:

Beseitigung der auslösenden Ursachen
Nitroglyzerin, Furosemid
Dopamin/Dobutamin i. v.
sitzende Lagerung, Beruhigung (Morphin), Sauerstoffgabe.

Behandlung der akuten Linksherzinsuffizienz mit kardiogenem Schock:

Schocktherapie.

Behandlung der akuten Rechtsherzinsuffizienz:

Therapie der Lungenembolie.

▶ **Naturheilkundlich:**
Homöopathie
Phytotherapie
Fußreflexzonenmassage
Akupunktur.

Herz

7.5 Infektiöse bakterielle Endokarditis

Definition Entzündung der Herzinnenhaut (Endokard) und der Herzklappen durch einen bakteriellen Streuherd.

Ursache Alphahämolysierende Streptokokken (Streptococcus viridans)
Staphylokokken (Staphylococcus aureus)
Enterokokken
gramnegative Bakterien
Pilze
seltene Erreger.

Begünstigende Faktoren:
allgemeine Resistenzschwäche des Patienten
Heroinsucht
nach venöser Katheterbehandlung
angeborene und erworbene Herzfehler
Schrittmachertherapie
Einnahme resistenzvermindernde Medikamente wie Kortikoide, Zytostatika
Mangelernährung
prothetischer Herzklappenersatz.

Eintrittspforten der Erreger:
Mandeln
Eiterausschläge der Haut (Pyodermien)
Zustand nach Zahnextraktionen
Abszesse
Knochenmarkentzündung (Osteomyelitis)
operative Eingriffe
Austritt der Bakterien aus Darm und Urogenitaltrakt.

Entstehung

Die bakterielle Entzündung der Herzklappen geht mit Nekrosen (Gewebsuntergang) und Auflagerungen von Blutgerinnsel einher. Am häufigsten befallen sind die Mitralklappen und/oder Aortenklappe. Bei Drogenabhängigen (Fixern), venösen Verweilkathetern kann es auch zur Einschwemmung von Erregern in das venöse System kommen mit Befall der Trikuspidal- und Pulmonalklappen. In der Regel kommt es zu Klappeninsuffizienzen.
Das Krankheitsbild ist abhängig von der Abwehrlage, der Vorschädigung des Herzens und der Virulenz (Grad der Aggressivität) der Erreger. Meist wird ein bereits defekter Klappenapparat befallen, wo die Bakterien einen Schlupfwinkel finden, um sich vor den Bakteriziden des Blutes zu schützen.

Formen

2 Verlaufsformen werden unterschieden:

Akute Endokarditis:
Akute Sepsis mit plötzlichem Beginn und rasch fortschreitendem Verlauf, hohes Fieber, schnelle Zerstörung einer Herzklappe, zusätzliche Bewußtseinstrübung und Herz- und Niereninsuffizienz; ohne sofortige Behandlung tödlicher Verlauf

Subakute Endokarditis (Endokarditis lenta):
Schleichender Krankheitsbeginn mit langsamen Verlauf
Leitsymptom ist ein unklares Fieber, Abgeschlagenheitsgefühl, schnelle Ermüdbarkeit und katarrhalische Erscheinungen, später zunehmende Herzinsuffizienz.

Symptome und Verlauf

Bakteriämie (Bakterien im Blut), Fieber, Tachykardie, evtl. Schüttelfrost

Schwäche, Appetitlosigkeit, Gewichtsverlust, Schweißneigung, Gelenkschmerzen

Herzgeräusche, zunehmende Zeichen einer Herzinsuffizienz

Hauterscheinungen wie Petechien (Fieberflecken, kleinste punktförmige Hautblutung), die vorwiegend an Mundschleimhaut und Augenbindehaut auftreten
Osler-Knötchen:
linsengroße, schmerzhafte Knötchen, besonders an Finger und Zehen

bakterielle Mikroembolien

Nierenbeteiligung mit Hämaturie, Proteinurie (Blut und Eiweiß im Urin)
glomeruläre Herdnephritis

Milzvergrößerung (Splenomegalie)

neurologische Ausfälle wie akute Lähmungen, apoplektische Insulte (Schlaganfälle)

Labor

Erhöhung der unspezifischen Entzündungszeichen wie BSG, C-reaktives Protein
Anämie
ausgeprägte Leukozytose bei akuter bakterieller Endokarditis
geringe Leukozytose bei subakuter bakterieller Endokarditis
Erregernachweis im Blut.

Komplikationen bei Endokarditis des linken Herzens:
Embolien, die Nieren, Milz, Gehirn betreffen

Lungenembolien bei Endokarditis des rechten Herzens

Herzinsuffizienz
eitrige Perikarditis mit Ergußbildung und Herzbeuteltamponade.

Differentialdiagnose Akute Endokarditis:
- ▷ Erkrankung des Blutes mit Fieber, Petechien, Purpura
- ▷ apoplektischer Insult
- ▷ Pneumonie

Subakute Endokarditis:
- ▷ grippaler Infekt
- ▷ rheumatisches Fieber
- ▷ Typhus
- ▷ Herzinsuffizienz
- ▷ Erkrankungen der Bauchorgane

Endokarditis bei:
- ▷ Pilzbefall
- ▷ Lupus erythematodes
- ▷ rheumatischer Polyarthritis
- ▷ Morbus Bechterew
- ▷ Miliartuberkulose.

Behandlung **Medikamentös:**
Behandlung entsprechend dem Erregernachweis nach Abnahme von Blutproben
vorbeugende Behandlung mit Penicillin bei Herz-(klappen-)fehlbildungen, vor Eingriffen in den Mund- und Rachenraum, des Verdauungstrakts und Harnwege, bei Hautschnitten.

Chirurgisch:
akuter Klappenersatz bei dekompensierter Herzinsuffizienz, beginnender Niereninsuffizienz oder bei Embolien.

7.6 Myokarditis

Definition Entzündliche Erkrankung des Herzmuskels.
Der entzündliche Prozeß kann bei jeder infektiösen Erkrankung den Herzmuskel befallen. In vielen Fällen ist die Myokarditis nur eine harmlose Begleiterscheinung der im Vordergrund stehenden Infektionskrankheit (Ausnahme: Diphtherie-Myokarditis).
Der Verlauf kann akut oder chronisch sein, die akute Form kann in eine chronische übergehen.

Ursache Viren (50% d. F.):
Coxsackie B
Influenza-, Adeno-, Echoviren
Epstein-Barr-Virus (Pfeiffersches Drüsenfieber), Rabiesvirus
Poliovirus

Mumpsvirus
Masernvirus
Rötelnvirus
Pockenvirus
Herpes-simplex-Virus
Varizellen-zoster-Virus
Zytomegalievirus
Hepatitis Virus A + B
Gelbfiebervirus

Bakterien:
Staphylokokken
Enterokokken bei septischen Erkrankungen wie bakterieller Endokarditis
Betahämolysierende Streptokokken der Gruppe A bei Angina tonsillaris, Scharlach, Erysipel und rheumatischem Fieber
Borellia burgdorferi bei Morbus Lyme
selten bei Diphtherie, Typhus, Tuberkulose, Lues, Leptospirosen, Q-Fieber u. a.

Pilzerkrankungen wie Aspergillosis, Kandidiasis bei Abwehrschwäche
Protozoen: Toxoplasmose, Malaria
Parasiten: Trichinen, Echinokokken, Askariden

Nichtinfektiöse Ursachen:
Rheumatoide Arthritis
Kollagenosen
Vaskulitiden

granulomatöse Erkrankungen wie Sarkoidose

idiopathisch (ungeklärte Ursache).

Symptome und Verlauf

Sehr unterschiedliche Krankheitsverläufe aufgrund der verschiedenartigen Grundkrankheiten:
von Beschwerdefreiheit, über milde Verläufe (die meisten Fällen) bis zu fulminanten Verläufen mit tödlichem Ausgang (selten)

Symptome der infektiösen Myokarditis:
in der Vorgeschichte findet sich in der Regel eine fieberhafte Grunderkrankung

Müdigkeit, Schwächegefühl, Leistungsknick, Herzklopfen, Atemnot

Rhythmusstörungen, Extrasystolen (Herzstolpern), Tachykardie (Steigerung der Herzfrequenz auf über 100 Schläge pro Minute)

Zeichen einer Herzinsuffizienz
kardiogener Schock bei schweren Verläufen

Auskultation:
„Galopprhythmus“, Herzgeräusche, Perikardreiben

Labor

Erhöhung der herzspezifischen Enzyme CK, CK-MB
BSG-Beschleunigung
virologischer oder bakteriologischer Nachweis
Nachweis von Myokardantikörper

EKG:
Tachykardie, Arrhythmien, Extrasystolen.

Komplikationen	Herzrhythmusstörungen Herzinsuffizienz hohe Letalität der Myokarditis bei Diphtherie.
Differentialdiagnose	▷ Herzinfarkt ▷ koronare Herzkrankheit ▷ andere Herzmuskelerkrankungen.
Behandlung	**Konservativ:** körperliche Schonung Bettruhe in den ersten Wochen. **Medikamentös:** vorbeugende Behandlung von Thromboembolien je nach Ursache und Erreger, zum Beispiel Gabe von Penicillin etc. Herzschrittmachertherapie bei lebensbedrohlichen Bradykardien Behandlung des kardiogenen Schocks Behandlung von Komplikationen. **Chirurgisch:** Herztransplantation als letzte Möglichkeit bei terminaler Herzinsuffizienz. ▶ **Naturheilkundlich:** begleitend: Homöopathie Phytotherapie Homöosiniatrie Eigenblut mit Nosoden.
Prognose	Eine Virusmyokarditis heilt in der Regel ohne bleibende Schäden aus.

7.7 Perikarditis

7.7.1 Akute Perikarditis

Definition	Entzündung des Herzbeutels (Perikard), die oft in Kombination mit Perikarderguß und Entzündung von Myokardschichten (Perimyokarditis) einhergeht. Lebensbedrohlich ist eine Herzbeuteltamponade, die sich sehr schnell entwickeln kann. Der Herzbeutel ist die bindegewebige Umhüllung des Herzens und besteht aus dem äußeren, parietalen Blatt und dem inneren, viszeralen Blatt. Zwischen beiden Blättern befindet sich seröse Flüssigkeit.
Ursache	idiopathisch (Ursache ungeklärt) Viren (am häufigsten): Coxsackie B, Influenza-, Adeno-, Echoviren Bakterien (seltener): Mykobakterien (Tuberkulose)

Pilze, parasitäre Erkrankungen, bei Lues

Lupus erythematodes
rheumatoide Arthritis
Morbus Bechterew
Vaskulitiden

rheumatisches Fieber

allergisch bedingt durch Arzneimittel u. a.

nach Herzinfarkt (Postmyokardinfarktsyndrom) und herzchirurgischen Eingriffen
Lungeninfarkt
entzündliche Lungenerkrankungen
Erkrankungen der Speiseröhre

bei Stoffwechselerkrankungen wie:
Urämie
Niereninsuffizienz
Myxödem
diabetisches Koma
Addison-Krise u. a.

nach Unfällen
Strahlentherapie
Tumorperikarditis.

Symptome und Verlauf

Trockene Perikarditis (Pericarditis sicca):
steht am Beginn oder am Ende einer akuten Perikarditis mit Fieber, Schweißneigung, Atemnot

stechendem Schmerz hinter dem Brustbein
verstärkt im Liegen, bei tiefer Einatmung und beim Husten, Erleichterung beim Sitzen

Auskultation:
„schabendes" Reibegeräusch

Feuchte Perikarditis (Pericarditis exsudativa):
Flüssigkeitsansammlung im Herzbeutel, blutige oder eitrige Ergußbildung (Exsudat)

beim Übergang von trockener zu feuchter Perikarditis verschwinden oft die Schmerzen

Auskultation:
leise Herztöne, oft kein Reibegeräusch mehr

häufig bei Tbc, Virusinfekten, rheumatischem Fieber, Urämie

Röntgen:
Vergrößerung der Herzsilhouette bei Perikarderguß.

Komplikationen

Herzbeuteltamponade:
Große Ergußmengen können den Herzbeutel ausfüllen und die diastolische Füllung der Herzkammern behindern. Die Hohlvenen können abgequetscht werden (Einflußstauung, Betonung der Halsvenen und Steigerung des Venendruckes).
Ist eine effektive Kammerfüllung durch den Perikarderguß infolge zunehmender Drucksteigerung nicht mehr möglich, besteht die Gefahr des kardiogenen Schocks

mit Herzstillstand, falls keine akute Entlastung durch Perikardpunktion durchgeführt wird.
Kritische Exsudatmenge: 300–400 ml.

Symptome:
prall gefüllte Venen (Zungengrund, Hals) durch Rückstau des Blutes vor dem rechten Herzen
Leberkapselspannung mit Oberbauchschmerzen, evtl. Aszites
Blutdruckabfall, der sich beim Einatmen verstärkt
Verminderung des Schlagvolumens
Pulsus paradoxus
(kompensatorische) Tachykardie.

Differentialdiagnose
- ▷ Herzinsuffizienz
- ▷ Pleuritis mit und ohne Lungenembolie, Pneumothorax
- ▷ Herzinfarkt
- ▷ Erkrankungen der Speiseröhre
- ▷ Aneurysma dissecans (= Aortendissektion).

Behandlung der Ursache und des Grundleidens entsprechend.

Medikamentös:
Schmerzlinderung.

Klinik:
Entlastungspunktion bei drohender Herzbeuteltamponade.

▶ **Naturheilkundlich:**
begleitend:
Homöopathie
Phytotherapie
Homöosiniatrie
Eigenblut mit Nosoden.

7.7.2 Chronisch konstriktive Perikarditis

Definition Narbige Folgezustände der akuten Perikarditis, die über Monate mit chronischem Perikarderguß bestand.

Die narbige Schrumpfung des Herzbeutels führt zur Behinderung der diastolischen Füllung der Herzkammern mit Hypotonie, kleinem Schlagvolumen, Tachykardie, Einflußstauung der Hohlvenen und zur Rückbildung (Atrophie) des Herzmuskels.

Panzerherz (Pericarditis calcarea/constrictiva):
zusätzliche Kalkeinlagerungen in den schrumpfenden Herzbeutel.

Ursache wie bei akuter Perikarditis
in 30% der Fälle. Zustand nach Tuberkulose des Perikards.

Symptome und Verlauf Rückstau des Blutes vor dem rechten Herzen mit erhöhtem Venendruck

massive Halsvenenstauung
Lebervergrößerung mit Aszitesbildung und Bilirubinvermehrung
Ödeme, Stauungsproteinurie (Eiweißausscheidung im Urin durch Nierenstauung)

körperliche Schwäche, Atemnot bei Belastung

Pulsus paradoxus:
Abnahme der Blutdruckamplitude bei der Einatmung

Auskultation:
leise Herztöne

Röntgen:
meist normal großes Herz, narbig verdickte, zum Teil verkalkte Perikardblätter.

Komplikationen Akute Herzbeuteltamponade durch Spontanrupturen der Aorta und der Herzkammern, die schnell tödlich endet.

Differentialdiagnose
- ▷ Rechtsherzinsuffizienz
- ▷ Leberzirrhose mit Aszites.

Behandlung **Chirurgisch:**
Entfernung der Kalkbezirke und Entschwielung des Herzens.

▶ **Naturheilkundlich:**
begleitend:
Homöopathie
Phytotherapie
Homöosiniatrie
Eigenblut mit Nosoden.

7.8 Koronare Herzerkrankung (KHK)

Definition Herzerkrankung unterschiedlicher Ursache mit unzureichender Durchblutung der Koronararterien (Koronarinsuffizienz).

Folgen bzw. Symptome der koronaren Herzerkrankung sind:
Angina pectoris
Herzinfarkt
Herzrhythmusstörungen
plötzlicher Herztod
Herzinsuffizienz.

Häufigste Todesursache in den Industrieländern.

Ursache der **Koronarinsuffizienz**

Makroangiopathie (= Erkrankung der Koronargefäße), (90%):
Arteriosklerose
d. h. „Arterienverkalkung“, krankhafte Veränderung der Arterien mit Verhärtung, Verdickung, Elastizitätsverlust und Lichtungseinengung der großen Koronararterien

Krämpfe der Koronarien (Koronarspasmen)

Mikroangiopathie (= Erkrankung der kleinen Koronargefäße), Vorkommen bei:
Diabetes mellitus
Bluthochdruck
Gefäßerkrankungen

Herzhypertrophie (Vergrößerung des Herzmuskels)

Kontraktionsinsuffizienz

Bluthochdruck (Hypertonie) und Tachykardie:
führt die Hypertonie und die Tachykardie zum Anstieg der Herzarbeit mit Überschreiten einer kritischen Grenze, so kommt es zur Angina pectoris

Aortenklappenfehler, Rhythmusstörungen

erhöhter Sauerstoffbedarf, zum Beispiel bei:
Fieber
Schilddrüsenüberfunktion
körperlicher Arbeit

erniedrigtes Sauerstoffangebot, zum Beispiel bei:
Anämie
Lungenerkrankungen
Aufenthalt in großen Höhen

Risikofaktoren der Arteriosklerose:
unbeeinflußbare Risikofaktoren:
Familiäre Disposition (Herzinfarkte in der Familie), Lebensalter
männliches Geschlecht

4 Risikofaktoren 1. Ordnung:
Hypercholesterinämie:
Fettstoffwechselstörungen mit Erhöhung des Gesamtcholesterin und des LDL-Cholesterin sowie Erniedrigung des HDL-Cholesterin

Zigarettenrauchen:
mehr als 20 Zigaretten pro Tag

Bluthochdruck (= arterielle Hypertonie)

Diabetes mellitus.

3 Risikofaktoren 2. Ordnung:
Übergewicht (Adipositas)
Bewegungsmangel
emotioneller Streß, körperliche und psychische Belastung.

Entstehung Die Symptome der koronaren Herzkrankheit resultieren aus einem Mißverhältnis zwischen dem Sauerstoffbedarf des Herzmuskels und dem Sauerstoffangebot.
Steigt der Sauerstoffverbrauch des Herzmuskels, zum Beispiel bei körperlicher Belastung, muß die Durchblutung des Herzmuskels gesteigert und damit das Sauerstoffangebot erhöht werden. Da dies bei einer Koronarinsuffizienz nicht in ausreichendem Maße möglich ist, kommt es zur Myokardischämie (= Verminderung oder Unterbrechung der Durchblutung des Herzmuskels).
Die Blutversorgung der Koronararterien ist abhängig vom Druck der Blutdurchströmung (Perfusion) während der Diastole (Kammerfüllung), der Dauer der Diastole und dem Koronarwiderstand.
Die Innenschichten des Herzmuskels haben durch die größere Druckbelastung einen höheren Sauerstoffbedarf als die Außenschichten. Eine Myokardischämie manifestiert sich daher zuerst in den Innenschichten der Herzmuskulatur (= subendotheliales Myokard).

Ursache der Koronarinsuffizienz ist in den meisten Fällen eine Arteriosklerose der Koronararterien. Hierbei kommt es durch die Ablagerung von Lipiden, Bindegewebe und Kalk an der Gefäßwand zur Einengung der Gefäßlichtung mit Beeinträchtigung der Blutzufuhr zum Herzmuskel. Durchblutungsstörungen sind ab einer Einengung der Koronargefäßlichtung von über 50% zu erwarten. Bei einer Einengung von mehr als 75% des Gefäßlumens (kritische Stenose) ist die Koronarreserve erschöpft, wenn keine Umgehungskreisläufe (Kollateralen) ausgebildet werden. Die Folge davon ist eine belastungsabhängige Koronarinsuffizienz mit plötzlich einsetzenden, kurz dauernden Schmerzen im Brustkorb (= Angina pectoris).

Formen

Erscheinungsformen der KHK

Ohne Symptome verlaufende (latente) KHK:

stumme Ischämie (50% der Patienten mit koronarer Herzkrankheit)

Mit Symptomen verlaufende KHK:

Angina pectoris:
Brustschmerzen durch vorübergehende Minderdurchblutung des Herzmuskels

Herzinfarkt:
Untergang von Herzmuskelgewebe durch Unterbrechung der Durchblutung (= ischämische Myokardnekrose)

Ischämische Herzmuskelschädigung mit daraus folgender Linksherzinsuffizienz

Herzrhythmusstörungen, vor allem der Herzkammern bis zum Kammerflimmern

plötzlicher Herztod.

Symptome und Verlauf

Leitsymptom:
Angina pectoris
= kurzdauernde (Minuten), drückende, brennende Schmerzen, vorwiegend hinter dem Brustbein, die durch körperliche und psychische Belastungen sowie Kälte ausgelöst werden
Druck- und Engegefühl in der Brust, häufig in Verbindung mit Atemnot
Ausstrahlung der Schmerzen zum Hals, Unterkiefer, Wangen, Zähne, Schultergegend, linker (rechter) Arm bis in die ulnaren Fingerspitzen (auf der Kleinfingerseite)

Verstärkung der Schmerzen durch kalte Außentemperaturen, vollen oder geblähten Magen (Roemheld-Syndrom)

Verschwinden der Schmerzen nach Abbruch der Belastung sowie nach sublingualer Anwendung von Nitrat, (zum Beispiel *Nitrolingual*) innerhalb von 2–5 Minuten.

Formen der Angina pectoris:

Stabile Angina
die regelmäßig durch bestimmte Mechanismen (zum Beispiel körperliche Arbeit) ausgelöst werden und gut mit Nitratgabe therapierbar sind
Schweregrade I – IV:
stumm (= ohne Schmerzen, 50% d. F.), bei schwerer, leichter, geringster Belastung

Instabile Angina (akute Koronarinsuffizienz, Präinfarktsyndrom)
umfaßt jeden zum ersten Mal auftretenden Angina pectoris-Anfall sowie jede vorher stabile Angina, die sich durch zunehmende Schwere, Dauer und Häufigkeit auszeichnet, wobei fast immer Ruheschmerzen, nächtliche Anfälle, verzögertes Ansprechen auf Nitrate und ein akutes Herzinfarktrisiko bestehen; der Angina-pectoris-Anfall kann einem Herzinfarkt Stunden bis Tage vorausgehen

Prinzmetalangina:
seltene Form der Angina pectoris, die vorwiegend in Ruhe auftritt
Ursache ist ein Krampf der Koronararterien (Koronarspasmus).

Belastungs-EKG:
ST-Veränderungen sind typisch für Myokardischämie.

Komplikationen Herzinfarkt.

Differentialdiagnose Relative Koronarinsuffizienz, die nicht durch Arteriosklerose bedingt ist:

- ▷ schwere Anämie
- ▷ gesteigerter Sauerstoffverbrauch (Schilddrüsenüberfunktion)
- ▷ verminderte Gewebedurchblutung (Hypoxie) zum Beispiel bei Aufenthalt in großen Höhen und respiratorischer Ventilationsstörung
- ▷ Linksherzhypertrophie
- ▷ Aortenstenose
- ▷ Aorteninsuffizienz
- ▷ Mitralklappenprolaps
- ▷ bakterielle Endokarditis
- ▷ Kokainmißbrauch

Brustschmerzen bei:
- ▷ Herzmuskelerkrankungen (Kardiomyopathien), Perikarditis (Reibegeräusch bei der Auskultation)

- ▷ hypertone Krise
- ▷ Pneumonie, Pleuritis (atemabhängige Schmerzen), Pneumothorax
- ▷ Lungenembolie
- ▷ chronisches Cor pulmonale, Mediastinitis

- ▷ Erkrankungen der Speiseröhre wie Refluxkrankheit, Ösophagusspasmen (Brennen hinter dem Brustbein, Sodbrennen)
- ▷ akute Pankreatitis
- ▷ Gallenkolik mit Ausstrahlung der Schmerzen in den Brustraum

- ▷ Ulcus ventriculi et duodeni

Erkrankungen an Rippen/Wirbelsäule, wie
- ▷ Morbus Bechterew
- ▷ Nervenerkrankungen
- ▷ rheumatische Erkrankungen.

Behandlung **Konservativ:**
Ausschalten der Risikofaktoren einer Arteriosklerose wie Rauchverbot
Behandlung eines Diabetes, einer Fettstoffwechselstörung, eines Bluthochdrucks
Gewichtsnormalisierung
körperliches Training
Abbau von negativem Streß
Gabe von Vitamin E.

Medikamentös:
Nitrate, zum Beispiel *Nitrolingual,* welche eine gefäßerweiternde Wirkung haben
Beta-Rezeptorenblocker zur Senkung des Sauerstoffbedarfs des Herzmuskels durch Verminderung der Herzfrequenz

Kalziumantagonisten zur Verminderung des peripheren Gefäßwiderstandes, Senkung des arteriellen Blutdrucks und dadurch Einsparung des Sauerstoffverbrauchs des Herzmuskels.

Angioplastie
Methoden zur Gefäßerweiterung und Entfernen von verkalkten arteriosklerotischen Plaques.

Chirurgisch:
Koronarchirurgie/Gefäßchirurgie (Bypass-Operation): Überbrückung einer Stenose der Koronararterien und Verbesserung der Durchblutung von minderversorgten Bezirken.

▶ **Naturheilkundlich:**
Bach-Blütentherapie
Akupunktur
Eigenbluttherapie mit homöopathischen Komplexmitteln
Homöopathie
Neuraltherapie: Quaddeln in Headsche Zonen
Autogenes Training
Fußreflexzonenmassage
Phytotherapie: Weißdorn, Arnica montana u. a.

Instabile Angina pectoris:

CAVE: NOTFALL!
Drohender Herzinfarkt!
Gabe von *Nitrolingual*
Klinikeinweisung.

7.9 Herzinfarkt

Definition Untergang von Herzmuskelgewebe durch anhaltende Mangeldurchblutung (ischämische Myokardnekrose), häufig als Komplikation einer koronaren Herzkrankheit mit hochgradiger Einengung oder komplettem Verschluß einer Koronararterie.
In der Regel wird der Herzinfarkt eingeleitet durch den Riß eines arteriosklerotischen Atheroms (Plaque-Ruptur) und verursacht durch den thrombotischen Verschluß eines Herzkranzgefäßes.

Ursache siehe „koronare Herzkrankheit"

Auslösende Faktoren:
plötzliche Kraftanstrengung
Streßsituationen
instabile Angina pectoris
frühe Morgenstunden (2–3 Uhr)
nach spätem und reichhaltigem Abendessen.

Entstehung Die Toleranzgrenze der Durchblutungsstörung ist sehr kurz. Da der Sauerstoffbedarf in den unterhalb des Endokards gelegenen Schichten am größten ist und die Sauerstoffreserve am frühesten erschöpft ist, bildet sich die Nekrose hier zuerst aus. Der Gewebsuntergang schreitet dann durch die Wand hindurch fort, bis alle Wandschichten betroffen sind (transmuraler Infarkt). Spätestens nach 3 Stunden bei einem kompletten Koronargefäßverschluß hat sich eine irreversible Nekrose ausgebildet. Die betroffenen Herzmuskelzellen sterben ab, das tote Gewebe wird „abgeräumt“ und bindegewebig (Narben) ersetzt.

Ist es allerdings im Laufe der Zeit zu einer Ausbildung von funktionstüchtigen Umgehungskreisläufen gekommen, so muß sich bei einem Koronararterienverschluß nicht zwangsläufig eine Nekrose entwickeln.
Die Größe des Herzinfarktes hängt von der Lokalisation des Koronararterienverschlusses ab.

Symptome und Verlauf

Intensive, lang andauernde Angina-pectoris-Schmerzen, die durch Ruhe oder Nitratgabe kaum zu beeinflussen sind
„Vernichtungsschmerz“, starke Unruhe
zusätzliche Schmerzausstrahlung in den Oberbauch (Lokalisation des Schmerzes im Epigastrium)

15–20% der Infarkte gehen ohne Schmerzen einher („stumme“ Infarkte), besonders bei Diabetes mellitus

Schwächegefühl, Angst, Schwitzen, Übelkeit, Erbrechen

Herzrhythmusstörungen, bis hin zum Kammerflimmern
Blutdruckabfall (vor allem beim „Hinterwandinfarkt“)
Puls kann normal, tachykard (schneller) oder bradykard (langsamer) sein

bei einem größeren Infarkt kann es zum akuten Linksherzversagen kommen mit Atemnot und Lungenödem oder mit kardiogenem Schock und plötzlichem Herztod

bei älteren Patienten plötzliche Atemnot, Durchblutungsstörungen des Gehirns mit Verwirrtheit u. a.

am zweiten Tag tritt meist Fieber auf (bis 38 °C).

Verlauf des Infarktes in 4 Stadien:

I. Stadium:
Minderdurchblutung (Ischämie) und Gewebsuntergang (Nekrose), stärkste Gefährdung innerhalb der ersten 48 Stunden

II. Stadium:
Vernarbung, dauert etwa 30–50 Tage

III. Stadium:
Rehabilitation, Umstellung auf den Alltag

IV. Stadium:
Vorbeugung.

Auskultation:
Perikardreiben

systolisches Geräusch über der Herzspitze bei:

nekrotisch bedingtem Durchbruch der Herzkammerscheidewand (Ventrikelseptumperforation)
Mitralinsuffizienz durch Abriß des Papillarmuskels
Erweiterung des Herzens und dadurch bedingter Schlußunfähigkeit der Herzklappen

feuchte Rasselgeräusche bei Lungenstauung, Lungenödem.

Labor BSG-Erhöhung, Leukozytose mit Linksverschiebung, erhöhter Blutzucker erhöhte Konzentration des Myoglobins (roter Muskelfarbstoff) im Serum.

Enzymdiagnostik:
Größere Infarkte gehen in der Regel mit einem deutlichen Enzymanstieg im Blutserum einher, wobei aus dem Gebiet des untergegangenen Herzmuskels Enzyme in die Blutbahn freigesetzt werden.

Creatin-Kinase:
Leitenzym für die Diagnose von Herz- und Skelettmuskulatur ist die Creatin-Kinase (Gesamt-CK). Die Höhe des Enzymanstiegs und die Infarktgröße stehen in Korrelation. Da das Enzym Gesamt-CK auch in anderen Organen gefunden wird und nach sportlicher Betätigung, intramuskulären Injektionen usw. ansteigt, hat die Bestimmung des speziellen Isoenzyms CK-MB große Bedeutung.
Die Gesamt-CK unterteilt sich in 4 einzelne Enzyme (Isoenzyme):
- CK-MB = Myokardtyp
- CK-MM = Skelettmuskeltyp
- CK-BB = Hirntyp
- CK-MiMi = Mitochondrientyp

Ein Anstieg von CK-MB auf über 10% des Gesamt-CK-Wertes ist spezifisch für eine Herzmuskelnekrose.

GOT (Glutamat-Oxalazetat-Transaminase):
Leber, Herz und Skelettmuskel haben relativ hohe GOT-Aktivitäten.
Der Quotient CK/GOT beträgt beim Herzinfarkt unter 10.

LDH (Laktatdehydrogenase):
Enzym des Zytoplasmas aller Gewebe, gilt als unspezifischer Parameter wichtig für die Spätdiagnose eines Herzinfarktes.

EKG:
Aussagemöglichkeiten des EKG:
Ausmaß und Lokalisation des Herzinfarktes
Alter des Infarktes.

Infarktstadien im EKG bei einem transmuralen (alle Wandschichten betreffenden) Infarkt:

Frischer Infarkt:
Ausbildung eines Verletzungspotentials mit ST-Überhöhung

Zwischenstadium:
Abnahme der ST-Überhöhung, R-Verlust, negative T-Zacke

Alter Infarkt:
meist lebenslanges Bestehenbleiben des tiefen Q.

Komplikationen nach Herzinfarkt:
Der gefährlichste Zeitraum von Frühkomplikationen sind die ersten 72 Stunden.

Herzrhythmusstörungen (95–100%):
mit erhöhtem Risiko für Kammerflimmern

Kammerflimmern:
tritt in der Regel innerhalb der ersten 4 Stunden nach dem Infarkt auf, sofortige lebensrettende Defibrillation erforderlich, häufigste Todesursache nach einem Infarkt

Vorhofflimmern

Linksherzinsuffizienz (30%):
mit Lungenstauung und Lungenödem
kardiogener Schock, zweithäufigste Todesursache nach einem Infarkt

Komplikationen bei ausgedehntem Gewebsuntergang (Nekrose):
Herzruptur mit Herzbeuteltamponade
Kammerscheidewandruptur
Papillarmuskelnekrose bzw. -abriß mit akuter Mitralinsuffizienz
Ventrikelseptumdefekt mit Neigung zu Herzinsuffizienz und Lungenödem.

Spätkomplikationen:
Herzwandaneurysma
d. h. aus Narbengewebe bestehende Aussackung der Herzwand, welches die Herzfunktion durch Unbeweglichkeit behindert
daraus können sich Komplikationen wie Emboliegefahr, Linksherzinsuffizienz, Rhythmusstörungen und Ruptur mit Herzbeuteltamponade ergeben

arterielle Gefäßverschlüsse durch Loslösung von Thromben im Bereich der linken Herzkammer und Lungenembolien, welche durch die Immobilisation während der akuten Infarktphase ausgelöst werden können

Perikarditis bei Herzinfarkt
Arrhythmien
Herzinsuffizienz
bestehenbleibende Angina pectoris und Rezidive des Herzinfarktes.

Differentialdiagnose

- ▷ Angina pectoris (Schmerz dauert nur Minuten)
- ▷ akutes Abdomen (Gallenkolik, akute Leberschwellung, Durchbruch eines Ulkus, akute Pankreatitis, Hiatushernie)
- ▷ hochgradige Aortenstenose, Herzmuskelerkrankungen (Kardiomyopathien)
- ▷ Lungenembolie mit Pleuraschmerz, Leitsymptome meist Atemnot und Tachykardie
- ▷ Perikarditis (meist lageabhängiger Schmerz, der durch tiefes Ein- und Ausatmen verstärkt wird)
- ▷ Pleuritis (atemabhängige Schmerzen mit Reibegeräusch)
- ▷ Spontanpneumothorax (Hustenanfall und Atemnot)
- ▷ Aneurysma dissecans (= Ausweitung der Aorta durch Einriß der innersten Wandschicht):
- ▷ starke und sehr heftige Brustschmerzen, die schlagartig beginnen, abgeschwächter oder fehlende Pulse und Blutdruckdifferenz zwischen beiden Armen.

Behandlung

CAVE: NOTFALL!
Unverzügliche Klinikeinweisung, Intensivstation!

Sofortmaßnahmen:
bei Linksherzinsuffizienz (feuchte Rasselgeräusche, Atemnot) Lagerung mit erhöhtem Oberkörper
venösen Zugang legen
keine intramuskulären Injektionen (Enzymbestimmung, thrombolytische Therapie)
Beruhigung und Schmerzbekämpfung (zum Beispiel Morphium)
Nitrolingual-Spray
Cave: nicht bei arterieller Hypotonie (Blutdruck unter 90 mmHg)
Atropin (1 mg i. v.) bei Bradykardie (Pulsfrequenz unter 60/Min.)

Weiterführende Therapie:
Sauerstoffzufuhr per Nasensonde
Gabe von Heparin (Antikoagulantienbehandlung) und Acetylsalicylsäure, Thrombolysetherapie

Therapie von Komplikationen.

▶ **Naturheilkundlich:**
Bach-Blüten: Rescue
Akupunktur
Neuraltherapie: Procain i. v.
Zelltherapie mit Organpräparaten
Fußreflexzonenmassage
Autogenes Training
Homöopathie.

Prognose Ca. 30% der Infarktpatienten versterben innerhalb der ersten 24 Stunden.

7.10 Herzrhythmusstörungen

Definition Abweichungen der zeitlichen Folge bzw. der Regelmäßigkeit der Herzaktionen von der normalen Herzfrequenz, d. h. es besteht eine krankhaft veränderte Herzschlagfolge (= Arrhythmie).
Rhythmusstörungen sind häufig, sie kommen auch bei organisch Gesunden vor. Sie werden hervorgerufen durch Erregungsbildungs- und Erregungsleitungsstörungen, die auch vegetativ bedingt sein können.
Die Art der Rhythmusstörung kann mit Hilfe des EKG's gedeutet werden.

Das zentrale Nervensystem (ZNS) reagiert am empfindlichsten auf eine Abnahme der Förderleistung des Herzens, was durch Rhythmusstörungen hervorgerufen werden kann. In zweiter Linie ist der Herzmuskel durch die Minderdurchblutung gefährdet.

Ursache Störungen des Herzens:
koronare Herzkrankheit, Herzinfarkt
Myokarditis, Herzmuskelerkrankungen (Kardiomyopathien)
Volumenbelastung des Herzens durch Herzfehler (Vitien)
Druckbelastung des Herzens
arterielle und pulmonale Hypertonie
akutes und chronisches Cor pulmonale

Störungen außerhalb des Herzens:
psychovegetative Faktoren
Störungen des Elektrolythaushaltes, besonders Hypokaliämie (Verminderung des Kaliums im Blut)
Schilddrüsenüberfunktion (Hyperthyreose)
Hypoxie (Herabsetzung des Sauerstoffgehalts in den Körpergeweben)
Volumenmangel zum Beispiel bei Blutungen
Medikamente wie zum Beispiel Herzglykoside, Antiarrhythmika, Antidepressiva u. a.
Genußmittel wie:
Alkohol

Kaffee im Übermaß
Drogen
Toxine (Bakterien u. a.).

Formen Grundsätzlich werden Störungen der Erregungsbildung und solche der Erregungsleitung unterschieden.

1. Störungen der Reizbildung:
Rhythmische elektrische Impulse regen die Muskulatur des Herzens zur Kontraktion an. Der Entstehungsort der normalen Kontraktionsreize ist der Sinusknoten, das physiologische Schrittmacherzentrum des Herzens. Er befindet sich im oberen Bereich des rechten Vorhofs. Die Frequenzbreite beträgt ca. 40–120 Schläge pro Minute, kann jedoch bei starker Belastung bis auf 200 Schläge pro Minute gesteigert werden. Grundsätzlich ist jeder Bereich des Herzmuskels in der Lage, Erregungen zu bilden. Die Regulation der Herzfrequenz erfolgt über das vegetative Nervensystem. Überträgerstoffe wie Adrenalin und Noradrenalin (= adrenerge Stimulationen durch Sympathikusreizung) beschleunigen die Frequenz des Sinusknoten, Azetylcholin (= cholinerge Stimulation durch Vagusreizung) senken die Frequenz. In den Vorhöfen überwiegt der Vaguseinfluß, in den Kammern der Einfluß des Sympathikus.

Reizbildungsstörungen können auftreten, wenn der normale Sinusrhythmus durch den Einfall von Extrasystolen gestört wird, oder wenn die Reizbildung außerhalb des Sinusknoten von anderen Zentren, wie Vorhof, AV-Knoten, His-Bündel oder den Kammern übernommen wird.

a. Störungen, die vom Sinusknoten, dem physiologischen Schrittmacher des Herzens, ausgehen (= rechtortige, nomotope Störungen):

Sinusarrhythmie:
Physiologische Zunahme der Herzfrequenz während der Einatmung und Abnahme während der Ausatmung (= atemabhängige Arrhythmie), vor allem bei Kindern und Jugendlichen.

Sinustachykardie:
Steigerung der Herzfrequenz auf über 100 Schläge pro Minute.

Ursachen:

Physiologische Steigerung bei:
Säuglingen, Kleinkindern
körperlicher und seelischer Belastung, emotionalen Reaktionen wie zum Beispiel Aufregung, Erregung des Sympathikus (erhöhter Sympathikotonus)

Pathologische Steigerung bei:
Fieber (Steigerung um ca. 10 Schläge in der Minute pro 1°C Temperaturerhöhung)
Schilddrüsenüberfunktion
Anämie
Hypoxie
niedrigem Blutdruck
Blutung
Kreislaufschock
Herzinsuffizienz
Myokarditis
Pericarditis constrictiva
Cor pulmonale

vegetativer Regulationsstörung des Herzens
nach Genußmittelkonsum (Alkohol, Nikotin, Koffein); nach Gabe von Adrenalinderivaten, Atropin u. a.

Die kritische Grenze der Tachykardie liegt ca. bei 220 minus Lebensalter
mit zunehmender Tachykardie wird die Diastole (Kammerfüllung) so kurz, daß das Herzminutenvolumen absinkt.

Sinusbradykardie:
Verminderung der Herzfrequenz unter 60 Schläge pro Minute.

Ursachen:

Physiologisch bei:
jungen und alten Menschen, Sportlern
Erregung des Vagus (erhöhter Vagotonus), zum Beispiel im Schlaf, konstitutionell bedingt, bei Patienten mit Ulcus ventriculi oder duodeni, vagovasale Synkope (= Ohnmacht)

Pathologisch bei:
Schilddrüsenunterfunktion
Unterkühlung
Erbrechen
Hirndrucksteigerung
Typhus
Virusinfekten
krankem Sinusknoten
Koronarinsuffizienz
Myokarditis
Herzinfarkt
Myxödem
Ikterus
Gabe von Betablockern, Antiarrhythmika, Digitalis u. a.

Die kritische Grenze der Bradykardie ist abhängig vom Leistungsvermögen des Herzen und liegt etwa bei 40 Schlägen pro Minute.

b. Störungen, die außerhalb des Sinusknoten entstehen (= fehlortige, heterotope Störungen):

Ersatzsystolen, Ersatzrhythmus:
ersatzweises Einspringen eines sekundären (AV-Knoten) oder tertiären (His-Bündel) Erregungsbildungszentrum, wenn die Impulsfrequenz des Sinusknoten eine kritische Grenze unterschreitet oder wenn die Weiterleitung der Erregung gestört ist
Ersatzfrequenz des AV-Knoten: ca. 40–50 Schläge/min
Ersatzfrequenz des His-Bündels: ca. 20–30 Schläge/min (kritische Bradykardie).

Extrasystolen:
Außerhalb des regulären Grundrhythmus auftretende, spontane Herzschläge, die vom Patienten als „Herzstolpern, -klopfen oder Aussetzer“ empfunden werden. Sie können vom Vorhof, AV-Knoten, His-Bündel oder den Kammern ausgehen. Extrasystolen sind nicht selten Vorläufer von Vorhofflimmern oder -flattern.

Ursachen:

Physiologisches Vorkommen oft bei:

Gesunden, auslösende Faktoren sind vegetative Labilität, emotionale Erregung, erhöhter Vagotonus, Übermüdung, Genußmittel (Alkohol, Koffein, Nikotin)

Pathologisch bei:
koronarer Herzkrankheit
Herzinfarkt
Erkrankungen des Herzmuskels
Myokarditis
Pericarditis constrictiva
Cor pulmonale
Schilddrüsenüberfunktion
Phäochromozytom
Herzfehler
Herzinsuffizienz
Kaliummangel (durch Diuretikatherapie, häufiges Erbrechen u. a.)
Gabe von Digitalis, Sympathomimetika, Antiarrhythmika, Antidepressiva
Roemheld-Syndrom (der geblähte Bauch drückt auf das Zwerchfell und verursacht so kardiale Beschwerden)
Schilddrüsenüberfunktion.

Anfallsweise (paroxysmale) supraventrikuläre Tachykardie:
Anfallsweises Auftreten von Herzfrequenzsteigerungen auf 130–250 Schlägen pro Minute (Herzjagen), deren Ursprung vom Vorhof oder dem AV-Knoten ausgeht.

Ursachen:

Oft beim Gesunden durch emotionelle Erregung, starke körperliche Belastung, Genußmittel (Kaffee, Tee, Alkohol, Nikotin), bei vegetativ labilen Personen, oft auch ohne auslösende Faktoren

Pathologisch bei:
Digitalisintoxikation (Überdosierung)
Myokarditis
Koronarinsuffizienz
Herzinfarkt
Hypertonie
Herzklappenfehler
Cor pulmonale
schwerer Herzinsuffizienz
Mitralklappenprolaps
Schilddrüsenüberfunktion u. a.

Die paroxysmale supraventrikuläre Tachykardie äußert sich in einem plötzlich auftretenden Anfall von Herzjagen, der Minuten, Stunden oder Tage dauern kann und oft schlagartig zum normalen Sinusrhythmus zurückkehren kann. Durch die hohe Frequenz sind die Diastole und die Systole so kurz, daß die Förderleistung des Herzens abnimmt. Die Blutdruckamplitude ist klein, die Durchblutung der Peripherie einschließlich Gehirn und Nieren eingeschränkt.
Bei Herzgesunden besteht während des Anfalls oft nur Herzklopfen, während es bei Patienten mit Herzinsuffizienz und/oder koronaren Herzkrankheit zum kritischen Absinken des Herzzeitvolumens mit Blutdruckabfall, Angina pectoris, Schwindel, Bewußtseinstrübung, selten kardiogener Schock kommen kann. In der Regel setzt während und nach der Tachykardie eine Harnflut ein.

Vorhofflattern, Vorhofflimmern (siehe 7.10.1)
Kammertachykardie (siehe 7.10.2)
Kammerflattern, Kammerflimmern (siehe 7.10.3)

2. Störungen der Erregungsleitung:
Das Erregungsleitungssystem besteht aus dem Sinusknoten (Keith-Flack-Knoten), der das primäre Erregungsbildungszentrum ist und Schrittmacherfunktion hat
dem AV-Knoten (Atrioventrikularknoten, Aschoff-Tawara-Knoten)
dem His-Bündel, das sich in der Kammerscheidewand in zwei Schenkel teilt (Tawara-Schenkel), als sekundäre Erregungsbildungszentren
und den Purkinje-Fasern, den Ausläufern des His-Bündels unter der Herzinnenschicht (Endokard), als tertiäre Erregungszentren.
Grundsätzlich ist jeder Bereich der Herzmuskelschicht zur Reizbildung befähigt. Während die Frequenz des Schrittmacherzentrum bei 40–120(200) Schlägen pro Minute liegt, nimmt die Eigenfrequenz der unterhalb des Sinusknoten gelegenen Erregungszentren ab. Sie beträgt im AV-Bereich 40–50 Schläge pro Minute, in den Kammern 20–40 Schläge pro Minute. Die Impulswelle des Sinusknoten ist normalerweise frequenzführend, d. h. sie löscht alle tiefergelegenen und langsamer arbeitenden Zentren.

Störungen des Erregungsleitungssystems sind Blockaden in der Reizweiterleitung, durch die Erregungen verlangsamt übertragen werden, gelegentlich ausfallen oder wobei die Übertragung vollständig unterbrochen ist.

Sinuatrialer (SA-) Block:
Verzögerte Leitung, intermittierende (zeitweise) oder totale Leitungsunterbrechung mit gestörter oder fehlender Impulsübertragung vom Sinusknoten zur Vorhofmuskulatur. Im Falle der totalen SA-Blockierung wird meistens der AV-Knoten Schrittmacher des gesamten Herzens oder der Kammern.
Einzelne Leitungsunterbrechungen sind belanglos, längere Pausen führen zur Bradykardie und können eine Herzinsuffizienz begünstigen.

Atrioventrikulärer (AV-) Block:
Blockierung der Reizleitung zwischen Vorhof und Kammer.

3 Schweregrade:
I. Grad: verzögerte Erregungsleitung
II. Grad: intermittierender (partieller) Leitungsblock
III. Grad: totale Leitungsunterbrechung.

Da beim AV-Block III. Grades die Leitung total unterbrochen ist, wird die Schrittmacherfunktion entweder von sekundären Reizbildungszentren (AV-Knoten, His-Bündel) mit einer Frequenz von über 40 Schlägen pro Minute oder von tertiären Reizbildungszentren (deren Sitz in der Kammer ist) mit einer Frequenz von unter 40 Schlägen pro Minute übernommen. Die Herzleistung reicht allenfalls für den Ruhebedarf aus.

Dauert die Übergangszeit von Beginn des totalen Blocks (keine Erregung, Asystolie) bis zum Einsetzen eines Ersatzzentrums länger an, kommt es zum

Adam-Stokes-Anfall:

Der vorübergehende Ausfall der Pumpleistung des Herzens und der damit einhergehende Druckabfall in der Aorta führen zu Minderdurchblutung und Sauerstoffunterversorgung des Gehirns mit

Blässe, Schwindel, weite Pupillen, Reflexe abgeschwächt oder nicht auslösbar, Bewußtseinsverlust, Krämpfe.
Die Ischämie des Gehirns führt in ca. 5 Sekunden zu Schwindelerscheinungen, in 10–15 Sekunden zu Bewußtlosigkeit, in 30–60 Sekunden zu Atemstillstand, bei einer Dauer über 3 Minuten zu irreversiblen Hirnschäden und Exitus.
Bei einer Frequenz unter 40 Schlägen pro Minute entwickelt sich eine Herzinsuffizienz.
Sowohl Asystolie als auch extreme Frequenzbeschleunigungen können Adam-Stokes-Anfälle auslösen.

Intraventrikuläre Blockierungen:
Schenkelblockierungen bzw. Leitungsunterbrechungen unterhalb des His-Bündels in den Purkinje-Fasern
je nach Lokalisation Rechts- bzw. Linksschenkelblock (Erregungsblockierung im rechten bzw. linken Tawara-Schenkel).

Symptome und Verlauf

Leichte oder gelegentliche Rhythmusstörungen werden oft nicht wahrgenommen

subjektive Beschwerden des Patienten können sein:
Herzklopfen (Palpitationen), Herzrasen
Herzstolpern, Aussetzen des Herzens, Angstgefühl, Atemnot

Symptome durch Verminderung des Herzzeitvolumens:
normalerweise werden Schwankungen der Herzfrequenz zwischen 40 und 160 (und mehr) Schlägen pro Minute ohne Probleme toleriert
bei Vorschädigungen wie Herzinsuffizienz, Arteriosklerose der Herz- und Hirnarterien können frühzeitig Beschwerden auftreten wie
kardiogener Schock, Kreislaufstillstand
Benommenheit, Schwindel, Bewußtseinstrübung
Adam-Stokes-Anfälle
Verwirrtheitszustände
Krämpfe
vorübergehende Seh- und Sprachstörungen
Hirninfarkt
Verschlechterung einer Herzinsuffizienz
Angina pectoris, Herzinfarkt
arterielle Embolien bei Ablösung von Thromben aus dem Herzen.

Behandlung

Kausale Therapie, Behandlung des Grundleidens!

Konservativ:
Symptomatische Behandlung der Rhythmusstörungen:
Überprüfung des Kalium- und Magnesiumhaushaltes bei Extrasystolen (Mißbrauch von Abführmitteln!)

bei Herzjagen von kreislaufstabilen Patienten Vagusreizung: nach tiefer Einatmung möglichst lange Pressen, schnell ein großes Glas kaltes, kohlensäurehaltiges Wasser trinken, Gesicht in kaltes Wasser eintauchen u. a.

Beruhigung, evtl. Bettruhe, evtl. Sauerstoffgabe

Medikamentös:
Antiarrhythmika
deren wesentlicher Wirkungsmechanismus auf einer Änderung der Membraneigen-

schaften der Herzmuskelzelle beruht. Dadurch können Erregungsbildung, Reizleitung, Refraktärzeit und Reizschwelle beeinflußt werden. Die Hauptgruppen der Antiarrhythmika sind:
Natriumkanalblocker
Lidocain
Beta-Rezeptorenblocker
Kaliumkanalblocker
Kalziumantagonisten.

Defibrillation bei Kammerflimmern

Kardiopulmonale Reanimation bei Herzstillstand

Elektrotherapie:
Herzschrittmacher bei Erregungsleitungsstörungen, insbesondere bei Adam-Stokes-Anfällen

chirurgische Therapie.

▶ **Naturheilkundlich:**
Homöopathie
Neuraltherapie: Quaddeln am thorakalen Grenzstrang
Bach-Blütentherapie
Eigenbluttherapie mit homöopathischem oder pflanzlichem Zusatz
Phytotherapie.

Prognose Herzrhythmusstörungen können harmlos und lebensbedrohlich sein. Die Prognose wird weitgehend von der Grunderkrankung bestimmt.

7.10.1 Vorhofflattern, Vorhofflimmern

Definition Vorhofflattern ist eine Störung der Tätigkeit der Vorhöfe des Herzens mit einer Frequenz um 250–300 Schlägen pro Minute, wobei die Erregungen der Vorhofmuskulatur nicht vom Sinusknoten ausgehen. Die Tätigkeit der Vorhöfe verläuft hierbei noch synchronisiert und es ist noch ein Rest an effektiver Vorhofkontraktion vorhanden. Das Vorhofflattern ist oft Zwischenstadium beim Übergang vom Sinusrhythmus zum Vorhofflimmern.

Bei Vorhofflimmern verharren die Vorhöfe in fast diastolischer Stellung und vollführen zahlreiche völlig unkoordinierte und regellose Flimmerbewegungen mit einer Frequenz von 350–600 Schlägen pro Minute.
Vorhofflimmern ist eine der häufigsten Rhythmusstörungen.

Ursachen Rheumatische Herzerkrankungen
Mitralvitien
koronare Herzkrankheit, akuter Herzinfarkt, Linksherzinsuffizienz
Herzmuskelerkrankungen, Myo- und Perikarditis, Herzoperationen
arterielle Hypertonie
Lungenembolie
Schilddrüsenüberfunktion
Alkohol- oder Medikamentenvergiftung

idiopathisch (Ursache unbekannt).

Entstehung Durch die hohe Vorhofflimmerfrequenz kommt es nicht mehr zu einer für den Blutfluß wirksamen Vorhofkontraktion. Das Herzzeitvolumen wird durch den Wegfall der Pumpfunktion des Vorhofs um 20% gemindert. Die Vorhofimpulse werden unregelmäßig auf die Kammern übergeleitet, wobei auch nur ein Bruchteil der Erregungen auf die Kammern übergeht (Schutzmechanismus). Die dadurch auch unregelmäßige Folge der Kammeraktionen mit unterschiedlicher diastolischer Füllungsdauer führt zu stark wechselnden Schlagvolumina sowie Schwankungen des systolischen Blutdrucks und Pulsdefizit (ineffiziente Herzarbeit). Das Herzzeitvolumen sinkt mit zunehmender Tachyarrhythmie (= Tachykardie mit unregelmäßiger Schlagfolge), was zu venösen Stauungen führen kann.

Symptome und Verlauf Herzklopfen, evtl. Schwindelgefühl, Leistungsminderung, Blutdruckabfall, Bewußtseinstrübung, Atemnot
Angstgefühl
Polyurie (Ausscheidung großer Harnmengen)
Pulsdefizit (Differenz zwischen auskultatorisch bestimmter Herzfrequenz und der Pulsmessung an der A. radialis).

Komplikationen Thrombenbildung im Vorhof (durch die Blutstauung) mit der Gefahr arterieller Embolien, vorwiegend im großen Kreislauf, wie Hirnembolien

akute Linksherzinsuffizienz bei Tachyarrhythmie (kritisches Absinken des Herzzeitvolumens mit Koronarinsuffizienz).

Behandlung **Medikamentös:**
Digitalis
Antiarrhythmika (zum Beispiel *Verapamil*, Beta-Rezeptorenblocker)
vorbeugende Behandlung einer Thromboembolie.

7.10.2 Kammertachykardie

Definition Synonym: Ventrikuläre Tachykardie

Lebensbedrohliche Rhythmusstörung mit Ursprung in den Herzkammern (Frequenz 150–200 Schlägen pro Minute).

Ursache Schwere organische Herzerkrankung wie:
koronare Herzkrankheit, Herzinfarkt
Myokarditis
Hypertonie
schwere Herzfehler
Herzinsuffizienz
Hypokaliämie
Phäochromozytom
Überdosierung mit Digitalis, Antiarrhythmika

selten idiopathisch bei jugendlichen, gesunden Patienten.

Symptome und Verlauf Abhängig von Dauer, Schwere und Herzfunktion, Variation der Symptome von Herzrasen, Blutdruckabfall, Atemnot, Angina pectoris bis Lungenödem und kardiogenem Schock.

Komplikationen Kammerflimmern
kardiogener Schock.

Differential-diagnose ▷ Supraventrikuläre Tachykardie.

Behandlung **CAVE: NOTFALL!**

Klinikeinweisung!

Durchbrechung der Tachykardie mittels Elektroschock (Defibrillator)
Überprüfung einer bestehenden Digitalistherapie und des Kaliumspiegels
Antiarrhythmika

Behandlung der Grundkrankheit

Schrittmachertherapie.

7.10.3 Kammerflattern, Kammerflimmern

Definition Kammerflattern:
Sehr rasche Folge von relativ regelmäßiger Herzkammeraktionen mit einer Frequenz von 250–350 Schlägen pro Minute
fließender Übergang von der Kammertachykardie zum Kammerflattern und -flimmern.
Die Förderleistung des Herzens sinkt durch die hohe Frequenz stark ab, so daß lediglich eine minimale Blutzirkulation aufrechterhalten werden kann.

Kammerflimmern:
Funktioneller Kreislaufstillstand durch unkoordinierte, unregelmäßige, ineffektive Zuckungen der Kammermuskulatur mit fehlendem Herzzeitvolumen (keine wirksame Auswurfleistung). Systole und Diastole sind nicht mehr zu unterscheiden. Die Tätigkeit der einzelnen Herzmuskelfasern ist völlig asynchron.
Flimmerwellen (anfangs grob, später fein) mit einer Frequenz über 300 Schlägen pro Minute

Kammerflimmern ist die lebensbedrohlichste Variante der Rhythmusstörungen und häufigste Todesursache beim Herzinfarkt.

Ursache Schwere entzündliche und degenerative Erkrankungen des Herzmuskels wie:
Herzinfarkt, koronare Minderdurchblutung u. a., hochgradige Herzfehler

Medikamentenvergiftung (zum Beispiel Digitalis, Adrenalinderivate, Antidepressiva u. a.)

Elektrolytstörungen wie:
Hypokaliämie (Verminderung des Kaliumspiegels im Blutserum)
Hypomagnesiämie (Verminderung des Magnesiumspiegels)
Hyperkalziämie (Vermehrung des Kalziumspiegels im Blutserum)

Elektrounfall.

Symptome und Verlauf Bei Kammerflattern:
Kreislaufschock, Bewußtseinsverlust

Bei Kammerflimmern:
Kreislaufstillstand mit Bewußtlosigkeit, Pulslosigkeit, Atemstillstand, weite, lichtstarre Pupillen.

Komplikationen Irreversibler Gehirnzellschaden mit Todesfolge, wenn der Herzkreislaufstillstand nicht innerhalb von 3–5 Minuten zu beheben ist.

Behandlung **CAVE: NOTFALL!**

Elektroschock (Defibrillator) bzw. Reanimation:
Herzdruckmassage + Beatmung + Defibrillation (siehe 7.11)

Beseitigung ursächlicher Faktoren.

7.11 Herz-Kreislaufstillstand

Definition Keine effiziente Herzfunktion und Erliegen der Blutzirkulation.

2 Formen:

- Asystolischer (hypodynamer) Herzstillstand (20% d. F.): Leitungsblockierung
- Tachysystolischer (hyperdynamer) Herzstillstand (80% d. F.): Kammerflattern, Kammerflimmern, extreme Kammertachykardie.

Ursache Koronare Herzkrankheit, Herzinfarkt (80%)
Myokarditis
Herzfehler
Elektrounfall
Elektrolytstörung
Medikamente/Gifte
Perikardtamponade
Unterkühlung

Kreislaufschock mit verschiedenen Ursachen, Lungenembolie
Verlegung der Atemwege
Aspiration
zentrale Atemstörung
Vergiftungen
Sauerstoffmangel der Atemluft (Ertrinken, Ersticken)
Endstadium verschiedener Erkrankungen.

Symptome und Verlauf Herzstillstand mit Bewußtlosigkeit nach 10–15 Sekunden
keine Antwort bei Ansprechen
keine Reaktion bei Setzen von leichten Schmerzreizen

Atemstillstand nach 30–60 Sekunden
keine sichtbare Atembewegung
keine hörbaren Atemgeräusche
keine Atmung fühlbar

Kreislaufstillstand:
Pulslosigkeit, kein Karotispuls tastbar

weite reaktionslose Pupillen nach 2 Minuten.

Komplikationen durch Kreislaufstillstand:
zerebrale Schäden bis zum Hirntod (aufgrund der kurzen Überlebenszeit der Gehirnzellen von nur 3–5 Minuten)
akutes Nierenversagen u. a.

Behandlung **CAVE: NOTFALL!**

Kardiopulmonale Reanimation:

Basismaßnahmen (ABC):
A = Atemwege freimachen und freihalten
B = Beatmen
C = Circulation (Herzdruckmassage)

Weiterführende Maßnahmen (DEF):
D = „Drugs" (medikamentöse Behandlung)
E = EKG und Elektrotherapie
F = fortgesetzte Therapie (Intensivstation).

Sofortmaßnahmen:
Ansprechen des Patienten
evtl. Setzen leichter Schmerzreize
wenn keine Reaktion
▷ Überprüfung der Atmung durch Hören und Fühlen

▷ bei Atemstillstand:

Lagerung des Patienten auf harter, fester Unterlage in Rückenlage
bei Volumenmangel Beine hochlagern
Mund und Rachen reinigen (Alles, was nicht festgewachsen ist, ausräumen)
Kopf überstrecken, nach hinten beugen, Kinn vorziehen
2 mal initiale Atemspende (Mund oder Nase, wobei die nicht beatmete Öffnung verschlossen sein muß)
wenn die Atmung nicht einsetzt:

▷ Herzdruckmassage im Wechsel mit Beatmung:

der Helfer kniet seitlich neben dem Oberkörper des Patienten

Aufsuchen des Druckpunktes:
bei Neugeborenen, Säuglingen:
1-querfingerbreit unterhalb der Verbindungslinie zwischen den Brustwarzen
bei Kindern:
unteres Drittel des Brustbeines
bei Erwachsenen:
3-querfingerbreit oberhalb der Schwertfortsatzspitze, in der Mittellinie

Handballen aufsetzen
Fingerspitzen anheben
anderen Handballen auf das Grundgelenk der unteren Hand, Finger anheben
Schulter über den Druckpunkt bringen
Arme gestreckt halten
Kompression durch Gewichtsverlagerung senkrecht auf den Druckpunkt, 3–5 cm komprimieren
Druckphase und Entlastungsphase sind gleichlang
bei Entlastung die Handballen nicht vom Druckpunkt abheben

Frequenz der Herzdruckmassage: ca. 80–100 mal pro Minute

bei Neugeborenen und Säuglingen mit 2 Fingern komprimieren, Frequenz ca. 120 mal pro Minute
bei Kindern mit einer Hand komprimieren, Frequenz ca. 100 mal pro Minute

1 Helfer Methode:
Verhältnis Herzdruckmassage zu Beatmung: 15:2
15 Herzdruckmassagen (ca. 10 Sekunden)
2 mal beatmen
15 Herzdruckmassagen
2 mal beatmen usw.
Wirkungskontrolle alle 1–2 Minuten:
bei Erfolg: Engerwerden der Pupillen, tastbarer Karotis- und Femoralispuls, verbesserte Hautfarbe, Spontanatmung

2 Helfer Methode:
Verhältnis Herzdruckmassage zu Beatmung: 5:1
erster Helfer führt die Herzdruckmassage durch
zweiter Helfer beatmet nach jeder 5. Kompression in einer Pause von etwa 2 Sekunden
Wirkungskontrolle alle 1–2 Minuten

Die o.g. Ein- und Zweihelfermethoden gelten ausschließlich beim nicht intubierten Patienten
nach Intubation können Beatmung (ca. 12–15 mal pro Minute) und Herzdruckmassage (80–100 mal pro Minute) unabhängig voneinander durchgeführt werden.

▷ Weiterbehandlung (im Notfallwagen) nach EKG-Monitor:

bei Kammerflattern, -flimmern, -tachykardie:
Defibrillation (Elektroschock) mit einer Energie bei Erwachsenen von 200–300–350 Joule
bei Erfolglosigkeit Herzdruckmassage fortsetzen und
Adrenalin: 1,0 mg auf 10 ml verdünnt i. v., bei Bedarf alle 3 Minuten wiederholen
danach erneute Defibrillation mit 350 Joule
bei Erfolglosigkeit Herzdruckmassage fortsetzen und
Lidocain: 1 mg pro kg Körpergewicht i. v.
danach erneute Defibrillation

bei Asystolie:
Adrenalin (zum Beispiel Suprarenin): 1,0 mg auf 10 ml verdünnt i. v.
bei Erfolglosigkeit Herzdruckmassage fortsetzen und danach Adrenalininjektion wiederholen
Schrittmachertherapie.

Komplikationen durch Reanimationsmaßnahmen:
Rippenfrakturen, Brustbeinfrakturen
Verletzung von Herz/Lunge (zum Beispiel Pneumothorax)
Leber-/Milzverletzung
Magenüberblähung
Aorten-/Herzruptur
Perikarderguß mit Herzbeuteltamponade u. a.

7.12 Bluthochdruckkrankheit

Definition

Synonym: Arterielle Hypertonie, Hypertonus, Hypertension

Dauernde Erhöhung des Blutdrucks auf Werte von systolisch über 140 mmHg und diastolisch über 90 mmHg.
Vorübergehende Blutdruckerhöhungen zählen nicht zur chronischen arteriellen Hypertonie.
Der Blutdruck ist physiologischen Schwankungen, zum Beispiel körperlichen und seelischen Belastungen, unterworfen, daher können nur Normbereiche festgelegt werden.

Normgrenzen des Blutdrucks beim Erwachsenen:
- Obere Normgrenze des Blutdrucks: 140/90 mmHg
- Grenzwerthypertonie: Blutdruck zwischen 140/90 und 160/95 mmHg
- Hypertonie: Blutdruck über 160/95 mmHg.

Die Blutdruckmessung erfolgt nach etwa 5 Minuten körperlicher Ruhe („Gelegenheitsblutdruck").

Schweregrade der Hypertonie nach dem diastolischen Druck:
Grenzwerthypertonie:
90–94 mmHg

milde Hypertonie:
90–104 mmHg, (80% d.F.)

mittelschwere Hypertonie:
105–114 mmHg

schwere Hypertonie:
ab 115 mmHg.

Blutdruckkrise:
anfallsweise extreme Blutdrucksteigerung über 230/130 mmHg mit vitaler Bedrohung des Patienten.
Hauptursachen:
fortgeschrittene Niereninsuffizienz (80% der Fälle) und Phäochromozytom.

Die arterielle Hypertonie ist häufigste Ursache von Herz und Gefäße betreffenden Erkrankungen mit Todesfolge in den Industrieländern.

Entstehung

Der Bluthochdruck ist die Folge eines erhöhten Herzzeitvolumens, eines erhöhten Widerstandes der peripheren Blutgefäße oder beider Faktoren.
Blutdruck = Herzzeitvolumen x Gefäßwiderstand.

Der Blutdruck wird konstant gehalten durch das Gleichgewicht zwischen dem Füllungszustand des Gefäßsystems und dem Kontraktionszustand der Gefäße.
Der Füllungszustand hängt vom Blutvolumen und der Dehnbarkeit des venösen Systems ab. Durch eine Verminderung des Füllungszustandes (Natriumentzug durch Diuretika und gefäßerweiternde Präparate/Vasodilatatoren) kann der Blutdruck gesenkt werden.
Der Kontraktionszustand der Gefäße ist abhängig vom sympathischen Nervensystem, dem Renin-Angiotensin-Aldosteron-System (RAAS) und der Ansprechbarkeit der Gefäße auf diese Wirkmechanismen. Medikamente, welche die Sympathikus-

wirkung vermindern (Betablocker, Sympathikoplegika) oder das RAAS hemmen (Hemmer der Konversionsenzyme), können den Kontraktionszustand vermindern. Der Körper paßt sich langfristig einem dauerhaft überhöhten Blutdruck an, d. h. ein erhöhter Blutdruck wird von den einzelnen „Fühlern" (Barorezeptoren) als normal registriert. Unter konsequenter dauerhafter Therapie sind diese Veränderungen jedoch rückbildungsfähig.

Die maligne Hypertonie ist eine besondere Verlaufsform der primären oder essentiellen Hypertonie. Es bestehen fixierte diastolische Blutdruckwerte über 120 mmHg.

Ursache

Essentielle Hypertonie:
primäre Hypertonie mit unbekannter Ursache
ca. 90% aller Hypertonien.
Die essentielle Hypertonie besteht oft gemeinsam mit weiteren Erkrankungen des sog. metabolischen Syndroms („Wohlstands"-Syndrom) wie:
Fettleibigkeit
Diabetes mellitus Typ II
Fettstoffwechselstörungen
Gicht.
Sie sind alle gekennzeichnet durch die Entwicklung einer frühzeitigen Arteriosklerose.

Teilfaktoren für das Zustandekommen der primären Hypertonie sind:
Vererbung, familiäre Häufung
erhöhte Zufuhr von Kochsalz (Natriumchlorid)
fettreiche Kost (Cholesterin, gesättigte Fettsäuren)
Alkohol
Übergewicht
psychologischer Streß.

Sekundäre Hypertonien mit bekannter Ursache
ca. 10% aller Hypertonien:

Renale Hypertonie (ca. 5% d. F.):
bei Erkrankungen des Nierenleistungsgewebe (renoparenchymatöse Hypertonie), wie zum Beispiel
chronische Glomerulonephritis
chronische Pyelonephritis
Zystenniere u. a.
bei Nierentumoren
bei Nierenarterienstenose (Beachten vor allem bei diastolischer Hypertonie über 110 mmHg jüngerer Patienten!)
Nierenarterienembolie und -thrombose u. a.

Endokrine Hypertonie (weniger als 1% d. F.):
Phäochromozytom
Cushing-, Conn-Syndrom, Adrenogenitales Syndrom
Akromegalie
hormonelle Empfängnisverhütung

Aortenisthmusstenose.

Nicht zur chronischen arteriellen Hypertonie zählen zeitweilige Blutdrucksteigerungen, zum Beispiel bei:

Erkrankungen des zentralen Nervensystems wie Hirndruck
Enzephalitis, Meningitis
Poliomyelitis
Tumoren
akute Vergiftungen u. a.

systolische Blutdruckerhöhungen mit erniedrigten diastolischen Blutdruckwerten bei gesteigertem Schlagvolumen, zum Beispiel bei:
Aorteninsuffizienz
ausgeprägt langsamer Pulsfrequenz (Bradykardie)
offener Ductus Botalli
Schilddrüsenüberfunktion u. a.

Blutdrucksteigerung durch Pharmaka und Drogenmißbrauch wie Mineralokortikoide, Lakritze, Ovulationshemmer u. a. (Normalisierung des Blutdrucks nach Absetzen der Pharmaka)

Bluthochdruck während der Schwangerschaft

Hochdruck bei akuter Glomerulonephritis, akutem Nierenversagen

emotional bedingte Blutdrucksteigerungen.

Symptome und Verlauf

Beschwerden können längere Zeit fehlen

Kopfschmerzen am frühen Morgen, besonders im Bereich des Hinterkopfes
oft Besserung durch Höherstellung des Bettkopfendes
Schwindel, Depressionen, Ohrensausen, Nervosität, Herzklopfen, Nasenblutung, Atemnot bei Belastung.

Hochdruckkrise:
Schädigungen des Gehirns durch Hirndrucksteigerung (Hochdruckenzephalopathie) mit der Gefahr eines Schlaganfalls:
Durchbrechen der Blut-Hirn-Schranke bzw. der Blut-Liquor-Schranke mit Erweiterung der Arteriolen und Hirnödem (Einlagerung von Wasser in das Gehirn), starken Kopfschmerzen
Übelkeit, Erbrechen
Sehstörungen, Verwirrtheit, neurologischen Ausfallerscheinungen, Krampfanfällen
Linksherzüberlastung mit der Gefahr des Lungenödems
evtl. Angina-pectoris-Anfall.

Maligne Hypertonie:
Kopfschmerzen
Sehstörungen und akute Sehverschlechterungen
plötzlich auftretender Schwindel mit Erbrechen
Mißempfindungen (Parästhesien)
Nasenbluten
blutiger Auswurf (Hämoptoe)
gastrointestinale Erscheinungen
nächtliche Muskelkrämpfe
auch ein Lungenödem und Krampfanfälle des Gehirns können auftreten
meist rasche Verschlechterung der Nierenfunktion.

Körperliche Untersuchung:
Dreimalige Messung des Blutdrucks zu mindestens drei verschiedenen Zeitpunkten und Tagen erforderlich (Tagesschwankungen!)

Blutdruckmessung an beiden Armen, sowohl am stehenden als auch am liegenden Patienten vornehmen. Der Arm muß sich in Herzhöhe befinden, da bei herabhängendem Arm zu hohe Werte erhalten werden. Die Messung sollte nach mindestens 5 Minuten Ruhe erfolgen.
Bei starkem Armumfang (über 40 cm) ist der gemessen RR-Wert zu hoch, daher ist eine breitere Manschette zu benutzen. Bei Kindern werden entsprechend schmalere Manschetten benutzt.

Bestimmung des Pulsstatus an Armen und Beinen.

Komplikationen

Entwicklung einer frühzeitigen Arteriosklerose (50–60% d. F.) mit bluthochdruckbedingten Gefäßveränderungen, deren Ausmaß sich durch Spiegelung am Augenhintergrund ablesen läßt.

Linksherzinsuffizienz:
Mehrarbeit der linken Herzkammer durch die erhöhte Schlagfrequenz und den erhöhten Widerstand mit anfänglicher Vergrößerung (Hypertrophie) und, bei Überschreiten des kritischen Herzgewichts von 500 g, Dilatation und Ausbildung einer Insuffizienz der linken Herzkammer

koronare Herzkrankheit mit den Erscheinungsbildern Angina pectoris, Herzinfarkt, plötzlicher Herztod, Linksherzinsuffizienz

Rhythmusstörungen bei Koronarinsuffizienz

66% der Todesursache bei Hypertonikern sind Linksherzinsuffizienz und koronare Herzkrankheit

Gehirnschlag (apoplektischer Insult) durch Hirninfarkt oder Gehirnmassenblutung, in der Regel durch Ruptur eines geschädigten arteriellen Gefäßes

akute Hochdruckenzephalopathie (Hirndrucksteigerung mit Schädigungen des Gehirns) mit schweren Kopfschmerzen, Übelkeit, Erbrechen, leichte Bewußtseinsstörung, Bewußtlosigkeit, Atemstörungen, Tod

Ausbildung einer arteriosklerotischen Schrumpfniere mit Untergang von Nephronen und Ersatz durch Narbengewebe:
Durch die Verkleinerung der Niere kommt es zur verminderten Nierendurchblutung. Die verminderte Durchblutung der Niere aktiviert das Renin-Angiotensin-Aldosteron-System (RAAS), welches eine Engstellung der Arterien (Vasokonstriktion) und eine Blutdrucksteigerung bewirkt. Dadurch kann jede Form des Bluthochdrucks von den Nieren ausgehen. Bei schwerer Hypertonie kommt es zur Einschränkung der Nierenfunktion, die bei maligner Hypertonie (= konstante Erhöhung des arteriellen diastolischen Blutdrucks auf über 120 mmHg) schnell in Richtung Niereninsuffizienz verlaufen kann

Aneurysma (Ausbuchtung der Gefäßwand) der Bauchaorta mit erhöhter Rupturgefahr bei einem Außendurchmesser von über 5 cm.

Aneurysma dissecans (= Aortendissektion):
Einriß der innersten Gefäßwandschicht (Intima) in die mittlere Gefäßwandschicht (Media) mit der Bildung einer zweiten falschen Kanalisierung innerhalb der Gefäßwand.
Symptome:
sehr starke, eventuell wandernde Brustschmerzen von zerreißendem oder schneidendem Charakter

bei Lokalisation im Bereich des Aortenbogens befinden sich die Schmerzen bevorzugt hinter dem Brustbein, sonst bevorzugt im Rücken mit Ausstrahlung in den Bauchraum
Puls- und Blutdruckdifferenz zwischen beiden Armen bei Aortendissektion im Bereich des Aortenbogens.

Komplikationen:

Herzbeuteltamponade
Aortenklappeninsuffizienz
Verlegung der Koronararterien mit der Gefahr eines Herzinfarktes
Schlaganfall bei Lokalisation im Bereich des Aortenbogens
Hämatothorax
Blutung ins Mediastinum oder den Bauchraum
Verlegung der Nieren- und/oder Mesenterialarterien mit der Gefahr der Niereninsuffizienz bzw. Mesenterialinfarkt.
Ohne Therapie versterben 80% der Patienten innerhalb von 2 Wochen an Aortenruptur.

Behandlung

Sekundäre Hypertonie
Kausale Therapie mit Beseitigung der Ursachen.

Essentielle Hypertonie:

Konservativ:
Gewichtsnormalisierung auf das Normalgewicht bei übergewichtigen Patienten
salzarme Diät mit Vermeidung von kochsalzreichen Speisen, Speisen nicht zusätzlich salzen, Verwendung von Diätsalz auf der Basis von Kaliumchlorid sowie eine kaliumreiche Kost mit Obst und Gemüse, da Kalium blutdrucksenkend wirkt
Weglassen von Medikamenten, die einen Bluthochdruck begünstigen
Sorge für ausreichende Nachtruhe und Arbeitspausen, Rauchen einstellen
Alkohol- und Kaffeekonsum auf das Minimum beschränken
Antistreßtraining und Entspannungsübungen
körperliches Training wie Radfahren, Laufen oder Schwimmen (kein Hochleistungssport)

Behandlung von Risikofaktoren, die zu Herz- bzw. Gefäßerkrankungen führen können, wie zum Beispiel Fettstoffwechselstörungen, Diabetes mellitus
Blutdruckkontrollen durch Selbstmessung des Patienten.

Medikamentös:
Absenkung des Blutdruckes durch die Gabe von Antihypertonika wie Betablocker (Verminderung des Herzzeitvolumens, Hemmung der Reninsekretion), Diuretika (Verminderung des Volumens in den Gefäßen), Kalziumantagonisten (Senkung des peripheren Gefäßwiderstandes und Entspannung des Gefäßmuskels), ACE-Hemmer (Blockierung des Angiotensin-Converting-Enzyme, das Angiotensin I in das vasokonstriktive Angiotensin II umwandelt).

▶ **Naturheilkundlich:**
Blutiges Schröpfen, Aderlaß
Akupunktur
Bach-Blütentherapie
Eigenbluttherapie
Homöopathie
Phytotherapie.

Therapie der Hochdruckkrise:

CAVE NOTFALL!
Klinikeinweisung!
Erstbehandlung mit Nifedipin 5–10 mg *(Adalat)* oder Nitroglyzerin 0,8 mg als Kapsel zerbeißen, evtl. wiederholen.

7.12.1 Phäochromozytom

Definition Tumore des chromaffinen Gewebes, welche hauptsächlich die Katecholamine Adrenalin und Noradrenalin produzieren. Sie sind in 90% d. F. gutartig, in 10% d. F. bösartig. Die meisten Phäochromozytome sind im Nebennierenmark lokalisiert, der Rest in den sympathischen Nervengeflechten des Brust- und Bauchbereiches.

Das Phäochromozytom ist eine seltene Erkrankung.

Ursache unbekannt
familiäre Häufung.

Symptome und Verlauf Permanente oder schubweise exzessive Überschwemmung des Organismus mit Katecholaminen und deren Wirkung auf Herz, Kreislauf und Stoffwechsel, die sich in Blutdruckkrisen äußert.

Leitsymptom:
dauernde oder krisenhafte Erhöhung des arteriellen Blutdrucks.

Während einer Blutdruckkrise finden sich:
starke Kopfschmerzen
generalisierter Schweißausbruch
Herzklopfen
blasse Haut, vor allem des Gesichtes und der oberen Körperhälfte
Zittern, innere Unruhe, Angstgefühle
Übelkeit, Erbrechen
evtl. Brust-, Bauch- und Flankenschmerzen
Gewichtsverlust.

Auslösende Faktoren können sein:
bestimmte Körperbewegungen
Defäkation
Heben von Lasten
körperliche Aktivität
Nahrungsaufnahme
Aufregungen, seelische Belastungen.

Die Anfalldauer kann wechseln von einer Minute über Stunden bis zu mehreren Tagen. Bei den meisten Patienten treten ein oder mehrere Anfälle pro Woche auf.

Labor Erhöhung des Blutzuckerspiegels (Hyperglykämie)
Zucker im Urin (Glukosurie)
Erhöhung der weißen Blutkörperchen im Blut (Leukozytose)
Nachweis einer selbständigen Katecholaminproduktion durch direkte Katecholaminbestimmung im Plasma und durch Messung der Katecholaminausscheidung im Urin.

Differentialdiagnose Blutdruckkrisen anderer Ursache, vor allem bei:
- ▷ fortgeschrittener Niereninsuffizienz
- ▷ Hyperglykämie bei Diabetes mellitus
- ▷ Schilddrüsenüberfunktion
- ▷ Kokain-, Amphetaminmißbrauch.

Behandlung Therapie einer Blutdruckkrise (7.12).

Chirurgisch:
Tumorentfernung.

▶ **Naturheilkundlich:**
begleitende Therapie
reine Rohkosternährung, Säfte
adjuvant:
Thymus- und Mistelpräparate, begleitende Lebertherapie
Vitamin C, Vitamin E, Beta-Carotin
Selen, Zink, Molybdän, Magnesium
organotrope Medikamente
Stärkung des Immunsystems, Entgiftungstherapie
psychische und ganzheitliche Betreuung mit Autogenem Training, Hypnose, Sport, Bewegung, Kneippsche Anwendungen
der Patient sollte „sich alles gönnen, was Freude bringt und Spaß macht".

7.13 Hypotonie

Definition Hypotonie des Blutdrucks sind Blutdruckwerte unter 100–105 mmHg systolisch sowie unter 60 mmHg diastolisch.
Die Kreislaufregulationsmechanismen reichen unter Ruhe- oder Belastungsbedingungen nicht aus, einen genügend hohen Blutdruck aufrecht zu erhalten, um zum Beispiel Gehirn und Nieren ausreichend zu versorgen.
(Die Autoregulation der Hirndurchblutung hält die Durchblutung der Hirngefäße im Bereich von 70–180 mmHg konstant.)

Hypotone Kreislaufregulationsstörung:
Hypotonie erst unter Belastung.

Orthostatische Hypotonie:
Kreislaufregulationsstörung bereits unter Stehbelastung (Orthostase)
d. h. das Blut versackt beim Stehen in die abhängigen Körperteile wie Beine und Eingeweide und der venöse Rückstrom des Blutes zum rechten Herzen ist vermindert. Bei mangelhafter arterieller Gegenregulation wird dadurch das Herzzeitvolumen vermindert, was einen Abfall des Blutdrucks zur Folge hat.

Ursache Physiologische Hypotonie bei trainierten Sportlern

Primäre (konstitutionelle, essentielle) Form (am häufigsten):
Ursache unbekannt
bevorzugt bei jungen Frauen vom leptosomen Typ (magere, aufgeschossene Menschen)
familiäre Häufung
begünstigende Faktoren sind körperliche Inaktivität und Streß.

Sekundäre Hypotonie:
hormonell bedingt bei:
Nebennierenrindeninsuffizienz
Hypophysenvorderlappeninsuffizienz

bei Herz-Kreislaufstörungen wie:
Aortenstenose
Herzinsuffizienz
Rhythmusstörungen
Lungenembolie u. a.

bei Infektionskrankheiten

bei Immobilisation und langer Bettlägerigkeit

bei Verminderung der zirkulierenden Blutmenge (= Hypovolämie), zum Beispiel durch:
Blutungen
abnorme Flüssigkeitsverluste bei Durchfällen
verstärkte Schweißabgabe
diuretische Therapie

bei Verminderung von Natrium im Blut (Hyponatriämie)

medikamentös
durch Alkohol bedingt.

Kreislaufregulationsstörung und orthostatische Hypotonie:
Ursachen der primären Hypotonie, zusätzlich:
Krampfaderleiden
Venenschwäche (Varikosis)
chronisch-venöse Insuffizienz (postthrombotisches Syndrom)
Nervenleiden (Neuropathien).

Symptome und Verlauf

Nachlassen der körperlichen und geistigen Leistungsfähigkeit
rasche Ermüdbarkeit, lange morgendliche „Anlaufzeit"

Störung der Konzentrationsfähigkeit

Kopfschmerzen, Ohrensausen

Herzklopfen, Schmerzen in der Herzgegend, Beklemmungsgefühl

depressive Verstimmung, innere Unruhe, Schlafstörung

kalte Hände und Füße

Schwindelgefühl, vor allem beim Aufstehen aus dem Bett, beim Bücken, Schwarzwerden und Flimmern vor den Augen

Orthostatischer Kollaps:

plötzlicher Blutdruckabfall durch akute Verminderung des venösen Blutrückflusses zum Herzen mit Bewußtseinstrübung oder kurzfristigem Bewußtseinsverlust.

Körperliche Untersuchung:

Schellong-Test:
Kreislauffunktionsprüfung zur Beurteilung von Kreislaufregulationsstörungen.

Der Patient sollte 10 Minuten liegen und 10 Minuten stehen, wobei ein regelmäßiges Messen von Blutdruck und Puls erfolgen sollte.
Die normale Reaktion unter Stehbelastung ist eine leichte Pulsfrequenzabnahme und ein Blutdruckabfall systolisch bis 20 mmHg, diastolisch bis 10 mmHg.
Der Schellong-Test sollte zu verschiedenen Tageszeiten durchgeführt werden, da das Kreislaufverhalten Tagesschwankungen unterliegt.

Differentialdiagnose

- ▷ Synkope
- ▷ (= Ohnmacht, kurzdauernder Bewußtseinsverlust mit oder ohne Hinstürzen) bei anderen Erkrankungen:

Bewußtseinsstörung bei:

- ▷ Aortenstenose
- ▷ Herzmuskelerkrankungen
- ▷ Pulmonalstenose
- ▷ Lungenembolie
- ▷ Herzinfarkt
- ▷ Perikardtamponade
- ▷ Herzrhythmusstörungen u. a.

- ▷ Vasovagale Synkope (Ohnmacht):
  Der vasovagale Anfall ist eine besondere Form des Kreislaufversagens mit kurzdauernder Bewußtseinssperre und die häufigste Form des Bewußtseinsverlusts bei im allgemeinen gesunden Personen.
  Der Ohnmacht gehen meist Schwäche, Schwindelgefühl, Schweißausbruch und Blässe voraus, dann plötzlicher Blutdruck- und Pulsfrequenzabfall, unregelmäßige Atmung, Bewußtseinsverlust.
  Auslösende Faktoren sind emotionaler Streß, Angst, Schmerz, Vagusreizungen u. a.

- ▷ Orthostatische Synkope:
  Bewußtseinsverlust bei Versagen des gefäßverengenden (vasokonstriktorischen) Reflexes im Bereich der Beine
  auslösende Faktoren sind plötzliches Aufstehen aus liegender Position oder längeres Stehen

Bewußtseinsstörung bei:

- ▷ Blutverlusten, nach Stuhl-/Harnpressen, Husten
- ▷ Abdrücken der Vena cava im letzten Schwangerschaftsdrittel durch den schwangeren Uterus (Vena-cava-Kompressions-Syndrom)
- ▷ bei Nervenerkrankungen
- ▷ bei Sauerstoffmangel, schwerer Anämie, Hyperventilationssyndrom, „Unterzucker“ (Hypoglykämie).

Behandlung

Niedriger Blutdruck allein ist keine Behandlungsindikation, sondern nur die Beschwerden durch die Hypotonie.

Kausale Behandlung der sekundären Hypotonien

Konservativ:
Vermehrte Kochsalzzufuhr (Vorsicht bei Herzinsuffizienz)
Kreislauftraining, Sport
Schlafen mit angehobenem Oberkörper (Verminderung der Orthostasereaktion am Morgen) bzw. in leichter Fußtieflage.

Medikamentös:
Dihydroergotamin (Erhöhung der Venenspannung), Sympathomimetika, Mineralokortikosteroide

▶ **Naturheilkundlich:**
Massagen, Hydrotherapie (Kneipp)
Akupunktur
Schröpfkopfmassage
Homöopathie
Bach-Blütentherapie
Sauerstofftherapie
Eigenbluttherapie
Phytotherapie.

Therapie des orthostatischen Kollapses und der vasovagalen Synkope:
Flachlagerung mit angehobenen Beinen
bei häufig auftretenden vasovagalen Synkopen evtl. vorbeugende Gabe von Betablockern.

7.14 Schock

Definition Kritische Verminderung der Mikrozirkulation mit Sauerstoffmangelversorgung (Hypoxie) lebenswichtiger Organe und metabolischen (stoffwechselbedingten) Störungen.
Im Schock besteht durch verschiedene Ursachen ein akutes Mißverhältnis zwischen dem Herzzeitvolumen („Sauerstoffangebot") und dem tatsächlich benötigten Blutvolumen in den Körperorganen („Sauerstoffbedarf"), d. h. es besteht eine Diskrepanz zwischen Füllung und Fassung.
Die notwendige minimale Sauerstoffversorgung wird dauerhaft unterschritten, was unbehandelt über ein Multiorganversagen zum Tode führt.

Ursache **A. Hypovolämischer Schock:**
Verminderung der zirkulierenden Blutmenge durch Blut-, Plasma-, Wasser- und Salzverlust bei:
Blutungen
Erbrechen
Durchfall
Flüssigkeitsverlust über die Niere (zum Beispiel Diabetes mellitus, Diabetes insipidus, Polyurie nach akutem Nierenversagen)
Unfall
Verbrennungen
Ileus u. a.

B. Kardiogener Schock:
Mangelnde Förderleistung und Pumpversagen des Herzens bei
Kontraktionsschwäche:
Herzinfarkt (häufigste Ursache)
Myokarditis
Herzmuskelerkrankungen

Volumenbelastung:
Klappeninsuffizienzen
Herzfehler mit Shuntverbindungen

Druckbelastung:
Klappenstenosen
Lungenembolie

Füllungsbehinderung des Herzens:
Herzbeuteltamponade
konstriktive Perikarditis

Herzrhythmusstörungen

Kammerseptumruptur, Papillarmuskelabriß.

C. Septischer Schock:
Endotoxinschock, Versagen der peripheren Kreislauffunktion, ausgelöst meist durch Zerfall gramnegativer Bakterien.

D. Anaphylaktischer Schock:
Versagen der peripheren Kreislauffunktion bei allergischer Reaktion vom Soforttyp (Typ I), die bei Antigenexposition über die Bildung von Antigen-Antikörper-Komplexen zur Freisetzung von Entzündungsmediatoren wie Histamin, Serotonin, Kininen, Prostaglandinen u. a. führt. Die beteiligten Antikörper gehören häufig der Klasse IgE an. Es kommt zu einer generalisierten Steigerung der Gefäßdurchlässigkeit und Plasmaverlust in das Interstitium.

Auslösende Allergene:
- Lokalanästhetika (zum Beispiel Procain) jodhaltige Kontrastmittel
- Antibiotika
- Medikamente
- Insektengifte
- Pollenextrakt
- Organextrakte u. a.

E. Neurogener Schock:
Spinaler Schock mit gestörten nervalen Kontrollmechanismen der Kreislaufregulation (selten), durch Verletzung des Rückenmarks, zum Beispiel bei:
Querschnittslähmung
operativen Anästhesien
Narkotikaüberdosierung
Tranquilizer u. a.

Entstehung Durch den Blutdruckabfall kommt es anfangs zu körpereigenen Mechanismen der Gegenregulation. Hierbei werden zum einen volumenerhaltende Mechanismen wirksam (Anstieg der ADH- und Aldosteronkonzentration), zum anderen werden Renin, Angiotensin II und die Katecholamine ausgeschüttet, die einen Anstieg der Herzfrequenz, eine Engerstellung der Arteriolen und der venösen Gefäße bewirken. Das Ziel dieser Kompensationsmechanismen ist eine Steigerung des Herzminutenvolumens und eine Anhebung des arteriellen Blutdrucks. Gleichzeitig erfolgt eine Umverteilung der zirkulierenden Restblutmenge (= Zentralisation), um die Durchblutung von Herz und Gehirn möglichst lange konstant zu halten. Dadurch kommt es zur überproportionaler Durchblutungsminderung von anderen Gebieten wie Magen-Darm-Trakt, Haut, Muskulatur etc.

Im Verlauf von Minuten bis Stunden kommt es zum kompensatorischen Einstrom von Flüssigkeit aus dem Interstitium in die Blutbahnen.

Längeres Fortbestehen und zunehmende Minderversorgung der Gewebe mit Sauerstoff (Gewebshypoxie) führt zur Ansammlung von sauren Stoffwechselprodukten, da der aerobe Kohlenhydratabbau aufgrund des Sauerstoffmangels erschwert ist. Das führt zur Anhäufung der Endprodukte des anaeroben Kohlenhydratabbaus (Laktat) und zur metabolischen Azidose. Der optimale pH-Wert wird dadurch verlassen, was zu einer weiteren Beeinträchtigung des intrazellulären Stoffwechsels führt. Da die einzelnen Gefäßabschnitte unterschiedlich auf die Azidose reagieren, kommt es zu lokaler Abschließung von Blut (Stase). Dies verstärkt das Sludge-Phänomen der Erythrozyten, d. h. die Aggregation der Erythrozyten infolge der Strömungsverlangsamung und die Ausbildung von Mikrothromben. Im Extremfall kann eine vielfältige Mikrothrombenbildung zur Verbrauchskoagulopathie führen, d. h. es werden mehr Thrombozyten und Blutgerinnungsfaktoren verbraucht, als produziert werden. Dieses Mißverhältnis kann schließlich in eine gesteigerte Blutungsneigung (hämorrhagische Diathese) übergehen.

Auswirkungen des Schocks auf einige Organe:

Niere:
Verminderung bis Versiegen der Harnproduktion (Oligurie, Anurie) und Zurückhalten von Flüssigkeit und harnpflichtigen Substanzen

Herz:
verminderte koronare Durchblutung mit Herzinsuffizienz

Lunge:
Schocklunge (ARDS) mit gestörter Sauerstoffdiffusion und Gefahr der respiratorischen Insuffizienz

ZNS (ohne Sauerstoff):
bis 5 Sekunden: reversibel
bis 15 Sekunden: bewußtlos, aber reversibel
bis 3 Minuten: irreversible Teilzerstörung
ab 5 Minuten: Hirntod.

Symptome und Verlauf

Allgemeine Symptome:
Haut: grau, blaß, schweißbedeckt, feucht

Augen: Mydriasis (Pupillenerweiterung) (adrenerge Sympathikuswirkung)

Extremitäten: kühl, Akren: zyanotisch

Atmung: beschleunigt

Puls: schnell (tachykard), flach (fadenförmig)

Blutdruckamplitude erniedrigt

ZNS: Bewußtseinstrübung, Verwirrung, Lethargie, auch aggressives Verhalten möglich (Adrenalin).

A. Hypovolämischer Schock (3 Stadien):

I:
feucht-kühle, blasse Haut, Blutdruck (fast) normal

II:
Puls über 100 Schläge pro Minute
systolischer Blutdruck unter 100 mmHg

Halsvenen im Liegen kollabiert
zentraler Venendruck (ZVD) erniedrigt
Durst, Oligurie

III:
systolischer Blutdruck unter 60 mmHg
Puls kaum fühlbar
flache schnelle Atmung
Bewußtseinsstörung mit weiten, kaum reagierenden Pupillen
Versiegen der Harnproduktion (Anurie)

Schockindex =
Verhältnis von Puls zu systolischem Blutdruck

wenn der Index größer ist als 1, d. h. Puls über 100, Blutdruck unter 100, besteht Schockgefahr!

Bei Blutverlusten von mehr als einem Liter besteht im allgemeinen Schockgefahr.

B. Kardiogener Schock:
Tachykardie oder Bradykardie (meist Tachykardie mit Pulsfrequenz von 100 bis 120/min)
Blutdruck erniedrigt bis nicht meßbar (durch das stark verminderte Schlagvolumen)
zentrale Venendruck erhöht, gestaute Venen an Hals (V. jugularis) und Zungengrund

bei Linksherzinsuffizienz:
Rückstau des Blutes in den kleinen Kreislauf und Austritt von Blutflüssigkeit in das Gewebe: Lungenödem, Dyspnoe.

C. Septischer Schock:
Fieber
Unruhe, Unwohlsein, Übelkeit, Schwindel
Verwirrtheit
Hyperventilation mit respiratorischer Alkalose, später metabolische Azidose
evtl. septische Hautmanifestationen wie Pusteln, Blasen

Hyperdyname Form (Frühphase):
peripherer Gefäßwiderstand erniedrigt (Gefäße machen auf)
arteriovenöse Differenz des Sauerstoffgehalts erniedrigt
warme, trockene Haut, rosiges Aussehen
Blutdruck und zentraler Venendruck (ZVD) normal oder leicht erniedrigt

Hypodyname Form:
peripherer Gefäßwiderstand erhöht
arteriovenöse Differenz des Sauerstoffgehaltes erhöht
Blutdruck und ZVD erniedrigt, Tachykardie
blasse, feucht-kühle Haut.

D: Anaphylaktischer Schock (4 Schweregrade):

0:
Lokal auf die Haut begrenzte (kutane) Reaktion, die weiter ohne Bedeutung ist

I:
Allgemeinsymptome wie Schwindel, Kopfschmerzen, Angst und Hautreaktionen wie Flush, Juckreiz, Urtikaria (Nesselsucht)

II:
zusätzlich Blutdruckabfall, Tachykardie, gastrointestinale Symptome wie Übelkeit, Erbrechen
leichte Atemnot

III:
zusätzlich Bronchospasmus (Asthmaanfall) und Schock (Puls über 100, systolischer Blutdruck unter 100), selten Kehlkopfödem

IV:
Atem- und Kreislaufstillstand.

E: Neurogener Schock:
Blutdruck erniedrigt
normaler bis erniedrigter Puls
warme Extremitäten.

Differentialdiagnose ▷ Hypovolämischer und kardiogener Schock:
Beim hypovolämischen Schock ist der zentrale Venendruck (ZVD) erniedrigt (kollabierte Venen), während er beim kardiogenen Schock (Herzversagen) meist erhöht ist, erkennbar an den gestauten Venen am Zungengrund und am Hals.

	Hypovo. Schock	**Kardio. Schock**	**Sept. Schock (hyper. Phase)**	**Sept. Schock (hypod. Phase)**	**Anaphy. Schock**	**Neurog. Schock**
Herzfr.	erhöht	erhöht oder ernied.	erhöht	erhöht	erhöht	normal oder ernied.
ZVD	ernied.	erhöht	erhöht	ernied.	ernied.	ernied.
HZV	ernied.	ernied.	erhöht	ernied.	ernied.	ernied.
avDO2	erhöht	erhöht	ernied.	erhöht	erhöht	ernied.

Zeichenerklärung:
hyper. Phase = hyperdyname Phase beim sept. Schock
hypod. Phase = hypodyname Phase beim sept. Schock
Herzfr. = Herzfrequenz
erhöhte Herzfrequenz = Tachykardie
erniedrigte Herzfrequenz = Bradykardie
ZVD = zentraler Venendruck
HZV = Herzzeitvolumen
avDO2 = arteriovenöse Sauerstoffgehaltsdifferenz
ernied. = erniedrigt.

Allen Schockformen gemeinsam ist ein erniedrigter Blutdruck (Hypotonie) sowie ein erhöhtes Serumlaktat (metabolische Azidose).

Grundsätzlich ist in der akuten Schockphase eine nur orientierende Differentialdiagnose ausreichend, da die symptomenbezogene Therapie aufgrund der akut lebensbedrohlichen Situation im Vordergrund stehen sollte.

Behandlung Kausale Therapie mit Beseitigung der Ursachen

CAVE NOTFALL!

Allgemeinmaßnahmen:
Wärmeerhaltung, Atemwege freihalten
Lagerung:
Schocklage, d. h. Flachlagerung mit angehobenen Beinen, bei kardiogenem Schock sitzende Lagerung
Volumensubstitution (nicht bei kardiogenem Schock
Beatmung
Vitalfunktionen prüfen (Puls, Blutdruck, ZVD, Hautfarbe und -temperatur).

A. Hypovolämischer Schock:
Volumensubstitution (**einzig lebensrettende Maßnahme!**): 500–1000 ml eines Plasmaexpanders (= kolloidale Plasmaersatzmittel)
für den weiteren Bedarf Infusion einer isotonischen Kochsalzlösung, zum Beispiel *Ringerlösung*
weitere Therapie im Notarztwagen:
je nach Schweregrad Infusion von Erythrozytenkonzentraten, Frischplasma, Frischblut
Korrektur einer metabolischen Azidose mit Bikarbonatpuffer
Erkennung und Vorbeugung einer drohenden Schockniere
bei Schocklunge: Respiratorbehandlung.

B. Kardiogener Schock:
Oberkörperhochlagerung
bei Lungenödem:
unblutiger Aderlaß (passagere Ausschaltung von Blutvolumen aus der Zirkulation), d. h. venöse Stauung von mehreren Extremitäten im Wechsel, ca. 10 Minuten lang, wobei der Puls der gestauten Extremität fühlbar bleiben muß
keine Volumenzufuhr!
Legen eines venösen Zugangs
kein Präparat i.m. verabreichen (nur i. v.), damit die Herzenzyme nicht verfälscht werden
Furosemid: 40–80 mg i. v. (schnellwirkendes Diuretikum)
Adrenalin (zum Beispiel *Suprarenin*): 1 ml verdünnt mit 9/10 NaCl langsam i. v.
Dopamin/Dobutamin
Nitrolingualspray (Wirkung: Gefäßerweiterung der Koronararterien)
Sauerstoffgabe
bei Tachykardie: *Lidocain* i. v., *Xylocain* i. v.
bei Bradykardie: *Atropin* 1–2 mg i. v., (Wirkung: Steigerung der Herzfrequenz, Erweiterung der Bronchien)
Behandlung der Grundkrankheit.

C. Septischer Schock:
Breitbandantibiotika (nach vorheriger Blutabnahme für Blutkultur!)
Volumensubstitution
wenn sich der Blutdruck nicht normalisiert: *Dopamin*
Behandlung der Grundkrankheit (Infektsanierung).

D. Anaphylaktischer Schock:
Antigenzufuhr stoppen
i. v.-Nadel liegen lassen bzw. Legen eines großlumigen venösen Zugang
rasche Volumensubstitution in ausreichender Menge, zum Beispiel *Ringerlösung* (bei Erbrechen, Durchfall, Schwitzen)
Histaminantagonisten, zum Beispiel *Tavegil, Cimetidin* i. v. (bei Urtikaria)

Prednisolon i. v. (= Kortison)
Adrenalin, zum Beispiel *Suprarenin*, als Spray, oder parenteral 1 mg *Suprarenin* + 9 mg physiologische Kochsalzlösung, davon 2–5 mg i. v., Wiederholung nach 2 Minuten
Beta-2-Sympathomimetika als Spray oder i. v. bei Bronchospasmus
Dopamin bei fortbestehendem Schock
bei Kreislaufstillstand: Kardiopulmonale Reanimation.

E. Neurogener Schock:
Volumensubstitution
Alpha-Rezeptoren-mimetische Präparate.

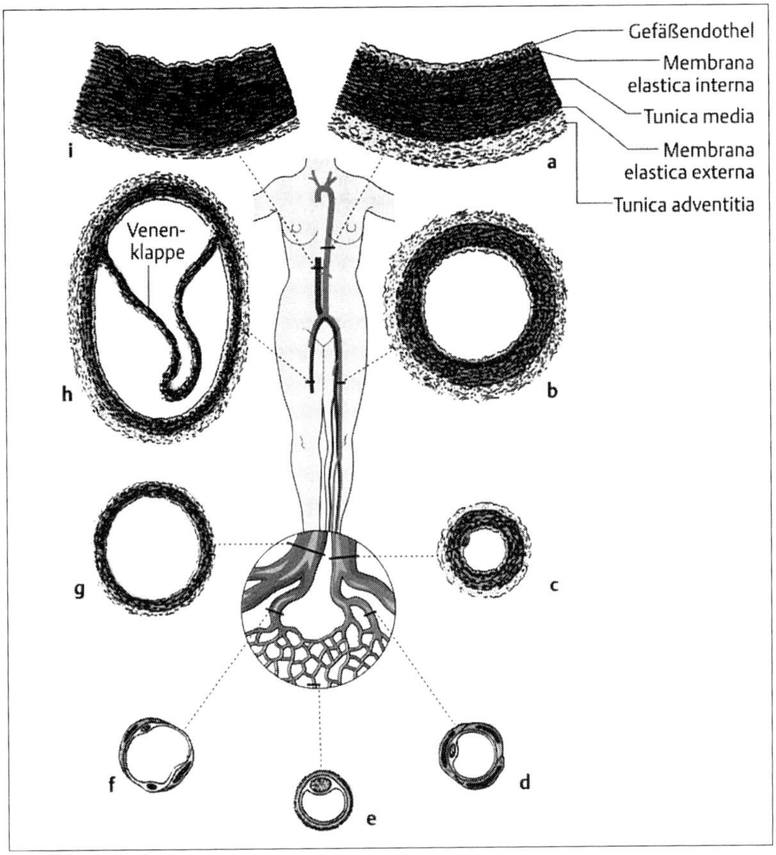

Abb. 8.1 **Aufbau der Blutgefäße in den einzelnen Abschnitten des großen Kreislaufs** (nach *Leonhardt*)

a–d Arterien
e Haargefäß (Kapillare)
f–i Venen
a Wandaufbau der Aorta (Arterie vom elastischen Typ)
b große herzferne Arterie (Arterie vom muskulären Typ)
c kleine herzferne Arterie
d Arteriole mit 1–2 Lagen glatter Muskelzellen
e Wand der Kapillare besteht nur aus dem Endothel und einer Basalmembran
f Venole
g kleine Vene
h große Vene mit einer Venenklappe
i Wandaufbau der Hohlvene, elastische Fasern ausschließlich in der Muskelschicht

8 Krankheiten der Arterien und Venen

8.1 Thrombosen und Embolien

Thrombosen

Eine Thrombose ist die Bildung eines Blutpfropfes, welche durch Blutgerinnung in den Gefäßen, meist in Venen, aber auch in Arterien, entsteht. Ein Thrombus ist der durch die Blutgerinnung entstandene Blutpfropf.

Embolien

Eine Embolie ist die Verlegung einer Gefäßlichtung durch einen Embolus. Ein Embolus ist das in die Blutbahn verschleppte, nicht im Blutplasma lösliche Material. In den meisten Fällen besteht er aus losgelösten Thromben (= Thrombembolie), außerdem aus Atheromteilen (= Teile von plattenartigen Veränderungen der Gefäßwandinnenschicht bei Arteriosklerose), Tumorpartikel, Fetttropfen, Fruchtwasser, Luft, Fremdkörper.

Ursache arterieller Thrombosen und Embolien

Arteriosklerose

Veränderungen der Herzinnenwand zum Beispiel bei:
Herzinfarkt
Endokarditis
wandständige Blutgerinnselbildung bei Vorhofflimmern

arterielle Injektionen

Entzündungen der Arterien

Vermehrung der Thrombozytenzahl im Blut (= Thrombozytose)

Einnahme von östrogenhaltigen Präparaten zur Empfängnisverhütung; u. a.

Ursache venöser Thrombosen und Embolien

Mangel an physiologischen Faktoren, die die Blutgerinnung hemmen, wie zum Beispiel Antithrombin III oder Protein C und Protein S, die in der Leber Vitamin K-abhängig synthetisiert werden;

Störungen des Abbaus von Fibrin

Thrombozytose

Erhöhung der Zähflüssigkeit des Blutes (= Viskosität), zum Beispiel bei Polyglobulie (= Vermehrung der roten Blutkörperchen)

Behandlung mit Östrogenen (zum Beispiel Ovulationshemmer), Verstärkung dieses Risikos durch zusätzliches Rauchen

Bettlägerigkeit
Ruhigstellung eines Beines
Abknicken der Knievene durch längeres Sitzen (zum Beispiel im Flugzeug oder im Auto)
Venenerkrankungen wie Krampfadern
Herzinsuffizienz
Herzinfarkt
hohes Lebensalter
Fettleibigkeit
Schwangerschaft u. a.

Unfall
Verbrennungen
Lähmungen
Gipsverbände

Tumorerkrankungen.

Entstehung der Thrombose

Drei wesentliche Faktoren bei der Entstehung einer Thrombose (= **Virchowsche Trias**) sind:

❶ *Gefäßwandschaden*
bei Entzündung
bei Arteriosklerose
bei degenerativen Erkrankungen
nach Unfällen
allergisch bedingt

❷ *Blutstromveränderung*
bei Wirbelbildung (Herzklappenfehler, Krampfadern, Aneurysma)

bei Strömungsverlangsamung (Blutstau, Herzinsuffizienz), wodurch eine höhere Gerinnungsneigung des Blutes bedingt ist

❸ *Veränderung der Blutzusammensetzung*
bei Vermehrung der Thrombozyten im Blut
bei Vermehrung der roten Blutkörperchen (Polyglobulie)
bei Mangel an blutgerinnungshemmenden Faktoren.

Entstehungsort und Lokalisation:

A. Arterielle Thrombosen:
Linkes Herz
Koronararterien
Halsschlagader (A. carotis)
Hirnarterien
Beinarterien u. a.

B: Venöse Thrombosen:
90% der venösen Thrombosen finden sich im Einzugsgebiet der unteren Hohlvene, davon 30% in den Beckenvenen, 60% in den Beinvenen
10% im Gebiet der oberen Hohlvene.

Folgen einer Thrombose

Zirkulationsstörungen des Blutkreislaufes

Embolisation:
Gefahr der Loslösung eines Thrombus (= Blutpfropf), wobei Thromben des venösen Systems mit dem Blutstrom in die Lunge befördert werden und dort eine Lungenembolie auslösen können. Thromben des arteriellen Systems werden in den großen Kreislauf verschleppt und können dort arterielle Embolien verursachen, wobei 60% der Embolien im Gehirn (Hirnembolie), 28% in den Extremitäten (akuter Arterienverschluß im Extremitätenbereich), 6% in den Nieren (Niereninfarkt mit Lendenschmerzen und Blut im Urin), der Rest in der Milz (Milzinfarkt mit linksseitigem Flankenschmerzen) und Mesenterium (Mesenterialinfarkt mit akutem Abdomen, blutigen Durchfällen) lokalisiert sind.

Bei venösen Thromben besteht die größte Emboliegefahr innerhalb der ersten 8 Tage, solange der Thrombus noch nicht fixiert ist.
Venöse Thromben neigen zu Rückfällen.

Auslösende Faktoren venöser Thrombembolien

Morgendliches Aufstehen
pressorische Akte (Stuhlentleerung!)
plötzliche körperliche Anstrengung.

Behandlung

Auflösung (Fibrinolyse) bzw. Entfernung (Thromb-/Embolektomie)

Vorbeugende Maßnahmen:
Gabe gerinnungshemmender Substanzen (Antikoagulanzien) wie Heparine, Cumarine
Hemmung des Aneinanderlagerns der Thrombozyten (durch Thrombozytenaggregationshemmer) bei arteriellen Thrombosen, außer im Herzbereich
Beseitigung vorhandener Risikofaktoren.

8.2 Krankheiten der Arterien

8.2.1 Akuter Gliedmaßenarterienverschluß

Definition Plötzliche Verlegung einer Arterie mit akuter Durchblutungsstörung (= akutes Ischämiesyndrom) im nachfolgenden Organbezirk. Beim kompletten Ischämiesyndrom ist das Versorgungsgebiet der betreffenden Arterie vollkommen von der Blutzufuhr abgeschnitten.

Häufigster Notfall im Bereich des Gefäßsystems, wobei die Beine wesentlich öfter betroffen sind als die Arme.

Ursache

Arterielle Embolien
welche in 90% der Fälle vom Herzen ausgehen, wie:
koronare Herzkrankheit mit Vorhofthrombenbildung bei absoluter Arrhythmie oder mit wandständigen Thromben bei frischem Herzinfarkt
Vorhofflimmern
Mitralklappenfehler
Endokarditis
künstliche Herzklappen
die restlichen 10% stammen aus der Bauchaorta oder der Beckenarterie

Thrombosen auf dem Boden einer chronischen arteriellen Verschlußkrankheit bei vorbestehenden arteriosklerotischen Gefäßwandveränderungen

seltener: embolische Verlegung der Arterien durch Tumorbestandteile oder Fremdkörper, Fett oder Luft.

Symptome und Verlauf

Ischämiesyndrom ohne Ausfallerscheinungen

Komplettes Ischämiesyndrom, die 6 = „P":

1. Plötzlicher starker Schmerz (pain)
2. Blässe (paleness)
3. Mißempfindung (paresthesia)
4. Pulslosigkeit (pulselessness)
5. Lähmung (paralysis)
6. Schock (prostration)

plötzlicher Beginn mit akuten Schmerzen bei Embolien, wobei meist Vorerkrankungen des Herzens bestehen

seltener ist der langsame Beginn bei Thrombosen mit bekannter arterieller Verschlußkrankheit

die kritischen Stellen haben ganz markante Grenzzonen mit Hautblässe und Temperaturunterschieden, die sich wie die Schmerzen und die Pulslosigkeit unterhalb des Arterienverschlusses befinden

Lokalisation:
Teilungsstelle der Aorta
Gabelung der Oberschenkelarterie
Kniearterie
Armarterie.

Verschluß der Mesenterialarterien:
plötzliche, heftige, kolikartige Ober- und Mittelbauchschmerzen, später paralytischer Ileus, peritoneale Reizerscheinungen mit zunehmender Schocksymptomatik und tödlichem Ausgang.

Verschluß der Nierenarterie (A. renalis):
heftige kolikartige Schmerzen in der Lendenregion; Leitsymptom des Niereninfarktes ist die massive Hämaturie (Blut im Urin).

Komplikationen

Schock
Gewebsuntergang infolge der Durchblutungsunterbrechung (ischämische Nekrose)

Tourniquet-(Stauschlauch-)Syndrom:
nach rascher Aufhebung einer 6–12 Stunden bestehenden Ischämie kommt es zur Einschwemmung von giftigen Stoffwechselprodukten in den Gesamtkreislauf, was zu Herz- und Nierenversagen führen kann (**lebensbedrohliche Komplikation**).

Differentialdiagnose

▷ Tiefe Beinvenenthrombose mit akutem massiven Venenverschluß (Anschwellung und rot-bläuliche Verfärbung des Beines)

bei Mesenterialarterienverschluß:
▷ Durchbruch eines Magen- oder Zwölffingerdarmgeschwürs
▷ akute Pankreatitis
▷ Appendizitis.

Behandlung

CAVE: NOTFALL!
Klinikeinweisung und sofortige Operation!

Tiefe Lagerung der betroffenen Extremität
weiche Polsterung
Befreiung von beengenden Kleidungsstücken
lockerer Watteverband (keine Kälte, keine Wärme!), **keine i.m. Injektion** (Erschwerung einer späteren Fibrinolyse)
Schmerzmittel i. v.
Legen eines venösen Zugangs
Volumensubstitution (vorbeugende Schockbehandlung)
Heparin i. v. (10.000 IE)

Chirurgische Entfernung des Gerinnsels oder medikamentöse Auflösung (lokale Lysebehandlung)

Risikofaktoren ausschalten (Arteriosklerose)
vorbeugende Behandlung mit Antikoagulanzien (Heparin, Cumarin).

8.2.2 Arterielle Verschlußkrankheit der Hirnarterien und ischämischer Hirninfarkt

Definition

Akuter Verschluß der außerhalb des Schädels gelegenen (extrakraniellen) Hirnarterien, wie den Arterien zwischen Aortenbogen und Schädelbasis (Truncus brachiocephalicus, Aa. subclaviae, Aa. vertebrales, Aa. carotides communes und Aa. carotides internae) und den innerhalb des Schädels gelegenen (intrakraniellen) Arterien (Circulus arteriosus Willisii, der die A. basilaris und die A. carotis interna verbindet).

Ischämischer Hirninfarkt:
Untergang von Hirngewebe durch eine akute Durchblutungsstörung des Gehirns (Enzephalomalazie).

80% aller „Schlaganfälle" werden von ischämischen Hirninfarkten verursacht. 25% aller apoplektischen Insulte beruhen auf einer Stenose der extrakraniellen Hirnarterien, der meist arteriosklerotischen Ursprungs ist.

Ursache

Arteriosklerose, arterielle Thrombose

arterielle Embolien aus dem linken Herzen, zum Beispiel bei Mitralvitien, Herzinfarkt, Vorhofflimmern, bakterielle Endokarditis

entzündliche Gefäßerkrankungen (Vaskulitiden).

Symptome und Verlauf

Da die Versorgungsgebiete der vom Aortenbogen entspringenden großen Äste sowohl anatomisch als auch funktionell so eng miteinander verknüpft sind, kann eine Durchblutungsstörung eines Astes über Kollateralverbindungen voll ausgeglichen werden.

Abhängig vom Grad der Einengung (leichte Stenose bis kompletter Verschluß) und der Lokalisation äußern sich die Symptome.

4 Stadien der Durchblutungsstörung des Gehirns bei der Verschlußkrankheit der extrakraniellen Arterien:

Stadium I:
Verengung (Stenose) ohne Symptome

Stadium II:
TIA = Transistorische ischämische Attacke:
Anfallsweise auftretende, kurzdauernde rückbildungsfähige neurologische Ausfallerscheinungen, die sich innerhalb von Minuten oder spätestens nach 24 Stunden zurückbilden.
Symptome:
kurzdauernde zerebrale Störungen mit kurzem Bewußtseinsverlust, evtl. Erwachen mit Lähmungen
Verwirrtheit, Desorientiertheit und Wortfindungsstörungen, die über Stunden andauern
vorübergehende Schwäche eines Armes oder Beines.
Fast die Hälfte aller Patienten erleiden später einen Schlaganfall.

Stadium III:
Fortschreitender Hirninfarkt mit einer Attackendauer über 24 Stunden, die noch vollständig rückbildungsfähig sind.

Stadium IV:
Kompletter Hirninfarkt mit teilweiser oder fehlender Rückbildung von neurologischen Ausfallerscheinungen.

Verschlüsse der A. carotis interna (50% der Fälle):
Halbseitenlähmung gegenüber der betroffenen Seite (kontralaterale Hemiparesen) mit Abschwächung der Reflexe
später Krämpfe mit Steigerung der Reflexe
positive Pyramidenbahnzeichen (Babinski)
bei großen Infarkten zusätzlich Störungen der Sprache und des Bewußtseins, Sehstörungen
Blickrichtung und Kopfwendung zur Seite des Herdes („Patient schaut sich die Bescherung an").

Verschlüsse der A. carotis externa:
Rückbildung der Gesichtsmuskeln, Parodontose.

Verschlüsse der A. vertebralis und basilaris:
Kopfschmerzen, Drehschwindel, Gleichgewichtsstörungen
Sturzattacken
Zittern der Augen (Nystagmus)
Erbrechen, Sehstörungen, Lähmungen u. a.

Verschlüsse der A. subclavia:
Mißempfindungen, Kältegefühl
seltener Belastungsschmerz des Armes bei Muskelarbeit.

Differentialdiagnose

▷ Entzündliche Arterienerkrankungen
▷ Gehirnblutungen, meist bei Bluthochdruck (hypertonische Massenblutung)

- ▷ Subarachnoidalblutung
  (akute Blutung in den Liquorraum zwischen Spinnwebenhaut und weicher Hirnhaut)
- ▷ Subduralhämatom
  (Bluterguß unterhalb der harten Hirnhaut)
- ▷ raumfordernde Hirnprozesse wie Tumor, Abszeß
- ▷ neurologische Ausfälle nach epileptischem Anfall
- ▷ Schädel-Hirn-Trauma
- ▷ Meningoenzephalitis
- ▷ Hypoglykämischer Schock
- ▷ Lues.

Behandlung **CAVE: NOTFALL!**
Intensivstation!

Sicherung der Vitalfunktion
Kontrolle von Atmung, Kreislauf, Wasser- und Elektrolythaushalt, Darm- und Blasenfunktion.

Konservativ:
Maßnahmen zur Vorbeugung eines Dekubitus („Wundliegen") durch regelmäßiges Umlagern u. a., frühzeitige Krankengymnastik
Atemtherapie
elastische Strümpfe und Bewegungsübungen zur Vorbeugung einer Thromboembolie
weiterführende Behandlungen.

Medikamentös:
Thrombolyse
Heparin während der Zeit der Bettlägerigkeit.

Chirurgisch:
Korrektur einer Karotisstenose durch Ausschälplastik, Umgehungs- oder Bypass-Operationen bei den anderen Verschlüssen.

▶ **Naturheilkundlich:**
Rehabilitationsmaßnahmen nach Abschluß der Akutbehandlung:
Akupunktur
Bach-Blüten: Rescue
Homöopathie
Neuraltherapie: Procain i. v., Dornenkranz
Phytotherapie: Ginkgo
Zelltherapie mit Organpräparaten
Fußreflexzonentherapie.

8.2.3 Chronische arterielle Verschlußkrankheit der unteren Extremitäten

Definition Synonym: Chronische Obliteration der Aorta und der Extremitätenarterien

Arterielle Verschlußkrankheiten sind durch Einengung oder Verlegung der Arterienlichtung bedingte Durchblutungsmangelzustände der abhängigen Gewebe.

Durchblutungsstörungen der Extremitäten sind die häufigste Erscheinungsform der Verschlußkrankheit, wobei Männer etwa 4–5mal so häufig betroffen sind wie Frauen.

Ursache

Wandveränderungen der Arterien aufgrund einer Arteriosklerose mit den entsprechenden Risikofaktoren wie Bluthochdruck, inhalierendes Rauchen, Fettstoffwechselstörungen, Diabetes mellitus

selten: Gefäßentzündungen.

Entstehung

Die körpereigenen Kompensationsmechanismen, die bei einer Minderdurchblutung in Gang gesetzt werden, sorgen für eine lange symptomfreie Phase bis zum Auftreten der ersten Erscheinungsbilder.
Erst bei einer Einengung der Arterienlichtung von mehr als zwei Drittel reicht die Durchblutung nicht mehr aus, um einen erhöhten Sauerstoffbedarf während längerer Muskelarbeit zu decken und es kommt zum belastungssabhängigen Schmerz („Claudicatioschmerz").

Die Restdurchblutung bei der arteriellen Verschlußkrankheit ist abhängig von dem Grad der Einengung, der Ausbildung und Funktionstüchtigkeit von Umgehungskreisläufen (Kollateralen) und der Fließeigenschaft des Blutes (Zähflüssigkeit = Viskosität).
Der Kollateralkreislauf ist der wichtigste Kompensationsmechanismus des Gliedmaßenarterienverschlusses.

Erreicht die Einengung über 90% der Gefäßlichtung, ist der Puls unterhalb der Stenose nicht mehr tastbar.

Symptome und Verlauf

Belastungsschmerzen bei Muskelarbeit, häufig als die ersten Zeichen einer peripheren Durchblutungsstörung

die Lokalisation des Schmerzes ist abhängig ist vom Sitz der Stenose

bei weiter fortgeschrittener Verschlußkrankheit finden sich Mißempfindungen und Kribbeln
Kältegefühl
brüchige und verdickte Nägel
Haarausfall bzw. spärliche Behaarung am Unterschenkel
Rückbildung (Atrophie) von Haut und Muskeln mit papierdünnen, pergamentartigen Hautarealen

Blässe bei Hochlagerung der Extremität
rot-bläulich verfärbte Haut bei Tieflagerung

Verdickung der Hornschicht (= Hyperkeratose) an den Fußsohlen

schlecht heilende Wunden
Pilzbefall zwischen den Zehen (= Interdigitalmykosen) als Zeichen der verminderten Abwehrlage der durchblutungsgestörten Haut

Nekrosen oder Gangrän.

4 Stadien:

Stadium I:
Pulsausfall
aber Beschwerdefreiheit bei ausreichendem Kollateralkreislauf

Stadium II:
Belastungsabhängiger, ischämischer Schmerz = **Claudicatio intermittens** („Schaufensterkrankheit"):
Nach einer bestimmten Gehstrecke treten krampfartige Schmerzen (unterhalb der Stenose) auf, die den Patienten zwingen, stehenzubleiben. Nach wenigen Minuten Ruhe schwindet der Schmerz und der Patient kann wieder eine bestimmte Strecke zurücklegen

Stadium III:
Schmerzen bereits in Ruhe, vor allem in Horizontallage
Linderung der Schmerzen durch Tieflagerung der Extremität

Stadium IV:
Gewebsuntergang (Nekrose) oder Gangrän (= fressendes Geschwür mit Selbstverdauung des Gewebes und Schwarzverfärbung durch den Hämoglobinabbau).
Die Gewebsläsionen befinden sich meist an und zwischen den Zehen, an der äußeren Fußkante, über dem äußeren Knöchel, in der Fersenregion und vor dem Schienbein. Sie sind scharf begrenzt und schlecht heilend.

Nach dem Ausbildungsort der Stenose werden unterschieden:

Aortentyp:
Totalverschluß der Bauchaorta oder der Aortengabelung
zunächst mit Schwächegefühl in beiden Beinen, Impotenz, dann Schmerzen in der Hüfte, Becken und Oberschenkel
meist gute Kollateralkreisläufe.

Beckentyp:
Verschluß der Beckenarterien mit fehlenden Pulsen ab der Leiste und Schmerzen im Oberschenkel und Hüftbereich sowie in der Wadenmuskulatur.

Oberschenkeltyp:
Verschluß im Bereich der Gliedmaßen mit fehlenden Pulsen ab der Kniearterie und Schmerzen in der Wade (häufigste Form)

Peripherer Typ:
Verschluß im Bereich der Unterschenkel-, Fuß- oder Zwischenzehenarterien mit Fehlen der Fußpulse, Schmerz in der Fußsohle, Kältegefühl der Füße, häufig Fußpilz zwischen den Zehen.
Körperliche Untersuchung:

Seitenvergleichende Bestimmung der Hauttemperatur

Seitenvergleichende Pulsmessung:
fehlender Puls unterhalb der Einengung oder dem Verschluß der Arterie ab einem Einengungsgrad von über 90%
Blutdruckmessung an beiden Oberarmen und Unterschenkeln, wobei der systolische Wert des Knöchels normalerweise ca. 10 mmHg höher ist als der Wert des Oberarms

Auskultation der Arterien, wobei pulssynchrone Geräusche für eine Einengung der Blutstrombahn oberhalb der Auskultationsstelle sprechen. Strömungsgeräusche entstehen durch Wirbelbildung, die sowohl durch hohe Fließgeschwindigkeit und niedrige Zähflüssigkeit des Blutes (= Blutviskosität) als auch durch Wandunebenheiten oder plötzliche Änderung der Gefäßweite hervorgerufen werden.

Lagerungsprobe nach Ratschow
(= Methode zum Nachweis von Durchblutungsstörungen der Beine durch arterielle Verschlußkrankheiten):
Der Patient liegt auf dem Rücken und hebt beide Beine senkrecht nach oben, wobei er die Oberschenkel mit den Händen abstützt und kreisende Fußbewegungen vollführt. Dies ist normalerweise über 10 Minuten möglich. Bei der Verschlußkrankheit blaßt der betroffene Fuß ab, was für eine Behinderung des Bluteinstroms durch ein Strombahnhindernis spricht. Anschließend setzt sich der Patient und läßt die Beine herabhängen, wobei beim Gesunden nach wenigen Sekunden eine reaktive Rötung (Hyperämie) und Wiederauffüllung der Venen zu beobachten ist. Beim ischämischen Bein/Fuß tritt die Rötung verspätet und verstärkt auf.
An den Armen kann zum gleichen Zweck die Faustschlußprobe durchgeführt werden, wobei der Patient mit erhobenen Armen die Hände zur Faust ballt und wieder öffnet.

Austestung der Gehstrecke bis zum Auftreten von Schmerzen

Weitere klinische Diagnosemethoden.

Differentialdiagnose

Belastungsschmerz bei:
- ▷ venösen Abflußstörungen
- ▷ Erkrankungen der Wirbelsäule
- ▷ Arthritis
- ▷ Arthrosen
- ▷ Deformationen des Fußes
- ▷ neurologischen Erkrankungen

Ruheschmerz bei:
- ▷ Gicht mit Gelenkschmerzen des Großzehengrundgelenks
- ▷ diabetischer Polyneuropathie.

Behandlung

Kausal:
Beseitigung aller Risikofaktoren einer Arteriosklerose (Rauchverbot, Einstellung von Diabetes mellitus und Bluthochdruck etc.).

Konservativ:
Im Stadium II:
Förderung der Ausbildung von Umgehungskreisläufen durch tägliches 1–2stündiges Gehtraining, wobei der Patient zwei Drittel seiner beschwerdefreien Gehstrecke zurücklegen, kurz pausieren und wieder zwei Drittel der beschwerdefreien Strecke gehen sollte usw.
aktives Gefäßtraining mit Zehenstand oder Rollübungen
Sorgfältige Fußpflege, Einfettung spröder Haut, bequeme Schuhe, äußerst vorsichtige Pediküre (Verletzungs- und Infektionsgefahr)
Tieflagerung der Beine
keine Wärmeanwendung

Im Stadium III und IV:
Ruhigstellung der Gliedmaßen
Tieflagerung
lockere Watteverbände, aber keine direkte Wärmeanwendung oder Unterkühlung.

Medikamentös:
Fibrinogensenkende Schlangengifte bei Ruheschmerzen

Vorbeugung einer arteriellen Thrombose durch Thrombozytenaggregationshemmer
Auflösung von Thrombosen, Lysebehandlung.

Chirurgisch:
Angioplastie (Gefäßchirurgische Maßnahmen zur Gefäßaufdehnung)
Verbesserung der Durchblutung (zum Beispiel Ausschälplastik oder Umleitungs- bzw. Bypass-Operationen mit künstlichem Gefäßersatz oder körpereigenen Venen);
Amputation als ultima ratio.

▶ **Naturheilkundlich:**
Enzymtherapie
Neuraltherapie
Homöopathie
Akupunktur
Sauerstoff-Mehrschritt-Therapie
Phytotherapie.

8.3 Venenkrankheiten

8.3.1 Varikose

Definition Krampfaderleiden
Krampfadern = Varizen

Krankhaft sackförmig oder zylindrisch erweiterte, oft mit Schlängelung einhergehende, oberflächliche Venen, besonders an den unteren Extremitäten.

Ursache Familiäre Disposition, besonders mütterlicherseits, mit vermehrter Dehnbarkeit der Venenwand und Venenklappeninsuffizienz
angeborenes Fehlen der Venenklappen
Venenwandschwäche durch mechanische und/oder hormonale Faktoren
höheres Lebensalter
chronische Verstopfung
Übergewicht
Schwangerschaft

Sekundäre Varikose als Begleiterscheinung des postthrombotischen Syndroms oder bei chronischer Rechtsherzinsuffizienz.

Entstehung Die Venen der Extremitäten bestehen aus oberflächlichen und tiefen Venen, die untereinander durch die Vv. perforantes verbunden sind. Durch die Venenklappen, die sich nur in eine Richtung öffnen, wird die Flußrichtung des Blutes in Richtung rechtes Herz, bzw. vom oberflächlichen zum tiefen Venensystem gesichert. Beim Gehen wird beim Gesunden durch die Funktion der Venen-Muskel-Pumpe ein Großteil des Blutes der oberflächlichen Venen über die tiefen Venen abgepumpt.
Bei der Varikose entwickelt sich die Klappeninsuffizienz ab einer Leckstelle von deren Beginn nach unten und damit die Erweiterung und Schlängelung dieser Venen. Solange die Funktionstüchtigkeit der tiefen Venen gegeben ist, ist die Wadenmuskelpumpe wenig gestört.
Eine dauernde hohe Blutflußbelastung der tiefen Venen und der Verbindungsvenen führt schließlich zu deren Erweiterung und Venenklappeninsuffizienz, wodurch

auch die Beinvenenpumpe in ihrer Funktion gestört ist. Aus der Varikose hat sich eine chronisch-venöse Insuffizienz entwickelt.

Symptome und Verlauf

Schweregefühl im Bein, das sich durch Gehen und Laufen bessert

Schmerzen und Brennen im Bereich der Varizen, besonders beim Stehen, welche sich durch Beinhochlagerung oder Gehen bessert
prämenstruelle Schmerzen

Knöchelschwellung
bei Wärme und in der warmen Jahreszeit nehmen die Beschwerden zu.

Die Krampfadern befinden sich meist im Bereich der V. saphena magna, seltener der V. saphena parva.

Es werden verschiedene Formen der Varikose unterschieden, wie Stammvarikose, Seitenastvarikose, Besenreiservarikose u. a.

Je nach Form der Varikose können Hautveränderungen wie Pigmentierungen, Ekzeme, Geschwürbildungen und im Spätstadium Ulcus cruris (= offenes Unterschenkelgeschwür) auftreten.
Stammvarikose und ausgeprägte Besenreiservarikose können zur chronisch-venösen Insuffizienz führen.
Körperliche Untersuchung:

Trendelenburg-Test:
Das betroffene Bein wird hochgelagert, wodurch sich die V. saphena magna entleert. Dann wird die Leiste manuell komprimiert und freigegeben, sobald der Patient aufgestanden ist. Erfolgt eine rasche Füllung der Stammvarize von oben nach unten, ist dies ein Hinweis auf eine Insuffizienz der Venenklappen.

Perthes-Test:
Mit diesem Test wird die Durchgängigkeit der tiefen Venen untersucht. Dem stehenden Patienten wird oberhalb der Krampfadern am Oberschenkel und am Unterschenkel jeweils ein Stauschlauch angelegt. Der Patient soll nun kräftig umhergehen. Wenn sich die gestauten Varizen bei Muskelarbeit vollständig entleeren, spricht dies für einen intakten tiefen Venenabfluß der Vv. perforantes. Die Stauungsursache beruht auf insuffizienten Venenklappen der V. saphena.
Eine unvollkommene Entleerung findet sich bei mäßiger Klappeninsuffizienz der Verbindungsvenen.
Bleiben die Varizen unverändert gefüllt, so spricht dies für eine erhebliche Strömungsbehinderung in den tiefen Venen.
Nimmt die Füllung der Varizen zu, so liegt ein postthrombotisches Syndrom, wobei der Blutstrom in den tiefen Venen umgekehrt ist.

Komplikationen

Varikophlebitis (= Entzündung einer Krampfader)
Ruptur mit Blutung.

Differentialdiagnose

▷ Sekundäre Varikose bei postthrombotischem Syndrom.

Behandlung

Konservativ:
Vermehrte körperliche Aktivität wie Laufen, Tanzen, Schwimmen und Radfahren, um die Wadenmuskelpumpe zu aktivieren
Kompressionsbehandlung mit elastischen Binden bzw. Strümpfen, um den venösen Rückfluß zu beschleunigen und die venöse Stauung durch Kompression der Varizen zu verringern.

Medikamentöse Behandlung.

Chirurgisch:
operative Varizenausschaltung („Venen-Stripping") oder Verödungstherapie.

▶ **Naturheilkundlich:**
physikalische Therapie mit Kaltwassergüssen
keine Wärmeanwendung, Vermeiden von direkter Sonnenbestrahlung, keine heißen Bäder
Blutegeltherapie
Akupunktur: Bindegewebspunkte
Homöopathie
Phytotherapie.

8.3.2 Thrombophlebitis

Definition Entzündung der oberflächlichen Venen, die mit einer Thrombose einhergeht.

Ursache Venenentzündung an den Beinen:
meist bei bestehenden Krampfadern (Varikosis) der Vena saphena (= Varikophlebitis)
Auslösung der Entzündung durch Bettlägerigkeit oder Unfall

Venenentzündung an den Armen:
meist durch Injektionen oder Infusionen

Septische Venenentzündung aufgrund einer bakteriellen Infizierung (schwerste Form).

Symptome und Verlauf Schmerzhafter, geröteter, gut tastbarer, derber, überwärmter Venenstrang, aber keine Schwellung der Extremität (im Gegensatz zur tiefen Beinvenenthrombose), da ein Großteil des Blutes durch die tiefen Venen abfließen kann.

Komplikationen Übergreifen des Entzündungsprozesses der oberflächlichen auf die tiefen Beinvenen

Lungenembolie.

Differentialdiagnose
▷ Tiefe Beinvenenthrombose (= Phlebothrombose)
▷ entzündliche Gefäßerkrankung bei Lupus erythematodes, Karzinomen u. a.

Behandlung **Konservativ:**
Keine Bettruhe, da bei Bettlägerigkeit die Gefahr des Thrombuswachstums bis in das tiefe Venensystem besteht; vielmehr soll der Patient laufen
Kompressionsverband
ggf. Kanülen entfernen.

Medikamentös:
Schmerzmittel
Heparintherapie bei Thrombophlebitis der V. saphena magna.

Chirurgisch:
Sticheinschnitt (Stichinzision) und Entleerung des thrombotischen Materials.

▶ **Naturheilkundlich:**
Blutegeltherapie
Enzymtherapie

Arterien und Venen

Homöopathie
Phytotherapie
Neuraltherapie.

8.3.3 Phlebothrombose

Definition

Synonym: akute tiefe Venenthrombose
Komplette oder inkomplette thrombotische Verschlüsse der tiefen Beinvenen mit der Gefahr einer Lungenembolie und der häufigen Spätkomplikation des postthrombotischen Syndroms.

Ursache

Mangel an physiologischen Faktoren, die die Blutgerinnung hemmen, wie zum Beispiel Antithrombin III oder Protein C und Protein S, die in der Leber Vitamin K-abhängig synthetisiert werden
(Vorkommen als angeborener Mangel oder bei Lebererkrankung mit Synthesestörungen)
Störungen des Abbaus von Fibrin
Thrombozytose
Erhöhung der Zähflüssigkeit des Blutes (= Viskosität), zum Beispiel bei Polyglobulie (= Vermehrung der roten Blutkörperchen)
Behandlung mit Östrogenen (zum Beispiel Ovulationshemmer), Verstärkung dieses Risikos durch zusätzliches Rauchen
Bettlägerigkeit
Ruhigstellung eines Beines und fehlende Betätigung der Beinvenenpumpe
Abknicken der Knievene durch längeres Sitzen (zum Beispiel im Flugzeug oder Auto)
Venenerkrankungen wie zum Beispiel Krampfadern
Herzinsuffizienz
Herzinfarkt
hohes Lebensalter
Schwangerschaft
Fettleibigkeit u. a.
Unfall, Verbrennungen, Lähmungen, Gipsverbände
Tumorerkrankungen.

Entstehung

Entstehung der Thrombose:
Virchowsche Trias.

Symptome und Verlauf

Dumpfer Schmerz im ganzen Bein, ziehende Schmerzen in der Leiste, Kniekehle oder Wade, die bei Tieflagerung des Beines verstärkt sind

Druck- und Spannungsgefühl, Schweregefühl

Druckempfindlichkeit im Verlauf der tiefen Venen
Überwärmung
Schwellung (Umfangsdifferenz) mit Glanzhaut
zunächst im Knöchelbereich, später Stauungsödem des ganzen Beines

sichtbare oberflächliche Umgehungsvenen (Kollateralen)
rot-bläuliche Verfärbung der Haut bei herabhängendem Bein

Körperliche Untersuchung in Rückenlage des Patienten:

Homann-Zeichen:
Wadenschmerz bei Biegung des Fußes nach rückwärts (Dorsalflexion) mit gestrecktem Knie

Meyersche Druckpunkte:
Schmerzen bei Druck entlang der Mittellinie des Schienbeins im Verlauf der V. saphena magna

Payr-Zeichen:
Fußsohlendruckschmerz bei Druck beider Daumen auf die Fußsohle

Fieber, beschleunigte BSG, Leukozytose, Pulsanstieg

In den ersten 3 Tagen nach Thrombosebeginn ist die Emboliegefahr am größten, am dritten Tag treten die ersten Symptome auf und ab dem 14. Tag liegt keine Emboliegefahr mehr vor, da sich dann der Thrombus vollständig organisiert hat.

Die meisten Thrombosen befinden sich im Einzugsgebiet der unteren Hohlvene, davon 60% in den unteren Extremitäten und 30% in den Beckenvenen.

Aufgrund der Abflußbehinderung des Blutes der linken Beckenvene an der Kreuzungsstelle mit der rechten Beckenarterie ist das linke Bein 5mal so häufig betroffen wie das rechte.

Die Gefahr einer Lungenembolie ist bei Thrombosen der Beckenvenen doppelt so häufig wie bei einer Thrombose der Femuralvenen, wobei allerdings Femuralvenenthrombosen zu einer aufsteigenden Beckenvenenthrombose führen können (in 25% der Fälle).

Komplikationen

Lungenembolie
Postthrombotisches Syndrom.

Differentialdiagnose

- ▷ Schwellung nach Unfall
- ▷ Thrombophlebitis (schmerzhaft entzündete oberflächliche Venenstränge)
- ▷ Muskelfaserriß (Haut nicht überwärmt und rot-bläulich)
- ▷ Ischias-Syndrom (Schmerzausstrahlung, Lasègue-Zeichen)
- ▷ Akuter arterieller Verschluß (fehlender Puls, keine Schwellung, blasse, kalte Haut)
- ▷ Lymphödem.

Behandlung

Klinik!

Konservativ:
Oberkörper hochlagern, halbsitzende Position
Hochlagerung der betroffenen Extremität
keine Wärme
Kompressionsverband bei Unterschenkelthrombose
Bettruhe für 1 Woche wegen der Emboliegefahr, Stuhlregulierung (kein Pressen)

Medikamentös:
Lyse-Behandlung mit Präparaten zum Abbau von Fibrin (Fibrinolytika)
Heparin i. v.

Chirurgisch:
Entfernung des Thrombus (Thrombektomie).

Nachbehandlung:
Frühzeitiges Aufstehen nach einer Operation, Kompressionsverband oder -strümpfe, aktive Krankengymnastik

Therapie mit gerinnungshemmenden Substanzen (= Antikoagulanzien):
Heparin, (Antidot [= Gegengift]: Protamin)

Cumarine (Antidot: Vitamin K)
Thrombozytenaggregationshemmer, zum Beispiel *Acetylsalicylsäure*.

▶ **Naturheilkundlich:**
begleitend:
Blutegeltherapie
Homöopathie
Phytotherapie
Enzymtherapie
Fußreflexzonentherapie.

8.3.4 Chronisch-venöse Insuffizienz

Definition

Venöse Abflußstörungen mit Venen- und Hautveränderungen bei konstant erhöhtem Venendruck, wobei fast nur die untere Extremität betroffen ist.

Nach ihrer Entstehung werden unterschieden:

Postthrombotisches Syndrom („Tiefeninsuffizienz"):
Venenklappeninsuffizienz der tiefen Venen

„Oberflächeninsuffizienz":
urprüngliche Venenklappeninsuffizienz von Stammvarizen (Krampfadern der V. saphena magna), Verbindungsvenen (Vv. perforantes) und schließlich auch der tiefen Venen.

Ursache

Folgezustand nach akuter oder wiederholter (rezidivierender) Phlebothrombose (postthrombotisches Syndrom)
Insuffizienz der tiefen Venen bei Varikose („Oberflächeninsuffizienz").

Entstehung

Beim postthrombotischen Syndrom wird ein bestehender Venenthrombus nicht vollständig aufgelöst, so daß weiterhin ein Abstromhindernis besteht. Durch die Abflußbehinderung und/oder ungenügender Leistung der Venenklappen der tiefen Beinvenen und der Verbindungsvenen (bei der Oberflächeninsuffizienz) ist die Funktion der Beinvenenpumpe gestört. Es entwickelt sich ein Umgehungskreislauf über die tiefen in die oberflächlichen Venen, wodurch sich diese zu Krampfadern (sekundäre Varikose) umbilden. Durch eine vermehrte Drucksteigerung in den Venen und einer oft parallel einsetzenden Lymphabflußstörung kommt es zu Stauung in den Venolen und Kapillaren. Dies führt schließlich zur Störung der Mikrozirkulation mit verstärktem Austritt von Flüssigkeit aus den Gefäßen. Dadurch entstehen Ödeme und Stoffwechselstörungen der Haut.

Symptome und Verlauf

Schweregefühl, Müdigkeit
Schmerzen im Waden- und Knöchelbereich
besonders nach längerem Stehen und Sitzen, verstärkt gegen Abend

Einteilung der chronisch-venösen Insuffizienz in drei Stadien:

Stadium I:
Direktes Stauungsödem mit Schwellung im Knöchelbereich
blaßbläulich, fahle Haut
„Stauungsflecken"

Stadium II:
Hauterkrankung durch die Stauung

Rückbildung der Haut
Pigmentverschiebungen
schmerzhafte Hautverhärtung
gerötete warme Haut

Stadium III:
Abgeheiltes (mit Ulkusnarben) oder blühendes Unterschenkelgeschwür (Ulcus cruris).

Komplikationen
Ekzem (Juckflechte auf der obersten Hautschicht)
Einschränkungen im oberen Sprunggelenk
Veränderungen des unter der Haut gelegenen Knochengewebes.

Differentialdiagnose
des Ulcus cruris:
- ▷ Arteriell-venöses Ulkus
- ▷ diabetische Mikroangiopathie
- ▷ Kollagenosen wie Lupus erythematodes, Sklerodermie u. a.
- ▷ Geschwüre durch Unfälle
- ▷ geschwürig zerfallende bösartige Geschwülste
- ▷ trophische Infektionen
- ▷ lymphogene Geschwüre
- ▷ Erysipel (Wundrose) u. a.

Behandlung
Konservativ:
Kompressionsbehandlung
Schaumgummiplatten und Spezialeinlagen, um die Kompressionswirkung auch auf die Knöchelregion zu übertragen
festsitzender Kompressionsstrumpf
Vermeidung von längerem Sitzen und Stehen
besser ist Liegen und Laufen
nächtliche Hochlagerung der Beine
Vermeidung von übermäßiger Wärme in jeder Form wie zum Beispiel Fango, Thermalbad, Sonnenbad usw.
möglichst keine Einnahme der „Pille“
vorbeugende Thrombosebehandlung bei Operationen und Geburt

Ulcus cruris:
Reinigung mit Kochsalzlösungen u. a., Schaumgummikompressen
Vermeidung von Bettruhe
Bäder mit Kaliumpermanganat zur Desinfektion, Zinnkrautbäder, Bäder mit Eichenrinde oder Thymian
Umschläge mit Heilerde, Weizenkeimöl, Eichenrinde, Zinnkrauttee u. a.

Neuraltherapie: Quaddeln entlang des Ulkusrandes.

Medikamentös:
Venenmittel.

Chirurgisch:
Schaffung venöser Ersatzwege
Venenverödung.

▶ **Naturheilkundlich:**
Balneophysikalische Maßnahmen (kalte Güsse)
Kneipp-Anwendungen, Schwimmen in eher kühlem Wasser

Bewegungstherapie
Blutegeltherapie
Homöopathie
Phytotherapie
Enzymtherapie
Zelltherapie mit Organpräparaten
Fußreflexzonentherapie, Lymphdrainage.

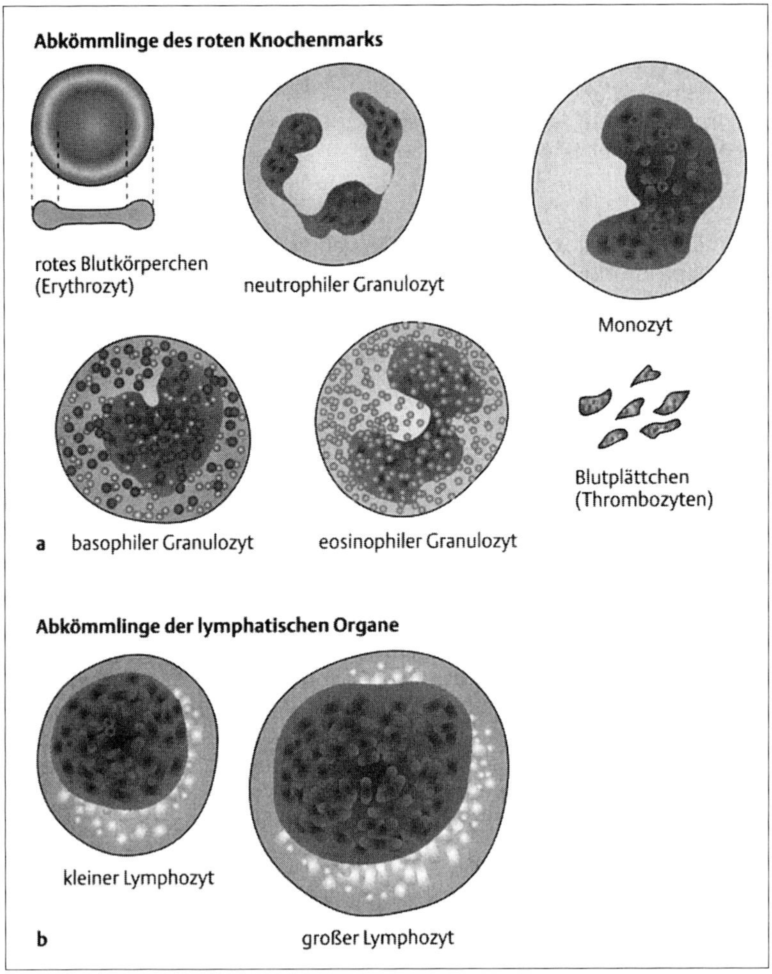

Abb. 9.1 **Blutzellen.** Blutzellen werden von einer gemeinsamen Stammzelle, dem Hämozytoblasten, im roten Knochenmark gebildet und nach einer bestimmten Zeit der Reifung in das periphere Blut ausgeschwemmt. Mit Ausnahme der Lymphozyten, die sich auch in lymphatischen Organen vermehren, werden alle Blutzellen zeitlebens im roten Knochenmark hergestellt.

9 Krankheiten des Blutes

9.1 Diagnostische Zusammenhänge

Zusammensetzung des Blutes

Blut besteht aus flüssigen (55%) und festen (= korpuskulären) (45%) Bestandteilen.
Flüssige Bestandteile des Blutes = Blutplasma
Feste Bestandteile des Blutes = Blutkörperchen
Blutserum = Blutplasma ohne Fibrinogen (= Blutgerinnungseiweiß).

Blutplasma (flüssige Blutbestandteile) besteht aus:
Wasser (90%), Salze (Natrium, Kalium, Kalzium), Eiweiße, Nährstoffe (Glukose, Fette), Abfallstoffe (Harnstoff, Harnsäure), Hormone, Vitamine.

Bluteiweiße

Albumin
(ca. 60%, bezogen auf die Gesamteiweißmenge):
Transportprotein, das in der Leber synthetisiert wird und Wasser, Nährstoffe, freie Fettsäuren u. a. bindet und transportiert

Globuline:
α_1-Globuline (ca. 4%)
α_2-Globuline (ca. 8%)
β-Globuline (ca. 12%):
Fibrinogen, C-reaktives Protein, Lipoproteine, Transferrin;

γ-Globuline (ca. 16%):
Immunglobuline (= Antikörper), die von den Plasmazellen (teilweise auch direkt von den B-Lymphozyten) gebildet werden.

Die Immunglobuline werden in 5 Klassen eingeteilt:

IgG:
Hauptanteil der Antikörper
neutralisiert Bakterientoxine und Viren, aktiviert das Komplementsystem
Spätreaktion der Immunantwort.
Sie sind als einzige Immunglobuline plazentagängig

IgM:
Komplement-bindende und Toxin-neutralisierende Antikörper
Abwehr der ersten Linie (Frühreaktion der Immunantwort), d. h. sie werden bei einer Entzündung als erstes vermehrt gebildet

IgA:
Vorkommen in allen Körpersekreten, schleimhautständige Antikörper, die besondere Bedeutung für die Immunabwehr an Schleimhautoberflächen haben (Schutz der Schleimhäute)

IgD:
Ein selten auftretendes Immunglobulin, dessen Funktion noch weitgehend unbekannt ist.

IgE:
Seßhafte Antikörper, die an Mastzellen und basophile Granulozyten gebunden sind
vermehrte Bildung bei Immunreaktion vom Soforttyp (Typ I) wie Allergien, Anaphylaxie, allergisches Asthma bronchiale u.a sowie bei Parasitenbefall.

Blutkörperchen (feste Blutbestandteile):
Die Blutzellen werden im Knochenmark aus einer pluripotenten Stammzelle (Hämozytoblast) gebildet.

Rote Blutkörperchen:
Bildung der roten Blutkörperchen = Erythropoese.

Erythrozyten:
ca. 5 Millionen pro mm^3 Blut
sie besitzen keinen Zellkern und sind somit auch nicht fortpflanzungsfähig. Ihre Lebensdauer beträgt ca. 120 Tage.

Retikulozyten:
junge Erythrozyten, die in ihrer Entwicklung zwischen dem Normoblasten und dem reifen Erythrozyten stehen. Die Umwandlungsdauer beträgt 1–2 Tage.

Weiße Blutkörperchen:

- Bildung der Granulozyten und Monozyten = Granulo- und Monozytopoese
- Bildung der Lymphozyten = Lymphopoese.

Granulozyten werden unterteilt in:
Stabkernige neutrophile Granulozyten
Segmentkernige neutrophile Granulozyten
Eosinophile Granulozyten
Basophile Granulozyten.
Die Granulozyten betragen ca. 6000–8000 pro mm^3 Blut und haben eine Lebensdauer von 6–10 Tagen.

Monozyten:
ca. 80–540 pro mm^3 Blut.

Lymphozyten
welche unterteilt werden in:

- B-Lymphozyten (Bildung der Immunglobuline) und
- T-Lymphozyten.

Sie betragen 1000–3600 pro mm^3 Blut und haben eine Lebensdauer von 4–6 Monaten.

Blutplättchen:
Bildung der Blutplättchen (Thrombozyten) = Thrombopoese
die Thrombozyten betragen ca. 150.000–300.000 pro mm^3 Blut, Lebensdauer: 4–6 Tage.

Blutkörperchensenkungsgeschwindigkeit (BSG)
Synonym: Blutkörperchensenkung (BKS)
In ungerinnbar gemachtem Blut setzen sich die Erythrozyten ab. Die Senkungsgeschwindigkeit der Erythrozyten ist abhängig von der Art der Eiweiße im Blutplasma.

Prinzip:
In eine 2 ml Spritze werden zunächst 0,4 ml einer 3,8%igen Natriumzitratlösung und anschließend 1,6 ml Blut aufgezogen. Beides wird vermischt und in eine skalierte, senkrecht aufgestellte Pipette gefüllt. Die BSG wird nach einer und nach zwei Stunden abgelesen.

Normwerte:
Nach 1 Stunde: bei Männern 3–8 mm, bei Frauen 6–11 mm
nach 2 Stunden: bei Männern 5–18 mm, bei Frauen 6–20 mm.

Beschleunigte (erhöhte) BSG:

- vor allem bei Entzündungen und infektiösen Prozessen, Tumoren
  Verlangsamte BSG:
- vor allem bei Polyglobulie, Polycythaemia vera, Lebererkrankungen.

Begriffserklärungen

Blutmenge:
Die Gesamtmenge des Blutes entspricht ca. 8% des Körpergewichts (Gewicht x 8/100), bei einem 75 kg schweren Menschen also etwa 6 Liter Blut.

Blutverteilung im Gesamtorganismus (in etwa):

- 10–15% in Herz und Gefäße
- 25% in der Leber
- 20% in den Nieren
- 15–20% in Gehirn, Skelettmuskulatur, Lunge
- 15–20% in der Milz.

Kleines Blutbild:
Bestimmung der Hämoglobinkonzentration und Leukozytenzahl.

Großes Blutbild:
Bestimmung der Hämoglobinkonzentration, Erythrozytenzahl, Hämatokrit, Leukozytenzahl mit Differentialblutbild und Thrombozytenzahl.

Differentialblutbild:
Bestimmung der prozentualen Anteile der einzelnen Leukozytenreihen (myeloische, lymphatische und monozytäre Reihe) und ihre Entwicklungsvorstufen.

Hämatokrit:
Anteil der festen (korpuskulären) Bestandteile am Gesamtblutvolumen.
Normwerte bei Männern: 40–54%, bei Frauen: 37–47%.

Hämolyse:
= Zerfall der Erythrozyten
Abbau von gealterten Erythrozyten, wobei das Hämoglobin (= roter Blutfarbstoff, der aus dem Häm, den Eisen enthaltenen Anteil und dem Globin, einem Eiweiß, besteht) aus den Erythrozyten in das Blutplasma übertritt.
Gesteigerte Hämolyse = beschleunigter Abbau von Erythrozyten und verkürzte Lebensdauer der Erythrozyten.

Mittlerer korpuskulärer Hämoglobingehalt:
Synonym: Färbekoeffizient, MCH, Hb_E
Bestimmung des Hämoglobingehalts der einzelnen Erythrozyten
Erniedrigung des Wertes bei hypochromen Anämien (Eisenmangel, Hämoglobinsynthesestörung)
Erhöhung des Wertes bei hyperchromen Anämien (Vitamin B_{12}- und Folsäuremangel).

Polyglobulie:
Vermehrung der Erythrozyten im Blut durch eine vermehrte Ausschüttung von Erythropoetin (= ein in der Niere gebildeter hormonähnlicher Stoff, der die Bildung der roten Blutkörperchen im Knochenmark, d. h. die Erythropoese, anregt)

Vorkommen bei:
Sauerstoffmangel (zum Beispiel in großen Höhen, Herz- und Lungenerkrankungen, Nierenarterienstenose, gestörter Sauerstofftransportfunktion des Hämoglobins)
Hypernephrom, Ovarialkarzinom, Kleinhirntumoren u. a.
einigen Nierenerkrankungen (zum Beispiel Zystenniere, Zustand nach Nierentransplantation).

Leukozytose:
Vermehrung der Leukozytenzahl über 9000 pro mm^3 Blut

Vorkommen bei den meisten infektiösen Prozessen, die mit einer Entzündung einhergehen, wie:
Infektionskrankheiten, Sepsis („Blutvergiftung"), Organinfektionen, Abszesse, Pankreatitis, Schockzustände, Herzinfarkt, Lungenembolie, schwere Stoffwechselstörungen (Coma diabeticum, Coma uraemicum), Gehirnmassenblutung, Schädelbrüche, nach epileptischen Anfällen.

Linksverschiebung:
Reichliches Auftreten der stabkernigen und jugendlichen Granulozyten, wie bei den meisten Infektionskrankheiten, aber auch bei Leukämie.

Leukopenie (Leukozytopenie):
Verminderung der Leukozytenzahl unter 5000 pro mm^3 Blut

Vorkommen bei:
Knochenmarkschädigung (akute Leukämien, aplastische Anämie, Plasmozytom, Non-Hodgkin-Lymphome)
Blutkrankheiten (megaloblastäre Anämie)
reaktiv bei Virusinfektionen
selten bei Infektionskrankheiten (zum Beispiel Typhus, Brucellose, Miliartuberkulose)
Lupus erythematodes
Milzvergrößerungen
schwerem Eiweißmangel
chronischem Alkoholismus
unter Chemo- und Strahlentherapie.

Agranulozytose:
Schwere Neutropenie mit Verminderung der Leukozytenzahl unter 500 pro mm^3 Blut

Vorkommen bei:
Gabe bestimmter Medikamente (zum Beispiel Schmerzmittel, Antirheumatika, Psychopharmaka, Antibiotika, Sulfonamide, Thyreostatika, Antidiabetika, Antihistaminika, Malariamittel u. a.)
malignen Erkrankungen und aplastischer Anämie.

Granulozytose (Neutrophilie):
Vermehrung der neutrophilen Granulozyten über 7.500 pro mm^3 Blut

Vorkommen bei:
fieberhaften Infektionen, insbesondere bakterieller Art (Ausnahme: Typhus, Brucellose u. a.),
Entzündungen (rheumatisches Fieber, Abszesse u. a.)
Tumoren, malignen Lymphomen
Streß, Hitze, Kälte, Schwangerschaft, Stillzeit,

Autoimmunerkrankungen
Gewebsnekrosen (Herzinfarkt, Verbrennungen u. a.)
Stoffwechselstörungen (Gichtanfall, Coma diabeticum, Coma uraemicum u. a.)
Medikamenten (Kortikosteroide, Adrenalin, Ovulationshemmer u. a.)
nach Koliken, akuten Blutungen, Unfällen, Schock, Rauchen u. a.

Granulozytopenie (Neutropenie):
Verminderung der neutrophilen Granulozyten unter 2500 pro mm^3 Blut. Vermindern sich die Werte unter 1000 pro mm^3 Blut, besteht erhöhte Gefahr einer bakteriellen Infektion bis hin zur Sepsis

Vorkommen bei:
Bildungsstörungen im Knochenmark durch Knochenmarkschädigung (Chemikalien, Medikamente, Strahlen, Autoantikörper gegen Stammzellen, aplastischer Anämie)
Leukämie, Karzinome, maligne Lymphome
Reifungsstörung der Granulozytopoese (Vitamin B_{12}- oder Folsäuremangel)
bakteriellen Infektionen (Brucellose, Masern, Malaria, Tuberkulose, Typhus) und Virusinfektionen u. a.

Eosinophilie:
Vermehrung der eosinophilen Granulozyten über 450 pro mm^3 Blut

Vorkommen bei:
der lymphozytären-eosinophilen Heilphase nach bakteriellen Infektionen
allergischen Erkrankungen
parasitären Erkrankungen (Trichinose u. a.)
chronischen Hautkrankheiten
Karzinomen, Morbus Hodgkin u. a.

Basophilie:
Vermehrung der basophilen Granulozyten

Vorkommen bei:
Allergien
Entzündungen
Infektionen
Myxödem
malignen Erkrankungen, insbesondere bei der chronischen myeloischen Leukämie.

Monozytose:
Vermehrung der Monozyten

Vorkommen bei:
verschiedenen Infektionen wie Tuberkulose, Brucellose, bakterieller Endokarditis, Malaria
selten bei Tumoren, Leukämien, Sarkoidose, Morbus Crohn.

Lymphozytose:
Vermehrung der Lymphozyten über 3.000 pro mm^3 Blut

Vorkommen bei:
Virusinfekten (Röteln, Hepatitis, akute Zytomegalievirusinfektion, Epstein-Barr-Virusinfektion u. a.), lymphozytärer Heilphase bakterieller Infektionen, Tuberkulose, Lues, Keuchhusten, Morbus Bang
chronisch lymphatischer Leukämie (CLL).

Lymphozytopenie:
Verminderung der Lymphozyten unter 1.200 pro mm^3 Blut

Vorkommen bei:
Morbus Cushing
medikamentöse Behandlung mit Kortikosteroiden
Streß-Situationen
Therapie mit Zytostatika
Morbus Hodgkin
Miliartuberkulose
AIDS u. a.

Thrombozytose:
Vermehrung der Thrombozyten im Blut, in der Regel aber nicht über 1 Million pro mm^3 Blut

Vorkommen bei:
Entfernung der Milz (= Splenektomie), bedingt durch den verminderten Abbau der Blutplättchen
größeren Blutverlusten und Operationen, Geschwulsterkrankungen
hämolytischer Anämie
schwerem Eisenmangel als reaktive Vermehrung der Blutplättchen
Infektionskrankheiten
Kollagenerkrankungen
Sarkoidose
Tuberkulose
rheumatischen Erkrankungen
Colitis ulcerosa, Morbus Crohn u. a.
Gabe von Adrenalin, hochdosierter Kortikosteroidtherapie.

Thrombopenie (Thrombozytopenie):
Verminderung der Thrombozyten im Blut (Blutplättchenmangel) unter 150.000 pro mm^3 Blut
Thrombozytopenien sind die häufigste Ursache krankhafter Blutungsneigungen (= thrombozytäre hämorrhagische Diathese)

Vorkommen:
bei Bildungsstörungen im Knochenmark:
durch verminderte Thrombozytopoese (Knochenmarkschädigung, aplastische Anämie, Leukämien, Karzinome, chronischer Alkoholismus, langdauernde Therapie mit Östrogenen u. a.), durch Reifungsstörung der Megakaryozyten (Vitamin B_{12}-, Folsäure- Eisenmangel)
selten angeboren
bei gesteigertem Thrombozytenumsatz durch:
Verbrauchskoagulopathie
infektiöse Prozesse
Autoantikörper gegen Thrombozyten (idiopathische thrombozytopenische Purpura u. a.)
Hypersplenismus
künstliche Herzklappen
symptomatisch bei bösartigen Lymphomen, Lupus erythematodes, Sarkoidose
nach Bluttransfusionen, allergisch bedingt u. a.

9.2 Erkrankungen der roten Blutzellen

9.2.1 Diagnostische Zusammenhänge

Der Erythrozyt besteht aus einem Zellkörper (Stroma) und dem Hämoglobin. Die ausgereiften kernlosen Erythrozyten transportieren mit Hilfe des Hämoglobins den Sauerstoff. Der Abbau überalteter Erythrozyten erfolgt in der Milz. Hier löst sich das Hämoglobin von dem Zellkörper und zerfällt in das Globin (Eiweißmolekül) und das Häm. Das Häm ist der verbleibende Farbstoffanteil des Hämoglobins und enthält Eisen, welches entscheidend für den Sauerstoff- und Kohlendioxidtransport ist. Eiweißbestandteile und Eisen gelangen erneut in die Biosynthese. Der verbleibende Anteil des Hämoglobins (= Porphyrin) wird zu Bilirubin umgebaut und als Urobilinogen mit dem Urin ausgeschieden wird.
Für die Bildung der roten Blutkörperchen (= Erythropoese) sind vor allem zwei Stoffe besonders wichtig, deren Mangel bald zu Störungen führt:

Eisen
Vitamin B_{12} und Folsäure.

Die Erythropoese im roten Knochenmark wird stimuliert durch Erythropoetin, das hauptsächlich in der Niere gebildet wird. Erythropoetin reagiert auf einen erniedrigten Sauerstoffgehalt der Gewebe.
Erhöhte Erythropoetinspiegel finden sich bei allgemeinem Sauerstoffmangel (Anämien, Herz-/Lungeninsuffizienz), Hämoglobinmangel oder Hypernephrom (Erythropoetinbildung durch die Tumorzellen)
erniedrigte Erythropoetinspiegel finden sich bei Polycythaemia vera und Niereninsuffizienz.

Eisenstoffwechsel
Das Eisen wird aus der Nahrung im oberen Dünndarm resorpiert. Den größten Eisenanteil enthält das Hämoglobin der Erythrozyten (70%, sogenanntes Serumeisen). Der rote Muskelfarbstoff (Myoglobin) enthält 10%. Im Blut wird Eisen an Transferrin (ein β-Globulin) gebunden und transportiert (sogenanntes Transporteisen). Innerhalb der Zellen von Leber, Knochenmark, Milz, Muskulatur u. a. wird das Eisen in Form von Ferritin und Hämosiderin gespeichert (ca. 20%, sogenanntes Speichereisen).

Anämie
= Blutarmut durch Verminderung der Hämoglobinkonzentration, des Hämatokrits oder der Erythrozytenzahl unter den alters- und geschlechtsspezifischen Normalwert.
Die Symptome der Anämie sind Ausdruck einer verminderten Sauerstoffversorgung der Gewebe (Hypoxie). Zu den typischen Beschwerden zählen Leistungsminderung, Schwäche, Ermüdbarkeit, Atemnot bei Belastung, Schwindel, Kopfschmerzen, Ohrensausen, Blässe an Haut- und Schleimhäuten.

Bei der körperlichen Untersuchung können erhöhte Pulswerte, erhöhte Blutdruckamplitude sowie funktionelle Herzgeräusche festgestellt werden.
Zu den Erythrozytenindizes zählen neben dem mittleren korpuskulären Hämoglobingehalt (MCH) noch:

die mittlere korpuskuläre Hämoglobinkonzentration (MCHC)
= der Quotient aus Hämoglobin x 100 und Hämatokrit, und
das mittlere korpuskuläre Volumen (MCV)
= der Quotient aus Hämatokrit und Erythrozyt x 10^{-7}.

9.2.2 Blutungsanämien

Definition Plötzliche Blutverluste von mehr als 1 Liter Blut (20% der Gesamtblutmenge) führen zu einer akuten Blutungsanämie.
Chronische Blutungen führen dann zu einer Anämie, wenn der Blutverlust durch eine gesteigerte Erythropoese nicht mehr ausgeglichen werden kann.

Ursache Blutungen, sowohl nach außen als auch nach innen

akute Blutungen (häufigste Ursachen):
Unfälle (gefährlich nach Milz- und Leberruptur)
gynäkologische Erkrankungen
Erkrankungen des Magen-Darm-Traktes
hämorrhagische Diathesen u. a.

chronische Blutungen:
wie akute Blutungen außer Unfällen, zusätzlich
Tumore
Polypen
Hämorrhoiden
Parasiten
Medikamente u. a.

Symptome und Verlauf Akute und chronische Blutungen können als:
Bluthusten (Hämoptoe)
Bluterbrechen (Hämatemesis)
Teer- oder Blutstuhl
Urogenitalblutungen u. a. in Erscheinung treten

bei akuten Blutungen bestimmt die starke Verminderung des Blutvolumens und die verminderte Organdurchblutung durch Störungen des Herz-Kreislauf-Systems das Beschwerdebild:
plötzlich einsetzende Schwäche, Müdigkeit
Schweißausbruch
Schwindel, Ohnmacht
Herzklopfen
Atemnot
Durst
blaßfahle Haut- und Schleimhäute
trockene Zunge und Lippen
Tachykardie (Herzfrequenz über 100 pro Minute)
Tachypnoe (beschleunigtes Atmen)
Blutdruckabfall
kalter Schweiß, Schock

	chronische Blutungen verursachen meist nur diskrete Beschwerden wie: Müdigkeit, Schwäche, Leistungsminderung Atemnot Herzklopfen Ohrensausen trockener Mund blasse Haut- und Schleimhäute u. a.
Labor	bei akuten Blutungen wird das Ausmaß der Blutung frühestens nach 2 Tagen erfaßt Änderungen von Hämatokrit und Hämoglobinkonzentration erst nach Stunden.
Komplikationen	Akute Lebensgefahr bei einem plötzlichen Verlust von über 2 Litern Blut bei Schock: akutes Nierenversagen.
Differentialdiagnose	▷ Andere Schockzustände ▷ Eisenmangelanämie.
Behandlung	**Akute Blutung:** Blutstillung Volumensubstitution Stabilisierung des Kreislaufs gegebenenfalls Bluttransfusion in der Nachbehandlung Eisentherapie **Chronische Blutung:** Beseitigung der Blutungsquelle Eisensubstitution.

9.2.3 Eisenmangelanämie

Definition	Blutarmut (= Anämie), bei der die Synthese von Häm und damit von Hämoglobin durch Eisenmangel gestört ist. Die Folge ist ein verminderter Hämoglobingehalt der abnorm kleinen Erythrozyten (= hypochrome, mikrozytäre Anämie). Die Eisenmangelanämie ist stets ein Symptom einer anderen Grunderkrankung. Häufigste Form der Anämien (80%), wovon 80% der Betroffenen Frauen im gebährfähigen Alter sind (erhöhter Bedarf durch Monatsblutung, Schwangerschaft, Stillzeit).
Entstehung	Eine Eisenmangelanämie entsteht, wenn das Speichereisen (Ferritin, Hämosiderin) aufgebraucht ist und Eisen für die Hämoglobinsynthese nicht mehr ausreichend zur Verfügung steht. Eine höhergradige Eisenmangelanämie ist mit mangelhafter Sauerstoffversorgung der Organe verbunden.
Ursache	Eisenverluste durch chronische Blutungen (häufigste Ursache, 80% der Fälle): Blutungen aus dem Verdauungstrakt bei Geschwüren, Gastritis, Ösophagusvarizenblutungen, Hämorrhoiden, Divertikulose, Colitis ulcerosa, Karzinome u. a. Genitale Blutungen der Frau während Menstruation und der Schwangerschaft Blutverluste aus Urogenitaltrakt, Nase, Mund- und Rachenraum, Lunge Blutverluste bei Operationen oder Unfällen Blutverluste bei Dialysebehandlung, häufigen Blutabnahmen, Blutspenden

Ungenügende Zufuhr von Eisen, zum Beispiel bei Säuglingen, Kleinkindern, strengen Vegetariern
mangelhafte Eisenresorption bei Zustand nach Magen(teil)entfernung, Dünndarmerkrankungen, Durchfall, Malassimilationssyndrom
gesteigerter Eisenbedarf durch Wachstum, Schwangerschaft, Stillzeit
Eisenverwertungsstörung, zum Beispiel Thalassämie.

Symptome und Verlauf

Haut- und Schleimhautsymptome:
Brüchige Haare und Nägel, Hohlnägel (Koilonychie), Querrillen der Nägel, trockene und rissige Haut
Zungenbrennen und schmerzhafte Schluckstörungen (Dysphagie)
Mundwinkelrhagaden
Appetitlosigkeit, Verstopfung, Durchfälle

Allgemeine Anämiesymptome:
Blässe der Haut und Schleimhäute
Schwäche, Luftnot (verminderte Zahl von Sauerstoffträgern)
Kopfschmerzen, Müdigkeit, Leistungsminderung, Konzentrationsschwäche
Schlaflosigkeit, Herzklopfen
systolisches Geräusch über dem Herzen, welches durch Strömungsturbulenzen bei verminderter Blutviskosität (Zähigkeit des Blutes) entsteht

Zeichen der ursächlichen Grunderkrankung

Labor

Hämoglobin, Erythrozyten, Hämatokrit im Blutserum vermindert
Knochenmark: fehlendes Speichereisen, gesteigerte Erythropoese

Klärung der Ursache, wie Untersuchung des Stuhls auf Blut (zum Beispiel Hämoccult-Test)

urologische, gynäkologische Untersuchungen etc.

Differentialdiagnose

Anämie bei:
▷ Malabsorptionssyndrom
▷ Entzündungen
▷ chronischen Infekten
▷ rheumatoider Arthritis
▷ Tumoren.

Behandlung

Kausal!

Medikamentös:
Eisensubstitution, wobei grundsätzlich II-wertiges Eisen per os („durch den Mund") gegeben werden sollte
(**Ausnahme:** bei Resorptionsstörungen Gabe von III-wertigem Eisen parenteral als i. v.-Injektion oder Infusion)
Nebenwirkung: Schwarzfärbung des Stuhls (u. a.).

9.2.4 Megaloblastäre Anämie

Definition

Anämie durch Mangel an Vitamin B_{12} und/oder Folsäure, wodurch Synthesestörungen der DNS (= Desoxiribonukleinsäuren, die das genetische Material bilden und Träger der Erbanlagen sind) und Kernreifungsstörungen bei den Knochenmarkzellen entstehen.

Im Knochenmark treten als typische Veränderung Megaloblasten auf (abnorm große Zellen bei einer gestörten Erythropoese).

Es handelt sich um eine makrozytäre hyperchrome Anämie, d. h. die Erythrozyten sind vergrößert und haben einen vermehrten Hämoglobingehalt.

Die perniziöse Anämie ist eine Vitamin B_{12}-Mangelanämie als Folge einer atrophischen Gastritis.

Entstehung

Sowohl Vitamin B_{12} als auch Folsäure spielen bei der DNS-Synthese eine wichtige Rolle.

Vitamin B_{12}-Stoffwechsel:
Vitamin B_{12} muß dem menschlichen Körper aus tierischer Nahrung (Leber, Fleisch, Milch, Milchprodukte, Eiern) zugeführt werden.
Voraussetzung für die Resorption von Vitamin B_{12} (= extrinsic factor oder Cobalamin) aus dem terminalen Ileum ist das Vorhandensein des intrinsic factors. Dieser wird in den Belegzellen der Fundus- und Korpusschleimhaut des Magens gebildet. Nur der Vitamin B_{12}-Intrinsic-factor-Komplex wird im Dünndarm resorpiert.
Über 50% von Vitamin B_{12} wird in der Leber gespeichert; der Vorrat würde bei unterbrochener Zufuhr für 3 Jahre ausreichen.

Folsäure-Stoffwechsel:
Folsäure ist vor allem in Leber, Blattgemüse, Früchte und Hefe enthalten und wird im Jejunum resorbiert. Dieser Vorgang kann durch Mittel zur Empfängnisverhütung oder manche Medikamente gestört werden und Ursache eines Folsäuremangels sein. Folsäure wird in der Leber gespeichert und reicht bei fehlender Zufuhr für ca. 3 Monate.

Ursache

Vitamin B_{12}-Mangel:
Mangel an intrinsic factor:
bei Zustand nach Magen(teil)entfernung, Magenkarzinom
bei Rückbildung der Magenschleimhaut, = perniziöse Anämie:
Verminderte Vitamin B_{12}-Resorption durch verminderte oder fehlende Sekretion von intrinsic factor infolge Schädigung der Magenschleimhaut. Ursache ist in den meisten Fällen eine Bildung von Autoantikörpern gegen die Belegzellen und den intrinsic factor mit Magenschleimhautentzündung (chronische atrophische Gastritis Typ A) und Fehlen von freier Salzsäure im Magensaft (= Anazidität).

Mangelhafte Zufuhr von Vitamin B_{12} bei streng vegetarischer Kost (selten).

Darmerkrankungen mit Malabsorptionssyndrom, zum Beispiel bei Morbus Crohn, Amyloidose, ungenügende Enzymproduktion der Bauchspeicheldrüse.
Erhöhter Verbrauch bei Schwangerschaft, bösartigen Erkrankungen (Leukämie), Schilddrüsenüberfunktion.

Gesteigerter Verbrauch durch den Fischbandwurm.

Unzureichende Speicherung von Vitamin B_{12} bei schweren chronischen Lebererkrankungen.

Folsäuremangel:
Mangelernährung bei chronischen Alkoholikern(!), einseitiger Kost.

Gesteigerter Verbrauch bei chronischer Hämolyse, Schwangerschaft, Stillzeit, Wachstumsphasen, Tumorkrankheiten, chronischer Dialyse bei Nierenkranken.

Darmerkrankungen mit Malabsorptionssyndrom.

Resorptionsstörungen im Darm durch bestimmte Medikamente.

Gabe bestimmter Medikamente (zum Beispiel Zytostatika, Folsäureantagonisten).

Symptome und Verlauf

Vitamin B_{12}-Mangel (voll ausgeprägt):
Allgemeine Zeichen der Anämie:
Schwäche, Schwindel, Luftnot, Müdigkeit, verminderte Leistungsfähigkeit
Blässe, strohgelbe Hautfarbe (café au lait-Farbe)

Magenschleimhautentzündung vom Typ A (atrophische Autoimmungastritis) bei perniziöser Anämie mit Fehlen der Salzsäure im Magensaft
Appetitlosigkeit, Widerwillen gegen Fleisch
Völlegefühl, Schleimhautveränderungen
Zungenentzündung (= Glossitis) mit glatter roter Zunge und Zungenbrennen
Geschmacksstörung
Durchfall, Gewichtsabnahme

Beteiligung des Nervensystems (neurologische Symptome):
Gangunsicherheit, Pyramidenbahnzeichen
Nervenerkrankungen mit schmerzhaften Mißempfindungen an Händen und Füßen wie Kribbeln, pelziges Gefühl beim Gehen
gestörtes Vibrationsempfinden
Muskelschwäche
selten Lähmungen mit erhöhtem Muskeltonus (spastische Paresen).

Folsäuremangel:
wie bei Vitamin B_{12}-Mangel nur ohne neurologische Symptome

auffällig ist ein reduzierter Ernährungszustand

bei schwangeren Frauen besteht ein erhöhtes Risiko für embryonale Fehlentwicklungen (Neuralrohrdefekte).

Labor

Nachweis von Megalozyten im Blut
Megaloblastäre Veränderungen und gestörte Reifung der Erythro-, Thrombo- und Granulopoese im Knochenmark
Zeichen einer Hämolyse (verkürzte Erythrozytenlebensdauer) mit erhöhtem Eisenspiegel, Erhöhung des LDH und des indirekten Bilirubins
stark beschleunigte BSG
Verminderung der Hämoglobinkonzentration und der Erythrozytenzahl
Nachweis eines Vitamin B_{12}- bzw. Folsäuremangels im Blutplasma
sehr niedrige Retikulozytenzahl im Blut trotz erhöhter Erythroblastenzahl im Knochenmark

im fortgeschrittenem Stadium:
Leukopenie, Thrombopenie
die Blutplättchen können Funktionsstörungen aufweisen

Nachweis eines Vitamin B_{12}-Mangels durch positiven Schilling-Test.

Komplikationen

bei chronischer atrophischer Gastritis:
Entstehung von Magenpolypen, erhöhtes Karzinomrisiko

Differentialdiagnose

▷ Abgrenzung zwischen Folsäuremangel – Vitamin B_{12}-Mangel

▷ akute Leukämie
▷ hämolytische Anämien.

Behandlung **Vitamin B_{12}-Mangel:**
Kausale Behandlung des Grundleidens
Vitamin B_{12}-Substitution durch i.m.-Injektionen.

Folsäuremangel:
Kausale Therapie (Alkoholabstinenz, Beseitigung der Fehlernährung)
orale Folsäuresubstitution.

9.2.5 Hämolytische Anämien

Definition Blutarmut durch Verkürzung der Lebensdauer der Erythrozyten von normal 120 Tagen auf wenige Wochen oder Tage.
Bleibt der Hämoglobingehalt durch eine gesteigerte Erythropoese normal, so liegt eine kompensierte Hämolyse vor. Bei Versagen der kompensatorisch gesteigerten Neubildung kommt es zur Anämie.

Ursache **A. Korpuskuläre hämolytische Anämien,** d. h.
Strukturfehler der Erythrozyten führen zur Hämolyse:

Angeborene Membrandefekte der Erythrozyten wie Kugelzellenanämie (= Sphärozytose)

Angeborene Enzymdefekte der Erythrozyten

Angeborene Störungen der Hämoglobinsynthese bei:
Sichelzellkrankheit:
Vorkommen fast ausschließlich bei Schwarzen; Erythrozyten nehmen unter Luftabschluß eine starre Sichelform an, wodurch sie ihre Verformbarkeit verlieren, die für ihre Teilnahme an der Mikrozirkulation Voraussetzung ist

Thalassämien:
häufiges Vorkommen in den Mittelmeerländern; Schießscheibenform der Erythrozyten

B. Extrakorpuskuläre hämolytische Anämien, d. h.
normal strukturierte Erythrozyten werden durch äußere Faktoren geschädigt, was zur Hämolyse führt:

Transfusionszwischenfälle, meist als Folge von Fehltransfusionen im AB0-Blutgruppensystem durch Verwechslung von Blutkonserve und Empfänger, wobei es zur Agglutination (= Zellverklumpung) kommt

M. haemolyticus neonatorum:
Rh-negative Mutter ist durch frühere Schwangerschaft mit einem Rh-positiven Kind oder Transfusionen sensibilisiert worden und produziert Antikörper gegen Rh-positive Erythrozyten. Bei einer weiteren Schwangerschaft (von einem Rh-positiven Mann), wenn das Fetus Rh-positiv ist, bewirken die Antikörper der Mutter nach Übergang in den fetalen Kreislauf die Agglutination und Hämolyse der Erythrozyten des Feten. Es kommt zu einer hämolytischen Anämie des Feten, in schweren Fällen zu Kernikterus, Gehirn- und Rückenmarkstörungen und Tod des Feten

Erworbene immunhämolytische Anämien, wobei Autoantikörper gegen Bestandteile der Erythrozytenmembran gebildet werden, wie Wärmeautoantikörper, Kälteautoantikörper u. a.

Hämolytische Anämien, die durch Arzneimittel hervorgerufen werden

Hämolyse bei Infektionskrankheiten:
Erreger können sein: Pilze, Viren, Mykoplasmen, Mykobakterien, Bakterien und Plasmodien (Malaria)

Hämolytische Anämie durch mechanische, physikalische, toxische oder chemische Schäden:
Marsch- und Sporthämoglobinurien, wobei dunkler Urin durch Hämoglobinurie nach längeren Märschen und Läufen auftritt; Ursache ist wahrscheinlich eine traumatische Zerstörung der Erythrozyten durch den Druck auf die Fußsohlen
Mechanische Anämie durch Herzklappenprothesen
Anämie durch Verbrennungen, Schlangengifte, Spinnengifte, Knollenblätterpilz, Arsenverbindungen u. a.

Hämolytische Anämie bei Stoffwechselstörungen u. a.

Entstehung

Nach einer Lebensdauer von 120 Tagen werden alternde Erythrozyten aus dem Blut entfernt. Außerhalb der Blutgefäße (extravaskulär) findet der Hauptabbau im retikuloendothelialen System bzw. Monozyten-Makrophagensystem (RES/MMS) der Milz statt. Hierbei wird Globin zu Aminosäuren abgebaut, der Abbau von Häm erfolgt über Zwischenstufen zu unkonjugiertem Bilirubin, das in der Leber weiter zu konjugiertem Bilirubin abgebaut wird. Im Darm erfolgt ein weiterer Abbau zu Urobilinogen, das teilweise über die Niere ausgeschieden wird und teilweise über den enterohepatischen Kreislauf rückresorpiert wird.

Mit zunehmender Häufung einer krankhaften Hämolyse werden die Erythrozyten auch in Leber und Knochenmark abgebaut. Ist die Abbaukapazität des RES/MMS erschöpft und/oder erfolgt die Hämolyse sehr rasch, werden die Erythrozyten bereits innerhalb der Blutgefäße (intravaskulär) abgebaut. Das Hämoglobin wird hierbei an Haptoglobin, ein α_2-Globulin, das in der Leber synthetisiert wird, gebunden. Wenn auch die Bindungskapazität des Haptoglobins erschöpft ist, tritt freies Hämoglobin im Plasma auf.

Ab einem freien Hämoglobingehalt des Serums von 500 mg/l ist das Serum gelbrötlich gefärbt. Im Urin taucht Hämoglobin auf (Hämoglobinurie), wenn die Kapazität der Rückresorption in den Nierenkanälchen erschöpft ist. Hämoglobinurie färbt den Urin bräunlich.
Jede chronische Hämolyse führt über den Sauerstoffmangel und der Ausschüttung von Erythropoetin zu einer Stimulation der Erythropoese. Im Knochenmark finden sich vermehrt ausgereifte Erythroblasten und im Blut eine Vermehrung der Retikulozyten, solange das Knochenmark intakt ist.

Symptome und Verlauf

Akute hämolytische Krise, zum Beispiel bei Transfusionszwischenfall, Verschlimmerung einer chronischen Hämolyse:
Fieber, Schüttelfrost, Kollaps
Ikterus (ohne Juckreiz), Hyperbilirubinämie (vermehrtes Auftreten von Bilirubin im Blut)
Kopf-, Bauch- und Rückenschmerzen
Hämoglobinurie mit bierbraunem Urin.

Chronische Hämolyse:
Allgemeine Zeichen der Anämie
Ikterus
Milzvergrößerung (Splenomegalie)
gehäuft Gallensteine.

Bei kompensierter Hämolyse wird die verkürzte Erythrozytenlebensdauer durch Steigerung der Erythropoese voll kompensiert, wodurch die Hämolyse nur durch Laboruntersuchungen nachzuweisen ist.

Labor

Hämolysezeichen:
LDH und Eisen im Serum erhöht
indirektes Bilirubin im Blutserum erhöht
Retikulozyten im Blut vermehrt
verkürzte Erythrozytenüberlebenszeit
Verminderung des Hämoglobins (Hb), des Hämatokrit und der Erythrozyten im Blut
gesteigerte Erythropoese im Knochenmark
im Urin erhöhte Ausscheidung von Urobilinogen und Hämoglobin.

Komplikationen

Bei akuter hämolytischer Krise mit Hämoglobinurie: Schock mit akutem Nierenversagen.

Differentialdiagnose

- ▷ Abgrenzung zwischen allen Formen der hämolytischen Anämien
- ▷ Hämolysen bei Tumorleiden
- ▷ megaloblastäre Anämien
- ▷ aplastische Anämien.

Behandlung

Kugelzellenamämie:
Entfernung der Milz (= Splenektomie)

Sichelzellkrankheit:
keine kausale Therapie bekannt

Thalassämie:
keine kausale Therapie bekannt
Bluttransfusionen
Heilung durch Knochenmarktransplantation möglich

Anämie durch Wärme- oder Kälteautoantikörper:
Kortikosteroide, Zytostatika
Milzentfernung

Transfusionszwischenfälle:
Transfusion sofort stoppen
venösen Zugang belassen
Volumensubstitution
Behandlung von Komplikationen wie akutes Nierenversagen, Schock, Verbrauchskoagulopathie

M. haemolyticus neonatorum:
Austauschtransfusion beim Kind
vorbeugende Gabe von Anti-Rh-Seren bei Rh-negativen Müttern kurz nach der ersten Entbindung

Hämolytische Anämien durch Autoimmunantikörper:
in der Regel keine Therapie bei leichten Verläufen erforderlich
Absetzen auslösender Medikamente
Behandlung ursächlicher Erkrankungen
Gabe von Kortikosteroiden bzw.
Entfernung der Milz bzw.
Gabe von Präparaten, die immunologische Reaktionen unterdrücken (= Immunsuppressiva)

Mechanische Hämolysen:
Eisensubstitution
korrektive Operation bei Patienten mit künstlicher Herzklappe
Ausschalten der auslösenden Ursachen.

9.2.6 Renale Anämie

Definition Blutarmut, die sich im Verlauf einer chronischen Niereninsuffizienz entwickelt.

Ursache Mangel an Erythropoetin durch Niereninsuffizienz, wobei das Glomerulusfiltrat auf 20–30% der Norm vermindert ist

Hämolyse durch verkürzte Erythrozytenlebensdauer.

Symptome und Verlauf Strohgelbe Haut (café au lait-Farbe), anämische Blässe

Ablagerung von Urochromen (= gelbe Harnfarbstoffe)

Retikulozyten im Blut vermindert, Erythropoetinspiegel normal.

Differentialdiagnose
- ▷ Eisenmangelanämie (gehäuftes Vorkommen bei Niereninsuffizienz durch Blutverluste wie Blutabnahmen, Dialyse)
- ▷ Folsäuremangel.

Behandlung **Medikamentös:**
Erythropoetin
bei Bedarf Eisen- und Folsäuresubstitution.

Optimale Dialyse.

Chirurgisch:
Nierentransplantation.

9.3 Erkrankungen der weißen Blutzellen und der blutbildenden Organe

9.3.1 Diagnostische Zusammenhänge

Granulozyten
Die Granulozyten gehören zum unspezifischen zellulären Abwehrsystem und besitzen die Fähigkeit zur Phagozytose, Chemotaxis (zielgerichtete Zellbeweglichkeit entlang eines Gradienten) und Keimabtötung. Nach ihren Färbeeigenschaften werden sie in Neutrophile, Basophile und Eosinophile unterteilt.

Die neutrophilen Granulozyten spielen eine entscheidende Rolle bei der akuten nichtinfektiösen und bakteriellen Entzündung sowie bei der immunologischen Abwehr von Mikroorganismen.
Die eosinophilen Granulozyten sind bedeutsam bei der immunologischen Abwehr von Infektionen mit Würmern und Parasiten, bei der Überempfindlichkeitsreaktion vom Soforttyp (Typ I der Allergie) und bei der zellvermittelten Überempfindlichkeitsreaktion vom verzögerten Typ (Typ IV). Eine Verminderung der Eosinophilen wird durch Glukokortikoide ausgelöst.
Die basophilen Granulozyten sind ebenfalls beteiligt bei der IgE-vermittelten Überempfindlichkeitsreaktion vom Soforttyp.

Der größte Teil der Granulozyten befindet sich im Knochenmark. Entsprechende Signale bewirken eine Freisetzung von Granulozyten aus dem Knochenmark in das Blut.
Bei Entzündungen wird das Knochenmark gereizt und es zeigt sich im Blut bei der mengenmäßigen Verteilung der Granulozyten eine Linksverschiebung zu den jüngeren Zellen hin (durch den erhöhten Verbrauch der reifen Zellen).

Bei einer Zytostatikabehandlung und somit bei Regenerationshemmung des Knochenmarks kommt es im Blut durch den mangelhaften Nachschub zum Überwiegen überalteter Zellen (= Rechtsverschiebung im Blut).

Monozyten
Die Monozyten entstammen wie die anderen Blutzellen der pluripotenten Stammzelle, aus der sie über die Monoblasten hervorgehen. Die Monozyten zählen zu den wichtigsten Zellen der unspezifischen Infektabwehr. Sie haben die Fähigkeit, in das Gewebe abzuwandern, zum Beispiel in ein Entzündungsfeld und werden dort zu Makrophagen („Freßzellen").

Monozyten-Makrophagen-System (MMS)
Frühere Bezeichnung: Retikuloendotheliales System (RES);

Zellsystem verschiedener Makrophagen, die von Monozyten abstammen und der Abwehrfunktion, insbesondere der Phagozytose dienen. Phagozytose ist die Aufnahme fester Partikel in das Zellinnere von Phagozyten. Makrophagen sind zur Phagozytose befähigte Zellen. Unter normalen Bedingungen sind Makrophagen in allen Geweben vorhanden, wobei sich spezielle Differenzierungsformen entwickelt haben. Die Makrophagen im Blut sind die Monozyten, die Gewebsmakrophagen sind die Histiozyten. In Milz, Lymphknoten und Knochenmark kommen sie als phagozytierende Retikulumzellen vor.
Zum MMS gehören auch die Mikroglia des Gehirns, die Kupfferschen Sternzellen in der Leber, die Alveolarmakrophagen in der Lunge, Pleura- und Peritonealmakrophagen in den serösen Höhlen, Osteoklasten in den Knochen sowie freie und ortsständige Makrophagen in den Lymphknoten.

Lymphozyten
Die Lymphozyten gehen aus der lymphopoetischen Stammzelle hervor und unterscheiden sich früh in die aus dem Knochenmark stammenden B-Lymphozyten und die vom Thymus stammenden T-Lymphozyten. Beide Zellen haben entscheidende Funktionen im Immunsystem.

Die B-Lymphozyten sind Träger der spezifischen humoralen Immunität. Ihre Hauptfunktion ist die Produktion von Antikörpern. Nach einem Antigenkontakt reifen sie zu Plasmazellen, die Antikörper bilden. Ihre Prägung erhalten sie im lymphatischen Gewebe des Verdauungstraktes, einem Bursaäquivalent. (Bei Vögeln werden die B-Lymphozyten in den Bursa Fabricii geprägt.)

Die T-Lymphozyten erhalten ihre Prägung im Thymus und sind Träger der zellvermittelten Immunität. Ihre Aufgabe ist die Erkennung von Fremdantigenen. Es werden T-Effektorzellen, T-Gedächtniszellen, T-Helfer- und T-Suppressorzellen unterschieden.

Die T-Zellen spielen eine wichtige Rolle bei der Abwehr von Infektionen, besonders durch Pilze, Viren, Tuberkel- und Lepraerreger, Tumorabwehr, Allergie vom verzögerten Typ, Transplantationsimmunität.

9.3.2 Erkrankungen des lymphoretikulären Systems

Die Gesamtheit des Monozyten-Makrophagen-Systems (MMS) und der lymphatischen Gewebe wird als lymphoretikuläres System bezeichnet, welches als funktionelle Einheit Abwehrmaßnahmen des Organismus innehat.

Maligne (= bösartige) lymphoretikuläre Erkrankungen sind als Systemerkrankungen aufzufassen.

9.3.2.1 Morbus Hodgkin

Definition

Synonym: Hodgkin-Lymphom, Lymphogranulomatose

Bösartige Lymphknotenvergrößerung (malignes Lymphom), die charakterisiert ist durch das Auftreten von einkernigen (Hodgkin-Zellen) und mehrkernigen (Sternberg-Riesenzellen) atypischen Zellen.

Im Frühstadium handelt es sich um eine lokale Lymphknotenerkrankung, im fortgeschrittenen Stadium um eine Systemerkrankung mit Ausbreitung über benachbarte Lymphknotengruppen bis zum Befall von nicht lymphatischen Organen (Knochenmark, Leber).

Der Häufigkeitsgipfel der Erkrankung liegt zwischen dem 3. und 4. Lebensjahrzehnt.

Ursache

unbekannt
evtl. geschwulsterzeugende (= onkogene) Viren.

Entstehung

Das Geschwulstgewebe des Morbus Hodgkin enthält die Sternberg-Riesenzellen, welche extrem große Kernkörperchen haben und aus den sog. „Hodgkin-Zellen" hervorgehen.
Entsprechend der einzelnen Gewebearten werden 4 Stadien unterschieden:

I. Lymphozytenreiche Form
II. Nodulär-sklerosierende Form
III. Mischzelliger Typ
IV. Lymphozytenarme Form

wobei das I. Stadium die prognostisch günstigste und das IV. Stadium die schlechteste Prognose hat.

Der Morbus Hodgkin beginnt in der Regel in einer Lymphknotengruppe, oft im Kopf-Hals-Gebiet. Die Ausbreitung erfolgt anfangs auf dem Lymphweg (lymphogen), später auch auf dem Blutweg (hämatogen) und kontinuierlich fortschreitend (per continuitatem).
Als immunologische Besonderheit liegt eine abgeschwächte zelluläre Immunität mit Funktionsstörungen der T-Lymphozyten vor. Es besteht erhöhte Anfälligkeit gegen Tuberkulose, Pilz- und Virusinfektionen u. a.

Symptome und Verlauf

Nicht schmerzhafte Vergrößerung eines Lymphknotens oder einer Lymphknotengruppe
meist der zervikalen (im Halsbereich gelegenen) Lymphknoten
selten der Achsel- oder Leistenlymphknoten
Größenzunahme der Lymphknotenschwellung
schmerzlose, zu Paketen verbackene Lymphknoten

Schwellung der mediastinalen Lymphknoten und der Lymphknoten im Bauchbereich, was gelegentlich durch Routine-Röntgenuntersuchung festgestellt wird

evtl. Leber- und Milzschwellung

selten: Lymphknotenschmerzen nach Alkoholgenuß (Alkoholschmerz)

bei Fortschreiten der Erkrankung kommt es zu Allgemeinerscheinungen wie:
Fieber über 38 °C, typisch ist ein wellenförmiger Fieberverlauf
Nachtschweiß, Gewichtsverlust (über 10% in den letzten 6 Monaten)
Leistungsminderung, Juckreiz.

Das Nervensystem kann betroffen sein, es kann zu endokrinen Störungen, zu Skelett- und Lungenmanifestation und zum Befall des Urogenitaltrakts kommen.

Labor

BSG-Erhöhung
evtl. Erhöhung von LDH
Erniedrigung des Eisens im Blutserum, Anämie
Lymphozytopenie (unter 1.000 pro mm^3 Blut)
teilweise Eosinophilie
Gewebsuntersuchung zur Sicherung der Diagnose.

Differentialdiagnose

Lymphknotenschwellung bei:
▷ Non Hodgkin-Lymphomen
▷ Metastasen
▷ Lokalinfektionen
▷ Infektionskrankheiten (Pfeiffersches Drüsenfieber, Toxoplasmose, Röteln, HIV-Infektion u. a.)
▷ Hilus-Tuberkulose
▷ Boecksche Sarkoidose
▷ Bronchialkarzinom u. a.

Behandlung

Einteilung der Therapie entsprechend 3 Prognosegruppen:

Günstige Prognosegruppe:
Strahlentherapie

Intermediäre Prognosegruppe:
kombinierte Chemo- und Strahlentherapie

Ungünstige Prognosegruppe:
Polychemotherapie.

Behandlung der Rückfälle:
entsprechend der Prognosegruppen.

Chirurgisch:
zusätzlich Knochenmarktransplantation (KMT):
Allogene KMT: Verwandter 1. Grades oder Fremdspender
Autologe KMT: von patienteneigenem Knochenmark, das gewonnen und tiefgefroren wurde.

▶ **Naturheilkundlich:**
begleitende Therapie
reine Rohkosternährung, Säfte

adjuvant:
Thymus- und Mistelpräparate, begleitende Lebertherapie

Vitamin C, Vitamin E, Beta-Carotin
Selen, Zink, Molybdän, Magnesium
organotrope Medikamente
Stärkung des Immunsystems, Entgiftungstherapie
psychische und ganzheitliche Betreuung mit Autogenem Training, Hypnose, Sport, Bewegung, Kneippsche Anwendungen
der Patient sollte „sich alles gönnen, was Freude bringt und Spaß macht".

Prognose bei der Mehrzahl der Patienten kann eine Heilung erwartet werden.

9.3.2.2 Non-Hodgkin-Lymphome

Definition Bösartige, durch Zellteilung aus einer Zelle entstandene Gewebsneubildungen (= maligne klonale Neoplasien), die von den B- oder T-Lymphozyten des lymphatischen Gewebes ihren Ausgang nehmen und nicht dem Morbus Hodgkin zuzurechnen sind.

Das lymphatische Gewebe umfaßt Lymphknoten, Milz, Thymus, Waldeyerscher Rachenring, Appendix und Peyersche Plaques.

Einteilung nach der „Kiel-Klassifikation":

A. Niedrige Malignität
1. Lymphozytische maligne Lymphome:
   Chronisch lymphatische Leukämie (CLL)
   Haarzellenleukämie
   Mykosis fungoides
   T-Zonen-Lymphom
2 Lymphoplasmozytoides malignes Lymphom:
   Immunozytom
3 Plasmozytoides malignes Lymphom:
   Plasmozytom
4 Zentrozytisches malignes Lymphom
5 Zentroblastisch-zentrozytisches Lymphom

B. Hohe Malignität
1. Zentroblastisches malignes Lymphom
2. Lymphoblastische maligne Lymphome:
   Akute lymphatische Leukämie
   Burkitt-Lymphom u. a.
3. Immunoblastisches Lymphom.

Ursache unklar, in Frage kommen:

Viren:
HTLV I-Viren (Human-T-Cell-Lymphotrophic-Virus)
Epstein-Barr-Virus (bei Burkitt-Lymphom)
Chromosomen-Abberation (= Abweichung von der normalen Chromosomenzahl oder strukturelle Abweichungen einzelner Chromosome).

Symptome und Verlauf Lymphknotenschwellungen
Allgemeinsymptome wie Fieber, Nachtschweiß, Gewichtsabnahme

Hautbeteiligung mit bräunlichen, teils bläulich durchscheinenden Verhärtungen und Knotenbildung häufig ist der Befall des Knochenmarkes mit leukämischer Ausschwemmung von Lymphomzellen in das Blut

frühzeitige Ausbreitung in nicht lymphatisches Gewebe.

Labor Anämie, Leuko- und Thrombozytopenie
BSG-Beschleunigung

Komplikationen Zunehmende Knochenmarkinsuffizienz

Abschwächung des Immunsystems.

Differentialdiagnose ▷ Lymphknotenschwellungen anderer Ursache.

Behandlung Entsprechend den einzelnen Untergruppen und Erkrankungsstadien

Allgemein Bestrahlung bei niedriger Malignität, zusätzlich Polychemotherapie bei hoher Malignität.

▶ **Naturheilkundlich:**
begleitende Therapie
reine Rohkosternährung, Säfte

adjuvant:
Thymus- und Mistelpräparate, begleitende Lebertherapie
Vitamin C, Vitamin E, Beta-Carotin
Selen, Zink, Molybdän, Magnesium
organotrope Medikamente
Stärkung des Immunsystems, Entgiftungstherapie
psychische und ganzheitliche Betreuung mit Autogenem Training, Hypnose, Sport, Bewegung, Kneippsche Anwendungen
der Patient sollte „sich alles gönnen, was Freude bringt und Spaß macht".

Prognose endgültige Heilungen sind im Gegensatz zum Morbus Hodgkin nur bei einem Teil der Patienten zu erzielen.

9.3.2.3 Plasmozytom

Definition Synonym: Multiples Myelom, Morbus Kahler

Non-Hodgkin-Lymphom mit Befall des Knochenmarks. Ausgangspunkt sind bösartig veränderte Plasmazellen, die das Skelettsystem zerstören und die normale Blutbildung durch Ausbreitung der Tumormasse verdrängen.
Plasmozytomzellen bilden exzessiv Immunglobuline eines einzigen Typen, wie IgG (52%), IgA (20%), selten IgD, ganz vereinzelt IgE = monoklonale Immunglobuline.

Die Immunglobuline, die von den Tumorzellen gebildet werden, haben keine Abwehrfunktion. Daher besteht ein Antikörper-Mangel-Syndrom.

Vorkommen um das 6. Lebensjahrzehnt.

Ursache unbekannt

genetische Faktoren und ionisierende Strahlen können eine Rolle spielen.

Symptome und Verlauf Schleichender Beginn mit zunehmenden Knochenschmerzen
vor allem im Bereich der Wirbelsäule und der Rippen

Plasmazellnester im Knochenmark

Auflösung von Knochengewebe oder Osteoporose bei gleichzeitiger Vermehrung der Plasmazellen im Knochenmark

die Zerstörung des Skelettsystems breitet sich vor allem an den platten Knochen, wie Schädel, Rippen, Wirbelkörper, Brustbein und Becken aus, später auch Befall der Oberarm- und Oberschenkelknochen

bei der Röntgenuntersuchung finden sich wie ausgestanzt erscheinende Defekte der Knochenstruktur („Loch- oder Schrotschußschädel")

Allgemeinerscheinungen wie Abgeschlagenheit, zunehmende Leistungsminderung, Gewichtsverlust, leicht erhöhte Temperatur, Nachtschweiß

gesteigerte Infektanfälligkeit

bei Vorliegen einer Hyperkalzämie (= Erhöhung des Blutkalziumspiegels):
Durst
Vermehrung der Urinmenge (Polyurie)
Exsikkose („Austrocknung")
Verstopfung
Ermüdbarkeit bis zur Bewußtseinstrübung

Hyperkalzämie (Vermehrung des Kalziums im Blut)

Anämie

im fortgeschrittenen Stadium zusätzlich Leuko- und Thrombozytopenie.

Labor

Extrem beschleunigte BSG:
Senkungsgeschwindigkeit nach 1 Stunde:
über 100 mm, sogenannte „Sturzsenkung"

Bence-Jones-Proteine im Urin, welche von den malignen Plasmazellen sezerniert werden

Eiweißveränderungen im Blutserum mit Vermehrung der Gesamteiweiße

Elektrophorese:
Vermehrung der Gammaglobuline durch das Auftreten der monoklonalen (= von den Plasmozytomzellen gebildete) Immunglobuline

Komplikationen

Zusammensinken von Wirbeln, der Patient wird kleiner

Spontanknochenbrüche, bei Wirbelsäulenfrakturen mit der Gefahr der Querschnittslähmung

Nierenschädigung durch Hyperkalzämie
Nephrotisches Syndrom mit der Gefahr der Entwicklung einer Niereninsuffizienz

hyperkalzämische Krise

Infektanfälligkeit durch Mangel an Antikörpern, bedingt durch die Unterdrückung der gesunden immunglobulinproduzierenden Zellen durch die Tumormasse

Erhöhung der Zähflüssigkeit des Blutes (= Hyperviskositätssyndrom) mit Durchblutungsstörungen

in manchen Fällen binden die monoklonalen Immunglobuline Gerinnungsfaktoren, so daß es zu Blutungsneigung kommen kann

Amyloidose

Nervenerkrankungen

erhöhtes Risiko für Zweittumoren und akute myeloische Leukämie (AML).

Differentialdiagnose

▷ Andere bösartige Erkrankungen des blutbildenden Systems
▷ Autoimmunkrankheiten u. a.
▷ Rheumatismus
▷ Kopfschmerzen
▷ Nierenleiden
▷ Knochenbruch durch Unfall
▷ Altersosteoporose
▷ reaktive Vermehrung der Plasmazellen im Knochenmark bei Infektionen, chronischen Lebererkrankungen, Tumoren.

Behandlung

Strahlentherapie.

Konservativ:
Behandlung von Knochenbrüchen
krankengymnastische und physikalische Therapie
Behandlung der Komplikationen.

Medikamentös:
Chemotherapie
Schmerzbehandlung
Gabe von IgG bei Antikörpermangelsyndrom
im fortgeschrittenen Stadium Bluttransfusionen.

▶ **Naturheilkundlich:**
begleitende Therapie
reine Rohkosternährung, Säfte
adjuvant:
Thymus- und Mistelpräparate, begleitende Lebertherapie
Vitamin C, Vitamin E, Beta-Carotin
Selen, Zink, Molybdän, Magnesium
organotrope Medikamente
Stärkung des Immunsystems, Entgiftungstherapie
psychische und ganzheitliche Betreuung mit Autogenem Training, Hypnose, Sport, Bewegung, Kneippsche Anwendungen
der Patient sollte „sich alles gönnen, was Freude bringt und Spaß macht".

Prognose

Das Plasmozytom gilt als unheilbare Erkrankung; die mittlere Überlebenszeit (im ersten Stadium der Erkrankung) beträgt ca. 5 Jahre.

9.3.2.4 Chronische lymphatische Leukämie (CLL)

Definition

Synonym: Chronische Lymphadenose

Non-Hodgkin-Lymphom mit Vermehrung der Lymphozyten im Blut, in Lymphknoten, Milz und Knochenmark.

In den meisten Fällen (97%) handelt es sich um die Vermehrung der B-Lymphozyten, die aber keine Immunkompetenz haben.

Die CLL wird sowohl den chronischen Leukämien als auch den malignen Non-Hodgkin-Lymphomen zugeordnet.

Häufigste Leukämieform, die vorwiegend Patienten mit höherem Lebensalter betrifft.

Ursache unbekannt

gehäuftes familiäres Auftreten.

Symptome und Verlauf Die Erkrankung ist zu Beginn oft symptomloser Zufallsbefund
Leistungsminderung, leichte Ermüdbarkeit, Nachtschweiß

gehäufte Infektionen, vor allem der Lunge

nicht schmerzhafte, vergrößerte Lymphknoten

Milzvergrößerung, geringe Lebervergrößerung

Hauterscheinungen:
Juckreiz
Flechtenbildung, entzündliche Hautveränderungen
Herpes zoster
Pilzbefall
Hautblutungen
knotige Hautinfiltrate

evtl. Schwellung der Ohrspeicheldrüse und Tränendrüsenbefall

Labor Ständige Leukozytose mit hohem Lymphozytenanteil
ständige Erhöhung der absoluten Lymphozytenzahl über 10.000 pro mm^3 Blut
anfangs nur anteilige, später auch absolute Verminderung der Granulozytenzahl
zunehmende Anämie und Thrombozytopenie im Verlauf der Erkrankung
Antikörpermangelsyndrom durch den Defekt der B-Lymphozyten mit zunehmender Verminderung der Immunglobuline

Knochenmarkuntersuchung, Chromosomenanalyse.

Komplikationen Infekte durch Granulozytopenie und Antikörpermangelsyndrom (häufigste Komplikation und häufigste Todesursache)

Hämolytische Anämie
Gefäßentzündung
Schilddrüsenentzündung durch Autoantikörper

Befall von Lunge, Pleura, Niere, Magen-Darm-Trakt, zentralem Nervensystem

Osteoporose

Zweittumore.

Differentialdiagnose Reaktive Lymphozytosen, zum Beispiel bei:
- ▷ Hepatitis
- ▷ Masern
- ▷ Mumps
- ▷ Windpocken (Varizellen)
- ▷ Toxoplasmose

Lymphknotenschwellungen anderer Ursache, zum Beispiel
- ▷ Pfeiffersches Drüsenfieber
- ▷ Zytomegalievirus-Infektion

- ▷ chronische myeloische Leukämie (Phildelphia-Chromosom)

- ▷ andere Non-Hodgkin-Lymphome

Juckreiz bei:
- ▷ Hauterkrankungen und Allergien
- ▷ Darmparasiten
- ▷ Polycythaemia vera
- ▷ Diabetes mellitus
- ▷ Niereninsuffizienz
- ▷ altersbedingter Juckreiz
- ▷ psychogener Juckreiz
- ▷ Cholestase.

Behandlung Patienten mit geringem Risiko (entsprechend der klinischen Stadieneinteilung) werden nicht therapiert, da die Lebenserwartung normal ist
Einleitung einer Therapie erst bei Vorliegen einer Anämie, Thrombozytopenie oder wesentlicher Beeinträchtigung des Allgemeinzustandes.

Medikamentös:
Interferon-Alpha
Chemotherapie
Glukokortikosteroide
Substitution von Immunglobulinen.

Strahlentherapie.

Chirurgisch:
Allogene Knochenmarkstransplantation (durch Verwandten oder Fremdspender)
evtl. Milzentfernung.

▶ **Naturheilkundlich:**
begleitende Therapie
reine Rohkosternährung, Säfte

adjuvant:
Thymus- und Mistelpräparate, begleitende Lebertherapie
Vitamin C, Vitamin E, Beta-Carotin
Selen, Zink, Molybdän, Magnesium
organotrope Medikamente
Stärkung des Immunsystems, Entgiftungstherapie
psychische und ganzheitliche Betreuung mit Autogenem Training, Hypnose, Sport, Bewegung, Kneippsche Anwendungen
der Patient sollte „sich alles gönnen, was Freude bringt und Spaß macht".

Prognose gutartigste Erkrankung unter allen Erkrankungen der weißen Blutzellen.

9.3.3 Leukämien

Leukämie (= weißes Blut) ist eine Erkrankung der weißen Blutzellen mit sehr hohen Leukozytenzahlen.

Die rasche Vermehrung eines bösartigen Zellsprößlings führt zur allgemeinen Ausbreitung im blutbildenden Knochenmark, Übergreifen auf andere Organe sowie Ausschwemmung leukämischer Zellen ins Blut.

Es werden 3 Krankheitsbilder unterschieden:

❶ Akute lymphatische (ALL) und akute myeloische Leukämie (AML)
❷ Chronische myeloische Leukämie (CML)
❸ Chronische lymphatische Leukämie (CLL).

Die akute Leukämie gipfelt einerseits im Kindesalter (überwiegend ALL), andererseits im höheren Alter (überwiegend AML).

Die Unterteilung in akute und chronische Formen erfolgt auf der Grundlage des Knochenmarkbefundes.

Die akuten Leukämien sind gekennzeichnet durch das Vorliegen von unreifen „Blasten"-Populationen, d. h. unreifen „Zellvorstufen".
Bei den chronischen Leukämien findet eine Ausreifung statt.
Die akuten Leukämien werden deshalb auch als „unreifzellige", die chronischen als „reifzellige" Leukosen (= Synonym zu Leukämien) bezeichnet.

Folgen einer Leukämie:
Die normale Blutbildung im Knochenmark wird verdrängt und es kommt zu Anämie, Granulozytopenie und Thrombozytopenie mit Schwäche, bakteriellen Infekten und Blutungsneigung. Die Schädigung der B- und T-Lymphozytenbildung führt zu Infektanfälligkeit. Die Erkrankung kann sich auf weitere Organsysteme ausbreiten und dadurch zu Beschwerden führen.

9.3.3.1 Akute Leukämie

Definition Bösartige, durch Zellteilung entstandene Neubildungen der blutbildenden Zellen. Es kommt zur selbsttätigen unbegrenzten Wucherung einer Leukozytenrasse mit Ausschwemmung von unreifen Zellvorstufen (unreifzelligen Blasten) ins Blut.

Die meisten akuten Leukämien im Kindesalter sind akute lymphatische Leukämien (**ALL**)
im Erwachsenenalter akute myeloische Leukämien (**AML**).

Die akute Leukämie ist die häufigste bösartige Erkrankung im Kindesalter.

Ursache Viren: HTLV 1-Viren

Knochenmarkschädigungen durch chemische Substanzen (Benzol, Präparate zur Verhinderung der Zellteilung) und ionisierende Strahlen

Genetische Faktoren (gehäuftes Vorkommen der AML bei Trisomie 21, Mongolismus)

Entwicklung einer AML aus einer Polycythaemia vera.

Entstehung Durch die Umbildung der blutbildenden Stammzellen im Knochenmark und die Ausbreitung der bösartigen Zellsprößlinge wird die normale Bildung der Erythrozyten, Leukozyten und Thrombozyten verdrängt. Es kommt zur fortschreitenden Schwäche des Knochenmarks (= Knochenmarkinsuffizienz).

Je nachdem, ob die leukämischen Zellen ihr ursprüngliches Gewebe noch erkennen lassen, werden die akuten Leukämien mit dem Zusatz myeloisch (AML), lymphatisch (ALL) oder undifferenziert (AUL) belegt.

Die leukämischen Infiltrate erscheinen in Knochenmark, Milz, Leber und Lymphknoten, in fortgeschrittenen Stadien auch in Niere, Lunge, Gehirn etc.

Symptome und Verlauf

Allgemeinsymptome wie:
Abgeschlagenheit, Fieber, Nachtschweiß

oft wird eine „verschleppte Grippe" von den Patienten angegeben

verstärkte Blutungsneigung, zunächst mit Nasen- und Zahnfleischbluten

Anfälligkeit für bakterielle Infekte durch Granulozytopenie

Entzündungen an den Haut-Schleimhautübergängen, Pilzinfektionen (Soor durch Candida albicans)

Petechien (punktförmige Hautblutungen) und Blutergüsse (Hämatome) ohne Angabe einer entsprechenden Verletzung

Blässe, Atemnot, Müdigkeit als Folge einer Anämie

Blutungen durch Thrombozytopenie

Lymphknotenschwellung, Leber- und Milzschwellung

Zahnfleischentzündung

starke Kopfschmerzen

Meningeosis leucaemica (= Befall von Hirn- bzw. Rückenmarkhäuten mit leukämischen Tumorzellen), was vor allem bei akuten lymphatischen Leukämie vorkommt
neurologische Ausfallerscheinungen

Befall von Haut und Organen, evtl. Knochenschmerzen

Labor

Nachweis von unreifzelligen Elementen (Blasten) im Blut und Knochenmark
Anämie mit Verminderung der Retikulozyten, Thrombozytopenie
die Leukozyten können normal, erhöht oder erniedrigt sein
erhöhte BSG
evtl. Erhöhung von Harnsäure und LDH
Chromosomenveränderungen.

Differentialdiagnose

▷ Lymphknotenschwellung bei Pfeifferschem Drüsenfieber, Virusinfekte u. a.

Behandlung

Konservativ:
Sorgfältige Hygiene
keimfreie Räume

Medikamentös:
Antibiotika und Antimykotika (Mittel gegen Pilzbefall) zur vorbeugenden Infektbehandlung
nach Bedarf Substitution von Erythrozyten und Thrombozyten
Anregung der Granulopoese
Chemotherapie.

Chirurgisch:
Knochenmarktransplantation mit Hilfe eines geeigneten Spenders.

▶ **Naturheilkundlich:**
begleitende Therapie
reine Rohkosternährung, Säfte

adjuvant:
Thymus- und Mistelpräparate, begleitende Lebertherapie
Vitamin C, Vitamin E, Beta-Carotin
Selen, Zink, Molybdän, Magnesium
organotrope Medikamente
Stärkung des Immunsystems, Entgiftungstherapie
psychische und ganzheitliche Betreuung mit Autogenem Training, Hypnose, Sport, Bewegung, Kneippsche Anwendungen
der Patient sollte „sich alles gönnen, was Freude bringt und Spaß macht".

Prognose Durch die fortschreitende Knochenmarkinsuffizienz verlaufen die akuten Leukämien unbehandelt innerhalb weniger Monate tödlich.
Unter Therapie liegt die Heilungsrate der ALL im Kindesalter bei 70%, die AML im Erwachsenenalter ist in den meisten Fällen noch nicht heilbar.

9.3.3.2 Chronische myeloische Leukämie (CML)

Definition Bei der CML besteht eine bösartige Entartung der pluripotenten Stammzelle des Knochenmarks.
Es werden exzessiv Granulozyten produziert, die im Gegensatz zu den unreifen Zellvorstufen (unreifzelligen Blasten) der akuten Leukämie funktionstüchtig sind. Im Blut findet sich eine starke Vermehrung der Leukozytenzahl mit Ausschwemmung aller Reifungsstufen der Granulozytopoese.

Charakteristischer Befund bei der Zelluntersuchung ist das Philadelphia-Chromosom.

Die Entwicklung ist schleichend. Es vergehen von der Entartung der Stammzelle bis zur Diagnosestellung etwa 8 Jahre.

Altersgipfel ist das mittlere Lebensalter.

Ursache Unbekannte Faktoren

Ionisierende Strahlen und Benzol können zu Chromosomenschäden führen, die eine Leukämie auslösen (Atombombenexplosion in Hiroshima und Nagasaki).

Entstehung Bei über 90% der Patienten findet sich ein verändertes Chromosom, das Phildelphia-Chromosom (= Chromosom Nr. 22).
Diese Störung führt nach Jahren zum Überwiegen des bösartigen Zellsprößlings und unterdrückt weitgehend die normale Blutbildung (= Hämatopoese).

Die CML macht die höchsten Leukozytenzahlen unter allen Formen der Leukämie (bis über 500.000 pro mm^3 Blut).

Symptome und Verlauf Chronische Phase mit schleichendem Beginn

Leitsymptome:
Leukozytose und Milzvergrößerung
evtl. mit Druck- und Völlegefühl im linken Oberbauch und Klopf- oder Druckschmerz des Sternums

Allgemeinsymptome:
Müdigkeit, Leistungsminderung, Gewichtsabnahme, Nachtschweiß

Knochenschmerzen, vor allem in den Schienbeinen und dem Brustbein, bedingt durch die Expansion des Knochenmarks

Übergangsstadium zwischen chronischer Phase und Blastenschub (= massive Einschwemmung der unreifen Zellen ins Blut):
zunehmende Leukozytose, Anämie, Thrombozytopenie
zunehmende Milzvergrößerung, häufig auch Vergrößerung der Leber
evtl. Fieber
Zeichen einer krankhaften Blutungsneigung an Haut- und Schleimhäuten und am Augenhintergrund
Lymphknotenvergrößerung

Blastenschub nach 4 oder mehr Jahren der chronischen Phase:
myeloische Blastenkrise mit Anstieg der Myeloblasten und Promyeloblasten (= unreife Vorstufen der Granulozyten, die sich aus der pluripotenten Stammzelle im Knochenmark entwickeln) auf über 30% im Blutbild
Fieber ohne infektiöser Ursache
Verschlechterung des Allgemeinzustandes
Resistenz gegenüber der bisherigen Therapie
Blutungsneigung, Zeichen einer Anämie

der Verlauf ähnelt dem einer akuten Leukämie und endet in der Regel innerhalb weniger Monate tödlich

Labor

Harnsäure und LDH erhöht durch den gesteigerten Zellumsatz
Leukozytose mit Ausschwemmung granulopoetischer Vorstufen aller Reifungsgrade in das Blut

Buntes Blutbild mit den Vorstufen der Granulopoese (Promyelozyten, Myeloblasten) im Blut, Basophilie (Vermehrung der basophilen Granulozyten im Blut)
Anämie, anfangs Thrombozytose
Vermehrung der Granulopoese im Knochenmark (Linksverschiebung)
Nachweis des Philadelphia-Chromosoms
Blastenschub: Anstieg der Blasten und Promyelozyten auf mindestens 30%, Anämie, Thrombozytopenie, nichtinfektiöses Fieber über 38°C.

Komplikationen

Durch die hohen Leukozytenzahlen kann es bei bestehender Thrombozytose zu Thrombosen kommen (Milzinfarkte u. a.)
bei Thrombozytopenie zu Blutungen.

Differentialdiagnose

▷ Andere Erkrankungen der myeloischen Stammzelle
▷ hohe Leukozytenzahlen (aber in der Regel nicht über 100.000 pro mm^3 Blut) bei chronischen Eiterungen, Sepsis u. a.
▷ Akute Leukämien.

Behandlung

Medikamentös:
Interferon-Alpha
Chemotherapie.

Bestrahlung der Milz.

Chirurgisch:
Allogene Knochenmarkstransplantation (in der Regel die einzig mögliche Therapie, um eine Heilung zu erzielen).

▶ **Naturheilkundlich:**
begleitende Therapie
reine Rohkosternährung, Säfte

adjuvant:
Thymus- und Mistelpräparate, begleitende Lebertherapie
Vitamin C, Vitamin E, Beta-Carotin
Selen, Zink, Molybdän, Magnesium
organotrope Medikamente
Stärkung des Immunsystems, Entgiftungstherapie
psychische und ganzheitliche Betreuung mit Autogenem Training, Hypnose, Sport, Bewegung, Kneippsche Anwendungen
der Patient sollte „sich alles gönnen, was Freude bringt und Spaß macht".

Prognose Die mittlere Lebenserwartung unter Chemotherapie liegt bei 3,5 Jahren.

9.3.4 Polycythaemia vera

Definition Erworbene Erkrankung der pluripotenten Stammzellen mit erheblicher Vermehrung aller 3 Blutzellreihen, wobei überwiegend die Erythropoese betroffen ist.

Seltene Erkrankung
Häufigkeitsgipfel um das 60. Lebensjahr.

Ursache unbekannt.

Entstehung Durch die Vermehrung der Blutkörperchen kommt es zu einem Anstieg des Hämatokrits auf über 55%. Dies entspricht einem kritischen Anstieg der Blutzähflüssigkeit (= Blutviskosität) mit verminderter Sauerstofftransportkapazität des Blutes.
Bei Hämatokritwerten über 60% ist die Mikrozirkulation gefährdet und es kann zu thromboembolischen Komplikationen kommen.

Die Bildung der roten Blutkörperchen erfolgt auch bei dieser Erkrankung über das Erythropoetin, obwohl dieses in Serum oder Urin normal oder vermindert ist.

Symptome und Verlauf Rötung von Gesicht und Extremitäten (blühendes Aussehen)
rot-bläuliche Färbung von Lippen, Haut und Schleimhäuten, Juckreiz

Schwindel, Kopfschmerzen, Ohrensausen, Müdigkeit, Nasenbluten, Sehstörungen, Bluthochdruck und Herzdruck als Folge der vermehrten Gefäßfüllung und Zunahme der Zähflüssigkeit des Blutes (Viskosität)

Weitstellung der Gefäße mit Gefäßspinnen, Vergrößerung der Milz (Splenomegalie), seltener Lebervergrößerung (Hepatomegalie).

Labor Anstieg von Erythrozyten, Hämoglobin und Hämatokrit im Blut (= Polyglobulie)
meist Erhöhung der Leukozyten und Thrombozyten, Linksverschiebung, Eosinophilie, Basophilie; Bilirubin und Harnsäure im Blutserum erhöht
BSG 0/1 mm
Eisen im Blutserum erniedrigt
gesteigerte Erythropoese im Knochenmark.

Komplikationen Thromboembolien (40% der Todesfälle)
Blutungsneigung (= hämorrhagische Diathese) bei Funktionsstörung der Blutplättchen mit Hirnblutung, Herzinfarkt, Lungenembolie
Entwicklung anderer Erkrankungen der myeloischen Stammzelle mit Knochenmarkinsuffizienz
Übergang in eine akute Leukämie.

Differential-diagnose	**Polyglobulie bei:** ▷ Hypernephrom ▷ Ovarialkarzinom ▷ Kleinhirntumoren u. a. ▷ einigen Nierenerkrankungen wie: ▷ Zystenniere ▷ Zustand nach Nierentransplantation ▷ familiär bedingt (Vererbung) kompensatorisch bei Sauerstoffmangel in den Geweben (= Hypoxie) bei: ▷ Aufenthalt in großen Höhen ▷ Lungen- und Herzerkrankungen ▷ Nierenarterienstenose ▷ gestörter Sauerstofftransportfunktion des Hämoglobins Stimulation der Erythropoese durch hormonale Faktoren wie: ▷ Morbus Cushing, Therapie mit Kortikoiden ▷ Androgenen.
Behandlung	**Konservativ:** Regelmäßige Aderlässe von etwa 500 ml, um einen Hämatokrit von unter 45% anzustreben der Nachteil liegt in der Herbeiführung eines Eisenmangels und die Therapie ist ohne Einfluß auf die Thrombozytose. **Medikamentös:** Interferon-Alpha Zytostatika.
Prognose	Mittlere Überlebenszeit unter Therapie 10–15 Jahre.

9.3.5 Essentielle Thrombozythämie

Definition	Autonome fortschreitende Vermehrung der Thrombozytopoese mit Erhöhung der Plättchenzahl auf etwa 1 Million pro mm^3 Blut. Sehr seltene Erkrankung Auftreten nach dem 50. Lebensjahr.
Ursache	unbekannt.
Symptome und Verlauf	Thromboembolische Komplikationen (häufigste Todesursache) verstärkte Blutungsneigung durch funktionsgestörte Thrombozyten mit: Petechien Schleimhautblutungen, Nasenbluten Blutergüssen Blutungen aus dem Magen-Darm-Trakt und aus den ableitenden Harnwegen im Verlauf der Erkrankung Vergrößerung der Milz.
Labor	Thrombozytose (über 1 Million pro mm^3 Blut) die Blutungszeit ist verlängert Leukozytose, Anämie Vermehrung der Megakaryozyten (= Vorstufe der Thrombozyten) im Knochenmark.

Komplikationen	Entwicklung einer akuten myeloblastischen Leukämie, einer Polycythaemia vera u. a.
Differentialdiagnose	Reaktive Thrombozytose: ▷ nach Unfällen, Operationen, Milzentfernung, Blutverlust ▷ bei chronischen Entzündungen und bösartigen Erkrankungen ▷ andere Erkrankungen der myeloischen Stammzelle.
Behandlung	**Medikamentös:** Interferon-Alpha Myelosuppressive Therapie.
Prognose	mittlere Überlebenszeit etwa 10–15 Jahre.

9.3.6 Aplastische Anämie

Definition

Knochenmarkversagen mit starker Verminderung aller 3 Blutzellreihen (= Panzytopenie)

Aplastisches (leeres) Knochenmark mit Ersatz des blutbildenden Markes durch Fettmark und durch eine Panzytopenie im Blut:
- Granulozyten unter 500 pro mm^3 Blut
- Thrombozyten unter 20.000 pro mm^3 Blut
- ineffektive Erythropoese mit Anämie und Verminderung der Retikulozyten (= Retikulozytopenie).

Die Panzytopenie ist die Folge einer Schädigung der pluripotenten Stammzelle und stellt den schwersten Grad der Knochenmarkschädigung dar.

Seltene Erkrankung
gehäuftes Auftreten in Zeiten hormoneller Umstellungen (Pubertät, Schwangerschaft, Beginn des Alters).

Ursache

Angeboren (selten) oder erworben (die meisten Fälle), wobei die Ursache unbekannt ist

Ausgelöst durch:
Medikamente (Zytostatika)
chemische Substanzen (Benzol, Goldverbindungen, Arsenverbindungen, Insektizide u. a.)
ionisierende Strahlen
immunologische Erkrankungen (Lupus erythematodes u. a.)
Geschwulsterkrankungen
Virusinfekte (Hepatitisviren, Herpesviren u. a.)
Schwangerschaft
Erkrankungen der Bauchspeicheldrüse u. a.

Symptome und Verlauf

Mangel der einzelnen Reihen der Blutkörperchen:

Mangel an Erythrozyten:
Anämie mit Blässe der Haut und Schleimhäute, Atemnot, Müdigkeit

Mangel an Granulozyten:
Granulozytopenie mit Infekten, Fieber, Gewebsuntergängen, Pilzbefall an Haut-Schleimhautübergängen

	Mangel an Blutplättchen: Thrombozytopenie mit krankhafter Blutungsneigung (= hämorrhagischer Diathese) wie Hautblutungen, Zahnfleisch- und Nasenbluten, Blutungen aus dem Magen-Darm-Trakt selten: Leber- und Milzvergrößerung, Lymphknotenschwellungen.
Labor	Erhöhung der BSG (bereits schon aufgrund der Anämie) starke Erhöhung des Erythropoetingehaltes von Blutserum und Urin Eisen im Blutserum erhöht.
Komplikationen	Schwere tödliche Infektionen oder Blutungen.
Differentialdiagnose	▷ Panzytopenie bei anderen Erkrankungen der myeloischen Stammzelle ▷ Hypersplenismus (Überfunktion der Milz) ▷ Megaloblastäre Anämie durch Vitamin B_{12}- oder Folsäuremangel ▷ anfallsweise auftretende nächtliche Hämoglobinurie (Hämoglobin im Urin) ▷ Lupus erythematodes ▷ Knochenmarkbefall durch Leukämien, bösartige Lymphome, Karzinome u. a.
Behandlung	**Konservativ:** Beseitigung des möglichen Auslösers der Panzytopenie Vermeidung von Blutungskomplikationen (keine i.m. Injektionen) u. a. **Medikamentös:** Stimulierung der Blutbildung durch Testosteronderivate und Glukokortikoide *(Prednisolon)* Substitution von Erythrozyten, Granulozyten und Thrombozyten Immunsuppressive Therapie Unterstützende Maßnahmen wie antibiotische Behandlung von Infektionen. **Chirurgisch:** Allogene Knochenmarktransplantation.
Prognose	unbehandelt besteht eine Letalität von 70% nach Knochenmarktransplantation sind nach 10 Jahren etwa 75% der Patienten gesund.

9.4 Milz

Die Milz ist ein Organ des lymphatischen Systems und besteht aus roter und weißer Pulpa sowie Gewebe des Monozyten-Makrophagen-Systems (MMS) und Bindegewebe.
Vor der Geburt, bei Bedarf auch später, findet in der Milz, neben dem Knochenmark und der Leber, die Blutbildung statt. Nach der Geburt ist die Milz als Teil des Immunsystems verantwortlich für die Ausschaltung von Mikroorganismen und für die humorale und zelluläre Immunantwort, ähnlich wie das übrige lymphatische Gewebe. Hauptaufgabe der Milz ist die Filterfunktion für gealterte, vor allem roter, Blutkörperchen und krankhaft veränderter Zellen und Partikel und deren Abräumen aus der Blutbahn.

Bei Fehlen der Milz nach Unfall oder operativer Entfernung (Splenektomie) besteht ein etwas erhöhtes Risiko für Infektionen. Die Aufgaben der Milz werden von anderen Organen übernommen, die Filterfunktion durch das übrige

MMS, die Antikörperbildung und zelluläre Immunreaktion durch das lymphatische System in Knochenmark und Lymphknoten.

Milzerkrankungen äußern sich meist in einer Vergrößerung des Organs (Milztumor, Splenomegalie). Eine isolierte Erkrankung der Milz als Ursache eines Milztumors ist selten. In der Regel liegen andere Erkrankungen zugrunde, die mit einer Splenomegalie einhergehen.

9.4.1 Hypersplenismus

Definition

Synonym: Hyperspleniesyndrom

Überfunktion der meist vergrößerten Milz mit erhöhtem Abbau der einzelnen Blutzellen. Daraus resultiert ein Mangel aller Blutzellen (Panzytopenie) oder einzelner Blutzellreihen (Granulozytopenie und/oder Thrombozytopenie). Im Knochenmark liegt eine normale oder gesteigerte Blutbildung vor mit Zunahme der Knochenmarkzellen (hyperplastisches Knochenmark).

Ursache

Primärer Hypersplenismus (isolierte Milzerkrankung) ohne erkennbare Grundkrankheit

Sekundärer Hypersplenismus bei Erkrankungen, die mit Milzvergrößerung einhergehen:
Lebererkrankungen mit Pfortaderhochdruck
hämolytische Anämien
Erkrankungen der myeloischen Stammzellen
Speicherkrankheiten
akute Infektionskrankheiten (Epstein-Barr-Virusinfektionen wie Pfeiffersches Drüsenfieber, HIV-Infektion, Röteln, Toxoplasmose, Typhus, Paratyphus, Morbus Bang, Leptospirosen, Virushepatitis, Malaria u. a.)
chronische Infektionskrankheiten (Sarkoidose, Miliartuberkulose, Lues II u. a.)
rheumatoide Arthritis
bösartige Lymphome.

Symptome und Verlauf

Symptome der Grunderkrankung
schwere Infektionen bei Verminderung der Granulozyten

Körperliche Untersuchung:
Nachweis einer vergrößerten Milz per Palpation in rechter Halbseitenlage, wobei die Milz bei der Einatmung gegen die palpierende Hand stößt.

Komplikationen

Bei Milzentfernung:
Vermehrung der Thrombozyten mit Thromboembolien
schweren Pneumokokkeninfektionen, vor allem im Kindesalter.

Differentialdiagnose

Tumor im linken Oberbauch:
- ▷ Nierenvergrößerung
- ▷ Kolontumor
- ▷ Pankreastumor oder Pankreasschwanzzyste
- ▷ vergrößerter linker Leberlappen.

Behandlung

der Grundkrankheit, die zur Milzvergrößerung geführt hat.

Chirurgisch:
ggf. Entfernung der Milz (= Splenektomie).

9.5 Störungen des Blutgerinnungssystems

9.5.1 Diagnostische Zusammenhänge

An der Blutgerinnung und normalen Blutstillung (= Hämostase) sind die Gefäßwand, die Thrombozyten und das plasmatische Gerinnungssystem mit den gerinnungsfördernden und -hemmenden Proteine beteiligt.
Störungen in diesem Zusammenspiel können einerseits zu spontanen Blutungen und andererseits zu überschießender Gerinnung mit Blutgerinnselbildung (=Thrombenbildung) führen.

Gefäßwand
Nach einer Verletzung kommt es zu einer Konstriktion (= Zusammenziehung) der Gefäße als erste Reaktion auf den Verletzungsreiz.

Thrombozyten
Neben der Vasokonstriktion (= Zusammenziehung der Gefäße) kommt es bei einer Gewebsverletzung zu einer Freilegung von Kollagen. Die Änderung der Gefäßwandstruktur, insbesondere das Kollagen, ist ein Reiz für die Anhaftung von Thrombozyten an die Verletzungsstelle. Von den Thrombozyten wird der sogenannte Plättchenfaktor freigesetzt, der für wichtige Teilschritte des plasmatischen Gerinnungssystems erforderlich ist.

Plasmatische Blutgerinnung
Durch das freiliegende Kollagen bei der Gefäßverletzung wird das plasmatische Gerinnungssystem, mit der Bildung des endgültigen Blutpfropfes, aktiviert.
Die Blutgerinnung ist ein komplexer, kaskadenartig ablaufender Vorgang, der der Blutstillung dient. An der Blutgerinnung sind verschiedene gerinnungsfördernde Plasmafaktoren (Faktor I-XIII) beteiligt.

Die plasmatische Gerinnung kann sowohl auf exogenem Weg (Extrinsic-System), d. h. Verletzung von außen, wobei das Blutplasma mit Gewebsverletzungen in Kontakt kommt, als auch auf endogenem Weg (Intrinsic System), d. h. direkte Gefäßverletzung von innen, wobei das Blut mit einer Fremdoberfläche in Berührung kommt, ausgelöst werden.

Beide Systeme greifen ineinander über und bilden letztendlich aus Fibrinogen das stabile Fibrin:
Bildung des Prothrombinaktivators
▷ Thrombinbildung
▷ Fibrinbildung (durch Überführung von Fibrinogen in Fibrin mittels Thrombin).

Fibrinolyse
entsprechend dem plasmatischen Gerinnungssystem besteht ein fibrinolytisches System zur Lösung von übermäßigen Fibrinniederschlägen im Gefäßsystem, Geweben und Körperflüssigkeiten:
Bildung von Plasminogenaktivatoren
▷ Plasminbildung
▷ Fibrinauflösung.

Blutgerinnung und Fibrinolyse stehen normalerweise im Gleichgewicht. Beide Systeme werden durch Aktivatoren angeregt und durch Inhibitoren gehemmt.

Hemmstoffe des Gerinnungssystems
Sie beeinträchtigen normalerweise die Gerinnung nicht, sondern wirken nur einer übermäßigen Aktivierung der plasmatischen Gerinnung entgegen:

Antithrombin III, welches eine überschießende Thrombinaktivierung verhindert; bei Mangel an Antithrombin III besteht ein erhöhtes Thromboserisiko

Protein C und S, die Vitamin K-abhängig in der Leber gebildet werden

Heparin, das Thrombin indirekt durch Aktivierung von Antithrombin III hemmt; Heparin-„Gegengift" (Antidot) ist Proaminsulfat

Hirudin ist ein Wirkstoff aus Blutegeln und ein direkter Hemmer des Thrombin

Cumarine sind Vitamin K-Antagonisten; bei Vitamin K-Mangel bildet die Leber funktionsuntüchtige Vorstufen der Gerinnungsfaktoren des Prothrombinkomplexes.

Die Aktivierung des fibrinolytischen Systems

kann durch blut- und gewebeständige Stoffe erfolgen und auch medikamentös durch sogenannte Fibrinolytika (= Aktivatoren der Fibrinolyse) wie Streptokinase, Urokinase u. a. hervorgerufen werden.

Quick-Test
Die schnelle Gerinnung wird mittels des Quick-Test (Thromboplastinzeit) bestimmt, wobei die Dauer bis zum Eintritt der Gerinnung von Gerinnungsfaktoren (VII, X, V, II und I) abhängt.

Blutungszeit
= die Zeitdauer bis zum Blutungsstillstand nach Einstich mit einer Blutlanzette in Fingerbeere oder Ohrläppchen.

Blutgerinnungszeit
= die Zeit vom Beginn der Blutentnahme bis zur Gerinnung.

Hämorrhagische Diathesen
Blutgerinnungsstörung mit krankhafter Neigung zu Blutungen, wobei die Blutungen entweder zu lang, zu stark oder ohne adäquaten Anlaß sind.

Hämorrhagische Diathesen können entsprechend der 3 Komponenten der Blutstillung unterschieden werden in:
Störungen der Gefäße = vaskuläre hämorrhagische Diathesen
Störungen der Thrombozyten = thrombozytäre hämorrhagische Diathesen
Störungen der plasmatischen Gerinnungsfaktoren = plasmatische hämorrhagische Diathese, die als Koagulopathien bezeichnet werden.

Bei Koagulopathien sind die auftretenden Blutungen meist flächenhaft, bei den vaskulären und thrombozytären Störungen oft punktartig (petechial).

Die Ursache von 2/3 aller hämorrhagischen Diathesen sind Störungen der Thrombozyten.
Die Blutplättchen können in ihrer Anzahl vermindert sein oder sie weisen funktionelle Defekte auf.
Die Blutungszeit ist bei allen Plättchenfunktionsstörungen verlängert.

9.5.2 Plasmatische hämorrhagische Diathesen

Plasmatische hämorrhagische Diathesen sind angeborene oder erworbene Defekte der Blutstillung durch Mangel an plasmatischen Gerinnungsfaktoren oder Störungen derselben (Koagulopathien). Diese Diathesen sind gekennzeichnet durch eine fehlende oder verzögerte Fibrinbildung bzw. eine beschleunigte krankhafte Fibrinauflösung (Fibrinolyse). Sie neigen zu flächigen Haut- oder Schleimhautblutungen und Blutergüssen (Hämatomen).

9.5.2.1 Bluterkrankheit

Definition Synonym: Hämophilie

Angeborene X-chromosomal vererbte plasmatische Gerinnungsstörung mit hämorrhagischer Diathese durch Fehlen oder Inaktivität eines Gerinnungsfaktors.

Es werden die Hämophilie A und Hämophilie B unterschieden.

Durch den Vererbungsmodus erkranken in der Regel nur Männer, während Frauen mit dem defekten X-Chromosom die Hämophilie übertragen (Konduktorinnen).

Hämophilien sind die häufigsten angeborenen Koagulopathien.

Ursache Hämophilie A (schwerste Form, 85% der Fälle):
Fehlen von Gerinnungsfaktor VIII (90% der Fälle)
Inaktivität von Gerinnungsfaktor VIII (10% der Fälle)

Hämophilie B (15% der Fälle):
Fehlen oder Inaktivität von Gerinnungsfaktor IX = Christmas Faktor.

Entstehung

Die Bildung der Gerinnungsfaktoren VIII und IX wird von Genen im X-Chromosom gesteuert.
Die Hämophilie wird in 2/3 der Fälle über das X-Chromosom geschlechtsgebunden rezessiv vererbt. In den übrigen Fällen entsteht die Hämophilie durch Neumutation des X-Chromosoms.

Alle Töchter eines Bluters und einer gesunden Mutter sind Konduktorinnen (Überträgerinnen), da sie vom Vater das kranke X-Chromosom erhalten. Der seltene Fall einer weiblichen Bluterin tritt entweder nach Spontanmutation auf oder bei einer Tochter aus der Ehe eines Bluters und einer Konduktorin.
Alle Söhne eines Bluters und einer gesunden Mutter sind gesund, da sie das gesunde X-Chromosom von der Mutter erhalten.

Eine Konduktorin gibt ihr krankes X-Chromosom mit 50% Wahrscheinlichkeit an ihre Kinder weiter, wobei bei einer Ehe mit einem gesunden Mann (mit 50%iger Wahrscheinlichkeit) der Sohn Bluter und die Tochter Konduktorin ist.

Konduktorinnen sind in der Regel ohne Beschwerden, manchmal können sich Blutungsneigungen zeigen mit verstärkter Regelblutung, verstärkte Blutungen nach Operationen und Entbindungen u. a.

Durch den Mangel der Gerinnungsfaktoren entsteht stark verzögert ein strukturgestörtes Fibringerinnsel. Wunden werden nicht oder nur ungenügend verschlossen.

Symptome und Verlauf

Schwere und mittelschwere Formen der Hämophilie:
Blutungen ohne besonderen Anlaß unter alltäglichen Belastungen oder aus dem Schlaf heraus

70–80% aller Blutungen sind Spontanblutungen mit großflächigen Blutungen

Nabelschnurblutungen

hauptsächlich Muskelblutungen und Gelenkblutungen, besonders der Knie-, Ellenbogen- und Sprunggelenke
ohne sofortige Behandlung entwickeln sich Schäden am Bewegungsapparat
erste Anzeichen der Gelenkblutung sind Kribbeln, Fremdkörper- oder Druckgefühl
daraus können sich chronische Entzündungen der Synovialis (= Innenschicht der Gelenkkapsel) und Schäden des umgebenden Bandapparates sowie der Muskulatur entwickeln
die Folge sind schmerzbedingte Schonhaltungen, Muskelrückbildung, Knorpel- und Knochenabnutzungen durch reaktive Entzündungsvorgänge
bei Kindern zusätzlich Wachstumsstörungen und schließlich Gelenkversteifungen
bevorzugte Lokalisation der spontanen Muskelblutungen sind M. iliopsoas, Unterarm- und Wadenmuskulatur

Blutungen im Mundboden bzw. Zungengrundblutungen sind gefährlich durch die Erstickungsgefahr bei Verlegung der Atemwege
Nierenblutungen
Hämaturien (Blut im Urin) kommen oft im Zusammenhang mit leichten Infekten vor
Blutungen im Magen-Darm-Bereich und im zentralen Nervensystem können lebensbedrohlich sein, ebenso massive Blutungen in die Muskulatur

Bei leichten Hämophilien oft nur Nachblutungen nach operativen Eingriffen (zum Beispiel Zahnentfernung) und Verletzungen, Nasenblutungen u. a.

Die Blutungszeit ist normal, typisch ist die verlängerte Gerinnungszeit (Nachblutung).

Labor

Verlängerte Gerinnungszeit aller Globaltests
bei größeren Blutungen:
erhöhte BSG, Leukozytose, Fieber.

Alle Patienten, die vor 1985 behandelt wurden, sind als mit Hepatitisviren infiziert zu betrachten, ebenso lag die Zahl der HIV-Infizierten bei 46%.

Komplikationen

Entwicklung eines hämorrhagischen Schocks bei massiven Blutungen

bleibende Körperbehinderung durch die sich wiederholenden Gelenk- und Muskelblutungen.

Differentialdiagnose

- ▷ Blutungen durch angeborenen Mangel anderer Gerinnungsfaktoren
- ▷ von-Willebrand-Jürgens-Syndrom (= angeborener und gefäßbedingter Mangel an Gerinnungsfaktoren).

Behandlung

Konservativ:
Vorbeugende Behandlung von Blutungen, besonders der Gelenke (Knie): keine Gabe von Medikamenten, die die Thrombozytenaggregation hemmen (zum Beispiel *Azetylsalizylsäure*), **keine i.m.-Injektionen**
sorgfältige lokale Blutstillung
Ausbildung der Patienten zur Selbstinjektion von Gerinnungsfaktoren.

Medikamentös:
sofortige Substitution von Gerinnungsfaktoren (Faktor VIII bzw. IX) bei äußeren und ersten Anzeichen von Gelenk- und Muskelblutungen.

9.5.2.2 Vitamin K-Mangel

Definition

Hämorrhagische plasmatische Diathese durch eine Verminderung der Vitamin K-abhängigen Gerinnungsfaktoren, die in der Leber gebildet werden.

Entstehung

Mit Hilfe von Vitamin K werden in der Leber die Gerinnungsfaktoren II, VII, IX, X, Protein C und Protein S synthetisiert. Die übrigen Gerinnungsfaktoren werden auch in der Leber, aber unabhängig von Vitamin K gebildet.

Ursache

Synthesestörungen in der Leber bei Leberschäden, Neugeborenen

Vitamin K-Mangel:
bei Malabsorptionssyndrom durch Strukturveränderungen der Dünndarmschleimhaut
bei gestörter Darmflora mit gestörter physiologischer Bakterienbesiedelung, zum Beispiel durch Antibiotikabehandlung
bei längerer parenteraler Ernährung
bei Verschlußikterus mit gestörter Fettresorption durch die verminderte Sekretion von Gallensäuren
Therapie mit Vitamin K-Antagonisten (Cumarine, zum Beispiel *Marcumar*).

Symptome und Verlauf

Symptome der Grundkrankheit
der Mangel an Gerinnungsfaktoren führt zur Entwicklung einer hämorrhagischen Diathese mit verlängerter Blutungszeit und der Ausbildung von Blutungen.

Behandlung der Grunderkrankung.

Medikamentös:
Vitamin K.

9.5.2.3 Verbrauchskoagulopathie

Definition Synonym: disseminierte intravasale Gerinnung (DIC)

Blutgerinnungsstörung durch eine Umsatzsteigerung von Thrombozyten und Gerinnungsfaktoren mit den Zeichen einer krankhaften Blutungsneigung (hämorrhagische Diathese).

Entstehung Die disseminierte intravasale Gerinnung mit Verbrauchskoagulopathie ist keine selbstständige Krankheit, sondern sie repräsentiert die Entwicklung eines krankhaften Mechanismus, der in Verbindung mit verschiedensten Erkrankungen auftritt.

Durch verschiedene Ursachen kann es zur akuten oder chronischen Aktivierung des Blutgerinnungssystems innerhalb der Gefäße mit Bildung von kleinen Blutgerinnseln (Mikrothromben) kommen. Hierbei werden verstärkt Gerinnungsfaktoren, besonders Fibrinogen, Faktor V und VIII sowie Thrombozyten verbraucht. Bei einem Mißverhältnis zwischen Verbrauch und Produktion sinken die Gerinnungsfaktoren und Thrombozyten ab. Die erhöhte Gerinnungsbereitschaft kann so in eine gesteigerte Blutungsneigung übergehen.

Ursache Bildung des Prothrombinaktivators bei geburtshilflichen Komplikationen (Abort u. a.)
Operationen an Organen mit reichlich Prothrombinaktivatoren wie Lunge, Pankreas, Prostata
Hämolysen bei Fehltransfusionen
Unfälle
Schlangengifte
zerfallende Tumore
Gewebsschädigungen bei Herzinfarkt, peripherer arterieller Verschlußkrankheit u. a.

Aktivierung der Gerinnung über Mediatoren, zum Beispiel Bakteriengifte:
Sepsis, vor allem durch das Endotoxin gramnegativer Bakterien
Sonderfall: Waterhouse-Friderichsen-Syndrom bei Meningokokkensepsis mit Einblutungen in die Nebennierenrinde (unbehandelt rasch tödlich endend)

Fruchtwasserembolie, Fettembolie, Antigen-Antikörper-Komplexe
Herzstillstand
Störung der Mikrozirkulation bei allen Schockformen.

Symptome und Verlauf Symptome der ursächlichen Grunderkrankung

allgemeine Krankheitszeichen wie Fieber, Gewebsübersäuerung, Proteinurie (Eiweiß im Urin)

als typische Vorläufer einer Verbrauchskoagulopathie finden sich oft Thrombosen an kleinen und großen Gefäßen

Petechien (punktförmige Haut- und Schleimhautblutungen)
Purpura (flächenhafte Hautblutungen) als Zeichen einer hämorrhagischen Diathese

selten sind Nachblutungen aus Punktionsstellen und Wundgebieten

schlimmstenfalls kann es zu Gehirnblutungen kommen

Labor Verminderung aller Gerinnungswerte, Thrombozytopenie, Leukozytose.

Komplikationen Schock
akutes Nierenversagen
Schocklunge.

Differentialdiagnose Hyperkoagulabilität (= erhöhte Gerinnbarkeit des Blutes) als Vorstufe der Verbrauchskoagulopathie, zum Beispiel bei:

- ▷ zerfallenden Karzinomen
- ▷ Pankreastumoren
- ▷ Pneumonien
- ▷ Verletzungen u. a.
- ▷ Leberzirrhose.

Behandlung Kausale Behandlung der Grundkrankheit.

Medikamentös:
vorbeugend: Heparin
bei manifester Verbrauchskoagulopathie: Antithrombin III
bei Blutungen: Frischplasma
nachsorgend: Heparin, bei Bedarf Antithrombin III.

Behandlung von Komplikationen (zum Beispiel Dialyse bei akutem Nierenversagen).

9.5.3 Thrombozytäre hämorrhagische Diathesen

Thrombozytär bedingte krankhafte Blutungsneigungen beruhen auf einer Erniedrigung der Thrombozytenzahl (Thrombozytopenie), auf einer Erhöhung der Thrombozytenzahl (Thrombozytose) oder auf einem Defekt der Blutplättchen.

9.5.3.1 Idiopathische thrombozytopenische Purpura (ITP)

Definition Krankhafte Blutungsneigung mit Thrombozytopenie und einer oft auf Stunden verkürzte Lebensdauer der Blutplättchen.
Die Erkrankung kann akut oder chronisch verlaufen.

Synonyme:
Akute Form:
postinfektiöse Thrombozytopenie
akuter passagerer Morbus Werlhof

Chronische Form:
Chronische idiopathische Thrombozytopenie
Morbus Werlhof
Morbus haemorrhagicus maculosus
Purpura haemorrhagica
essentielle Thrombozytopenie.

Ursache unbekannt

Auslösende Faktoren:
um 2–21 Tage vorausgehende Virusinfekte der oberen Atemwege, wie Erreger von Röteln, Masern, Mumps, Windpocken
Medikamente.

Entstehung Gegen die Thrombozyten werden Autoantikörper gebildet. Die Medikamente oder Toxine verbinden sich mit einem Plasmaprotein, das zur Ausbildung von Antikörpern führt. Die Thrombozytenbildung im Knochenmark ist nicht beeinträchtigt, sondern reaktiv gesteigert. Es sind reichlich Megakaryozyten im Knochenmark vorhanden (Linksverschiebung).
Die Blutungszeit ist verlängert, die Gerinnungszeit normal.
Die Milz ist der Hauptbildungsort der Autoantikörper und Hauptabbauort der Thrombozyten.

Symptome und Verlauf

Akute ITP:
Vorkommen hauptsächlich im Kindes- und jugendlichem Erwachsenenalter
innerhalb weniger Stunden Auftreten von Blutungserscheinungen wie Petechien (= kleinste, punktförmige Haut- oder Schleimhautblutungen)
Nasenbluten
Blutungen aus Magen-Darm-Trakt und den ableitenden Harnwege mit Hämaturie (Blut im Urin)
selten Blutungen des zentralen Nervensystems

Chronische ITP:
kommt hauptsächlich bei Erwachsenen vor
langsamere Entwicklung, Verlauf zum Teil in Schüben
Blutungen hauptsächlich an den unteren Extremitäten
verlängerte Menstruation
selten Blutungen in die Gelenke, im Augenhintergrund oder innerhalb des Gehirns
die Blutungserscheinungen treten erst bei Verminderung der Thrombozyten unter 30.000 pro mm^3 Blut auf

Labor Thrombozytopenie zwischen 5.000 und 10.000 pro mm^3 Blut bei der akuten und 10.000–60.000 pro mm^3 Blut bei der chronischen Form
Verkürzung der Plättchenüberlebenszeit
Nachweis freier oder an Thrombozyten gebundener Autoantikörper.

Differentialdiagnose Verminderung der Thrombozyten bei:
- ▷ bösartigen Lymphomen
- ▷ Lupus erythematodes
- ▷ Sarkoidose
- ▷ Hashimoto-Thyreoiditis
- ▷ Leukämie
- ▷ Tuberkulose
- ▷ bestimmten Medikamenten u. a.
- ▷ Meningokokkensepsis bei der akuten Form.

Behandlung

Akute ITP:
Es bleibt abzuwarten, vorausgesetzt es bestehen keine Blutungen und die Thrombozytenzahl ist über 30.000 pro mm^3 Blut, da sich die Thrombozytopenie in der Regel innerhalb von 6 Wochen nach überstandenem Infekt oder Absetzen des „Auslösers“ selbst zurückbildet und oft keiner Therapie bedarf
bei starken Blutungen:
Gabe von Kortikosteroiden.

Chronische ITP:
Kortikosteroide, Gabe von Immunglobulinen
Entfernung der Milz
Immunsuppressiva (Medikamente, die immunologische Reaktionen unterdrücken oder abschwächen) als letzte Möglichkeit.

9.5.4 Vaskuläre hämorrhagische Diathesen

Die krankhafte Blutungsneigung beruht auf einer Veränderung der Gefäßwand. Vaskulär bedingte hämorrhagische Diathesen sind seltener als thrombozytär oder plasmatisch bedingte. Ihre Ursache ist oft unklar.

9.5.4.1 Purpura Schoenlein-Henoch

Definition Allergische Gefäßwandentzündung (Vaskulitis) der kleinen Blutgefäße und Kapillaren im Bereich der Haut, des Magen-Darm-Traktes, der Gelenke und der Nieren mit krankhafter Blutungsneigung.

Die Erkrankung tritt hauptsächlich im Kindesalter zwischen dem 2. und 7. Lebensjahr und vornehmlich bei Jungen auf.

Ursache Allergische Reaktionen auf:
einen Infekt (Streptokokken, Viren, Rickettsien u. a.) der oberen Luftwege, der in zeitlichem Zusammenhang steht

Arzneimittel, Nahrungsmittel, Insektenstiche, Schutzimpfungen.

Entstehung Immunreaktion vom Typ III mit Ablagerung von Immunkomplexen in den Wänden kleiner Gefäße.

Symptome und Verlauf Häufig Beginn mit Hautveränderungen wie Petechien und Exantheme, die vor allem an den Streckseiten der Beine und am Gesäß auftreten

Gelenke:
schmerzhafte Schwellung der Sprunggelenke

Magen-Darm-Trakt:
kolikartige Bauchschmerzen, Erbrechen, Teerstuhl (Melaena), Ileus

Nieren:
Blut im Urin (Hämaturie)

Zentralnervensystem:
Kopfschmerzen, Verhaltensstörungen

Labor Nachweis von Immunkomplexen
mäßige Erhöhung der BSG.

Komplikationen Glomerulonephritis.

Differentialdiagnose
- ▷ Purpura (= Haut- und Schleimhautblutungen bei hämorrhagischer Diathese) bei Meningokokkensepsis
- ▷ Panarteriitis nodosa.

Behandlung Entsprechend der einzelnen Symptome.

Konservativ:
Meiden des auslösenden Allergens.

Medikamentös:
Kortikosteroide.

Prognose In der Mehrzahl der Fälle heilt die Krankheit selbstlimitierend nach 4–6 Wochen aus.

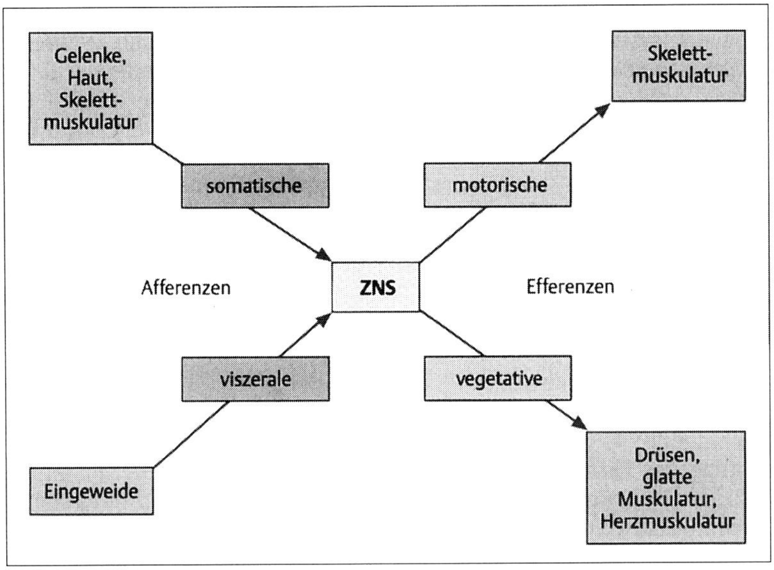

Abb. 10.1 **Schema der Verbindungen zwischen zentralem und peripherem Nervensystem.** ZNS = Gehirn und Rückenmark

Nervensyst. u. Sinnesorg.

10 Erkrankungen des Nervensystems und der Sinnesorgane

10.1 Diagnostische Zusammenhänge

Das Nervensystem wird topographisch unterteilt in das Zentralnervensystem (ZNS), das aus Gehirn und Rückenmark besteht und in das periphere Nervensystem (PNS) mit den 12 Hirnnerven- und 31 Spinalnervenpaaren.

Nach seiner Physiologie wird das Nervensystem unterteilt in das zerebrospinale und das autonome Nervensystem.
Das zerebrospinale, animale, somatische, willkürliche Nervensystem regelt die Beziehungen zur Umwelt und ist willentlich beeinflußbar.
Das autonome, vegetative, viszerale, unwillkürliche Nervensystem mit Sympathikus und Parasympathikus steuert „den eigenen Betrieb“ und hält die lebenswichtigen Organtätigkeiten aufrecht.

Sympathikus

Der Sympathikus ist ein thorakolumbales System. Sein Ursprung befindet sich in den Seitenhörnern der grauen Substanz. Seine Steuerungen sind ausstrahlend.

Lokalisation
Fasern in Grenzstrang (Truncus sympathicus):

Pars cervicalis	3 Ganglien
Pars thoracalis	12 Ganglien
Pars lumbalis	4–5 Ganglien
Pars sacralis	4–5 Ganglien
Pars coccygialis,	1 unpaares Ganglion.

Die Schaltung erfolgt entweder in der Grenzstrangkette neben der Wirbelsäule (prävertebrale Ganglien) oder weiter weg (paravertebrale Ganglien).

Funktionen
Beschleunigung von Herzschlag und Atmung
Erweiterung der Herzkranzgefäße und Bronchialäste
Zusammenziehung der Muskulatur der kleinen Arterien: Blutdruck steigt
Hemmung der Drüsentätigkeit, Darmbewegung, Blasen- und Darmentleerung: ergotrope Wirkung
Ejakulation, Mydriasis (Pupillenerweiterung).

Der Sympathikus hat 2 verschiedene Typen von Empfängern (Rezeptoren):

α-Rezeptoren:
Reizung durch Adrenalin und Noradrenalin
Wirkung: Gefäßverengung und Blutdruckanstieg.

β-Rezeptoren:
Reizung durch Adrenalin
Wirkung: Gefäßerweiterung und Beschleunigung des Herzschlages.

β_1-Rezeptoren:
Wirkung: Stimulation des Herzens, Abbau der Fette (= Lipolyse), Erschlaffung der Darmmuskulatur.

β_2-Rezeptoren:
Wirkung: Erweiterung der Bronchien, Erschlaffung der glatten Muskulatur der Gefäße und der Gebärmutter, Abbau von Glykogen zu Glukose.

Allgemein wirken α-Rezeptoren erregend, ß-Rezeptoren hemmend.
Ausnahmen:
Herz: β-Rezeptoren wirken erregend
Darm: α- und β-Rezeptoren wirken hemmend.

Parasympathikus

Der Parasympathikus ist ein kraniosakrales System. Seine Zentren befinden sich in den Seitenhörnern der grauen Substanz.
Im Gegensatz zum Sympathikus sind seine nervösen Steuerungen gezielter, da sich die parasympathischen Ganglien organnah oder intramural befinden.

Lokalisation
Zentren des Kopfteils:

III. Hirnnerv (Oculomotorius):
Ziliarganglion in der Augenhöhle
glatte Muskulatur des Strahlenkörpers (m. ciliaris): Akkommodation
m. sphincter pupillae: Miosis (Pupillenverengung).

VII. Hirnnerv (Facialis):
Tränendrüse, Nasen- und Gaumendrüsen
Unterkieferganglion
Unterzungen- und Unterkieferganglion.

IX. Hirnnerv (Glossopharyngeus):
Ohrganglion, Parotis.

X. Hirnnerv (Vagus):
Geflecht (Plexus) für Speiseröhre, Lungen, Herz und Magen
Bauchgeflecht für Verdauungstrakt bis zur linken Dickdarmkrümmung.

Sakraler Teil:
Beckengeflechte: Nn. splanchnici pelvini, Rükkenmarknerven S3 und S4.

Funktionen
Verlangsamung des Herzschlages und der Atmung
Verengung der Herzkranzgefäße und der glatten Muskulatur der Bronchialäste (Asthma bronchiale!)
Ingangbringung der Drüsentätigkeit und Darmbewegungen (Peristaltik)
Entleerung von Blase und Rektum: Trophotrope Wirkung
Erektion, Akkommodation, Miosis.

Parasympathikomimetische Wirkung: Azetylcholin
parasympathikolytische Wirkung: Gift der Tollkirsche, Atropin, Skopolamin.

Körperliche Untersuchungsmethoden

Reflexe

Reflexe sind Vorgänge, die unabhängig vom Willen durch das Setzen bestimmter Reize ausgelöst werden.

Eigenreflexe

Bei den Eigenreflexen sind gereiztes und reagierendes Organ (Effektor) identisch.
Ein Muskel wird durch kurzes Beklopfen seiner Sehne rasch gedehnt aufgrund der Reizung der Rezeptoren in den Muskelspindeln. Dadurch kontrahiert sich der Muskel reflektorisch.
Wichtig bei der Prüfung der Reflexe ist die seitenvergleichende Durchführung.

Bizepssehnenreflex (BSR)
Schlag mit dem Reflexhammer auf die Sehne des Bizeps (M. biceps brachii), wobei der Ellenbogen gebeugt ist.
Reflexantwort: Beugung des Unterarms im Ellenbogengelenk.
Reflexzentrum: C_5–C_6.

Trizepssehnenreflex (TSR)
Schlag auf die Sehne des Trizeps (M. triceps brachii) oberhalb des Ellenbogens, wobei der Ellenbogen gebeugt ist.
Reflexantwort: Streckung des Unterarms.
Reflexzentrum: C_6–C_7.

Quadrizepssehnenreflex/Patellarsehnenreflex (PSR)
Schlag auf die Patellarsehne (M. quadriceps femoris) unterhalb der Kniescheibe, wobei der Patient sitzt und die Unterschenkel frei schwingen.
Reflexantwort: Streckung im Kniegelenk.
Reflexzentrum: L_2–L_4.

Triceps-surae-Reflex/Achillessehnenreflex (ASR)
Schlag auf die Achillessehne (Triceps surae), wobei der Patient auf einer Liege (oder ähnlichem) so kniet, daß seine Füße über die Kante herausragen.
Reflexantwort: Plantarflexion des Fußes (Beugung nach der Seite der Fußsohlen).
Reflexzentrum: L_5–S_2.

Abschwächung oder Aufhebung der Reflexe bei:
peripherer Lähmung (schlaffe Lähmung mit herabgesetztem Muskeltonus)
Myopathie
Schädigung einer Nervenwurzel oder eines peripheren Nerven (zum Beispiel des N. ischiadicus)
Polyneuropathie bei generalisiertem Fehlen der Reflexe (zum Beispiel bei Diabetes mellitus).

Verlängerung der Reflexzeit bei:
Schilddrüsenunterfunktion
Verkürzung der Reflexzeit bei:
Schilddrüsenüberfunktion
Lues cerebrospinalis
Schizophrenie.

Einseitige Steigerung der Reflexe (Hyperreflexie) bei:
Pyramidenbahnschädigung
zentraler Lähmung (spastische, straffe Lähmung mit gesteigertem Muskeltonus).

Physiologische Fremdreflexe

Bei den Fremdreflexen sind Reizort und Erfolgsorgan verschieden.

Pupillenreflex
Prüfung der Lichtreaktion, wobei der Patient gebeten wird, in die Ferne zu schauen. Der Untersucher leuchtet mit einer Taschenlampe in ein Auge und beobachtet die Pupillenverengung (Constrictor pupillae) des beleuchteten Auges. In der gleichen Weise erfolgt die Überprüfung des anderen Auges. Bei einem weiteren Lichteinfall in ein Auge beobachtet er die erforderliche gleichzeitige Pupillenverengung des anderen, nicht angeleuchteten Auges.
Reflexantwort: Verengung der Pupille.
Reflexzentrum: rostrale Brücke.

Konvergenz- oder Naheinstellungsreaktion
Der Patient blickt in die Ferne. Dann läßt der Untersucher den Patienten plötzlich auf seinen Finger blicken, den er ca. 20 cm vor die Nasenwurzel des Patienten hält.
Reflexantwort: Konvergenzreaktion (Constrictor pupillae) mit Engstellung (Miosis) beider Pupillen, motorischer Einwärtsbewegung beider Augen und Nahakkommodation (Akkommodation = Anpassungsfähigkeit des Auges auf die jeweilige Entfernung).
Reflexzentrum: rostrale Brücke.

Pupillenstarre ist ein krankhafter Ausfall der Pupillenreaktionen.

Reflektorische Pupillenstarre (fehlende Lichtreaktion und erhaltene Konvergenzreaktion), wobei meist beide Pupillen eng und oft entrundet sind, (Argyll Robertson), bei:
Lues cerebrospinalis
Tabes dorsalis (Rückenmarkschwindsucht)
Lähmung

Absolute Pupillenstarre (fehlende Licht- und Konvergenzreaktion) bei:
Lues cerebrospinalis
Meningitis
Hirntumore
Vergiftungen u. a.

Kornealreflex
Leichte Berührung der Kornea (Hornhaut) von der Seite her kommend mit einem feinen Wattebausch.
Reflexantwort: Lidschluß.
Reflexzentrum: mittlere Brücke.

Verminderung oder Aufhebung des Kornealreflexes bei einer Trigeminusstörung oder Folge einer Facialisparese.

Bauchhautreflex (BHR)/Bauchdeckenreflex (BDR)
Kurzes, rasches Bestreichen der Bauchhaut mit einem spitzen Gegenstand von der Seite (lateral) gegen die Mittellinie (medial).
Reflexantwort: Kontraktion der Bauchmuskulatur (Abdominalmuskulatur) und Verschieben der Bauchhaut und des Nabels zur gereizten Seite hin.
Fehlerquellen sind schlaffe oder verfettete Bauchdecken sowie Narben.
Reflexzentrum: Th 6–Th 12.

Fehlen der Bauchhautreflexe bei:
Pyramidenbahnschädigung
Multipler Sklerose
apoplektischem Insult.
Die seitenunterschiedliche Auslösbarkeit der Fremdreflexe spricht für Schädigungen der zentralen oder peripheren Nervenzellen, wobei die schwächere Seite als geschädigt anzusehen ist.

Pathologische Fremdreflexe

Babinski-Zeichen
Bestreichen des äußeren Fußsohlenrandes mit einem spitzen Gegenstand von der Ferse zur kleinen Zehe, evtl. auch quer, vorderes Fußgewölbe.
Reflexantwort beim Gesunden: Krümmung der Zehen.
Krankhafte Reflexantwort = positives Babinski-Zeichen:
Tonische (langsame) Dorsalflexion der Großzehe (Beugung der Zehe in Richtung Fußrükken) und/oder Plantarflexion (Beugung in Richtung Fußsohle) und fächerartige Spreizung der 2.–5. Zehen.

Ausnahme: bei Säuglingen und Kleinkindern bis zum 2. Lebensjahr ist das Babinski-Zeichen physiologisch.

Positives Babinski-Zeichen bei:
Pyramidenbahnläsion
allen Koma-Formen
Multiple Sklerose
Frühzeichen der Urämie.

10.2 Nervenentzündungen

10.2.1 Neuropathie/Polyneuropathie

Definition Eine an mehreren Stellen des Körpers vorkommende Erkrankung eines (Neuropathie) aber in der Regel mehrerer (Polyneuropathie) Nerven bzw. Nervenbahnen, hauptsächlich der peripheren Nerven, aber auch der Hirnnerven (III – XII) und Spinalnerven.

Ursache Infektionskrankheiten:
Botulismus
Typhus
Paratyphus
Diphtherie
Fleckfieber
Pfeiffersches Drüsenfieber
Parotitis
Lepra

Intoxikation durch:
Schwermetalle
Alkohol
Chemikalien
Medikamente u. a.

Stoffwechselstörungen:
Diabetes mellitus
Urämie
Leberzirrhose

genetisch bedingte Störung des Myelinstoffwechsels

Krankheitsherde (Fokus), Geschwüre

entzündliche Veränderung der Nerven/Polyneuritis (Lepra)

Mangel- oder Fehlernährung

Vitamin B_{12}-Resorptionsstörungen

psychische Belastungen wie Streß etc. als auslösende Ursache.

Symptome und Verlauf Schmerzen aller Art, wie wellenförmig, systemisch, lokal oder als Dauerschmerz

sensible Störungen
Parästhesien (Empfindungsstörungen) wie Ameisenlaufen, Kribbeln, Taubheitsgefühl, brennende oder ziehende Mißempfindungen
Beginn meistens an den unteren Extremitäten, manchmal auch an den oberen (Hände)

in fortgeschrittenen Fällen auch Lähmungen (Paresen)

mehr oder weniger langsam fortschreitender Verlauf, Entwicklung über Wochen, Monate oder Jahre

Fehlen von Reflexen, am häufigsten das des Achillessehnenreflexes

Folgen der Nervenentzündung:

Muskeln:
Dauertonus (Krampf)

Drüsen:
Dauersekretion (zum Beispiel Durchfall)

Daueratrophie mit Untergang der Nervenzellen, Muskelatrophie.

Differentialdiagnose ▷ Polyradikulitis (Nervenentzündung mit Entzündung der Wurzeln der Rückenmarknerven).

Behandlung Kausale Therapie des Grundleidens!

Wenn die Ursache nicht gefunden wird:

Medikamentös:
Analgetika
Neuroleptika
Kortison bei chronischen rezidivierenden Polyneuropathien.

▶ **Naturheilkundlich:**
lokale Wärmeanwendung zur Schmerzbekämpfung, Hydrotherapie
Bewegungsübungen, Atemtherapie, Massagen
Fußreflexzonenmassage
Vitamin-B-Komplex: B_2, B_6, B_{12}
Folsäure, Biotin
Eigenblut
Neuraltherapie mit Störfeldsuche
Homöopathie
Phytotherapie.

10.2.2 Facialislähmung

Definition Synonym: Facialisparese

Lähmung des VII. Hirnnervens, welcher die Gesichtsmuskulatur und die vorderen $^2/_3$ der Zunge innerviert.
Die Lähmung kann peripher (einseitig) oder zentral (beidseitig) sein.
Bei der zentralen Lähmung ist der Stirnanteil weniger betroffen als der orale Teil und der Augenschluß ist selten (nie) unvollständig.

Ursache Virusinfekt
Meningitis
Entzündung, Blutung
Tumor
Trauma
Intoxikation

Psyche
Störfelder (Narben).

Symptome und Verlauf Innerhalb von Stunden, selten im Verlauf von 1–3 Tagen auftretende Lähmungserscheinungen aller vom N. facialis versorgten Gesichtsmuskeln

Motorische Lähmungen der einzelnen Funktionen wie:
Stirnrunzeln
unvollständiger Augenschluß bei der peripheren Parese
Nasenrümpfen
Zähnezeigen, Lachen, Pfeifen

verminderte Tränen- und Speichelsekretion
gestörte Geschmacksempfindung der vorderen 2/3 der Zunge

vollständige Heilung innerhalb von 4–6 Wochen in günstigen Fällen, sonst Besserung erst nach 3–9 Monaten.

Behandlung Kausal!
Befund abklären lassen (Computertomographie, Zahn- und Augenarzt).

Medikamentös:
Prednison.

Chirurgisch:
Dekompression bei Fehlen einer elektrischen Erregbarkeit im Elektromyogramm.

▶ **Naturheilkundlich:**
Vitamin-B-Komplex
Neuraltherapie: Quaddeln an Nervenaustrittsstelle vorm Ohr (Unterkiefergelenk)
Vorsicht vor Austrocknung des Auges: Augenbäder bei ca. 36 °C
Mimikgymnastik.

10.3 Neuralgien

= Schmerzsyndrome im Ausbreitungsgebiet eines Nerven.

10.3.1 Trigeminusneuralgie

Definition Anfallartige Schmerzen im Versorgungsgebiet des N. trigeminus, die meist einseitig auftreten.

Häufigste Gesichtsneuralgie, meistens im Oberkiefer- (2. Trigeminusast) und Unterkieferbereich (3. Trigeminusast) lokalisiert.

Ursache Idiopathisch (Ursache unbekannt)

mechanische Schädigungen des Nerven durch Tumore, Frakturen, Kompression

chronische Sinusitiden (Nasennebenhöhlenentzündungen)
im Rahmen von Infektionen mit Eiterherden, Granulomen

Intoxikationen

Narben im Gesicht und Mundbereich, zum Beispiel nach Zahnextraktion

Augenerkrankungen

psychische Belastungen.

Symptome und Verlauf Sekundenlange, immer wiederkehrende Schmerzattacken, oft spontanes und blitzartiges Einschießen der Schmerzen.
Die Schmerzen sind meist einseitig, immer in der gleichen Zone lokalisiert und von kaum erträglicher Intensität.
Die Schmerzattacken können sich alle paar Minuten wiederholen (bis zu 100 mal täglich) und treiben manche Patienten an den Rand des Selbstmords.

Auslösung des Schmerzes durch
Kälte, Wärme, Berührung bestimmter Hautbereiche, Kauen, Sprechen, Niesen

Druckschmerzhaftigkeit der Nervenaustrittspunkte

teilweise Kontraktion der mimischen Gesichtsmuskulatur
Gesichtsrötung
Tränen- und Schweißsekretion.

Nach längerer Krankheitsdauer besteht oft ein dumpfer Schmerz zwischen den Anfällen, die Attackendauer kann sich verlängern.

Nach Phasen mit gehäuften Schmerzattacken kann Monate bis Jahre Beschwerdefreiheit bestehen.

Rückfälle sind häufig.

Komplikationen Dauerschmerzen.

Differentialdiagnose ▷ Gesichtsneuralgien.

Behandlung Kausal, Herdsanierung.

Medikamentös:
Antiepileptika.

Chirurgisch:
neurochirurgischer Eingriff.

▶ **Naturheilkundlich:**
Neuraltherapeutische Infiltrationen in die supra- und infraorbitalen sowie mentalen Nervenaustrittspunkte
Narbeninfiltration
Vitamin B und C
spasmolytische Schmerzlinderung.

10.3.2 Ischialgie

Definition Synonym: Ischiassyndrom

Schmerzen oder Entzündung im Ausbreitungsgebiet des Ischiasnerven.

Ursache Reizung, Quetschung (Kompression) des Nerven zum Beispiel durch:
Wurzelirritation

Bandscheibenvorfall (Diskusprolaps) bei L4, L5 oder S1:
Verlagerung des Gallertkerns infolge Verletzung („Verheben"), plötzlicher unkontrollierter Bewegung (Abfangen eines Sturzes) oder Degeneration nach außen mit Druck auf die Nervenfaser und Nervenreizung

Tumore des Rückenmarks und im Bereich des kleinen Beckens
Schwangerschaft
Wirbelsäulenerkrankungen
Trauma
Frakturen
Nervenentzündung bei Infektionskrankheiten
Intoxikationen (Arsen, Alkohol)
Stoffwechselstörungen.

Symptome und Verlauf

Stechende Schmerzen über dem Gesäß und in der Lendengegend, die schlagartig („Hexenschuß") oder innerhalb von Stunden bis Tagen einsetzen

Ausstrahlung der Schmerzen in das betroffene Bein bis in die Kniekehle oder den Fuß

teilweise Verstärkung der Schmerzen beim Husten, Niesen, Pressen

Sensibilitätsstörungen, Mißempfindungen der betroffenen Extremität

Druck- und Klopfschmerzhaftigkeit der Wirbelsäule mit Muskelverspannungen

in schweren Fällen Schädigung mehrerer Wurzeln oder Kompressionssyndrom der Cauda equina (Nervenfaserbündel vom Ende des Rückenmarks) mit beidseitigen Lähmungserscheinungen und Sphinkterstörungen (Miktionsstörungen)

Lasègue-Zeichen positiv:
Schmerzen bei Anheben des gestreckten Beines in Rückenlage (Zehen Richtung Kopf)

abgeschwächter oder fehlender Achillessehnenreflex bei S1-Syndrom
abgeschwächter Patellarsehnenreflex bei L3/L4-Syndrom

Fersenstand nicht möglich bei Bandscheibenvorfall in L5

Zehenstand nicht möglich bei Bandscheibenvorfall in S1.

Differentialdiagnose

- ▷ Muskelerkrankungen
- ▷ Erkrankungen des Hüft- und Ileosakralgelenks
- ▷ Gefäßerkrankungen
- ▷ Tumoren
- ▷ Frakturen
- ▷ diabetische Polyneuropathie.

Behandlung

Konservativ:
Bettruhe
Flachlagerung (Brett unter die Matratze).

Medikamentös:
lokale Anästhesierung, Schmerzmittel
Antirheumatika.

Chirurgisch:
bei beidseitigen Lähmungen und Sphinkterstörungen oder bei Bestehenbleiben der

Symptome nach 6–8wöchiger konservativer Behandlung oder bei häufigen Rückfällen (Rezidiven).

▶ **Naturheilkundlich:**
Wärme- oder Kälteanwendungen (Eisbeutel auflegen für 3–5 min), dann warm anziehen
Einreibungen mit Kampfer: Vorsicht, sehr starke Durchblutung und Wärmeempfindung, die Schmerzen hervorrufen kann
Bienensalbe
Phytotherapie: Rheumasalben und -pflaster
Chiropraktik
Neuraltherapie: Quaddeln in Segmente
Massagen, Fußreflexzonenmassage
Akupunktur, Ohrakupunktur
Schröpfen
Enzymtherapie
Homöopathie.

10.4 Myopathien

= entzündliche oder degenerative Muskelerkrankungen.

10.4.1 Myotonie

Definition Synonym: Myotonia, tonischer Muskelkrampf

Myotonia congenita Thomsen:
vererbte Muskelerkrankung mit verzögerter Erschlaffung nach aktiver Kontraktion. Es sind alle quergestreiften Muskeln beteiligt.

Ursache muskuläre Irritation
angeboren
unbekannte Ursache.

Symptome und Verlauf Myotonia congenita Thomsen:
Ein fest umfaßter Gegenstand kann nicht plötzlich losgelassen werden.
Es können anfänglich keine plötzlichen Bewegungen ausgeführt werden, dies gelingt erst nach mehrmaliger Wiederholung.

Verstärkung der myotonen Erscheinungen durch Kälte

jedoch bestehen keine Paresen und keine Muskelatrophie.

In der Regel nehmen die Symptome im Laufe der Jahre ab.

Meist keine Einschränkung der Arbeitsfähigkeit, keine Verkürzung der Lebenserwartung.

Differentialdiagnose ▷ Dystrophia musculorum progressiva.

Behandlung **Konservativ:**
Übungsschema
Aktivierung und Entspannung der Muskeln.

Medikamentös:
Procainamid, Chinin.

10.4.2 Progressive Muskeldystrophie

Definition Synonym: Dystrophia musculorum progressiva

erbliche Muskelerkrankung, bei der es aufgrund eines genetischen Defektes zu einer fortschreitenden Funktionsstörung und zu einem Umbauprozeß des Muskels kommt.

Das Manifestationsalter der Muskelfunktionsstörung ist variabel und von verschiedenen Faktoren abhängig, wie Progredienz, Intensität, physischen Beanspruchung.

Häufigste Myopathie.

Ursache angeboren (genetischer Defekt).

Symptome und Verlauf Schleichender Beginn mit allmählich fortschreitender Schwäche gewisser Muskelgruppen.

- ▷ Meist sind zuerst die Muskeln des Schultergürtels, des Oberarms, des Gesäßes, die Hüftbeuger und die Kniestrecker betroffen,
  später folgen die anderen Muskelgruppen.
- ▷ Anfangs besteht keine Beeinträchtigung des Allgemeinbefindens, keine Schmerzen oder Gefühlsstörungen.
- ▷ Muskelschwund durch den Untergang der erkrankten Muskelfasern
  vielfach Kompensation des untergegangenen Muskelgewebes durch Fett- und Bindegewebe
- ▷ charakteristische Haltungseigentümlichkeiten und Bewegungsstörungen der befallenen Muskelgruppen wie
  rüsselartige Vorstülpung der Lippen bei Befall der Gesichtsmuskeln
  flügelartiges Hervortreten der Schulterblätter bei Lähmung der Schultergürtelmuskeln
  Gehen mit hohlem Kreuz bei Befall der Bauch- und Rückenmuskulatur
  watschelnder, entenartiger Gang bei Lähmung der Gesäßmuskeln
  Hochstemmen beim Aufstehen mit Hilfe der Arme an den eigenen Beinen wegen Lähmung der Kniestrecker
- ▷ Befall anderer Organe möglich, zum Beispiel Beteiligung des Herzmuskels, akute Magendilatation
  teilweise besteht ein Intelligenzdefekt der betroffenen Kinder

Labor Erhöhung der Kreatinkinase im Blutserum.

Formen 3 Haupttypen:

Fazioskapulohumerale Form (Typ I):
Manifestation im 2. oder 3. Lebensjahrzehnt
langsamer Verlauf, keine oder geringfügige Verkürzung der Lebenserwartung.

Rumpfgürtelform (Typ II):
Manifestation variabel vom 1. bis zum 4. Lebensjahrzehnt

schwere Behinderung nach vielen Jahren mit Beeinträchtigung der Gehfähigkeit und der Arbeitsfähigkeit, Verkürzung der Lebenserwartung.

Duchenne-Form (Typ III):
häufigste Muskeldystrophie, wobei nur Knaben befallen werden
Beginn der malignen Duchenne-Form im 2.–6. Lebensjahr
4–5mal häufiger als die gutartige Form
Invalidität innerhalb einiger Jahre
Tod vor dem 20. Lebensjahr
Beginn der benigneren Duchenne-Form selten im 1. Lebensjahrzehnt
Tod meist im 4. oder 5. Lebensjahrzehnt.

Behandlung Keine kausale Therapie bekannt.

Konservativ:
Pflege, heilgymnastische Behandlung.

Medikamentös:
anabole Hormone
Vitamin E
bei Duchenne-Dystrophie: *Prednison.*

10.4.3 Myasthenia gravis

Definition Muskelschwäche

Autoimmunkrankheit mit Störung der neuromuskulären Reizübertragung, wobei die Rezeptoren für Azetylcholin an der motorischen Endplatte durch Autoantikörper blockiert sind.

Frauen sind häufiger betroffen wie Männer
Manifestation meistens zwischen dem 20. und 40. Lebensjahr.

Ursache Autoimmunvorgänge
häufig verbunden mit:
Thymushyperplasie (Zellvermehrung des Thymus)
Thymustumor (Thymome)
selten angeboren.

Symptome und Verlauf Belastungsabhängige Muskelschwäche der quergestreiften Muskulatur

kontinuierliche Muskelbetätigung führt mehr oder weniger rasch zu Lähmungen (Paresen)
vermehrte Ermüdungserscheinungen bei anstrengender Tätigkeit gegen Abend
Erholung innerhalb von Minuten bei Muskelruhe

häufiger Beginn mit Augenmuskel-, Gaumensegel- und Schlundmuskelparesen

Frühsymptome:
Doppelbilder
Ptosis (Herabhängen des Oberlids)
näselnde Sprache
Schluckstörungen
Schwäche bei den Kopfbewegungen

später Paresen der Rumpf- und Extremitätenmuskeln

wechselnde Intensität der Lähmungserscheinungen, gelegentlich schubartiger Verlauf

keine Sensibilitätsstörungen oder Schmerzen

Besserung oder Aufhebung der Paresen durch Injektion eines Cholinesterasehemmers

Labor Nachweis von Antikörpern gegen Azetylcholinrezeptoren.

Komplikationen Schluck- und Atemlähmung.

Differentialdiagnose
▷ Lähmungen anderer Ursache
▷ Mangelernährung
▷ Malignome (bösartige Geschwulsterkrankungen)
▷ Intoxikationen.

Behandlung **Medikamentös:**
Hemmer der Cholinesterase (Enzym, das Azetylcholin spaltet), die eine verlängerte Azetylcholinwirkung hervorrufen
in schweren Fällen ACTH, Kortikosteroide.

Chirurgisch:
Entfernung des Thymus (Thymektomie).

10.5 Zerebrale Störungen

10.5.1 Apoplexie

Definition Synonym: Apoplektischer Insult, Schlaganfall, Gehirnschlag

Gehirnschädigung durch

Hirninfarkt (primär ischämischer Insult):
mit teilweisem oder völligem Verschluß der Hirngefäße durch arterielle Durchblutungsstörungen
oder

Hirnblutung (intrazerebrale Massenblutung, primär hämorrhagischer Insult):
nach Gefäßruptur oder Ruptur eines Aneurysmas (Gefäßwandausbuchtung).

Die Patienten bei Hirnblutung sind durchschnittlich jünger (40–50 Jahre) als die Patienten bei Hirninfarkt (70–80 Jahre).
Bei Hirnblutung sind 80% der Patienten Hypertoniker, bei Hirninfarkt besteht meist eine Hypotonie.

In schweren Fällen tritt der sofortige Tod ein oder es kommt zu Lähmungen.

Ursache Hirninfarkt:
meist Arteriosklerose mit Einengung eines zerebralen Gefäßes
Thrombose mit Verschluß eines Gefäßes, Thromboembolie, zum Beispiel bei Herzvitien, Herzinfarkt.

Hirnblutung:
Gefäßerkrankungen durch arteriellen Bluthochdruck, Arteriosklerose
krankhafte Blutungsneigung

Gefäßwandschwäche der Hirnbasisarterien (Aa. vertebrales, A. carotis interna und externa)
Trauma, Entzündung.

Entstehung Die Aktivität der Hirnzellen wird im hohem Maß vom Blutdruck bestimmt. Ein leichter Blutdruckabfall genügt bereits, um eine Ohnmacht oder Bewußtlosigkeit auszulösen. Auch bei Hyperventilation und intrakranieller Drucksteigerung nimmt die Durchblutung des Gehirns ab.

Die intra- und extrakraniellen Kollateralkreisläufe (Umgehungskreisläufe) spielen bei den zerebralen Insulten eine wichtige Rolle. Durch die beiden Aa. carotides internae und die beiden Aa. vertebrales wird die Blutversorgung des Hirn im wesentlichen gewährleistet. Der Circulus arteriosus Willisii stellt die wichtigste intrakranielle Kollateralverbindung dar, durch welchen die vier Hauptgefäße miteinander in Verbindung stehen.

12 Sekunden nach totaler Ischämie tritt Bewußtlosigkeit auf, nach 30–40 Sekunden ist im Elektroenzephalogramm (EEG) keine elektrische Aktivität mehr nachweisbar. Ist das Gehirn für 3–4 Minuten ohne sauerstoffreiches Blut, so kommt es zu irreversiblen Schädigungen. Eine totale Ischämie von 9 Minuten kann nicht überlebt werden.

Symptome und Verlauf Hirninfarkt:
langsam oder plötzlich einsetzende Erscheinungen mit Bewußtseinsstörungen und neurologischen Ausfallerscheinungen
blasse Gesichtsfarbe
Hemiphlegie (halbseitige Lähmung) auf der kontralateralen Seite
Patient „schaut sich die Bescherung an", d. h. Kopf und Augen sind der Herdseite zugewendet
teilweise Schluck-, Sprach- und Sehstörungen

Hirnblutung:
heftige Kopfschmerzen
Bewußtlosigkeit, schweres Krankheitsbild

bei Bewußtlosigkeit oft Koma mit Streckkrämpfen und Cheyne-Stokes-Atmung: periodische Atmung mit zu- und abnehmender Atemhäufigkeit und Atempausen
schlechte Prognose

Puls bradykard, Hypertonie oder Hypotonie
Babinski positiv

nur langsame Rückbildung der Lähmungen, oft dauernde Ausfälle.

Behandlung **CAVE: NOTFALL!**

Sofortige Klinikeinweisung!
Beruhigung
Lagerung mit erhöhtem Oberkörper bei Hypertonie
Flachlagerung bei Hypotonie
bei Bewußtlosigkeit: stabile Seitenlage
venöser Zugang
Infusion mit Glukose-Elektrolytlösung

bei Lähmungen: Lagerung und venöser Zugang immer auf der nicht gelähmten Seite
Neurochirurgie, Blutstillung.

Konservativ:
Frühzeitige Krankengymnastik und Bewegungstherapie der gelähmten Extremitäten.

Vorbeugende Behandlung bzw. Beseitigung der Risikofaktoren wie arterieller Bluthochdruck, Hypercholesterinämie, Diabetes mellitus, Übergewicht, Rauchen.

▶ **Naturheilkundlich:**
Behandlung von Halbseitenlähmungen (Hemiplegien):
Akupunktur
Eigenblut mit Endobionten
Homöopathie
bei Apoplex: Arnica D30, Opium D30 als begleitende Notfalltherapie
Bäder, Wickel, Massagen.

Prognose
ernst
1/5 der Patienten sterben im ersten Anfall, bei den übrigen Fällen kommt es bei etwa der Hälfte zu einem tödlichen Rezidiv innerhalb von 5 Jahren.

10.5.2 Gehirnerschütterung

Definition
Synonym: Commotio cerebri

Rückbildungsfähige Gehirnschädigung ohne faßbare Läsion des Gehirns und ohne neurologische Ausfälle durch eine schlagartige Verlagerung des Gehirns auf die Aufprallseite und anschließend auf die gegenüberliegende Seite.

Die Dauer der Bewußtlosigkeit übersteigt 15 Minuten nicht.

Ursache
Unfall (Schädel-Hirn-Trauma) mit Schlageinwirkung von außen.

Symptome und Verlauf
Bewußtseinsstörung, die teilweise sehr kurz sein kann
retrograde Amnesie (Erinnerungslücke vor dem Unfall), wobei Ereignisse vor dem Unfall nicht erinnert werden
anterograde Amnesie (Erinnerungslücke nach dem Unfall), die sich oft mit Dämmerzustand nach dem Unfallereignis deckt.

Die Dauer des Dämmerzustandes überschreitet in der Regel 1 Stunde nicht

Erbrechen, Übelkeit

Kopfschmerzen, die oft erst im Laufe des Tages bei Belastung auftreten
Verstärkung der Kopfschmerzen durch Sonnenbestrahlung und Alkoholgenuß, häufiges Bücken und Aufrichten

Schwindel mit Unsicherheit beim Gehen (Schwankschwindel), besonders bei raschen Bewegungen und beim Treppensteigen

Hirnleistungsschwäche mit Gedächtnisstörungen (Namensgedächtnis), Konzentrationsschwierigkeiten, rasche Ermüdbarkeit und Reizbarkeit.

Die Symptome können auch erst einige Zeit nach dem Unfall auftreten.

Dauer der Beschwerden über Wochen oder Monate, teilweise über Jahre.

Komplikationen

Epiduralhämatom:
durch Zerreißung einer Meningealarterie mit Blutansammlung zwischen Dura mater (harter Hirnhaut) und Schädelkalotte
Auftreten in der Regel ohne freies Intervall nach dem Schädel-Hirn-Trauma

Chronisches Subduralhämatom:
Blutung zwischen Dura mater und Arachnoidea (Spinnwebenhaut)
Beginn der Erscheinungen meist einige Wochen nach dem Trauma
betroffen sind vor allem ältere Patienten
Symptome:
Kopfschmerzen, fortschreitende Bewußtseinsstörung bis hin zur tiefen Somnolenz

Liquorfistel, am häufigsten in den Nasenraum und aufsteigende eitrige Meningitis als Komplikation, wobei das Intervall zwischen Trauma und Meningitis viele Jahre betragen kann

Hirnabszeß.

Differentialdiagnose

Schädel-Hirn-Trauma mit
▷ Schädelprellung ohne Verletzung des Gehirns
▷ Gehirnprellung (Contusio cerebri)
▷ Gehirnquetschung (Compressio cerebri) mit Spätschäden.

Behandlung

CAVE: NOTFALL!

Ruhigstellung von Kopf und Hals
Lagerung mit leicht erhöhtem Oberkörper
Klinikeinweisung
Bettruhe für 24 Stunden
Kreislaufunterstützung (zum Beispiel *Effortil* i. v.).

▶ **Naturheilkundlich:**
Homöopathie: Arnica C30, Hypericum C30 als Notfalltherapie.

10.5.3 Hirntumor

Definition

Gutartige oder bösartige Geschwulst im Schädel bzw. in der Schädelhöhle (intrakranieller Tumor).

Einteilung:
primäre Hirntumoren, die vom Nervengewebe ausgehen
Metastasen eines außerhalb des Schädels lokalisierten Tumors, vor allem Bronchialkarzinom, Mammakarzinom, malignes Melanom, Nierenkarzinom
andere intrakranielle raumfordernde Prozesse.

Einzelne Hirntumore:

Glioblastome:
häufigster Hirntumor
sehr rasch wachsend, sehr bösartig
Auftreten zwischen dem 40. und 60. Lebensjahr

Astrozytome:
niedriger Malignitätsgrad
Auftreten zwischen dem 30. und 40. Lebensjahr

Spongioblastome des Kleinhirns:
gutartiger als Astrozytome
gehäuftes Vorkommen zwischen dem 5. und 15. Lebensjahr
bei radikaler Entfernung Dauerheilung möglich

Medulloblastome:
maligne Geschwülste des Kindes- und Jugendalters

Meningeome:
langsam, verdrängend wachsende, grundsätzlich gutartige Geschwülste
Vorkommen zwischen dem 40. und 50. Lebensjahr

Hypophysenadenome:
mit endokrinen Störungen einhergehend
Vorkommen vor allem zwischen dem 30. und 50. Lebensjahr u. a.

Ursache

des primären Hirntumors:
Karzinogene
onkogene Viren

hormonale Faktoren

unbekannte Ursache.

Symptome und Verlauf

Die Beschwerden sind abhängig von Lokalisation, Wachstumsgeschwindigkeit und Größe des Tumors.

Da innerhalb des Schädels keine Ausweichmöglichkeit für einen raumfordernden Prozeß besteht, kommt es zu Hirndrucksteigerung, Hirnödem und Massenverschiebung.

Allgemeine Symptome:
Kopfschmerzen
Hirndruckzeichen wie:
Atemstörungen
langsamer Puls
Bluthochdruck
Veränderung des Augenhintergrundes mit Stauungspupillen

Erbrechen

Bewußtseinsstörungen, Verlangsamung, Benommenheit, Schläfrigkeit, Apathie
Reizbarkeit, Ermüdbarkeit, Gedächtnisschwäche

Krampfanfälle (epileptische Anfälle)
neurologische Ausfallerscheinungen wie Lähmungen, Seh-, Sprach- und Sensibilitätsstörungen (in Abhängigkeit von dem betroffenem Gebiet).

Differentialdiagnose

- ▷ Enzephalitis
- ▷ Meningitiden (Erkrankungen der Hirn- bzw. Rückenmarkhäute)
- ▷ Thrombosen
- ▷ Bleivergiftung
- ▷ Hirnatrophie
- ▷ chronisches Subduralhämatom (Blutung zwischen harter Hirnhaut und Spinngewebehaut)
- ▷ Hirnabszesse

▷ Tuberkulome (Verkalkungen), Gummen und sonstige Granulome (Boecksche Sarkoidose)
▷ Parasitenzysten.

Behandlung **Klinik:**
Neurochirurgie
Chemo- bzw. Strahlentherapie.

▶ **Naturheilkundlich:**
begleitende Therapie
reine Rohkosternährung, Säfte
adjuvant:
Thymus- und Mistelpräparate, begleitende Lebertherapie
Vitamin C, Vitamin E, Beta-Carotin
Selen, Zink, Molybdän, Magnesium
organotrope Medikamente
Stärkung des Immunsystems, Entgiftungstherapie
psychische und ganzheitliche Betreuung mit Autogenem Training, Hypnose, Sport, Bewegung, Kneippsche Anwendungen.
Der Patient sollte „sich alles gönnen, was Freude bringt und Spaß macht".

10.5.4 Migräne

Definition Anfallartige Kopfschmerzen, die wiederholt und meist halbseitig auftreten.

Ursache unbekannt
wahrscheinlich arterieller Hirngefäßspasmus oder -dilatation

Begünstigende Faktoren:
anlagebedingt (Disposition)
Geschlechtsbevorzugung (mehr Frauen als Männer betroffen)
hormonelle Einflüsse (zum Beispiel prämenstruell)
psychische Ursachen
Klimaeinflüsse
Genußmittel
Medikamente

Organerkrankungen als Ursache oder Auslöser:
rechtsseitige Kopfschmerzen:
Leber, Gallenblase
linksseitige Kopfschmerzen:
Magen, Pankreas.

Symptome und Verlauf Auslöser für Migräneattacken können sein:
atmosphärische Einflüsse
Menses
Entspannung
längere Bettruhe (Sonntagsmigräne)
Einnahme von Ovulationshemmern
psychische Belastungen wie Sorgen, Streß, Überforderungen

Voranzeichen durch Ischämie (Minderdurchblutung/Vasokonstriktion) bestimmter Hirnteile (1. Phase):

Unruhe
Empfindlichkeit, Taubheitsgefühl
Ameisenlaufen
Flimmern vor den Augen
Licht- und Lärmscheu
neurologische Ausfälle
visuelle Veränderungen

Attacke:
plötzliche, überfallartige heftige Kopfschmerzen
Kopfwehanfall fast immer auf der gleichen Seite
pochender und pulsierender (durch die Erweiterung der Arterien/Vasodilatation, 2. Phase), tiefsitzender, bohrender Schmerz
Verstärkung durch äußere Reize wie Licht und Lärm
Übelkeit, Erbrechen
Schwitzen, Tachykardie
Mundtrockenheit
Harnflut nach dem Anfall

Ödemphase durch erhöhte Kapillardurchlässigkeit der Arterien und des Gewebes (3. Phase):
konstanter, dumpfer Schmerz

Dauer des Anfalls:
einige bis viele Stunden

Anfallshäufigkeit:
einige wenige pro Jahr bis zu fast täglichen Anfällen.

Differentialdiagnose

Kopfschmerzen bei:
▷ Gefäßerkrankungen
▷ Hirntumoren
▷ Enzephalitis
▷ Meningitis
▷ Schädel-Hirn-Trauma
▷ Schleudertrauma
▷ Mittelohrentzündung
▷ Bluthochdruck
▷ Glaukom
▷ Gesichtsneuralgie
▷ Zahnerkrankungen
▷ Intoxikationen u. a.

Behandlung

Ursache abklären (Tumor, Sehvermögen u. a.).

Konservativ:
Vermeiden von spannungssteigernden Drogen wie Kaffee u. a.
vernünftige Lebensweise.

Medikamentös:
Analgetika
Ergotamin-Präparate
Antiepileptika.

▶ **Naturheilkundlich:**
Homöopathie
Bach-Blütentherapie
Schröpfen, Baunscheidtverfahren
Neuraltherapie: Entkrampfung
Akupunktur (Dauernadel im Ohr)
Akkuinjektion, Homöosiniatrie
hochdosierte Magnesiumgaben (Bananen)
Hypnose, autogenes Training
Eßverhalten und Lebensführung überdenken.

10.5.5 Epilepsie

Definition „Epilepsia" bedeutet Fallsucht.

Zerebrale Funktionsstörungen mit anfallsweise auftretenden Bewußtseinsstörungen sowie Krampfanfällen, die sich in einer attackenartigen Entladung von Impulsen im Gehirn äußert, ohne abschaltbar zu sein (fehlende Hemmwirkung).

Ursache Gehirnerkrankungen wie:
Fehlbildungen des Gehirns
traumatisch erworbene Narben
Durchblutungsstörung
Blutung, Entzündung
Tumor

metabolische Störungen wie:
Hypoglykämie
Urämie
Vergiftungen

systemische Erkrankungen

Erbanlage

vielfach keine bestimmte Ursache faßbar.

Symptome und Verlauf **Grand mal** („großes Übel"):
klassische Form der Epilepsie mit großem generalisierten Krampfanfall und Bewußtlosigkeit

Auslöser eines Anfalls können sein:
Gerüche, Gifte, Alkohol, Schlafentzug
optische Stimuli wie Fernsehen und Schreckerlebnisse, Reflexepilepsie bei gewissen Bewegungen.

Die Auslöser treten aber nie generell auf.

Voranzeichen einige Tage vor dem Anfall mit subjektiven Empfindungen, die als „Aura" bezeichnet werden, zum Beispiel
Muskelzuckungen
Parästhesien (Mißempfindungen) in den Extremitäten mit Taubheitsgefühl, Kribbeln, Ameisenlaufen
Geruchs- und Geschmacksirritationen, halluzinatorische Wahrnehmungen

plötzlich auftretender, mit einem Hinstürzen und evtl. einem Schrei verbundener tonischer Krampfanfall mit Atemstillstand
danach allgemeine klonische krampfähnliche Zuckungen, Gesichtszyanose
Blässe
enge und starre Pupillen
erloschene Sehnenreflexe
Bewußtseinsverlust
Zungenbiß
Luftschnappen
Schaum vorm Mund
unwillkürlicher Harn- und Stuhlabgang
Babinski positiv

Dauer des Anfalls:
einige Minuten, danach Bewußtlosigkeit und tiefer Schlaf
evtl. Erbrechen

vorübergehender Verwirrtheitszustand nach dem Anfall

Status epilepticus:
Reihe von aufeinanderfolgenden Anfällen von mehr als 20 Minuten Dauer
ohne Erholungsphase und ohne Wiedererlangung des vollen Bewußtseins
lebensgefährlicher Zustand, der durch Temperatursteigerung, Aspiration, Elektrolytstörungen, Untergang von Gehirnzellen durch Sauerstoffminderversorgung und Erschöpfung zum Tode führt.

Petit mal („kleines Übel"):
flüchtige Anfälle mit meist nur wenige Sekunden dauernden Bewußtseinsstörungen, in der der Patient nicht ansprechbar ist und in seinem Tun oder Reden plötzlich innehält.

Der Patient blickt starr vor sich hin und nimmt dann seine Tätigkeit dort wieder auf, wo er sie vorher kurz unterbrochen hatte.

Häufig bei Kindern zwischen dem 2. und 14. Lebensjahr
Mädchen öfter betroffen als Jungen

oft Dutzende von Anfällen in einer Stunde.
Die Anfälle können durch Hyperventilation provoziert werden.

In der Regel kommen die Anfälle nach der Pubertät nicht mehr vor.

Komplikationen anfallsbedingte hirnorganische Schäden.

Differentialdiagnose Bewußtseinsstörungen anderer Ursache:
- ▷ Vegetative Anfälle (Synkopen)
- ▷ Adam-Stokes-Anfall
- ▷ Anfall bei Herzvitien
- ▷ Anfälle bei zerebraler Durchblutungsinsuffizienz oder intrakraniellen Blutungen
- ▷ Tetanie
- ▷ hypoglykämische Anfälle
- ▷ psychogene Bewußtseinsstörung
- ▷ Hysterie.

Behandlung Ursachenbeseitigung bei Hirnerkrankungen, chronischem Alkoholismus u. a.

Konservativ:
regelmäßige Eß- und Schlafgewohnheiten, kein Alkohol
Vermeidung anfallfördernder Momente wie zum Beispiel Schlafmangel, gewisse optische Reize u. a.

Medikamentös:
Antiepileptika

Status epilepticus:

CAVE: NOTFALL!
stabile Seitenlage
beengende Kleidung öffnen
Taschentuch zwischen die Backenzähne (Beißschutz), Schutz vor Verletzungen
Beruhigung
venöser Zugang
Valium i. v.

▶ **Naturheilkundlich:**
adjuvant
Versuch mit Kinesiologie
Neuraltherapie.

10.5.6 Morbus Parkinson

Definition Schüttellähmung

Dopaminmangel durch Veränderungen in der Substantia nigra des Mesencephalon (Mittelhirn) durch Untergang dopaminerger Nervenzellen.

Häufigste neurologische Erkrankung ab dem 50./60. Lebensjahr mit zunehmender Tendenz.
Männer öfter betroffen als Frauen.

Ursache Idiopatisches (primäres) Parkinson-Syndrom:
unbekannte Ursache
begünstigende Faktoren:
Erbanlagen
Umwelteinflüsse
Reizüberflutung

Symptomatisches (sekundäres) Parkinson-Syndrom als Folgeerscheinung anderer Erkrankungen wie:
Hirnarteriosklerose
nach Enzephalitis

seltenere Ursachen:
Vergiftung mit Mangan/Kohlenmonoxid
medikamentös bedingt
Trauma
Tumor.

Symptome und Verlauf **Leitsymptome: Trias aus „RAT“:**
Rigor (= Muskelsteifigkeit):
durch Erhöhung des Muskeltonus.

Während des ganzen Bewegungsablaufes muß ein mehr oder weniger konstanter Widerstand überwunden werden, der Ablauf erscheint gleichmäßig zähflüssig (Rigor).

Wenn der Widerstand immer wieder ruckartig nachläßt, entsteht der Eindruck, als ob die Gelenke aus Zahnrädern bestehen, die immer wieder ineinander einrasten. Der Ablauf einer passiven Bewegung wird dadurch ruckartig gebremst, = „Zahnradphänomen".

Vornübergebeugte Haltung beim Gehen und Stehen

Akinese (= Bewegungseinschränkung, allgemeine Reglosigkeit):
Maskengesicht durch fehlende und starre Mimik
seltener Lidschlag
leise, monotone Sprache, gebückte Haltung
kleinschrittiger schlurfender Gang
Fehlen von physiologischen Mitbewegungen der Arme beim Gehen

(Intensions)-Tremor (= Gliederzittern):
grobschlägiger, rhythmischer, regelmäßiger Ruhetremor
Verminderung bei Bewegung
Verstärkung bei Erregung

Stimmungslabilität:
emotionale Reaktionen
egozentrisch, introvertiert, überempfindlich

Verlangsamung der Denkabläufe

Salbengesicht durch Vermehrung der Talgabsonderung, glänzendes Aussehen, vermehrter Speichelfluß, Schwitzanfälle

langsames progredientes Fortschreiten der Erkrankung, die innerhalb einiger Jahre zur Invalidität führt; Tod in der Regel durch Unfall oder Infekt.

Behandlung

Medikamentös:
Dopaminsubstitution *(L-Dopa)*.

Konservativ:
Krankengymnastik zur Behandlung der Gangstörungen.

Chirurgisch:
operative Beeinflussung von Rigor und Tremor.

▶ **Naturheilkundlich:**
Begleitbehandlung mit Psychopharmaka in homöopatischer Aufbereitung
Procain
Vitamin-B-Komplex-Stoßtherapie
Eigenblut mit Organpräparaten, Zelltherapie
Phytotherapie: Tollkirsche
Wärmeanwendung, Bewegungs- und Entspannungsübungen
Motivation des Patienten
Versuchen, die Ursache bzw. den Krankheitsauslöser zu finden (Medikamente, Unfall, Verletzung), wobei eine echte Linderung möglich ist.

Prognose

Bei idiopathischem (echtem) Morbus Parkinson ist derzeit keine Heilung möglich.

10.6 Erkrankungen des Rückenmarks

10.6.1 Myelitis

Definition Entzündung des Rückenmarks.

Ursache Myelitis einige Wochen nach einer Infektionskrankheit (vor allem Masern, Röteln, Mumps, Windpocken)

fortgeleitete Myelitis nach Meningitis bei Syphilis, Tuberkulose, Leptospirose u. a.

Myelitis nach Schutzimpfung gegen Pocken, Tollwut

Myelitis bei Querschnittslähmung.

Symptome und Verlauf Dumpfe Rückenschmerzen, evtl. Gürtelgefühl
Mißempfindungen
Sensibilitätsstörungen der Extremitäten
zunehmende, zunächst schlaffe Lähmungen, Miktionsstörungen
Erscheinungen einer Querschnittslähmung

abgeschwächte Reflexe

Liquoruntersuchung zur Diagnostik.

Differentialdiagnose
- ▷ Epiduralabszeß
- ▷ Multiple Sklerose
- ▷ Poliomyelitis
- ▷ andere Rückenmarkschädigungen.

Behandlung **Medikamentös:**
Antibiotika.

10.6.2 Tabes dorsalis

Definition Rückenmarkschwindsucht

Spätmanifestation der Lues am Nervensystem mit anfallartigen Schmerzen, Gangunsicherheit, fehlenden Muskelreflexen und Pupillenstörungen.

Ursache Spätfolge einer nicht ausgeheilten Syphilis, die nach einer Latenzzeit von 8–12 Jahren auftreten kann.

Symptome und Verlauf Frühsymptom sind Schmerzen, die plötzlich und anfallartig auftreten und meist in die Beine oder andere Körperteile einschießen.

Dauer der Schmerzen: Sekunden bis Minuten

schmerzhafte Krisen in Epigastrium, Rektum, Penis, Blase usw.

Sensibilitätsstörungen, Mißempfindungen (Parästhesien) und dadurch bedingte Gehbehinderungen („Gehen wie auf Watte")
Gangunsicherheit und Gangstörungen, bis hin zur schweren Gehbehinderung

Hypotonie der Muskulatur mit abnormer Beweglichkeit und Überstreckbarkeit der Gelenke fehlende Muskeleigenreflexe, meist zunächst der Achillessehnenreflexe und dann der Patellarsehnenreflexe

Blasen- und Mastdarmstörungen, Erektionsstörungen, Impotenz

Pupillenstörungen mit fehlender Pupillenreaktion, Miosis, Pupillenanomalien mit engen entrundeten Pupillen, die auf Licht schlecht oder gar nicht reagieren.
Es sind alle Übergänge bis zur voll ausgebildeten, reflektorischen Pupillenstarre (Argyll Robertson) möglich.

Seltener Augenmotilitätsstörungen.

In der Regel findet sich ein steter progredienter Verlauf.

Differentialdiagnose
- ▷ Schmerzzustände anderer Ursache
- ▷ Gehstörungen bei Polyneuropathie
- ▷ fehlende Reflexe bei Polyneuritis
- ▷ Pupillenstörungen bei Diabetes.

Behandlung siehe Syphilis (*s. Kap. 11.6.1*).

10.6.3 Progressive Paralyse

Definition Chronische Entzündung des Großhirns

Spätform der Syphilis des Zentralnervensystems mit fortschreitender Demenz (Minderung der erworbenen intellektuellen Fähigkeiten), epileptischen Anfällen, verwaschener Sprache, Pupillenstörungen und neurologischen Ausfällen.

Ursache Neurolues, die etwa 10–15 Jahre nach der Primärinfektion auftritt.

Symptome und Verlauf Beginn mit uncharakteristischen Symptomen wie
Kopfschmerzen, allgemeine Ermüdbarkeit, Schlafstörungen

epileptische Anfälle

Pupillenstörungen wie bei Tabes dorsalis

verwaschene Sprache, Silbenstolpern

Muskelzuckungen um die Mundregion

oft gesteigerte Reflexe

fortschreitende Demenz mit Gedächtnisabnahme, vermindertem Kritikvermögen
Nachweis zahlreicher Spirochäten im Gehirn.

Behandlung siehe Syphilis (*s. Kap. 11.6.1*).

Prognose ohne Therapie innerhalb von 3 Jahren infaust.

10.6.4 Multiple Sklerose (MS)

Definition Synonym: Encephalomyelitis disseminata

Entzündliche Erkrankung des ZNS mit krankhafter Veränderung und Untergang der Markscheiden (= die aus Myelin bestehende Umhüllung der Axone der Nervenzellen)

Häufigkeitsgipfel: 3.–4. Lebensjahrzehnt

Frauen erkranken beinahe doppelt so oft wie Männer.

Ursache

unbekannt

evtl. genetisch bedingt
Virusinfektionen
allergische Prozesse
Autoimmunvorgänge.

Entstehung

Herdförmige Entmarkung der Myelinscheiden (Demyelinisation) ohne Zerstörung der Axone.
Diese Veränderungen können überall im zentralen Nervensystem vorkommen, besonders häufig um den Aquädukt, am Boden des 4. Ventrikel und im Rückenmark.
Die demyelinisierten Herde erscheinen scharf begrenzt, grau und verhärtet.
Der Name der Erkrankung kommt von den multiplen und harten, sklerotischen Herden.

Symptome und Verlauf

Schleichender, uncharakteristischer Beginn, Taubheitsgefühl, lange symptomfreie Intervalle

vielfältige, zeitlich gestaffelte Schübe

multiple Lokalisation der Krankheitsherde im zentralen Nervensystem, wobei zur selben Zeit Symptome an verschiedenen Stellen auftreten können.

Es können auch nacheinander, bei den einzelnen Krankheitsschüben, verschiedene Systeme betroffen sein.

Sehstörungen mit sehr starkem Visusabfall, wobei der Patient nicht einmal mehr Finger vor dem Auge zählen kann, vielfach Augapfelschmerzen.
Beginn der Besserung der Sehschärfe nach einigen Wochen, vollständige Rückbildung möglich.
Vorübergehende Doppelbilder

vorübergehende Parästhesien oder Lähmungen

Trias:
Nystagmus (Augenzittern), der sich in der Regel nicht wieder zurückbildet
skandierende Sprache (langsam und schleppend, silbenartig wie ein Kind)
Intentionstremor (Zittern bei Beginn und während einer Bewegung)

Psychische Veränderungen
Nachlassen der Gedächtnisleistung und des Verantwortungsgefühls

Schwäche in den Beinen
Bewegungsstörungen

Nachziehen eines Beines, zunehmende Gehbehinderung, Koordinationsstörung der Bewegungsabläufe (Ataxie)

abnorme Ermüdbarkeit der Muskulatur

Blasen- und Potenzstörungen, häufig ist ein imperativer Harndrang (kaum beherrschbarer Drang oder Inkontinenz)

Körperliche Untersuchung mit Prüfung der Reflexe:

Bauchdeckenreflex abgeschwächt oder fehlend, seitendifferent

Babinski positiv

Finger-Nase-Versuch positiv (der Patient muß bei geschlossenen Augen den Zeigefinger langsam zu seiner Nasenspitze führen, wobei das Ziel verfehlt werden kann, die Finger zittern oder sonstige Koordinationsstörungen vorliegen)

Quaddelbildung in Michaelisraute und Prominenz, danach Tremor des entsprechenden Beines.

Komplikationen Pneumonie
Thrombose
Harnwegsinfektionen.

Differentialdiagnose
- ▷ Hirntumor mit Ataxie und Nystagmus
- ▷ Gehirnarterienthrombose
- ▷ Rückenmarktumor
- ▷ Gefäßerkrankungen (Vaskulopathien)
- ▷ Schilddrüsenunterfunktion (Hypothyreose) u. a.

Behandlung Symptomatische Behandlung

Medikamentös:
Kortikosteroide, vor allem ACTH, welches im akuten Schub eine beschleunigte Rückbildung der Symptome bewirkt
immunsuppressive Therapie.

Konservativ:
vernünftiger Lebenswandel mit Ruhe und Bewegung
viel Erholung und Schlaf
gesunde Ernährung, fettarme Diät

▶ **Naturheilkundlich:**
physikalische Therapie
Heilgymnastik
psychologische Führung, Motivation (Annehmen)
Vermeiden von schädlichen Einflüssen (Noxen)
Vitamine: B-Komplex, C, E (Betacarotin)
neuraltherapeutische Infiltration in Plexus sacralis bis N. ischiadicus
Phytotherapie.

Prognose insgesamt schlecht
nach dem ersten Schub leben nach 10 Jahren noch 80% der Patienten, nach 25 Jahren noch 6%.

10.6.5 Morbus Alzheimer

Definition Senile Demenz (= Nachlassen der geistigen Fähigkeiten) vom Alzheimer Typ

Erkrankungsgipfel zwischen dem 5.–6. Lebensjahrzehnt.

Entstehung Atrophie der Großhirnrinde (Schrumpfung) auf 1/3 des ursprünglichen Volumens
Erweiterung der Hirnventrikel, Nekrose der Neuronen.
Wahrscheinlich durch Störungen im Säure-Basen-Haushalt kommt es zu Amyloidablagerungen (Eiweiß) im Gehirn und zur Bildung von feinen Neurofibrillen (Proteinfäden) und Plaques.

Ursache	unbekannt Auslöser: Psychopharmaka langjährige Einnahme von Analgetika (Schmerzmittel) etc.
Symptome und Verlauf	Vergeßlichkeit des Kurzzeitgedächtnisses Orientierungsstörungen Leistungsabbau bis zur völligen Demenz mit Sprach-, Rechen- und Erkennungsstörungen Stimmungslabilität Nachlassen der Hygiene.
Differentialdiagnose	▷ Demenz anderer Ursache ▷ Creutzfeldt-Jakob-Krankheit ▷ zerebrovaskuläre Insuffizienz ▷ Hirntumoren.
Behandlung	**Keine Kausaltherapie derzeit verfügbar.** ▶ **Naturheilkundlich:** Annehmen des Patienten, Motivation Vitamin-B-Komplex Enzyme Selbstbestimmung, d. h. die Patienten müssen gefordert werden und etwas leisten.

10.7 Erkrankungen des Auges

10.7.1 Diagnostische Zusammenhänge

Körperliche Untersuchungsmethoden

Inspektion des Auges und der Augenumgebung
Untersuchung der Pupillen mit Beschreibung der Pupillenform (rund oder entrundet)
Weite der Pupillen und vegetative Reaktionslage mit Miosis (Pupillenverengung) oder Mydriasis (Pupillenerweiterung), wobei die Helligkeit des Raumes zu beachten ist

Stellung des Augapfels
Vorliegen eines Enophthalmus (tiefes Zurücksinken des Augapfels in die Augenhöhle) oder eines Exophthalmus (Vordrängung des Augapfels mit Bewegungseinschränkung)

Prüfung der Augenmotilität (III., IV. und VI. Hirnnerv), wobei der Patient bei fixiertem Kopf dem Finger des Untersuchers nachblickt

Inspektion von Ober- und Unterlid (Ödembildung, Verfärbung), Augenbrauen, Tränensekretion, Durchblutung und Farbe der Augenbindehaut u. a.

Palpation des Augeninnendruckes
Der Patient hat die Augen geschlossen und blickt nach unten. Der Augapfel wird mit den Zeigefingern abgetastet, um eventuelle Verhärtungen bei erhöhtem Augeninnendruck (zum Beispiel akutes Glaukom) oder einen abnorm stark herabgesetzten Augeninnendruck (zum Beispiel Coma diabeticum) feststellen zu können.

Maßnahmen bei Augenverletzungen
Erste Hilfe bei Augenverletzungen ist das reichliche Spülen des betroffenen Auges mit klarem Wasser und zwar von medial nach lateral (von der Nasenwurzel nach außen), um das unverletzte Auge zu schützen. Fremdkörper müssen

im Auge belassen werden. Sofortige Klinikeinweisung.
Augenerkrankungen sollten grundsätzlich fachärztlicher Behandlung bzw. dem Augenarzt überlassen werden.

10.7.2 Konjunktivitis

Definition Augenbindehautentzündung

häufigste Augenerkrankung.

Ursache Äußere Reize:
Fremdkörper
Verletzungen
Staub
Wind
Säure, Laugen
Dämpfe

Infektionen mit:
Haemophilus influenzae
Gonokokken
Streptokokken
Staphylokokken u. a.

Brechungsfehler der Augen (Refraktionsanomalien)

Allergien, oft als Begleiterscheinung bei Heuschnupfen

krankhafte Prozesse in der Nachbarschaft.

Symptome und Verlauf Akute Form:
Rötung und Schwellung der Augenlider
Brennen und Jucken, der Patient hat das Gefühl, als ob Sand im Auge wäre
starke Sekretion, je nach Ursache, einer wässrigen oder eitrigen Flüssigkeit.
Die Augen sind morgens verklebt.

Chronische Form:
keine Schwellung, mäßige Sekretion
Wucherung der Papillarkörper auf der Lederhaut.

Behandlung Kausal!

Medikamentös:
Behandlung einer eitrigen Konjunktivitis mit Antibiotika
Behandlung einer Allergie.

10.7.3 Grauer Star

Definition Synonym: Katarakt

Linsentrübung des Auges.

Ursache angeboren

erworben:
Verletzungen

Ernährungsstörungen der Linse bei Diabetes mellitus
nach Augenerkrankungen
elektrische oder thermische Einflüsse
bei Nebenschilddrüseninsuffizienz
im Rahmen von Haut- und Muskelerkrankungen

Altersstar
häufigste Form, Beginn meist um das 60. Lebensjahr

Symptome und Verlauf Die Erkrankung verläuft in Stadien von der beginnenden Trübung über eine Zunahme der Linsentrübung mit Aufnahme von Flüssigkeit bis hin zum reifen Star.

Im letzten Stadium kann das Auge nur noch Helligkeitsunterschiede wahrnehmen.

Komplikationen nach Staroperation.

Behandlung **Chirurgisch:**
Staroperation mit Entfernung der Linse bei erheblich eingeschränkter Sehkraft. Die Fähigkeit zur Nah- bzw. Ferneinstellung des Auges (Akkommodation) ist nicht mehr möglich.

Konservativ:
Ausgleich der Linse durch starke konvexe Gläser oder Kontaktlinsen.

10.7.4 Grüner Star

Definition Synonym: Glaukom

Krankheiten des Auges mit erhöhtem Augeninnendruck (intraokularer Druck).

Ursache Verlegung der Abflußwege des Kammerwassers

Begünstigende Faktoren:
anatomischer Kurzbau der Augen (Hyperopie)
höheres Lebensalter
vegetative Labilität, Auslösung durch Überanstrengung, Streß, Angst, Schreck, Trauer.

Entstehung Durch den erhöhten intraokulären Druck kann es zur Atrophie des Sehnervs (N. opticus) kommen und zu Gesichtsfeldausfällen und Erblindung führen.

Symptome und Verlauf **Akuter Glaukomanfall:**
Nebelsehen und Regenbogenfarbensehen als Frühzeichen

im Anfall stechender, schneidender Schmerz im Auge
Kopfschmerzen
Trigeminusschmerz mit Ausstrahlung in Schläfe, Ober- und Unterkiefer
Übelkeit, Erbrechen
nachlassendes Sehvermögen

erweiterte lichtstarre Pupille
starke Rötung des Auges
Augapfel steinhart.

Chronisches Glaukom:
langsame Entwicklung, oft keine subjektiven Beschwerden

erhöhter Augeninnendruck
nasaler Gesichtsfeldausfall

häufig zufällige Diagnosestellung zum Beispiel bei Verordnung einer Lesebrille.

Behandlung **Akuter Glaukomanfall:**

CAVE: NOTFALL!
Beruhigung
Lagerung mit erhöhtem Oberkörper
venöser Zugang
Klinikeinweisung

Chronisches Glaukom:

Medikamentös:
Parasympathomimetika.

Chirurgisch:
operative Druckeinstellung.

10.8 Erkrankungen des Ohres

10.8.1 Diagnostische Zusammenhänge

Körperliche Untersuchungsmethoden

Stimmgabelversuch nach Weber
Prüfung der Knochenleitung beider Ohren
Eine leicht schwingende Stimmgabel (Frequenz 512 oder 1024 Hz) wird auf die Kopfmitte/Stirne aufgesetzt. Der Hörgesunde hört den Ton in der Kopfmitte.
Bei einer Mittelohrentzündung (Störung der Schalleitung) wird der Ton aufgrund der Knochenleitung zum geschädigten Ohr lateralisiert und im kranken Ohr gehört.
Bei einer Innenohrschädigung (Störung der Schallempfindung) wird der Ton nur im gesunden Ohr gehört.

Stimmgabelversuch nach Rinne
Vergleich zwischen Luft- und Knochenleitung an einem Ohr, wobei beim Hörgesunden die Luftleitung besser ist als die Knochenleitung.
Die leicht schwingende Stimmgabel wird auf den Warzenfortsatz (Processus mastoideus) aufgesetzt (Knochenleitung). Wenn dieser Ton nicht mehr gehört wird, wird die Stimmgabel vor das Ohr gehalten (Luftleitung). Der Hörgesunde hört den Ton etwa doppelt so lange vor dem Ohr als auf dem Mastoid (Rinne positiv, d. h. normal).
Bei Schalleitungsschwerhörigkeit (zum Beispiel Mittelohrschwerhörigkeit) wird der Ton über der Knochenleitung länger gehört. Wird die Stimmgabel vor den Gehörgang gehalten, kann der Ton nicht mehr oder nur kurz wahrgenommen werden. Die Luftleitung ist verkürzt bis aufgehoben (Rinne negativ).

10.8.2 Otitis media

Definition Mittelohrentzündung

Entzündung der Schleimhaut der Paukenhöhle, meist durch eine aszendierende (aufsteigende) Infektion aus dem Nasen-Rachen-Raum über die Eustachio-Röhre (Tuba auditiva Eustachii, Ohrtrompete)

Erkrankung hauptsächlich im Kindesalter, da die Infektion durch eine kurze weite Ohrtrompete begünstigt wird.

Ursache

Akute Otitis media:
Aszendierende Infektion durch:
Streptokokken
Staphylokokken
Haemophilus influenzae

hämatogene Streuung der Erreger im Rahmen einer Sepsis

als Komplikation von Infektionskrankheiten wie Scharlach, Masern, Grippe.

Chronische Otitis media:
nicht ausgeheilte akute Mittelohrentzündung
begünstigende Faktoren wie Tubenfunktionsstörungen
nach Rhinitis, Pharyngitis u. a.

Symptome und Verlauf

Akute Otitis media:
Ohrenschmerzen (durch die Druckerhöhung in der Paukenhöhle aufgrund Eiteransammlung und Schleimhautabsonderung)
Fieber
teilweise Ohrgeräusche, Schwerhörigkeit

bei Säuglingen und Kleinkindern oft Erbrechen und Gedeihstörungen

spontane Trommelfellperforation durch die Eiteransammlung

Ausheilung meist innerhalb von 2–4 Wochen mit Spontanverschluß des Trommelfelldurchbruchs.

Chronische Otitis media:
Schalleitungsschwerhörigkeit
Ohrenfluß.

Komplikationen

Mastoiditis (Entzündung der Schleimhaut des Processus mastoideus)

Facialislähmung (Lähmung des N. facialis)
Meningitis
Hirnabszeß.

Behandlung

Medikamentös:
schleimhautabschwellende Nasentropfen
Antibiotika.

Chirurgisch:
evtl. Paukendrainage (Einlegen eines Kunststoffröhrchens in das Trommelfell zur Belüftung des Mittelohrs und Trockenlegung der Paukenhöhlenschleimhaut).

▶ **Naturheilkundlich:**
Akupunktur
Eigenblut mit Echinacea, Lymphmitteln, homöopathischen Komplexmitteln
Neuraltherapie: Quaddeln an Mastoid
überbrühte Kamillenblüten in Leintuch als Ohrauflage.

10.8.3 Tinnitus aurium

Definition Synonym: Ohrgeräusche

Dauerndes, zeitweises, anfallsweises oder progredientes Auftreten von Geräuschen im Ohr.

Subjektive Ohrgeräusche werden nur vom Patienten wahrgenommen
objektive Ohrgeräusche können auch vom Untersucher gehört werden.

Ursache Subjektive Ohrgeräusche:
Erkrankungen des Mittelohrs wie akute Otitis media
Morbus Ménière
nach akustischem Trauma
Erkrankungen des Innenohrs
Intoxikationen, zum Beispiel Arsenvergiftungen
Medikamente
psychische Belastungsfaktoren

Objektive Ohrgeräusche:
Durchblutungsstörungen wie Stenosen, Aneurysma, Bluthochdruck.

Symptome und Verlauf Subjektive Ohrgeräusche:
Sausen, Brummen, Rauschen, Klingen, Zischen, Pfeifen

Objektive Ohrgeräusche:
pulssynchrone Geräusche.

Differentialdiagnose
▷ Akustische Sinnestäuschungen
▷ Ohrgeräusche in der Aura bei Epilepsie.

Behandlung ▶ **Naturheilkundlich:**
Akupunktur
ausleitende Verfahren Mastoid und Nacken
Neuraltherapie: Quaddeln der Ohrpunkte, Dornenkranz, an Mastoid
Phytotherapie: Ginkgo
Homöopathie
Zelltherapie
Fußreflexzonenmassage.

10.8.4 Vertigo

Definition Synonym: Schwindel

Orientierungsstörungen des Körpers im Raum aufgrund Funktionsstörungen des Gleichgewichtsorgans, der Augen oder der Sensorik.

Ursache **Drehschwindel** (Gefühl, als ob sich die Umwelt und der eigene Körper dreht) und

Schwankschwindel (Gefühl, als ob der Boden schwankt) bei:
Störungen des Gehör- und Gleichgewichtsorgans
Morbus Ménière
toxische Schädigung des N. vestibulocochlearis (VIII. Hirnnerv)
diffuser Schwindel

Hirnschwindel (Gefühl der Unsicherheit beim Stehen, Gehen, Sitzen, Schwarzwerden vor den Augen) bei:

Hirntumoren
Hirnabszeß
Durchblutungsstörungen des Gehirns
Enzephalitis
Meningitis
Orthostase
toxische Schäden wie Alkohol
Nikotin

Schwindel im Zusammenhang mit Sehstörungen bei:
Augenmuskellähmung
Augenerkrankungen

Psychogener Schwindel bei:
Angst u. a.

Symptome und Verlauf Schwindel
Augenzittern (Nystagmus)
Übelkeit, Erbrechen
Gangstörungen, Taumeligsein

Begleiterscheinungen wie:
Blässe, Kollapsneigung
Tachykardie, Schweißausbruch u. a.

Behandlung der Grundkrankheit

Medikamentös:
symptomatisch mit Sedativa
Antiemetika (Mittel gegen Erbrechen und Übelkeit) u. a.

▶ **Naturheilkundlich:**
kalte oder heiße Kompressen in den Nacken
Bach-Blütentherapie
ausleitende Verfahren an Schläfe, Mastoid oder Nacken
Neuraltherapie: Dornenkranz
Eigenblut mit Ginkgo-Blättern
Akupunktur
Homöopathie
Fußreflexzonenmassage.

10.8.5 Morbus Ménière

Definition Vermehrte Flüssigkeitsansammlung im Labyrinth (Innenohr) mit Störung der Produktion der Endolymphe.

Ursache wahrscheinlich vasomotorische Regulationsstörungen.

Symptome und Verlauf Trias:
- regellos immer wieder auftretender, plötzlicher, anfallsweiser Drehschwindel
- Übelkeit, Erbrechen und Nystagmus
- der Patient kann nicht mehr stehen

subjektive einseitige Ohrgeräusche

einseitige Schwerhörigkeit oder Unerregbarkeit des Vestibularapparates.

Die Beschwerden treten anfallsweise auf und dauern Stunden, selten Tage, an.

Nach den ersten Anfällen bleiben noch keine Folgen zurück.

Später tritt eine zunehmende Schwerhörigkeit und Untererregbarkeit des Vestibularapparates auf, was zur völligen Zerstörung des Labyrinths und damit zum Aufhören der Anfälle führt.

Differentialdiagnose

▷ Vertigo

Schwindel bei:
▷ vegetativer Dystonie
▷ zerebralen Durchblutungsstörungen
▷ Hyperventilationstetanie u. a.

Behandlung des akuten Anfalls:

Konservativ:
Bettruhe
Vermeiden von Alkohol, Nikotin, Koffein.

Medikamentös:
evtl. Beruhigungsmittel.

Chirurgisch:
bei Versagen der konservativen Maßnahmen Entfernung (Neurektomie) des Vestibularnerves.

10.9 Erkrankungen der Haut

10.9.1 Diagnostische Zusammenhänge

Die Haut ist das oberflächengrößte Organ, das nicht nur Schutz und Form des Körpers gewährleistet, sondern auch einen ersten Beitrag als Bestandteil des Immunsystems leistet. Die Haut ist vor allem Symptomenträger der verschiedenen Krankheitsbilder.

Begriffserklärungen

Effloreszenzen (krankhafte Hautveränderungen)

Primäre Effloreszenzen
(Hautveränderungen, die unmittelbar durch die Krankheit hervorgerufen werden):

Fleck (Macula)
Farbveränderungen der Haut ohne Konsistenzveränderung

Ursache:
der Pigmente:
Pilze, Medikamente
Melaninvermehrung bei Leberfleck, Sommersprossen
hormonelle Stimulation der Melaninsynthese bei Nebennierenrindeninsuffizienz, in der Schwangerschaft
vermehrte Melaninbildung bei Krampfadern, Ulcus cruris
Mangel an Melanin bei Vitiligo (Scheckhaut mit weißen pigmentfreien Flecken)

der Gefäßveränderungen:
Gefäßerweiterung (Erythem)
Hautblutungen mit Austritt von Erythrozyten (Purpura).

Knötchen (Papula)
Über das Hautniveau ragende, bis erbsengroße Erhabenheit

Ursache:
Zellvermehrung
Einlagerung fester Substanzen.

Vorkommen bei:
Psoriasis, Neurodermitis, Warzen
Lichen ruber (Knötchenflechte)
Hauttuberkulose, Sarkoidose, leukämische Infiltrate u. a.

Knoten
Über das Hautniveau ragende Erhabenheit ab Erbsengröße

Ursache:
Ödeme, Parasiten.

Bläschen (Vesicula)
Mit Blut oder Blutserum gefüllter, stecknadelkopf- bis erbsengroßer Hohlraum in der Haut, der über das Hautniveau hervorragt.

Ursache:
Flüssigkeitsansammlung durch:
Verbrennungen
mechanische Einflüsse (Druck, Reiben)
Entzündungen.

Blase (Bulla)
Mit Blut oder Blutserum gefüllter, oft mehrkammriger Hohlraum über Linsengröße, der über das Hautniveau hervorragt.

Ursache wie Bläschen.

Eiterbläschen, Pustel (Pustula)
Mit Eiter gefülltes Bläschen oder Blase

Ursache:
Entzündung durch Bakterien und Pilze, oft in Haarfollikeln oder Ausführungsgängen von Schweißdrüsen
sekundäre Entstehung aus anderen Effloreszenzen.

Quaddel (Urtica)
Beetartige Hauterhabenheit mit Juckreiz von kurzer Dauer (Stunden).

Ursache:
lokales Ödem mit erhöhter Kapillardurchlässigkeit und Plasmaaustritt als entzündliche Gewebsreaktion bei:
Licht, Druck, Wärme, Kälte
Allergien (Lebensmittel, Medikamente)
Insektenstiche, Brennesseln u. a.
idiopathisch.

Sekundäre Effloreszenzen
(Hauterscheinungen, die sich aus den Primäreffloreszenzen entwickeln):

Schuppe (Squama)
Ansammlung von Teilen der Hornschicht, die sich sichtbar ablösen.

Ursache:
Verhornungsanomalien der Oberhaut (Epidermis).

Kruste, Borke (Crusta)
Auflagerung von eingetrocknetem Sekret wie Blut, Serum, Eiter u. a. auf der Haut.

Ursache:
Eintrocknen von Blut, Eiter u. a. auf Hautläsionen.

Narbe (Cicatrix)
Ersatz eines Hautdefektes durch neugebildetes, faserreiches Bindegewebe (Granulationsgewebe) mit groben Strukturveränderungen der Haut.

Merkmale:
Schwund der Oberhaut
Pigmentveränderungen
Dauererweiterung von Kapillaren (Teleangiektasie)
keine Haare oder Drüsen
eingeschränkte Dehnbarkeit.

Abschürfung (Erosion)
Verlust der oberen Zellagen der Oberhaut mit narbenloser Abheilung.

Ursache:
mechanische Abschürfung
Infektionen
Entstehung aus Papeln oder Blasen.

Schrunde (Rhagade)
Schmerzhafter Hauteinriß mit Durchtrennung aller Schichten der Oberhaut.

Ursache:
Zerrung, Dehnung
Vorkommen: an stark beanspruchten Stellen,

die ihre Elastizität verloren haben, wie:
Mundwinkel
Hohlhand
Zwischenräume der Finger und Zehen
über Gelenken.

Geschwür (Ulcus)
Tiefgreifende Gewebszerstörung der Haut, bei der die Lederhaut (Corium) und tiefere Schichten mitbetroffen sind.

Ursache:
Trauma
Entzündung
Gewebsneubildung mit gestörter Wachstumsregulation (Neoplasma)
gestörter Ernährungszustand der Haut (Trophik).

Hautschwund (Atrophie)
Schwund von Haut und Hautanhangsgebilden mit dünner Haut und durchschimmernden Venen.

Ursache:
altersbedingt
Entzündung
strahlungsbedingt
Striae (Streifen) nach Schwangerschaften, bei Cushing-Syndrom.

10.9.2 Seborrhoische Dermatitis

Definition

Synonym: Seborrhoisches Ekzem, Dermatitis seborrhoica, seborrhoisches Ekzematoid

krankhafte Hautveränderungen mit scharf begrenzten, roten und fettigen Schuppen bedeckte Herde von talgdrüsenreichen Stellen.

Ursache

unbekannt

möglicherweise:
Seborrhoe (krankhaft veränderte Absonderung der Talgdrüsen bzw. Zusammensetzung des Talges)
Steigerung der Schweißsekretion (Hyperhidrose)
Beteiligung von Mikroorganismen.

Symptome und Verlauf

2 Formen werden unterschieden:

Säuglingsform:
Erytheme mit fettiger, weißgelblich bis gelbbräunlicher Schuppung vor allem im Gesicht.

Erwachsenenform:
bevorzugte Lokalisationen sind talgdrüsenreiche Stellen, Gesicht, vordere und hintere Schweißrinne, große Gelenkbeugen, Genitalbereich

verschiedene Typen des Hautausschlags werden unterschieden.

Behandlung

Konservativ:
Waschen mit synthetischen Seifen
Baden mit Haferstroh-, Weizenkleie- und Schwefelzusätzen
austrocknende und entfettende (alkoholische) Lösungen
Reduktion der mit der Nahrung aufgenommenen Fette.

Medikamentös:
lokale Anwendung von antiseborrhoischen Haarwaschmitteln
Tinkturen mit Schwefel- und Salicylsäurezusätzen
Antibiotika bei Superinfektionen.

▶ **Naturheilkundlich:**
Akupunktur in Stoffwechselpunkte
warme Hautumschläge mit Eichenrinde, Höhensonnenbestrahlung
Stoffwechselteemischungen wie Löwenzahn, Brennessel, Schachtelhalm
Darmsanierung und Symbioselenkung
Eigenblut mit homöopathischen Komplexmitteln
Immunstimulation und Entgiftungsmaßnahmen
Bach-Blütentherapie.

10.9.3 Neurodermitis

Definition

Synonym: Neurodermitis diffusa, Neurodermitis atopica, endogenes Ekzem

chronische, entzündliche Erkrankung der Haut durch eine IgE-vermittelte Überempfindlichkeitsreaktion vom Soforttyp (Typ I der Allergie).

Häufig finden sich neben den Hauterscheinungen Asthma bronchiale und Heuschnupfen (Rhinitis allergica).

Ursache

unbekannt

Vererbung (positive Familienanamnese)

auslösende Faktoren:
Virusinfekte
hohe Staubkonzentration
feuchtes Klima
Wollkleidung
psychischer Streß u. a.

Symptome und Verlauf

Altersabhängige Hautsymptomatik:

Milchschorf:
Auftreten im Säuglings- und Kleinkindesalter als Erstmanifestation

Hautausschlag mit Rötung, Bläschen, Nässen, Krusten, Schuppung und starkem Juckreiz mit Kratzeffekten

vorwiegend im Gesicht und am behaarten Kopf, selten an Extremitäten und Stamm.

Beugenekzem:
Auftreten bei Kindern, Jugendlichen und Erwachsenen

großflächige, entzündliche Rötung und Lichenifikation (flächenhafter Hautbefall mit Vergröberung der Hautfelderung)

besonders an den großen Gelenkbeugen und im Gesicht.

„Erwachsenenform":
Auftreten bei Kindern, Jugendlichen und Erwachsenen.

Vor allem betroffen sind Gesicht, Hals, Brust, Schulterpartien, große Gelenkbeugen, Handrücken.

Auffallend ist die Symmetrie der befallenen Stellen.

Beugenekzem

Erytheme mit Erosionen, Krusten, Kratzeffekten, juckende Knötchen mit zentraler Krustenbildung (pruriginöse Hautveränderungen)

massiver Juckreiz, der vor allem nachts auftritt,

durch die gestörte Nachtruhe bedingte Erschöpfung, psychische Veränderungen bei Kindern evtl. Entwicklungsstörungen

Sebostase (Unterfunktion der Talgdrüsen)
verminderte Schweißbildung
weißer Dermographismus (Hautschrift), d. h. nach Reizung der Haut, zum Beispiel durch Bestreichen mit einem Stift, blaßt die Haut ab

seitliche Lichtung der Augenbrauen
abgenutzte und glänzende Nägel durch das ständige Kratzen

teilweise zusätzlich Heuschnupfen und Asthma bronchiale als weitere Manifestationsformen

chronischer, zu Rückfällen neigender Verlauf.

Komplikationen

Sekundärinfektionen durch Bakterien:
Pyodermien
= Hauterkrankungen durch das Eindringen von Eitererregern wie Staphylo- oder Streptokokken

Sekundärinfektionen durch Viren:
Herpesviren, früher auch Variolaviren

Erythrodermie:
generalisierte Entzündung, Rötung, Schuppung und Schwellung der gesamten Haut mit Juckreiz, Spannungsgefühl, Frösteln.

Differentialdiagnose

▷ Kontaktallergie.

Behandlung

Konservativ:
Feuchte Umschläge bei nässenden Formen, Klimakur in Gebirge oder Meer
keine Anwendung von Seifen bei der Körperpflege, sondern fettende Badeöle, hautverträgliche Waschlotionen.

Medikamentös:
kortikosteroidhaltige Cremes
Teerpräparate
Kortikosteroide für die Anfangsbehandlung
Antihistaminika gegen den Juckreiz
Sedativa.

▶ **Naturheilkundlich:**
Eigenbluttherapie
Darmsanierung und Symbioselenkung
Akupunktur
Enzymtherapie, Vitamin A und E
Homöopathie
Heilfasten
Umschläge mit Eichenrinde bei nässendem oder Birkenholzteer bei trockenem Ekzem

Bäder mit Molke, Heilerdeanwendung, Kaliumpermanganat u. a.
Bioresonanztherapie
Bach-Blütentherapie.

10.9.4 Akne-Erkrankungen

Definition

Hauterkrankung, die typischerweise in der Pubertät auftritt und die durch eine Überproduktion sowie Übersekretion von Talg (Seborrhoe) gekennzeichnet ist, wodurch es zu Verstopfung der Follikel mit Bildung von Mitessern kommt.

Jungen sind häufiger als Mädchen befallen.

Ursache

meist unbekannt
vererbte Disposition mit seborrhoischem Hauttyp

Dispositionsfaktoren:
Verhornungsstörungen der Haut
hormonelle Einflüsse auf die Seborrhoe (Androgene stimulieren die Talgsekretion)
gastrointestinale Störungen

äußere Faktoren als Auslöser:
Medikamente, die Brom oder Jod enthalten
Steroide
Ovulationshemmer
Vitamin B_{12}, u. a.

berufsspezifische Substanzen wie Öl, Teer, chlorierte Kohlenwasserstoffe.

Symptome und Verlauf

Durch die Verhornungsstörungen (Hyperkeratose) und die Überproduktion und -sekretion von Talg (Seborrhoe) kommt es zu Talgstauungen. Dadurch entstehen Mitesser (Komedonen), aus denen beim Ausdrücken eine weißliche, pastöse Masse quillt.

Bei Verstopfung des Ausführungsganges einer Talgdrüse kommt zur Zystenbildung, durch Talgzersetzung kommt es zu Ausbreitung der Entzündung auf die Umgebung der Talgdrüsenfollikel (Perifollikulitis) mit entzündlich geröteten Papeln und Pusteln.

Bei Ausdehnung des Prozesses in die Tiefe kommt zu furunkelähnlichen Knoten

in der Regel keine Beeinträchtigung des Allgemeinbefindens.
Oft schwere psychische Belastung der Patienten aufgrund der kosmetischen Entstellung.

Bevorzugte Lokalisationen sind Gesicht, Nacken, obere Brust- und Rückenpartien

chronisch schubweiser, oft langwieriger Verlauf,
narbenlose Abheilung oberflächlicher Läsionen, bei tiefen Formen bleiben eingezogene Narben zurück.

Behandlung

Konservativ:
Hautreinigung mit entfettenden alkoholischen Lösungen und desinfizierenden Zusätzen
Hautwäsche mit alkalifreien Seifen
Behebung gastrointestinaler Störungen
Einschränkung der Nahrungsfette

Ausdrücken von Mitessern, Stichinzision von tieferen Knoten
Sonnenbäder.

Medikamentös:
äußerliche Anwendung von Präparaten mit Ichthyol-, Resorcin-, Schwefel- und Teerzusätzen
Tetrazykline
Ovulationshemmer bei Frauen.

▶ **Naturheilkundlich:**
Akupunktur: Stoffwechselpunkte
Bach-Blütentherapie
Eigenblut mit homöopathischen Komplexmitteln oder Schlangengiften in homöopathischer Aufbereitung
Dampfbäder, Heilerdepackungen, Saunabesuche
Immunstimulation und Entgiftungsverfahren
Darmsanierung, Symbioselenkung
stoffwechselwirksame Tees wie Löwenzahn, Brennessel, Schachtelhalm.

10.9.5 Psoriasis vulgaris

Definition Synonym: Schuppenflechte

Chronisch rezidivierend verlaufendes Hautleiden mit scharf begrenzten, roten und mit silberweißen Schuppen bedeckte, teilweise juckende Herde.

Die Psoriasis ist durch verschiedene Auslöser provozierbar.

Häufigkeitsgipfel der Erstmanifestation zwischen dem 20. und 30. Lebensjahr.

Ursache Vererbung der latenten Bereitschaft der Haut, psoriatisch mit Stoffwechselstörungen der Epidermis zu reagieren

mögliche Auslöser:
vor allem grippale Infekte
Hautirritationen durch Toxine oder Allergene, Röntgenstrahlen, kratzende Kleidung
psychischer Streß.

Entstehung Ursache der starken Schuppenbildung ist eine gesteigerte Epidermisbildung. Ebenso finden sich eine Verdickung der Hornschicht der Haut durch vermehrte Bildung von Hornzellen (Hyperkeratose), eine Verhornungsanomalie der Oberhaut (Parakeratose) sowie eine Zellvermehrung der Stachelzellschichten der Haut (Akanthose). Die Lederhaut weist erweiterte Kapillaren und entzündliche Infiltrate auf.

Symptome und Verlauf Scharf begrenzte Erytheme mit geschichteter Schuppung

manchmal Juckreiz.
Die Herde haben unterschiedliche Größe und Gestalt, wie zum Beispiel punktförmig (Psoriasis punctata).
Tropfenartig (Psoriasis guttata)
münzengroß (Psoriasis nummularis)
ringförmig (Psoriasis anularis)
girlandenartig (Psoriasis gyrata)
landkartenähnlich (Psoriasis geographica)

Phänomene, die sich an jeder Effloreszenz auslösen lassen:

Kerzenfleckphänomen:
Nach Ablösen der oberen Schichten durch vorsichtiges Kratzen bleibt ein silbrigweiß glänzender Fleck zurück.
Der Fleck sieht aus wie ein Wachsfleck, den man versuchte, mit dem Fingernagel aus dem Tischtuch zu kratzen.

Phänomen des letzten Häutchens:
Bei Weiterkratzen auf der Schuppung stößt man auf ein blattartiges, dünnes Häutchen.

Tautropfenphänomen:
Bei Abziehen dieses Häutchens zieht man mehrere, dicht beieinanderliegende, punktförmige Blutaustrittsstellen aus den erweiterten Kapillaren der Lederhaut.

Die ganze Haut ist betroffen, bevorzugte Stellen sind:
Streckseiten der Extremitäten, besonders Knie und Ellenbogen, behaarte Kopfhaut und Sakralgegend
typisch sind Nagelveränderungen.

Bei 1–2% d. F. kommt es zur schwersten Form der Psoriasis mit universeller Ausbreitung (Psoriasis erythrodermica),

bei 1–5% d. F. kommt es zum Gelenkbefall mit Weichteilschwellungen und später asymmetrischen Gelenkdeformierungen der kleinen Gelenke von Fuß und Hand (Psoriasis arthropathica).

Schubweiser Verlauf mit unterschiedlich langen, Wochen bis Jahre dauernden, erscheinungsfreien Intervallen.

Differentialdiagnose

- ▷ Pilzerkrankungen (Mykosen)
- ▷ seborrhoisches Ekzem
- ▷ Lues II.

Behandlung

Eine ursächliche Behandlung ist derzeit nicht möglich.

Konservativ:
Vollwertkost, Meiden von Alkohol
Kuren in sonnenreichen Zonen, Ost- und Nordseebäder.

Medikamentös:
Beseitigung der Schuppung mit Acidum salicylicum
Teerpräparate, Cignolin, evtl. Steroide
Vitamin D_3
bei schweren Formen Methotrexat (Zytostatikum).

▶ **Naturheilkundlich:**
Homöopathie
Enzymtherapie, Vitamin A und E
Autogenes Training, Hypnose
Eigenblut mit homöopathischen Komplexmitteln
Seifenbäder, Kleiebäder, Heilerdeanwendung.

Prognose

insgesamt gut, da die Psoriasis keine weiteren Organe befällt.
Krankheitsschübe können während des ganzen Lebens auftreten.

10.9.6 Tumoren der Haut

10.9.6.1 Basaliom

Definition Häufigster bösartiger Tumor der Haut, der langsam wächst und praktisch nie Metastasen setzt. Bei längerem Bestand kommt es zu einem lokal zerstörenden Wachstum (semimaligner Tumor).

Erkrankungshäufigkeit steigt ab dem 50. Lebensjahr.

Ursache unbekannt

Sonnenlicht spielt bei der Entstehung eine entscheidende Rolle.

Symptome und Verlauf Basaliome können an jeder Körperstelle, außer Fußsohlen und Handinnenflächen, auftreten.
Bevorzugte Lokalisation ist das Gesicht.

Primär knotiges Basaliom mit einem oft vereinzelten derben Knötchen und wallartigem Rand.
Das Knötchen enthält perlmutt- oder wachsartig glänzende Basaliomperlchen.
Oberflächlich sind Erweiterungen kleiner Hautgefäße (Teleangiektasien) sichtbar.
Die Farbe des Basalioms kann überwiegend weißlich, rot, grau, gelb oder braun (durch Einlagerung von Melanin) sein.

Durch das Größenwachstum kann es zu Geschwürsbildungen kommen (sekundär ulzerierte Basaliom).
Die Ulzerationen können zu massiven Gewebsdefekten mit starken Blutungen führen.

Als weitere Typen kommen das oberflächliche sowie das fibrosierende Basaliom vor.

Differentialdiagnose
▷ Malignes Melanom
▷ Histiozytom (gutartiger Hauttumor)
▷ Psoriasis vulgaris.

Behandlung Röntgenweichstrahl-Behandlung.

Chirurgisch:
Ausschneidung (Exzision)
evtl. mit anschließenden plastisch-chirurgischen Maßnahmen.

▶ **Naturheilkundlich:**
begleitende Therapie
reine Rohkosternährung, Säfte
adjuvant:
Thymus- und Mistelpräparate, begleitende Lebertherapie
Vitamin C, Vitamin E, Beta-Carotin
Selen, Zink, Molybdän, Magnesium
organotrope Medikamente
Stärkung des Immunsystems, Entgiftungstherapie
psychische und ganzheitliche Betreuung mit Autogenem Training, Hypnose, Sport, Bewegung, Kneippsche Anwendungen.
Der Patient sollte „sich alles gönnen, was Freude bringt und Spaß macht".

Prognose bei rechtzeitiger Behandlung gut.

10.9.6.2 Malignes Melanom

Definition

Synonym: Melanomalignom

bösartigster Tumor der Haut
Vorkommen insgesamt selten

2 Häufigkeitsgipfel:
junge Erwachsene bis ca. 30 Jahre sowie ältere Personen über 45–50 Jahre.

Ursache

oft nicht herausfindbar
steigende Häufigkeit mit zunehmendem Lebensalter
Dispositionsfaktoren wie langjährige Sonnenexposition, häufig in großen Höhen

unbekannt.

Entstehung

Melanomentstehung auf 3 Wegen:

spontan auf vorher ganz normaler Haut

aus einem bis über fünfmarkstückgroßem, ungleichmäßig pigmentiertem, langsam größer werdendem Fleck (Lentigo maligna, Melanosis circumscripta praeblastomatosa)

aus einem Muttermal (Nävuszellnävus).

Symptome und Verlauf

Unterscheidung folgender Melanomtypen:

Primär knotiges Melanom (noduläres Melanomalignom):
Entstehung auf unveränderter Haut oder aus einem Muttermal.
Anfangs besteht ein leicht prominenter Knoten mit gespannt wirkender Oberfläche.
Die Farbe kann bräunlich, tiefschwarz, schwarz-bläulich sein,
häufig findet sich ein Saum.
Mit zunehmendem Wachstum kann es zu Geschwürsbildungen der Oberfläche mit Blutungen oder Krustenbildungen kommen.

Lentigo maligna-Melanom:
entsteht aus einem Fleck, in welchem sich ein tastbares Infiltrat entwickelt
oft besteht ein Randerythem

Superfiziell spreitendes Melanom:
rasche, flache Ausbreitung mit bizarren Konfigurationen und Farbunregelmäßigkeiten (braun-schwarze, teilweise rötlich-blaßbläuliche Farbtöne)

bevorzugte Lokalisation des malignen Melanoms sind Gesicht, Kopf, untere Extremitäten, Handteller und Fußsohlen mit Nagelbereich

frühzeitige Metastasierung
zunächst lymphogen in die unmittelbare Umgebung des Primärtumors, wobei kleine „Randsatelliten" sichtbar werden
später Befall der regionären Lymphknoten sowie innere Organe

Kriterien zur Früherkennung sind u. a.:
die Größenzunahme eines Mals
Farbveränderungen
Entstehung einer höckrigen Oberfläche
Entzündung, Blutung
Schmerzen
Juckreiz und ein „Arbeiten in der Geschwulst".

Differential-diagnose	▷ Nävuszellnävus (Muttermal) ▷ gutartiges jugendliches Melanom ▷ pigmentiertes Basaliom ▷ pigmentiertes Histiozytom (gutartiger Hauttumor) ▷ Blutschwamm (Hämangiom) u. a.
Behandlung	**Chirurgisch:** Ausschneidung (Exzision) weit im Gesunden mit einem Sicherheitsabstand von 3–5 cm bei Lymphknotenbefall Entfernung der Lymphknoten **Medikamentös:** Zytostatika. ▶ **Naturheilkundlich:** begleitende Therapie reine Rohkosternährung, Säfte adjuvant: Thymus- und Mistelpräparate, begleitende Lebertherapie Vitamin C, Vitamin E, Beta-Carotin Selen, Zink, Molybdän, Magnesium organotrope Medikamente Stärkung des Immunsystems, Entgiftungstherapie psychische und ganzheitliche Betreuung mit Autogenem Training, Hypnose, Sport, Bewegung, Kneippsche Anwendungen. Der Patient sollte „sich alles gönnen, was Freude bringt und Spaß macht“.
Prognose	5-Jahres-Heilungsrate bei lediglich Vorhandensein des Primärtumors: 60–65% bei bereits vorhandenen Fernmetastasen besteht keine Überlebenschance.

10.9.7 Verbrennungen

Definition	Gewebsschädigung durch Wärme- und Hitzeeinwirkung.
Ursache	Direkte Flammeneinwirkung heiße Flüssigkeiten (Verbrühungen) heiße Dämpfe Gasexplosionen heiße Metalle Wärme- oder Hitzebestrahlung (zum Beispiel Sonnenbrand) u. a.
Symptome und Verlauf	Einteilung der Verbrennungen entsprechend der Tiefenausdehnung in folgende Grade: **Verbrennung 1. Grades:** Lokale Rötung der Haut (Erythem), Schwellung, Schmerzen **Verbrennung 2. Grades:** Rötung, Schwellung, Schmerzen, zusätzlich Blasenbildung (Brandblasen) **Verbrennung 3. Grades:** Zerstörung von Oberhaut (Epidermis), Lederhaut (Corium) und der Hautanhangsgebilde, evtl. noch tieferliegenden Schichten (Verkohlung) mit Nekrose (Gewebsuntergang).

Die Verbrennung 3. Grades ist schmerzfrei, da die Schmerzrezeptoren in der oberen Cutis zerstört sind.

Ausdehnung der Verbrennung:
Abschätzung der betroffenen Körperoberfläche nach der „Neuner-Regel“:

	Erwachsener	Kind (5 Jahre)	Neugeborenes
Kopf	9%	15%	21%
Rumpf (ventral)	18%	16%	16%
Rumpf (dorsal)	18%	16%	16%
Arm	9%	9%	9%
Bein	18%	17%	14%

Bei Verbrennungen von mehr als 15–20% der Körperoberfläche beim Erwachsenen, beim Kind mehr als 10%, (beim Neugeborenen und bei Säuglingen ist stets höchste Vorsicht geboten), besteht die Gefahr eines Verbrennungsschocks:

hypovolämischer Schock in der Frühphase durch Kapillarschädigung, Plasma- und Volumenverlust der verbrannten Körperareale, Störung der Mikrozirkulation

toxischer Schock durch Toxinanfall aus der verbrannten Haut, Resorption von bakteriellen Endotoxinen.

Komplikationen

Akutes Nierenversagen
Schocklunge
Ileus
Bronchopneumonie durch Rauchgasvergiftung
Wundinfektionen bei fehlender Schutzfunktion der Haut.

Behandlung

CAVE: NOTFALL!

Initial unmittelbar nach dem Ereignis:
Behandlung mit kaltem Wasser, um die Schmerzen zu mildern
Lagerung mit erhöhten Beinen oder stabile Seitenlage bei Bewußtlosen
Beruhigung
keimfreie Wundabdeckung mit sterilen Folien (zum Beispiel Metaline)
venöser Zugang, Flüssigkeitssubstitution (zum Beispiel *Ringer-Laktat-Infusion*)
Klinikeinweisung bei Verbrennungen von über 10% der Hautoberfläche.

▶ **Naturheilkundlich:**
Begleitbehandlung:
Bach-Blüten: Rescue
Homöopathie: *Arnica, Hamamelis.*

Prognose

bei Verbrennungen über 50% der Hautoberfläche: ernst!
Verbrennungen 1. und 2. Grades können ohne Narbenbildung abheilen.

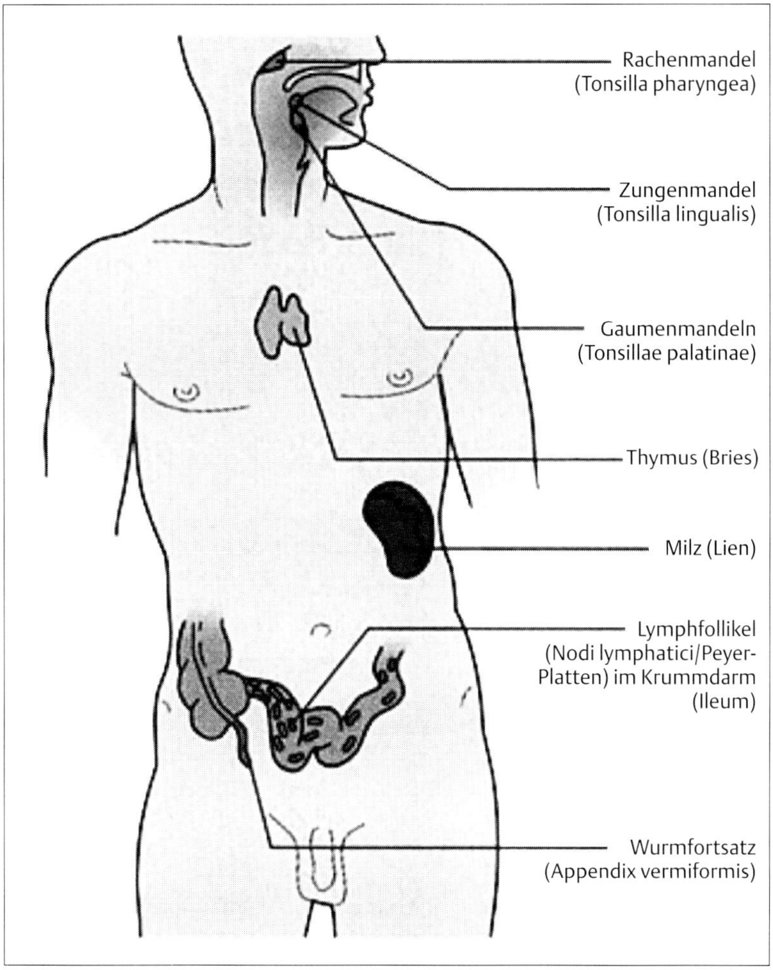

Abb. 11.1 **Lymphatische Organe (ohne Lymphknoten)** (nach *Frick* u. Mitarb.)

11 Infektionskrankheiten

11.1 Diagnostische Zusammenhänge

Krankheitserreger

Metazoen
Mehr- oder vielzellige Lebewesen (im Gegensatz zu den Einzellern).
Dazu gehören zum Beispiel parasitäre Würmer (Trichinella spiralis als Erreger der Trichinose), Milben (Krätzmilbe als Erreger der Scabies).

Protozoen
Tierische Einzeller (Urtierchen), die aus nur einer Zelle bestehen und einen echten Zellkern mit Chromosomen besitzen (im Gegensatz zu den Bakterien),
zum Beispiel Toxoplasma gondii (Erreger der Toxoplasmose), Plasmodienarten (Erreger der Malaria).

Pilze
Einfache, wenig differenzierte Lebewesen mit Chromosomenkern, die als Verbreiterungsformen Sporen bilden,
zum Beispiel Fadenpilze, Hefepilze (Candida albicans), Gießkannenschimmel (Aspergillus), Schimmel (Mucor).

Bakterien
Einzellige Kleinlebewesen ohne echten Zellkern, die sich durch Querteilung vermehren. Sie bestehen aus Zellmembran, Zytoplasma, Zytoplasmamembran und einem Kernäquivalent ohne Kernmembran, das die DNS enthält.

Einige Bakterienformen

Kugelförmige Bakterien (= Kokken):
Streptokokken (Kettenkokken)
Staphylokokken (Haufenkokken)
Diplokokken (Doppelkokken)

Stäbchenförmige Bakterien

Schraubenförmige Bakterien:
Spirillen (starr, unbeweglich)
Spirochäten (biegsam, beweglich).

Ruhe- bzw. Dauerformen:
Protozoen bilden als Dauerformen Zysten
Bazillen und Clostridien bilden als Dauerformen Sporen.

Bakterientoxine
Toxine sind Giftstoffe mit spezifischer Wirkung.

Ektotoxine:
Ausscheidungsgifte grampositiver und gramnegativer Bakterien,
zum Beispiel Diphtherie-, Tetanus-, Botulismustoxine.

Endotoxine:
Zerfallsgifte, die beim Untergang von gramnegativen Bakterien freigesetzt werden,
zum Beispiel Erreger von Typhus, Paratyphus.

Enterotoxine:
Bakteriengifte, die auf den Verdauungskanal wirken,
zum Beispiel Cholera-Vibrionen, Clostridien.

Erregernachweis

Gram-Färbung:
Färbemethode zur Differenzierung von Bakteriengruppen
grampositiv sind:
- Bacillus anthracis
- Clostridien
- Corynebacterium diphtheriae
- Listerien
- Mykobakterien
- Staphylokokken
- Streptokokken.

Alle übrigen der hier genannten Bakterien sind gramnegativ.

Ziehl-Neelsen-Färbung:
Färbemethode zur Darstellung säurefester Bakterien,
zum Beispiel Mycobacterium leprae und Mycobacterium tuberculosis.

Chlamydien
Chlamydien sind gramnegative intrazelluläre Parasiten, die energieliefernde Enzyme einer

Wirtszelle benötigen. Sie ähneln mehr den Bakterien als den Viren und werden als Bakterien eingestuft.
Es gibt 2 Arten: Chlamydia psittaci (Erreger der Ornithose) und Chlamydia trachomatis (Erreger der Lymphogranuloma venerum und des Trachoms).

Rickettsien
Rickettsien sind gramnegative, intrazellulär gelegene Erreger, deren Wachstum an das Vorhandensein lebender Zellen gebunden ist. Sie nehmen eine Zwischenstellung zwischen Bakterien und Viren ein, werden aber zu den Bakterien gezählt,
zum Beispiel Rickettsia prowazeki (Erreger des Fleckfiebers), Coxiella burneti (Erreger des Q-Fiebers).

Viren
Viren stellen den Übergang von der unbelebten zur belebten Natur dar. Sie sind biochemische Einheiten, die aus einem Nukleinsäurekern mit innerer Proteinhülle und einer äußeren Lipoproteinmembran bestehen. Da keine energieliefernden Mechanismen und kein eigener Stoffwechsel vorhanden sind, benötigen Viren für ihr Wachstum und ihre Vermehrung aktive Wirtszellen.

Infektionen

Lokalinfektion
Bei der Lokalinfektion bleibt die Reaktion meist örtlich begrenzt auf die Eintrittsstelle der Erreger, wie z. B. auf Haut, Schleimhaut oder ein Organ. Wenn die Erreger Toxine (z. B. Diphtherie- oder Tetanustoxin) freisetzen, kann eine Fernwirkung auf den Gesamtorganismus ausgelöst werden. Auch bei einer Lokalinfektion kann es zu einem Fortschreiten des Krankheitsprozesses im Gewebe kommen. Die kontinuierliche Ausbreitung von der Eintrittspforte der Erreger wird durch vorgeformte Kanäle, wie Lymphbahnen, Gallengänge oder Bronchioli begünstigt.
In der Regel haben Lokalinfektionen eine kurze Inkubationszeit.
Beispiele: Diphtherie, Tetanus, Gonorrhoe.

Zyklische Infektion oder Allgemeininfektion
Hierbei ist der gesamte Organismus betroffen. Die Infektion läuft gesetzmäßig in 3 Stadien ab:

❶ Inkubationsstadium:
Die Zeit zwischen dem Eindringen der Krankheitserreger in den Organismus bis zum Auftreten der ersten Krankheitserscheinungen.

❷ Generalisationsstadium:
Ausbreitung der Erreger über den Blutweg, meist mit hohem Fieber und schwerem Krankheitsgefühl einhergehend.

❸ Organmanifestation:
Organbefall eines erregerspezifischen Organes.

Meist ist die Inkubationszeit bei der Allgemeininfektion im Vergleich zur Lokalinfektion länger.

Beispiele: Keuchhusten, Leptospirosen, Brucellosen, Typhus abdominalis, Masern, Tuberkulose.

Zoonosen
Krankheiten und Infektionen, die natürlicherweise zwischen Wirbeltieren und Menschen übertragen werden,
zum Beispiel Brucellosen, Enteritis-Salmonellosen, Leptospirosen, Milzbrand, Ornithose, Q-Fieber, Tollwut, Toxoplasmose.

Anthropozoonosen
Infektionskrankheiten, die vom Menschen auf Tiere übertragen werden.

Zooanthroponosen
Infektionskrankheiten, die vom Tier auf den Menschen übertragen werden.

Erstinfektion
Erster Kontakt des Körpers mit den Krankheitserregern.

Superinfektion
Erneute Infektion des Körpers mit denselben Erregern bei noch nicht abgeheilter Erstinfektion.

Reinfektion (Wiederinfektion)
Erneute Infektion mit denselben Erregern nach bereits erfolgter Ausheilung.

Sekundärinfektion
Infektion eines bereits von einem (ersten) Krankheitserreger befallenen Organismus mit einem zweiten Erreger, wobei diesem der Boden zur Ansiedelungsmöglichkeit von dem ersten Erreger bereitet wurde.

Nosokomiale Infektion („Krankenhausinfektion")
Eine durch Mikroorganismen jeglicher Art hervorgerufene Infektion, die in einem zeitlichen, räumlichen oder kausalen Zusammenhang mit einem Krankenhausaufenthalt auftritt. Heime, Ambulanzen und Arztpraxen sind von dieser Definition miteingeschlossen.

Virulenz
Grad der Giftigkeit und der Aktivität der Erreger. Je mehr „Lebensenergie" der Erreger hat, sich zu vermehren und Toxine zu bilden, desto virulenter ist er.

Kontagiosität
Ansteckungskraft eines Erregers.

Pathogenität
Fähigkeit von Krankheitserregern (Bakterien, Viren etc.), krankhafte Zustände herbeizuführen.

Persistenz von Erregern
Die Keime bleiben trotz Therapie bestehen und können sich bei geschwächter Abwehr wieder vermehren
dazu neigen zum Beispiel Mykobakterien, Brucellen.

Übertragungsarten

Kontaktinfektion
Ansteckung und Übertragung von Krankheitserregern durch direkte Berührung (direkte Kontaktinfektion) von Mensch zu Mensch bzw. Tier oder durch Berührung von infizierten Gegenständen (indirekte Kontaktinfektion),
zum Beispiel Masern.

Dauerausscheider
Ansteckung durch Personen, die nach überstandener Krankheit Erreger mit dem Stuhl, Harn, Speichel etc. ausscheiden.

Tröpfcheninfektion
Ansteckung durch Anhusten oder Anniesen mit erregerhaltigen kleinsten Tropfen,
häufig bei Erkältungskrankheiten.
Die Tröpfcheninfektion ist auch eine direkte Übertragung von Krankheitserregern und einer Kontaktinfektion gleichzusetzen.

Schmierinfektion
Ansteckung durch Verschmieren von erregerhaltigem Auswurf, Eiter, Fäzes, Harn auf andere Körperteile bzw. die Aufnahme mit dem Mund (z. B. fäkal-oral), zum Beispiel Typhus, Cholera. Vorkommen vor allem unter unhygienischen Verhältnissen.

Nahrungsmittel- und Wasserinfektion
Ansteckung durch infizierte Lebensmittel und Wasser, Getränke.

Staubinhalation
Ansteckung durch Einatmung von erregerhaltigem Staub (aerogene Infektion),
zum Beispiel Einatmen von erregerhaltigem getrocknetem Vogelkot bei Ornithose.

Weitere Ansteckungsarten
Austausch von Körpersäften (Blut, Sperma, Vaginalsekret)
Diaplazentar über die Plazenta (Mutterkuchen) auf das Ungeborene
durch erregerhaltige Insekten (Mücken, Moskitos, Läuse, Zecken).

Leitsymptome

Fieber und Schüttelfrost
Durch eine Infektion mit Krankheitserregern (Bakterien, Viren u. a.) kann eine Entzündungsreaktion ausgelöst werden und Fieber entstehen. Fieber bedeutet eine Erhöhung der Körpertemperatur durch eine gestörte Wärmeregulation im Hypothalamus. Die Krankheitserreger beeinflussen das Wärmeregulationszentrum im Hypothalamus, wodurch eine Wärmeregulation auf erhöhtem Temperaturniveau stattfindet, d. h. der Sollwert der normalen Kerntemperatur ist um 1 bis 5 °C nach oben verstellt. Dadurch werden alle Stoffwechselvorgänge beschleunigt, die gesamte Durchblutung des Organismus ist durch eine Beschleunigung der Herzfrequenz (Tachykardie) gesteigert und es werden vermehrt Abwehrstoffe an den Entzündungsort transportiert.
Wenn die Sollwertverstellung der Kerntemperatur zu plötzlich vonstatten geht, so ist der Körper anfangs zu kalt und es kommt zum Muskelzittern = Schüttelfrost mit grobschlägigem Zittern, Zähneklappern und starkem Kältegefühl. Kleinkinder und Säuglinge können mit zerebralen Krampfanfällen reagieren (Fieberkrampf).
Beim Fieberabfall zum normalen Sollwert ist der Körper relativ zu warm und es kommt

zur Gefäßerweiterung und Schweißausbruch, um die überschüssige Wärme abzugeben. Fällt das Fieber im Verlauf von Stunden, so kann es zu Kreislaufregulationsstörungen kommen mit der Gefahr eines Herz-/Kreislaufversagens.

Messung der Kerntemperatur
Rektale Messung im Mastdarm, sublinguale Messung in der Mundhöhle.
Messungen in der geschlossenen Achselhöhle (axillär) sind ungenau.
Die normale Kerntemperatur beträgt im Mittel 37 °C +/- 0,5 °C Tagesschwankungen.

Einteilung des Fiebers
Untertemperatur: unter 36 °C
subfebrile Temperatur: bis 38 °C
mäßiges Fieber: bis 38,5 °C
hohes Fieber: über 39 °C (selten über 41 °C).

Fiebertypen

Kontinua
Relativ gleichbleibendes Fieber über 39 °C während Tagen und nicht mehr als 1 °C schwankend,
zum Beispiel Typhus, Fleckfieber.

Remittierendes Fieber
Stärker schwankendes Fieber mit Tages-Temperaturdifferenz von 1 bis 1,5 °C ohne Rückkehr zum Normalwert.

Intermittierendes Fieber
Starke Tagesschwankungen (3 bis 4 °C) von hohem Fieber mit Intervallen von Normal- bis Untertemperatur.
Hinweis auf eine schubweise Einschwemmung von Krankheitserregern in das Blut.
Beispiel: Sepsis, Malaria.

Undulierendes Fieber
Wellenförmiger Fieberverlauf mit mehrmals über Tage andauernden, hohen und dann wieder abfallenden Fieberzuständen,
zum Beispiel Brucellose.

Septisches Fieber
Intermittierend hohe Fieberschübe mit oder ohne Schüttelfrost.

Fieberabfall
Lytische Entfieberung
Langsamer Fieberabfall im Verlauf von Tagen.

Kritischer Fieberabfall
Schneller Fieberabfall im Verlauf von Stunden; Gefahr des Herz-/Kreislaufversagens.

Allgemeine Begriffe

Endemie
Dauerverseuchung in einem bestimmten Gebiet,
zum Beispiel Malaria in den Tropen, FSME in Süddeutschland.

Epidemie
Gehäuftes Auftreten einer bestimmten Infektionskrankheit zu einer bestimmten Zeit in einem bestimmten Gebiet,
zum Beispiel Fleckfieber in Kriegsgefangenenlagern bei Verlausung.

Pandemie
Ausbreitung einer Infektionskrankheit über Länder und Kontinente,
zum Beispiel Influenza-Pandemie.

Morbidität
Krankheitshäufigkeit, d. h. die Zahl der Erkrankten bezogen auf die Bevölkerung
zum Beispiel von 100 Personen erkranken 4 Personen an einer Krankheit, dann ist die Morbidität 4.

Mortalität
Sterblichkeit, d. h. die Zahl der Todesfälle bezogen auf die Bevölkerung
zum Beispiel von 100 Personen sterben 2 Personen an einer Krankheit, dann ist die Mortalität 2.

Letalität
Tödlichkeit einer bestimmten Krankheit, d. h. die Zahl der Todesfälle bezogen auf die Erkrankten
zum Beispiel von 4 an einer Krankheit erkrankten Personen sterben 2, dann ist die Letalität 50 %.

Inzidenz
Anzahl der Neuerkrankungen, bezogen auf einen bestimmten Zeitraum.

Prävalenz
Bestand einer bestimmten Krankheit, bezogen auf einen bestimmten Zeitpunkt.

Sterilisation (Entkeimung)
Einen Gegenstand keimfrei machen durch Entfernen aller Mikroorganismen und deren Dauerformen (Sporen, Zysten).

Geräte der Sterilisation für medizinische Instrumente:

Heißluftsterilisator (trockene Hitze)
Abtötungszeit bei 180 °C: 30 Minuten ab dem Zeitpunkt, wo die zu sterilisierenden Instrumente diese Temperatur angenommen haben

Überdrucksterilisator/Autoklaven (feuchte Hitze)
Abtötungszeit bei einem Betriebsdruck von 2 atü und 134 °C: 5 Minuten, bei 1 atü und 120 °C: 20 Minuten ab dem Zeitpunkt, wo die zu sterilisierenden Instrumente diese Temperatur angenommen haben.

Die Überprüfung der verwendeten Geräte erfolgt mittels sogenannter *Sporenpäckchen*, dessen Sporen nach ordnungsgemäßer Durchführung der Sterilisation abgetötet sein müssen bzw. einen irreversiblen Verlust der Vermehrungsfähigkeit aufweisen müssen.

Desinfektion (Entseuchung)
Befreiung eines Gegenstandes von krankheitsauslösenden Mikroorganismen (Bakterien, Viren, Pilze, Protozoen), sodass er nicht mehr infektiös ist.

Pasteurisation
Schonendes, kurzes Erhitzen von hitzeempfindlichen Flüssigkeiten (z. B. Milch) bis 85 °C, um Bakterien abzutöten,
zum Beispiel Tuberkelbakterien, Salmonellen, Brucellen u. a.

Immunität
Unempfänglichkeit des Körpers für eine Infektion mit krankheitsauslösenden Mikroorganismen. Die Unempfindlichkeit des Organismus gegenüber einer bestimmten Infektion ist der Zustand des Gefeitseins, welcher durch Antikörperbildung erlangt wurde.
Immunisierung ist der Vorgang, der zur Immunität geführt hat (Schutzimpfung).

Aktive Immunisierung
Dem Körper werden abgeschwächte Krankheitserreger (Antigene) zugeführt, wodurch er aktiv zur Bildung spezifischer Antikörper veranlasst wird. Sie führt erst nach 2–3 Wochen zur aktiv erworbenen Immunität (Dauer der Antikörperbildung) und hält in der Regel viele Jahre an.
Aktive Immunisierung kann erfolgen durch eine überstandene Infektionskrankheit, durch stille Feiung (= symptomlos abgelaufene Infektionskrankheit) oder künstlich durch Impfung.

Passive Immunisierung
Dem Körper werden „fertige" Antikörper oder Immunseren gegen bestimmte Krankheitserreger zugeführt, wodurch eine sofortige Immunität besteht. Diese ist allerdings zeitlich begrenzt und besteht solange, wie sich die Antikörper im Blut befinden.
Passive Immunisierung kann erfolgen durch natürliche Antikörperübertragung von der Mutter auf das Kind über die Plazenta (nur IgG-Antikörper können die Plazenta passieren) oder über die Muttermilch oder künstlich durch das Impfen mit Immunglobulinpräparationen.

11.2 Infektionskrankheiten im Sinne des § 6 (1) IfSG mit Behandlungsverbot und Meldepflicht für Heilpraktiker

Der Bundestag hat mit Zustimmung des Bundesrates am 20. Juli 2000 das **Gesetz zur Verhütung und Bekämpfung von Infektionskrankheiten beim Menschen (Infektionsschutzgesetz – IfSG)** beschlossen.

Mit Inkrafttreten dieses neuen Gesetzes zum 01. Januar 2001 treten u. a. das

- **Bundes-Seuchengesetz,**
- **die Verordnung über die Ausdehnung der Meldepflicht auf humane spongiforme Enzephalopathien und**
- **das Gesetz zur Bekämpfung der Geschlechtskrankheiten**

außer Kraft.

Die wichtigsten Änderungen aufgrund dieses Gesetzesbeschlusses (Infektionsschutzgesetz) sind nachfolgend aufgelistet.

- Im Falle des **§ 6 Abs. 1 ist der Heilpraktiker meldepflichtig** (§ 8 Infektionsschutzgesetz).
- **Behandlungsverbot für Heilpraktiker** besteht gemäß § 24 Infektionsschutzgesetz für die in **§ 6 Abs. 1 genannten Infektionskrankheiten**.
- Weiter besteht ein **Behandlungsverbot für Heilpraktiker von Personen, die mit einem Krankheitserreger nach § 7 Infektionsschutzgesetz infiziert sind**.
- Ein zusätzliches **Behandlungsverbot für Heilpraktiker besteht außerdem gemäß § 34 Infektionsschutzgesetz für Impetigo contagiosa, Keuchhusten, Mumps, Scabies (Krätze), Scharlach oder sonstige Streptococcus pyogene-Infektionen, Windpocken und Verlausung**.
- Die ehemalige **Bestimmung**, dass Heilpraktiker **Maßnahmen zur Linderung** von Erkrankungen, die unter das Behandlungsverbot fallen, bis zum Eintreffen des Arztes ergreifen dürfen, **gibt es nicht mehr**.

11.2.1 Botulismus

Definition Lebensmittelvergiftung durch das Botulinumtoxin in verdorbenen Nahrungsmitteln wie Fleisch-, Fisch-, Obst-, Gemüsekonserven.
Keine Infektion, sondern eine Intoxikation.

Vorkommen Die Botulismusbazillen sind Erdbazillen und kommen überall im Boden vor (ubiquitäre Ausbreitung).

Erreger Clostridium botulinum (Botulismusbazillus)

anaerobe, grampositive, sporenbildende Stäbchen.

Die Erreger können unter Luftabschluss in verunreinigten Konserven auskeimen. Durch die Gasbildung kann es zum Auswölben der Konservendose kommen, die Lebensmittel können sich verfärben, verflüssigen und einen säuerlichen Geruch annehmen. Die Speisen können aber auch unauffällig aussehen.

Das Botulinumtoxin kann durch 15-minütiges Kochen zerstört werden. Die Ektotoxine der Erreger sind von kaum vorstellbarer Giftigkeit und gelten als das stärkste bekannte bakterielle Gift.

Das Botulinumtoxin ist ein Neurotoxin und wirkt auf das periphere Nervensystem. Es verhindert die Freisetzung von Azetylcholin aus den Nervenendigungen. Dadurch wird die Erregungsübertragung in den autonomen Ganglien (Nervenknoten), den parasympathischen Nervenendigungen und in den motorischen Endplatten gehemmt. Der Tod wird durch Paralyse der Atemmuskulatur hervorgerufen.
Die Toxinwirkung ähnelt einer Curare-Vergiftung.

Inkubationszeit 12–36 Stunden
manchmal mehrere Tage.

Übertragung Genuss verdorbener, ungekochter, geräucherter, gepökelter oder konservierter Nahrungsmittel.

Nachweis der Erreger Im Blut, Stuhl, Mageninhalt und Nahrungsmitteln von Botulinumtoxin.
Die Prüfung auf Toxin erfolgt im Tierversuch mit weißen Mäusen.

Erregerisolierung (kulturell) aus Stuhl (Säuglingsbotulismus) und Wundmaterial (Wundbotulismus).

Symptome und Verlauf

Lebensmittelbedingter Botulismus

Akuter Krankheitsbeginn wenige Stunden nach einer
Mahlzeit (Gifteinnahme):
Übelkeit, Erbrechen, Durchfall, Magenkrämpfe
kein Fieber!
Kopfschmerzen, Schwindel
Augenmuskellähmungen mit Ptosis (Herabhängen des Oberlids) und Doppeltsehen
Sprach- und Schluckstörungen
trockener Mund, Versiegen der Tränenproduktion
Atemlähmung
stets erhaltenes Bewusstsein!

Die Schwere des Verlaufs ist abhängig von der aufgenommenen Giftmenge, in schweren Fällen Atemlähmung, Herzstillstand, Tod.

Säuglingsbotulismus
Aufnahme der Erreger mit der Nahrung, z. B. Honig und Auskeimung im Darm: anhaltende Obstipation
Gedeihstörung
Trinkschwäche, Schluckbeschwerden
allgemeine Muskelschwäche und Atmungsstörung bei Kindern unter einem Jahr
gelegentlich plötzlicher Tod des Säuglings durch Atemstillstand.

Wundbotulismus
Symptome wie bei lebensmittelbedingtem Botulismus nach Besiedlung von Wunden durch Clostridium botulinum.

Komplikationen
Aspirationspneumonie
Kreislaufregulationsstörung, Kollaps.

Differentialdiagnose
- ▷ Infektiöse Durchfallerkrankungen
- ▷ Atropinvergiftung
- ▷ Methylalkoholvergiftung
- ▷ Curare-Vergiftung
- ▷ Diphtherie
- ▷ Virusenzephalitis.

Besonderheiten
Meist sind mehrere Personen betroffen, die kurz vorher gemeinsam ein bestimmtes Essen zu sich genommen haben.

Behandlung
Behandlungsverbot für Heilpraktiker gemäß § 24 IfSG
Meldepflicht für Heilpraktiker nach § 8 (1) Nr. 8 IfSG bei Verdacht, Erkrankung und Tod.

Namentliche Meldepflicht gemäß §§ 8, 7 (1) IfSG bei Nachweis von Clostridium botulinum oder Toxinnachweis.

Schulmedizinisch:
Krankenhauseinweisung!

Gabe von Antitoxin
(Antibiotika sind bedeutungslos, da es sich um eine reine Intoxikation handelt)
Magenspülung, Darmentleerung, Kreislaufunterstützung (Volumensubstitution).

Vorbeugung Lebensmittelhygiene, Verzehr frisch zubereiteter Speisen.
Kein Verzehr von verdorbenen Lebensmitteln, ungenügend geräucherten oder gesalzenen Fisch- und Fleischwaren!
Sobald eine Konservendose nach außen gewölbt ist, soll sie verworfen werden. Allein das bloße Probieren der Speise kann eine Intoxikation hervorrufen.

Impfstoffe zur Prophylaxe stehen derzeit nicht zur Verfügung.

11.2.2 Cholera

Definition Cholera (= griechisch: Gallenbrechdurchfall)
Lokalinfektion des Dünndarmes mit akuten Brechdurchfällen.
Die massiven Durchfälle können innerhalb von kurzer Zeit durch Austrocknung mit Wasser- und Elektrolytverlust zum Tode führen.

Die Cholera ist eine Armutskrankheit, meist in Verbindung mit mangelhaften Hygieneverhältnissen, die vorzugsweise bei unterernährten vorerkrankten Menschen auftritt.

Vorkommen Weltweit, insbesondere endemisch in Indien, Südostasien, Afrika und Amerika.

Erreger Vibrio cholerae cholerae
Vibrio cholerae eltor

Kurze, kommaförmig gekrümmte gramnegative bewegliche Stäbchenbakterien mit Geißeln.

Alle der Spezies Vibrio cholerae angehörigen Stämme lassen sich anhand ihrer unterschiedlichen Körper-(O)-Antigene in über 70 Serovarianten unterteilen. Die choleraerregenden Vibrionen der Varianten cholerae und eltor besitzen beide das somatische Lipopolysaccharid-Antigen O-1.

Die Choleraerreger sind gegen Austrocknung und saure pH-Werte sehr empfindlich.

Vermehrung der säureempfindlichen Vibrionen im alkalischen Milieu des Dünndarms, wenn sie die Passage durch den Magen überleben. Dabei erzeugen sie im Darmlumen ein hochwirksames Exotoxin (Enterotoxin).

Das Enterotoxin der Cholera-Vibrionen bewirkt eine übermäßige Sekretion von gewaltigen Flüssigkeitsmengen in das Dünndarmlumen, was durch Rückresorption im Dickdarm nicht mehr kompensiert werden kann.

Hiermit erklärt sich das Hauptsymptom der Cholera, der exzessive Wasser- und Elektrolytverlust durch unstillbares Erbrechen und schwer zum Stillstand zu bringende Durchfälle.

Inkubationszeit Wenige Stunden bis ca. 5 Tage.

Übertragung Der Mund ist die einzige natürliche Eintrittspforte der Vibrionen in den menschlichen Körper.
Fäkal-oral durch verseuchtes Trinkwasser und damit in Berührung gekommene Nahrungsmittel
nicht oder unzureichend erhitzte Meeresfrüchte
Ausscheider.

Nachweis der Erreger	Im Stuhl, Erbrochenem (kulturelle Erregerisolierung) serologischer Nachweis des Antigens O-1 oder O-139 durch Agglutination mit Antiserum.
Symptome und Verlauf	3 Schweregrade: Die meisten Infizierten sind symptomlose Keimträger. Die leichte Form mit noch gefärbten und geformten Stuhlentleerungen ist relativ harmlos. Schwere Form: Stärkste „reiswasserähnliche" Stühle (20–30 pro Tag) und Erbrechen, Wasser- und Elektrolytverlust von mehreren Litern innerhalb weniger Stunden, dadurch hochgradige Austrocknung (Exsikkose) mit Verminderung der Harnausscheidung bis zur Anurie; eingefallene Wangen und Augen („Choleragesicht"), „Waschfrauenhände", heisere Stimme, Durst, Wadenschmerzen durch den Elektrolytverlust (Verminderung von Natrium und Kalium im Blut), Azidose („Übersäuerung" durch vermehrte Sekretion von Bikarbonat im Dünndarm), Untertemperatur bis 20 °C (Hypothermie), Hypotonie, schneller fadenförmiger Puls und flacher Atmung. Bei großer Virulenz der Erreger und mangelnder medizinischer Versorgung tödlicher Verlauf durch hypovolämischem Schock, metabolischer Azidose und Nierenversagen. Die Krankheitsdauer liegt zwischen 2 und 5 Tagen.
Differentialdiagnose	Durchfälle anderer Ursache.
Besonderheiten	Dauerausscheider.
Behandlung	**Behandlungsverbot für Heilpraktiker** gemäß § 24 IfSG **Meldepflicht für Heilpraktiker** nach § 8 (1) Nr. 8 IfSG bei Verdacht, Erkrankung und Tod. Namentliche Meldepflicht gemäß §§ 8, 7 (1) IfSG bei Nachweis von Vibrio cholerae O-1 und O-139. Schulmedizinisch: Klinikeinweisung in schweren Fällen mit sofortigem parenteralem Ersatz des Wasser- und Elektrolytverlustes (Kochsalzinfusion), als lebensrettende Maßnahme; bei leichten und mittelschweren Verläufen orale Gabe von Elektrolyt- und Glukoselösung; erst in zweiter Linie Gabe von antibakteriellen Chemotherapeutika, z. B. Tetrazykline, um die Erregerausscheidung zu vermindern und die Vermehrung und Toxinproduktion der Vibrionen zu hemmen.
Vorbeugung	Wasser- und Lebensmittelhygiene, Abkochen des Trinkwassers, persönliche Hygiene Isolierung verdächtiger Personen (Quarantäne)

Aktive Immunisierung mit abgetöteten Erregern bei Epidemien und Reisen in Choleragebiete, die einen relativen Schutz von 3–6 Monaten bietet. Der Impfschutz ist nicht vollständig, die Impfung ist häufig mit deutlichen Nebenwirkungen, wie Schmerzen an der Injektionsstelle, Rötung, Fieber, Kopfschmerzen und Unwohlsein verbunden.

Die überstandene Krankheit hinterlässt eine vollständige und recht lange anhaltende Immunität durch spezifische IgA-Antikörper.

11.2.3 Diphtherie

Definition Diphtherie ist eine akute Infektionskrankheit, die zu einer Lokalinfektion der Schleimhäute, vor allem des Nasen-/Rachenraumes mit membranösen Belägen und, durch die Fernwirkung der Diphtherietoxine, zu Schädigungen an Herzmuskulatur, Nerven, Leber und Nieren führt.

Vorkommen Weltweit.

Erreger Corynebacterium diphtheriae;
grampositives keulenförmiges unbewegliches Stäbchenbakterium.

Die Diphtheriebakterien bilden bakteriophagenkodierte Ektotoxine, die aktiv an das umgebende Gewebe abgegeben werden. Das Toxin bewirkt die Blockierung der Proteinsynthese der infizierten Zellen, wodurch der Zelltod eintritt.

Die Diphtherietoxine verursachen an der Eintrittspforte eine Gewebsnekrose. Durch die Aufnahme des Ektotoxins in die Blutbahn kommt es zu einer Schädigung aller parenchymatösen Organe.

Inkubationszeit 2–5 Tage.

Übertragung Tröpfcheninfektion,
selten Schmierinfektion von erkrankten Hautarealen.

Nachweis der Erreger Erregerisolierung aus Rachen-, Nasen- oder Wundabstrich
serologischer Nachweis des Diphtherietoxins

Schick-Probe (intracutane Injektion eines gereinigten Diphtherietoxins, das bei Fehlen einer Immunität zu Rötung und Quaddelbildung nach einigen Tagen führt).

Symptome und Verlauf **Lokalisierte Verlaufsform**
Lokalinfektion der Schleimhäute:
uncharakteristische Allgemeinerscheinungen wie Kopfschmerzen, Mattigkeit, Abgeschlagenheit
mäßig hohes Fieber
schweres Krankheitsgefühl
Schluckbeschwerden.

Rachendiphtherie:
Mandelentzündung mit weißlichen Belägen, die zusammenhängend sind, auf den Nasen-Rachen-Raum übergreifen und beim Abstreifen bluten („Pseudomembran" im Rachenraum!).

Die Pseudomembranen entstehen beim Eindringen der Erreger durch Zerstörung des normalen Schleimhautepithels mit Entzündungsreaktion.

Schwellung der Kieferwinkellymphknoten

süßlich-fauliger Mundgeruch nach vergärenden Äpfeln.

Nasendiphtherie:
häufig bei Säuglingen und Kleinkindern mit blutig-eitrigem Schnupfen.

Kehlkopfdiphtherie:
Vorkommen hauptsächlich bei Kleinkindern

absteigende Diphtherie mit trockenem bellendem Husten (Krupp)
zunehmende Heiserkeit
erschwerte Atmung durch Einengung der Luftwege
Erstickungsanfälle durch Kehlkopfkrampf und Verlegung des Kehlkopfes durch abgehustete Pseudomembranfetzen.

Bei nicht sofort gesicherten Atemwegen (Intubation, Luftröhrenschnitt) können die Anfälle zum Ersticken führen.

Wunddiphtherie:
schmutzige Beläge und Randwulstbildung; Nabeldiphtherie des Säuglings.

Progrediente Verlaufsform
Ausbreitung der membranösen Beläge auf Trachea und Bronchien (absteigender Krupp), der durch Einengung der Atemwege zum Erstickungstod führen kann.

Toxische Verlaufsform
Systemische Intoxikation: Überschwemmung des gesamten Organismus mit Diphtherietoxinen

Beginn ca. 4–5 Tage nach der Lokalinfektion mit hohem Fieber, Erbrechen, vernichtendem Krankheitsgefühl;

ödematöse Schwellung des gesamten Rachenraumes und des Halses („Cäsarenhals")

hämorrhagische Diathese mit Nasen- Haut- und gelegentlich auch Darmblutungen mit Durchfällen und Erbrechen

hoher unregelmäßiger Puls, niedriger Blutdruck, schlechte Kreislaufsituation, häufig tödlicher Verlauf in 2–10 Tagen.

Komplikationen

Bronchopneumonie, Atelektasen

Kreislaufversagen, Kreislaufschock

Myokarditis, Herzinsuffizienz, bleibende Herzmuskelschäden

toxische Schädigung peripherer Nerven (Polyneuropathie) mit Gaumensegellähmungen, Augenmuskellähmungen, Lähmungen der motorischen Kopfnerven, pelziges Gefühl im Mund.

Differentialdiagnose

- ▷ Pfeiffersches Drüsenfieber
- ▷ Angina Plaut-Vincenti
- ▷ Agranulozytose
- ▷ Streptokokkentonsillitis
- ▷ Epiglottitis (Kehldeckelentzündung).

Besonderheiten

Dauerausscheider.

Behandlung **Behandlungsverbot für Heilpraktiker** gemäß § 24 IfSG
Meldepflicht für Heilpraktiker nach § 8 (1) Nr. 8 IfSG bei Verdacht, Erkrankung und Tod.

Namentliche Meldepflicht gemäß §§ 8, 7 (1) IfSG bei Nachweis von Corynebacterium diphtheriae, Toxin bildend.

Schulmedizinisch:
Antitoxische Serumtherapie mit Diphtherie-Immunserum
Antibiotika, wie z. B. *Penicillin, Erythromycin.*

Vorbeugung Nach überstandener Erkrankung besteht Immunität, die nach Jahren wieder abnehmen kann. Zweiterkrankungen sind daher möglich.

Aktive Grundimmunisierung mit Toxoidimpfstoff im Säuglings-/Kleinkindalter
Auffrischung alle 10 Jahre.

11.2.4 Humane spongiforme Enzephalopathie, außer familiär-hereditärer Form

Definition Synonym: Creutzfeldt-Jakob-Krankheit, CJK
Degenerative nichtentzündliche Erkrankung des Zentralnervensystems (subakute Enzephalopathie) mit schwammartiger (spongiformer) Veränderung der grauen Substanz des Gehirns und ständig fortschreitendem (progredienten) Verlauf.

Die neuropsychiatrische Erkrankung wird unterteilt in die „klassische" Creuzfeldt-Jakob-Krankheit und die Neue Variante Creuzfeldt-Jakob-Krankheit (vCJK).

Das Krankheitsbild der CJK gehört zu den Slow-Virus-Infektionen, die sich, im Gegensatz zu den akuten Virusinfektionen, durch monate- bis jahrelange Inkubationszeit, einem zum Tod führenden, langsam fortschreitendem Krankheitsverlauf und der Begrenzung des Krankheitsprozesses auf ein Organ bzw. Organsystem, vorwiegend dem ZNS, auszeichnen.

Vorkommen Weltweit
meist sporadisches Auftreten
familiäre Häufung.

Erreger wahrscheinlich Prionen (proteinaceus infectious particles),
sogenannte *unkonventionelle Viren.*

Prion stellt vermutlich ein zelluläres Protein dar, das stets infektiös ist und wahrscheinlich keine Nukleinsäure enthält.
Die infektiösen Partikel wurden erstmals aus Scrapie-infiziertem Gewebe isoliert. (Scrapie ist eine tödlich verlaufende Enzephalopathie bei Schafen und Ziegen.) Ein ähnliches Protein wurde auch aus Creuzfeldt-Jakob-Hirnmaterial isoliert.
Ob das Prionprotein allein, ohne Kooperation mit einer Nukleinsäure, das infektiöse Agens bei dieser Erkrankung darstellt, ist noch ungeklärt.

Inkubationszeit 6 Monate bis 30 Jahre bei („klassischer" CJK)
kürzer bei Neue Variante CJK.

Übertragung iatrogene Übertragung von Mensch zu Mensch, z. B.
nach Korneatransplantation,
nach Anwendung von Silberelektroden im Rahmen von EEG-Untersuchungen,

nach neurochirurgischen Eingriffen,
nach Verabreichung von humanem Wachstumshormon

durch Verzehr von infiziertem Fleisch und von infizierten tierischen Nebenprodukten, z. B. Gelantine, enthalten unter anderem in Gummibärchen.

Ungeklärt ist, wie die infektiösen Partikel normalerweise auf den Menschen übertragen werden.

Nachweis der Erreger

Befund des pathologischen Prionproteins im Gehirngewebe, auch nach dem Tod (post mortem)

Befund von für CJK typische krankhafte Veränderung im Gehirngewebe, auch nach dem Tod.

Symptome und Verlauf

„Klassische" CJK:
Gedächtnis-, Konzentrations- und Merkfähigkeitsstörungen
Kopfschmerzen, Schlaflosigkeit, Schwindelgefühl, erhöhte Reizbarkeit

im weiteren Verlauf zunehmende Demenz (Minderung der erworbenen intelektuellen Fähigkeiten),
kurze ruckartige Muskelzuckungen ohne Bewegungseffekt (Myoklonie)
Sprach-und Sehstörungen
Lähmungserscheinungen (Paresen) mit Spastik (unwillkürlichen Muskelkontraktionen) und Rigor (Steifheit)
Pyramidenbahnzeichen mit pathologischen Reflexen, Hyperreflexie (gesteigerte Reflexe)
extrapyramidale Symptome mit Störungen der Koordination der Bewegungsabläufe (Ataxie) und der Regulation des Muskeltonus
Fehlen von Schluck- und Sprechbewegungen (akinetischer Mutismus)
Muskelatrophien und generalisierte Krampfanfälle
Ausfall des Großhirns, Koma

Diagnose:
typische „slow wave"-Komplexe im EEG

rasch fortschreitende Erkrankung mit einem Verlauf von wenigen Wochen bis zu 2 Jahren

Häufigkeitsgipfel im 6. Lebensjahrzehnt.

Neue Variante CJK (vCJK):
gilt als menschliche Form des Rinderwahnsinns (bovine spongiforme Enzephalopathie), bisher nur in Großbritannien aufgetreten.

Frühe psychiatrische Symptome wie
Depressionen, Angstzustände, Apathie, Zurückgezogenheit, Wahnvorstellungen

anhaltende (persistierende) schmerzhafte sensorische Störungen
Ataxie
Myoklonie, Chorea (plötzlich einschießende, unwillkürliche Bewegungen)
Demenz.

Diagnose:
keine typischen „slow wave"-Komplexe im EEG

schnellerer Krankheitsverlauf als bei „klassischer" CJK

Durchschnittsalter der Erkrankten: ca. 30 Jahre.

Differential-diagnose
- ▷ Alzheimer-Krankheit
- ▷ Morbus Parkinson.

Behandlung **Behandlungsverbot für Heilpraktiker** gemäß § 24 IfSG
Meldepflicht für Heilpraktiker nach § 8 (1) Nr. 8 IfSG bei Verdacht, Erkrankung und Tod.

Schulmedizinisch:
Symptomatisch (entsprechend den Krankheitszeichen).

Es scheint keine Immunantwort bzw. Immunreaktion des Wirtsorganismus auf die Infektion zu geben.

11.2.5 Virushepatitis

11.2.5.1 Akute Virushepatitis

Definition Durch die Hepatitisviren verursachte, akute Leberentzündung.

Vorkommen Hepatitis A: weltweit;

Hepatitis B: weltweit;

Hepatitis C: weltweit;

Hepatitis D: Mittelmeerländer, Nord- und Mittelamerika, in Nordeuropa überwiegend bei Drogensüchtigen;

Hepatitis E: epidemisch außerhalb Europas.

Erreger Hepatitis-A-Virus (HAV)
Hepatitis-B-Virus (HBV)
Hepatitis-C-Virus (HCV)
Hepatitis-D-Virus (HDV)
Hepatitis-E-Virus (HEV)

Inkubationszeit A: 15–50 Tage
B: 45–180 Tage
C: 14–180 Tage
D: 21–90 Tage
E: 15–64 Tage

Übertragung A:
fäkal, oral, Wasser, Lebensmittel,
zum Beispiel auch das Wickeln von Säuglingen und Kleinkindern.

B:
parenteral:
(Blut, Bluttransfusionen, Plasma, Gerinnungsfaktoren, Verletzungen, Nadelstiche, risikoreich sind auch Tätowierungen und Piercing)

venerisch:
(Geschlechtsverkehr, Sexualsekrete)

iatrogen:
(kontaminierte Instrumente, Endoskope, Kanülen, Akupunkturnadeln)

Moskitos

Speichel und Tränen sind als potentiell infektiös zu betrachten,
eine perinatale Infektion von Kindern HBV-infizierter Mütter ist möglich.

C:
parenteral.

D:
parenteral.

E:
fäkal, oral, Wasser, Lebensmittel.

Entstehung

Hepatitis A

Präikterische Phase:
Orale Aufnahme des Virus, das über den Darm in die Leber gelangt und von dort mit der Galle ausgeschieden wird,
Dauer ca. 3 Wochen.

Ikterische Phase:
Nachweis von Antikörpern (Anti-HAV),
Ausheilung nach ca. 6 Wochen, lange Immunität.

Hepatitis B

Nachweis der Infektion des Organismus mit HBsAG = Hepatitis B-surface (Oberflächen)-Antigen.
Antikörper gegen dieses Antigen ca. 3–4 Monate nach überstandener Krankheit im Serum nachweisbar: Anti-HBs.
Der gegen den Kern des Hepatitis-B-Virus gerichtete Antikörper Anti-HBc-IgM ist immer bei frischen Infektionen und dann ein Leben lang (Anti-HBc-IgG) nachweisbar.

Hepatitis C

häufig chronische Verläufe (ein Drittel der Fälle mit schlechter Prognose).

Hepatitis D

defektes Virus, das zu seiner Vermehrung auf das Hepatitis-B-Virus angewiesen ist.

Hepatitis E

kein chronischer Verlauf.

Formen

anikterische Verlaufsform (ohne Bilirubinämie);

fulminate oder nekrotisierende Hepatitis:
seltene, schwere Verlaufsform, die sich plötzlich entwickelt und innerhalb weniger Tage im Leberkoma zum Tode führt;

cholestatische Hepatitis mit Symptomatik eines Verschlussikterus;

rezidivierende Hepatitis, die meist milder verläuft als die Ersterkrankung.

Nachweis der Erreger

im Blut

zusätzlich bei Hepatitis A: Antigen-Nachweis im Stuhl.

Symptome und Verlauf Im Krankheitsbild der verschiedenen Hepatitiden gibt es kaum Unterschiede.
Es ist gekennzeichnet durch Leberzellnekrose (= Untergang der Leberzellen), die Läppchenstruktur bleibt unversehrt.

Präikterisches Prodromalstadium:
Dauer bis zu 14 Tagen, Leberschwellung.

Frühsymptome:

Appetitlosigkeit
Widerwillen gegen Fett, Alkohol, Nikotin
Abgeschlagenheit, Brechreiz, Übelkeit, Meteorismus
dumpfe Schmerzen unter dem Rippenbogen : Leberkapseldehnungsschmerz
mäßiges Fieber, das mit Beginn des Ikterus (Gelbsucht) abfällt.

Ikterische Phase:
Dauer ca. 2–6 Wochen
Hepato- und Splenomegalie (Leber- und Milzschwellung)
Ikterus mit Gelbfärbung der Skleren (Lederhaut der Augen),
dunkelbrauner Urin, entfärbter, heller Stuhl
Juckreiz (durch Anstieg der Gallensäuren im Blutserum)
Rückbildung der prodromalen Symptome.

ev. Schwellung der zervikalen Lymphknoten,
ev. Hautveränderungen wie Gefäßspinnen oder Palmarerythem;

Erhöhung von Bilirubin im Blutserum und im Urin,
Bradykardie.

Bei Hepatitis B:
ev. Hautexantheme und Gelenkschmerzen, meningitische Zeichen (Nackensteife).

Krankheitsdauer mit Rekonvaleszenzstadium insgesamt bis zu 5 Monaten,
80–90%ige Ausheilung.

Hepatitis A verläuft am günstigsten, fast 100% Heilung;

ca. 90% Heilung bei Hepatitis B,
bei zusätzlicher Infektion mit Hepatitis-D-Virus schwerer Krankheitsverlauf mit geringer Heilungsaussicht;

40–60% der Hepatitis C werden chronisch;

Hepatitis A und E werden nie chronisch.

Komplikationen Endogenes Leberzerfallkoma mit zunehmender Schlafsucht, Apathie, grobschlägiges Muskelzittern (flapping tremor), Absinken der Gerinnungsfaktoren,
schlechte Prognose;

chronische Verlaufsformen:
chronisch persistierende Hepatitis,
chronisch aggressive Hepatitis;

primäres Leberzellkarzinom.

Differentialdiagnose

Lebererkrankungen bei anderen Infektionskrankheiten wie:
- ▷ Gelbfieber
- ▷ virusbedingtes hämorrhagisches Fieber
- ▷ Brucellosen
- ▷ Leptospirosen
- ▷ Typhus

- ▷ alkoholische Hepatitis

- ▷ akuter Schub einer chronischen Hepatitis.

Behandlung

Behandlungsverbot für Heilpraktiker gemäß § 24 IfSG
Meldepflicht für Heilpraktiker nach § 8 (1) Nr. 8 IfSG bei Verdacht, Erkrankung und Tod.

Namentliche Meldepflicht gemäß §§ 8, 7 (1) IfSG bei Nachweis von
Hepatitis-A-Virus
Hepatitis-B-Virus
Hepatitis-C-Virus, soweit nicht bekannt ist, dass eine chronische Infektion vorliegt
Hepatitis-D-Virus
Hepatitis-E-Virus.

Schulmedizinisch:
keine spezifische Therapie,
Bettruhe während der akuten Phase, allgemein leichte Wunschkost
Alkoholentzug.

Vorbeugung

Einwandfreie Hygiene, vor allem im medizinischen Bereich (*jedes Blut kann infektiös sein!*) und aktive Schutzimpfung.

11.2.5.2 Chronische Hepatitis

Definition

Eine akute Hepatitis ist chronisch, wenn sie nach 6 Monaten nicht ausgeheilt ist;

Vorstadium der Leberzirrhose.

Ursachen

Virushepatitis B,C,D
5–10 % der Fälle entwickeln eine chronische Hepatitis

Alkohol, Medikamente, Drogen.

Formen

A. **chronisch persistierende** Hepatitis

B. **chronisch aggressive** (akute) Hepatitis.

Symptome und Verlauf

bei chronisch persistierender und chronisch aggressiver Hepatitis:
uncharakteristische Oberbauchbeschwerden, Leistungsminderung, Müdigkeit;

bei A.:
milde chronische Hepatitis mit Lebervergrößerung, geringe Erhöhung der Leberenzyme (Transaminasen),
kein Ikterus,
Ausheilung nach Jahren möglich oder Übergang in aggressive Form;

bei B.:
progredienter (fortschreitender) Verlauf,
schlechter Allgemeinzustand,
Erhöhung des Bilirubins und der Transaminasen,
Einschränkung der Leberfunktion (Gerinnungsfaktoren und Albumin erniedrigt),
histologisches Bild: „Mottenfraßnekrosen" der Läppchenstruktur;

60–70% Übergang in Leberzirrhose oder Ausheilung.

Komplikationen Leberzirrhose;
Leberzellkarzinom.

Differentialdiagnose
- ▷ primär biliäre Zirrhose
- ▷ M. Wilson (= Kupferspeicherkrankheit)
- ▷ Leberschäden durch Alkohol, Medikamente u. a.

Behandlung Behandlungsverbot für Heilpraktiker gemäß § 24 IfSG

Schulmedizinisch:
Interferon-Therapie bei chronischer Hepatitis B (Interferon wirkt antiviral und immunstimmulatorisch).

11.2.6 Enteropathisches hämolytisch-urämisches Syndrom (HUS)

Definition Akute Darminfektion mit meist blutigen Durchfällen und Bauchkrämpfen, die mit hämolytischer Anämie (Blutarmut durch Verkürzung der Lebensdauer der Erytrozyten), Thrombozytopenie (Blutplättchenmangel) und Nierenversagen häufig einen letalen Ausgang nimmt.

Vorkommen Weltweit

vor allem bei Säuglingen und Kleinkindern,
abwehrgeschwächten Personen.

Erreger Enterohämorrhagische Escherichia coli Stämme (EHEC),
gramnegative, fakultativ anaerobe stäbchenförmige Bakterien.

Die enteropathogenen Colibakterien bilden Enterotoxine, die enterohämorrhagisch wirken.

Escherichia coli (E. coli) Bakterien gehören zur physiologischen Fäkalflora des Menschen. Sie können zu schweren Erkrankungen des Wirts führen und sind daher fakultativ pathogen bzw. opportunistische Krankheitserreger. Eine Erkrankung kann in der Regel nur unter bestimmten Voraussetzungen erfolgen. Begünstigende Faktoren sind zum Beispiel:
- immunsuppressive Therapien mit Zytostatika, Kortikosteroide
- Röntgenstrahlen
- schlechte Ernährung
- Immunmangelsyndrome
- Alkoholismus
- Schock
- mechanische und entzündliche Obstruktionen verschiedener Organsysteme
- Therapie mit Antibiotika, die ein Ungleichgewicht der körpereigenen Flora auslöst
- u. a.

Inkubationszeit	2–8 Tage für EHEC, bis zu ca. 2 Wochen nach Beginn des Durchfalls für HUS.
Übertragung	fäkal-oral von Mensch zu Mensch durch kontaminierte Nahrungsmittel, Wasser oder infizierte Tiere, auch das Wickeln von Säuglingen und Kleinkindern. Das Reservoir der Erreger scheinen Rinder (ungenügend erhitztes Fleisch, nicht pasteurisierte Milch) zu sein.
Nachweis der Erreger	Erregerisolierung aus Stuhl (kulturell) Toxinnachweis.
Symptome und Verlauf	Nach Infektion mit enterohämorrhagischen E. coli Stämmen kommt es zu: Durchfällen, oft blutig Bauchkrämpfen hämolytischer Anämie Thrombozytopenie mit erhöhter Blutungsneigung schwerem Nierenversagen. Letalität der Erkrankung: ca. 10% der Fälle.
Komplikationen	Niereninsuffizienz mit notwendiger, teilweise lebenslanger, Hämodialyse (Blutwäsche).
Besonderheiten	Dauerausscheider.
Behandlung	**Behandlungsverbot für Heilpraktiker** gemäß § 24 IfSG **Meldepflicht für Heilpraktiker** nach § 8 (1) Nr. 8 IfSG bei Verdacht, Erkrankung und Tod. Namentliche Meldepflicht gemäß §§ 8, 7 (1) IfSG bei Nachweis von Escherichia coli, enterohämorrhagische Stämme. Schulmedizinisch: Ersatz des Flüssigkeitsverlustes Antibiotikatherapie.
Vorbeugung	Persönliche und allgemeine Hygiene.

11.2.7 Virusbedingtes hämorrhagisches Fieber

Definition Zum virusbedingten hämorrhagischen Fieber zählen folgende Viruserkrankungen:

- Marburg-Virus-Erkrankung
- Ebola-Virus-Erkrankung
- Lassa-Fieber
- Gelbfieber
- Hantavirus-Erkrankung
- Dengue-Fieber und hämorrhagisches Dengue-Fieber
- Krim-Kongo-Fieber
- Rifttal-Fieber
- Argentinisches hämorrhagisches Fieber
- Bolivianisches hämorrhagisches Fieber
- Venezolanisches hämorrhagisches Fieber
- Brasilianisches hämorrhagisches Fieber

- Omsk hämorrhagisches Fieber
- Kyasanur-Forest-Krankheit.

Die genannten Viruserkrankungen werden einzeln dargestellt!

Allen Krankheiten gemeinsam ist hohes Fieber, ein schweres Krankheitsbild und das Auftreten von Hämorrhagien (Blutungen) unterschiedlicher Lokalisation und Ausmaßes.

Erreger — *siehe Einzeldarstellungen!*

Inkubationszeit — je nach Erreger unterschiedlich, in der Regel zwischen 2 und 21 Tagen.

Übertragung — abhängig vom Erreger, häufig von Tier zu Mensch bzw. von Mensch zu Mensch.

Symptome und Verlauf — plötzlicher Krankheitsbeginn mit hohem Fieber (Kontinua), Schüttelfrost

schweres Krankheitsbild mit Kopfschmerzen, Erbrechen, Benommenheit, Lymphknotenschwellungen, Hepato- und Splenomegalie
wässriger Durchfall mit der Gefahr der Exsikkose und des Nierenversagens,

hämorrhagische Diathese (erhöhte Blutungsneigung).

Komplikationen — hypovolämischer Schock infolge der Blutungen
Multiorganversagen.

Differentialdiagnose

▷ der einzelnen virusbedingten hämorrhagischen Fieber untereinander

▷ Malaria
▷ Typhus abdominalis.

Behandlung — **Behandlungsverbot für Heilpraktiker** gemäß § 24 IfSG
Meldepflicht für Heilpraktiker nach § 8 (1) Nr. 8 IfSG bei Verdacht, Erkrankung und Tod.

Namentliche Meldepflicht gemäß §§ 8, 7 (1) IfSG bei Nachweis von Ebola-Virus, Lassa-Virus, Marburg-Virus, Gelbfiebervirus und Hantaviren sowie anderen Erregern hämorrhagischer Fieber.

Schulmedizinisch:
siehe Einzeldarstellungen!

11.2.8 Masern

Definition — Synonym: Morbilli

Höchst ansteckende Virusinfektion, die durch ein katarrhalisches Vorstadium und ein grobfleckiges Exanthem gekennzeichnet ist.

Masern ist eine typische Kinderkrankheit. Die Ansteckungsgefahr (Kontagionsindex) ist so groß, dass nur wenige Menschen davor verschont bleiben.

Wenn die Mutter Masern durchgemacht hat, erkrankt ihr Säugling in den ersten 8 Monaten nicht. Das beruht auf dem Antikörperschutz von Seiten der Mutter.

Vorkommen	Weltweit.
Erreger	Masern-Virus (Morbillivirus). Eintrittspforten des Virus sind Augenbindehaut und die Schleimhäute des Nasen-Rachen-Raums.
Inkubationszeit	7–18 Tage.
Übertragung	Tröpfcheninfektion, auch über gewisse Entfernungen von Zimmer zu Zimmer („fliegende Infektion").
Nachweis der Erreger	im Blut, Nasen-Rachen-Sekret, Augenbindehaut, Urin. Antikörpernachweis, wobei ein zeitlicher Zusammenhang zu einer Masern-Impfung anamnestisch ausgeschlossen sein muss.
Symptome und Verlauf	Die Ansteckungsfähigkeit reicht vom 8. Tag nach Beginn der Inkubationszeit bis zum 3.–6. Tag nach Ausbruch des Masernexanthems. **Prodromalstadium** (Dauer 3–5 Tage): Plötzlicher Fieberanstieg auf 39 °C Kopfschmerzen, Schnupfen, bellender Husten, Konjunktivitis, Lichtscheu Maserngesicht: verheult, verrotzt, verquollen *Koplik'sche Flecken* an der Wangenschleimhaut gegenüber den Backenzähnen (= kalkspritzerartige, kleine weiße Flecken, die sich nicht abwischen lassen), Rückbildung nach 2–3 Tagen danach Enanthem (fleckige Rötung) der Mundschleimhaut, Fieberabfall **Exanthemstadium** (Dauer ca. 3 Tage): Masern-Exanthem: großfleckiger, zusammenfließender (konfluierender) Ausschlag mit Beginn hinter den Ohren Ausbreitung über Hals, Gesicht, Schultern, Rumpf, Extremitäten und über den ganzen Körper erneuter Fieberanstieg mit Beginn des Exanthems auf 39–40 °C (zweigipfelige Fieberkurve) Schwellung der Halslymphknoten, Vergrößerung der Milz Verstärkung der katarrhalischen Zeichen, Lichtscheu Abklingen des Exanthems nach 3–4 Tagen, mit rascher, teilweise kritischer Entfieberung Verminderung der Leukozyten und Lymphozyten, Fehlen der Eosinophilen im Blut. **Rekonvaleszenzstadium:** Abblassen des Exanthems, feine Schuppung nach Abklingen des Ausschlags

nur langsame Wiedergewinnung der Abwehrkräfte des Körpers, Resistenzminderung und erhöhte Anfälligkeit gegenüber anderen Erkrankungen.

Komplikationen

Otitis media (Mittelohrentzündung)
Pneumonie, bei 10–20% der Erkrankten
Pseudokrupp (Kehlkopfentzündung mit Schleimhautschwellung, Heiserkeit und Atemnot)

akute Masernenzephalitis:
Auftreten entweder vor, während oder nach akuten Masern,
Letalität: 10–40%, Häufigkeit: 1:1000–2000 Erkrankungen
bei Überlebenden kann die Gehirnentzündung zu schweren Defekten des Zentralnervensystems führen

Subakut sklerosierende Panenzephalitis (SSPE):
chronisch progrediente, entzündliche zentralnervöse Erkrankung, die sich 7–10 Jahre nach der Maserninfektion manifestiert und zu einer Zerstörung der Markscheiden (Demyelinisierung) führt,
schlechte Prognose.

Differentialdiagnose

▷ Röteln
▷ Scharlach
▷ Pfeiffersches Drüsenfieber
▷ allergische Hauterkrankungen.

Behandlung

Behandlungsverbot für Heilpraktiker gemäß § 24 IfSG
Meldepflicht für Heilpraktiker nach § 8 (1) Nr. 8 IfSG bei Verdacht, Erkrankung und Tod.

Namentliche Meldepflicht gemäß §§ 8, 7 (1) IfSG bei Nachweis von Masern-Virus.

Schulmedizinisch:
Symptomatisch.

Vorbeugung

Nach durchgemachter Erkrankung besteht lebenslange Immunität.
Schutzimpfung mit aktiver Immunisierung.

11.2.9 Meningokokken-Meningitis oder -Sepsis

Definition

Meningitis ist eine Entzündung der Hirn- und Rückenmarkshäute, die mit Eiteransammlungen über den Großhirnhemisphären einhergehen kann (stets lebensbedrohliche Infektion des Liquorraums) oder als Begleitmeningitis von anderen Infektionskrankheiten wie Syphilis, Tuberkulose u. a. auftreten kann.

Der häufigste Erreger einer akuten eitrigen Meningitis ist Neisseria meningitidis.

Neben den Meningokokken können auch andere bakterielle Erreger wie bsplw.
- Pneumokokken (Pneumokokkenmeningitis),
- Haemophilus influenzae,
- Borrelia burgdorferi (Lyme-Borreliose),
- Enterobakterien (Escherichia coli – Erkrankungen außerhalb des Darmkanals),
- Listeria monocytogenes,
- Treponema pallidum und
- Mycobacterium tuberculosis (Meningitis tuberculosa)

Meningitiden hervorrufen.

Infektionen durch Pneumokokken, Borrelia burgdorferi und Enterobakterien (E. coli, nicht-intestinale Infektionen) fallen *nicht* in das Einzugsgebiet des IfSG.

Vorkommen Weltweit

Häufigkeitsgipfel in der kalten und feuchten Jahreszeit

Erkrankung oft nach vorausgegangenen Erkältungskrankheiten.

Erreger Neisseria meningitidis (Synonym: Meningokokken)

gramnegative Diplokokken mit Polysaccharidkapseln.

Die Erreger siedeln im Nasen-Rachen-Raum des Menschen. Dort können sie ohne Symptome verweilen oder sich bei hinreichender Virulenz und entsprechender Abwehrschwäche des Wirts ausbreiten und verschiedene Krankheitsbilder verursachen. Die Meningokokken heften sich mit ihren Pili an die Epithelzellen des Nasopharynx, wo sie in das Innere der Zelle eingeschleust werden. Auf dem Blut- und Lymphweg können sie sich weiter ausbreiten und den Liquorraum infizieren. Sie können auch durch Fortleitung nach Otitis und Sinusitis über den Blutweg in den Liquorraum gelangen, oder nach Unfall mit Schädel-Hirn-Trauma bzw. bei unsachgemäßer Punktionstechnik.

Nach Eindringen in das Epithelgewebe können die Meningokokken zerstört werden. Hierbei wird Endotoxin frei, das unter anderem die Gefäßwände schädigt. Es kommt zu örtlichen Einblutungen (Hämorrhagien) und nach septischer Ausbreitung zu petechialen (punktförmigen) Hautblutungen.

Hauptansiedlungsstellen sind die Meningen (Hirn- bzw. Rückenmarkhäute), aber auch andere Organe wie Endokard, Lungen, große Gelenke, Haut und Nebennieren werden befallen.

Voraussetzung für das Eindringen der Bakterien in die Blutbahn ist die Besiedlung des Rachenraums mit virulenten Meningokokken und das Fehlen entsprechender, gegen das Kapselpolysaccharid der Erreger gerichtete, Antikörper.

Inkubationszeit 2–10 Tage.

Übertragung Tröpfcheninfektion
besonders gefährdet sind Kinder und Säuglinge.

Eintrittspforte der Meningokokken ist der Nasen-Rachen-Raum, von dem aus die Keime in die Blutbahn gelangen (Bakteriämie).

Nachweis der Erreger Im Blut, Liquor oder hämorrhagischen Hautinfiltraten

Antigen-Nachweis (Kapselpolysaccharid).

Symptome und Verlauf Plötzlicher Krankheitsbeginn mit hohem Fieber,
Schüttelfrost, Erbrechen,
starke Kopfschmerzen

Bewusstseinstrübungen, die von Verwirrtheit über leichte Somnolenz (schläfriger Zustand) bis zum Koma reichen können

Nackensteifigkeit

Opisthotonus: Krampf der Rückenmuskulatur mit Rückwärtsbeugung des Kopfes und Überstreckung von Rumpf und Extremitäten

gespannte und eingezogene Bauchdecke (Kahnbauch)

Hyperästhesie: gesteigerte Berührungsempfindlichkeit, Überempfindlichkeit gegen Licht und Geräusche

Augenmuskellähmungen, Lähmungen der Extremitäten

gelegentlich Erlöschen der Reflexe.

Krampfanfälle bei schwerem Verlauf.

Bei Kleinkindern:
oft zunächst nur Erbrechen und Fieber.

Bei Säuglingen:
vorgewölbte Fontanellen.

Hautveränderungen mit flüchtigen masern- oder scharlachähnlichen Exanthemen.

Bei schweren Formen mit Meningokokkensepsis oft kleinfleckige Haut- und Konjunktivalblutungen.

Rasch einsetzendes Kreislaufversagen.

Untersuchungsmethoden

Kernig-Zeichen:
Der sitzende Patient zieht reflektorisch die Beine an, da ihm eine aktive Streckung des Beines im Kniegelenk nicht möglich ist

Lasègue-Zeichen:
Beim Anheben des gestreckten Beines am liegenden Patienten wird ein Schmerz in Gesäß und Oberschenkel der erkrankten Seite durch Dehnung des N. ischiadicus ausgelöst.

Brudzinski-Zeichen:
Reflektorische Beugung der Beine in den Kniegelenken bei Anheben des Kopfes (passive Beugung im Nacken).

Komplikationen

Waterhouse-Friderichsen-Syndrom bei Meningokokkensepsis:
flächenhafte Hautblutungen,
Verbrauchskoagulopathie, Nebennierenrindeninsuffizienz durch Untergang beider Nebennieren mit Einblutungen,
septischer Schock;
fast immer Tod nach einigen Stunden.

Plötzlich auftretender Hirndruck,
Atemstillstand,
Herzrhythmusstörungen.

Differentialdiagnose

▷ bakterielle Meningitiden durch andere Erreger.

Behandlung **Behandlungsverbot für Heilpraktiker** gemäß § 24 IfSG
Meldepflicht für Heilpraktiker nach § 8 (1) Nr. 8 IfSG bei Verdacht, Erkrankung und Tod.

Namentliche Meldepflicht gemäß §§ 8, 7 (1) IfSG von Neisseria meningitidis nur für direkten Nachweis aus Liquor, Blut, hämorrhagischen Hautinfiltraten oder anderen normalerweise sterilen Substraten.

Schulmedizinisch:
Penicillin als Chemotherapeutikum erster Wahl.

Vorbeugung Wegen der hohen Keimträgerquote ist eine Prophylaxe schwierig.
Aktive Immunisierung durch Impfstoffe aus gereinigtem Kapselpolysaccharid ist nur beschränkt möglich.

11.2.10 Milzbrand

Definition Synonym: Anthrax

Milzbrand ist eine Zoonose, die vom Tier (Rind, Schwein, Schaf, Pferd) auf den Menschen übertragen wird. Die Infektion führt zu Hautmilzbrand, seltener zu Lungen- oder Darmmilzbrand.

Vorkommen Weltweit;
Ausbreitung endemisch in Afrika, Asien, Südosteuropa, Südamerika.

Als Berufskrankheit vor allem bei Tierhaltern, Landwirten, Metzgern, Gerbern, Tierärzten.

Erreger Bacillus anthracis (Milzbrandbazillus)
grampositives, aerobes, sporenbildendes Stäbchenbakterium.

Die *Kapsel* des Milzbrandbazillus spielt für die krankmachenden Eigenschaften eine große Rolle. Sie hemmt die Phagozyten, sodass sich die Erreger im Gewebe vermehren und von dort ins Blut einbrechen können.

Die Milzbrandbazillen bilden außer gewebsschädigenden Enzymen ein *Toxin*. Es schädigt unter anderem die Leukozyten und die zellulären Abwehrvorgänge des Organismus. Beim Einbruch der Bakterien ins Blut tritt eine Schädigung des Zentralnervensystems ein, in der die Haupttodesursache zu suchen ist.

Inkubationszeit 1–7 Tage.

Übertragung Kontakt mit kranken Tieren oder Tierprodukten (Häute, Felle, Wolle, Borsten), wobei der Erreger über kleinste Hautwunden (Hautmilzbrand) oder über Staubinhalation (Lungenmilzbrand) oder durch Verzehr von infiziertem Fleisch oder Milch (Darmmilzbrand) eindringen kann.

Nachweis der Erreger Hautmilzbrand: Karbunkelsekret
Lungenmilzbrand: Sputum
Darmmilzbrand: Stuhl
Milzbrandsepsis: Blut

Nachweis der Kapsel.

Symptome und Verlauf

Hautmilzbrand (95 % der Fälle) in Form der Pustula maligna:
An der Infektionsstelle kommt es zur Bildung einer roten Papel (Bläschen) mit schwarzem Zentrum, die sich zu einer Pustel mit seröser Flüssigkeit entwickelt. Die Pustel trocknet aus und entwickelt sich zu dem schmerzlosen Milzbrandkarbunkel mit schwarzem Schorf in der Mitte, umgeben von einem wallartigem, hochroten Hof.

starke lokale Ödembildung, regionäre Lymphknotenschwellungen,
bei gutartigem Verlauf fast kein Fieber
Heilung unter Abstoßung des Schorfes.

Der Prozess kann lokal bleiben oder sich ausdehnen, durch Einbruch der Erreger ins Blut, und zur Sepsis werden (Milzbrandsepsis) mit Schüttelfrost, hohem Fieber, Tachykardie, Milzschwellung und Meningitis.

Milzbrandsepsis endet oft innerhalb weniger Tage tödlich.

Lungenmilzbrand:
atypische hämorrhagische Bronchopneumonie durch Einatmung oder Streuung der Erreger aus Karbunkeln mit Schüttelfrost, hohem Fieber, Dyspnoe (Atemnot)und blutigem Auswurf.

Unbehandelt tödlicher Verlauf innerhalb weniger Tage.

Darmmilzbrand:
hämorrhagische Entzündung des Darms mit blutig-wässrigen Stühlen, blutigem Erbrechen, Übelkeit, Bauchschmerzen und hohem Fieber
Allgemeininfektion
Schwellung und brandige Verfärbung der Milz
Kreislaufversagen.

Komplikationen

Darmmilzbrand: Perforation des Darmgeschwürs mit akutem Abdomen und Schock.

Differentialdiagnose

- ▷ Hautmilzbrand: Furunkulose
- ▷ Lungenmilzbrand: Pest, Tularämie
- ▷ Darmmilzbrand: Typhus.

Behandlung

Behandlungsverbot für Heilpraktiker gemäß § 24 IfSG
Meldepflicht für Heilpraktiker nach § 8 (1) Nr. 8 IfSG bei Verdacht, Erkrankung und Tod.

Namentliche Meldepflicht gemäß §§ 8, 7 (1) IfSG bei Nachweis von Bacillus anthracis.

Schulmedizinisch:
Penicillin G.

Vorbeugung

Hygiene und hygienische Überwachung von Tierprodukten,
Isolierung von erkrankten Personen,
adäquate Beseitigung verdächtiger Tiere,
Schutzmaßnahmen wie Handschuhe und Atemschutzmasken bei beruflicher Expositionsmöglichkeit.
Die Krankheit hinterlässt vorübergehende Immunität.
Für Personen mit hohem Ansteckungsrisiko besteht die Möglichkeit einer aktiven Impfung mit abgetöteten Erregern.

11.2.11 Poliomyelitis

Definition

Synonym: Spinale Kinderlähmung

Infektionskrankheit, in deren Verlauf es zu Schädigungen des zentralen Nervensystems und zu schlaffen, bleibenden Muskellähmungen kommen kann.

Vorkommen

Früher weltweit;
heute aufgrund der durch die Schutzimpfungen erworbenen Immunisierung in Europa und Nordamerika selten, in tropischen Ländern noch häufig.

Am häufigsten erkranken Kleinkinder, zunehmend auch ältere Kinder und Erwachsene.

Erreger

Poliovirus Typ I, II und III.

Polioviren gehören zu den Enteroviren (Virusfamilie: Picornaviren) und vermehren sich im Intestinaltrakt, den Rachenraum eingeschlossen.

Der Mensch ist der einzige natürliche Wirt des Poliovirus.

Inkubationszeit

3–35 Tage.

Übertragung

Fäkal-oral
Tröpfcheninfektion
durch verseuchtes Wasser.

Erkrankungshäufung in den Sommermonaten.

Nachweis der Erreger

Anfangs im Mund- und Nasensekret,
später im Stuhl, Urin und Liquor.

Symptome und Verlauf

Eintrittspforte der Erreger ist meist der Mund mit anschließender
Virusvermehrung im Rachen und im Verdauungstrakt.
Virulenz des Virus und Resistenzfaktoren des Wirts bestimmen den Verlauf der Infektion.

Über 90% aller Infektionen verlaufen ohne Symptome.

Bei ca. 5% treten Erscheinungen eines grippalen Infekts auf, die nach wenigen Tagen verschwinden oder es kann zur Meningitis kommen, die innerhalb weniger Tage vollständig abklingt.

Nur bei ca. 1% der Infektionen kommt es zu einem schweren Krankheitsbild. Die Erkrankung verläuft in Phasen und kann in jedem Stadium zum Stillstand kommen.

Vorläuferstadium:
Grippeartige Erscheinungen mit Fieber, Kopf- und Gliederschmerzen, Müdigkeit,
katarrhalischer Infekt mit Husten und Halsschmerzen oder Durchfall,
mäßiger Temperaturanstieg mit zweigipfliger Fieberkurve („Dromedartyp" der Fieberkurve).

Präparalytisches Stadium:
Erneuter Fieberanstieg,
meningitische Zeichen wie Kopfschmerzen, Nackensteife, starke Berührungsempfindlichkeit

„Dreifußphänomen": Sitzen nur mit Armstütze möglich

„Kniekussphänomen“: Patient kann gebeugte Knie nicht küssen.

Paralytisches Stadium (Lähmungsstadium):
Asymmetrische, schlaffe Lähmungen der Arm-, Bein- und Rückenmuskulatur mit aufgehobenen Reflexen

häufig Schmerzen in den befallenen Muskeln

die Lähmungen können auch akut auftreten: „Morgenlähmung der abends gesund zu Bett gebrachten Kinder“;

in schweren Fällen Übergreifen der Lähmungen auf Interkostalmuskulatur und Zwerchfell,

Lähmungen der Hirnnerven unter Einbeziehung der Atem- und Kreislaufzentren mit tödlichem Ausgang.

Reparationsstadium:
Nach wenigen Tagen beginnen die Lähmungen, sich zurückzubilden, wobei sich die Phase über 12 Monate hinziehen kann.
In der Regel bleiben 50% der Lähmungen.

Komplikationen
Atemlähmung bei Befall der Medulla oblongata
Seh- und Schluckstörungen bei Befall der Hirnnerven
Halbseitenlähmung, Bewusstseinstrübung bei Befall des Großhirns

Schäden von Lähmungen wie:
Muskelatrophie,
Skelett- und Gelenkveränderungen

bei Kindern Wachstumsstörungen der befallenen Gliedmaßen.

Differentialdiagnose
- ▷ Polyneuritis
- ▷ Frühsommer-Meningoenzephalitis
- ▷ Tollwut.

Behandlung
Behandlungsverbot für Heilpraktiker gemäß § 24 IfSG
Meldepflicht für Heilpraktiker nach § 8 (1) Nr. 8 IfSG bei Verdacht, Erkrankung und Tod.

Namentliche Meldepflicht gemäß §§ 8, 7 (1) IfSG bei Nachweis von Polio-Virus.

Schulmedizinisch:
Symptomatisch

Vorbeugung
Langandauernde Immunität nach durchgemachter Erkrankung;
Schluckimpfung (Lebendimpfung mit abgeschwächten Viren) im Säuglings- und Kleinkindalter.

11.2.12 Pest

Definition
Nagetierseuche, die von Flöhen auf Nager, hauptsächlich Ratten, und von den Nagern auf den Menschen übertragen wird.

Vorkommen
Südamerika, Zentral- und Südafrika, Zentral- und Südostasien.

Erreger
Yersinia pestis,
gramnegatives, bekapseltes, nichtsporenbildendes, aerobes Stäbchenbakterium,
Familie der Enterobacteriaceae.

Inkubationszeit	2–10 Tage.
Übertragung	durch den Stich infizierter Rattenflöhe auf den Menschen; Kontakt mit erkrankten Tieren und deren Exkrementen; durch Tröpfcheninfektion von Mensch zu Mensch; durch nässende Bubonen. Erregerreservoir sind wildlebende Nager (Ratten, Mäuse, Eichhörnchen u. a.).
Nachweis der Erreger	Punktat der Bubonen (= geschwollene Lymphknoten), im Sputum und Blut.
Symptome und Verlauf	**Beulenpest (Bubonenpest)**, 90 % der Fälle: plötzlicher Beginn mit sehr schmerzhafter Entzündung und Schwellung der regionalen Lymphknoten nahe der Flohbissstelle, hohes Fieber, Schüttelfrost, Kopfschmerzen, eitriger Zerfall der Bubonen. **Lungenpest:** durch Einatmen der Erreger (Tröpfcheninfektion) oder als Folge einer Bakteriämie der Beulenpest hämorrhagische Pestpneumonie mit hohem Fieber, Atemnot, Zyanose (rot-bläuliche Verfärbung der Haut- und Schleimhäute), Husten, Lungenödem und Kreislaufversagen, unbehandelt immer tödlich. **Pestsepsis:** kann als Komplikation der Beulen- oder Lungenpest oder primär auftreten. Eindringen der Erreger in die Blutbahn (Septikämie) mit Blutungen der Haut und Schleimhäute (schwarz-blaue Flecken), Augen starr und ängstlich (Facies pestica), endet fast immer tödlich. Milde und symptomlose Verlaufsformen der Pest möglich.
Komplikationen	Lungenpest und Pestsepsis fast immer innerhalb weniger Tage tödlich.
Differentialdiagnose	▷ andere Lymphknotenerkrankungen ▷ Tularämie u. a. ▷ Pneumonien.
Behandlung	**Behandlungsverbot für Heilpraktiker** gemäß § 24 IfSG **Meldepflicht für Heilpraktiker** nach § 8 (1) Nr. 8 IfSG bei Verdacht, Erkrankung und Tod. Namentliche Meldepflicht gemäß §§ 8, 7 (1) IfSG bei Nachweis von Yersinia pestis. Schulmedizinisch: Antibiotikatherapie mit *Tetracyclin, Streptomycin, Chloramphenicol*
Vorbeugung	Ratten- und Flohbekämpfung. Schutzimpfung mit abgetöteten Pestbakterien (aktive Immunisierung), die aber nur von kurzer Dauer ist (ca. 6 Monate).

Nach durchgemachter Erkrankung besteht eine langanhaltende Immunität, jedoch kommen auch Reinfektionen vor.

11.2.13 Tollwut

Definition

Synonym: Lyssa, Rabies, Hydrophobie.

Meist durch Hundebiss, selten durch Biss von Fuchs, Wolf, Rind oder Katze übertragene Viruserkrankung mit akuter Enzephalomyelitis (Entzündung im Bereich von Gehirn und Rückenmark), die beim Menschen nach Ausbruch in der Regel tödlich verläuft.

Klassische Anthropozoonose.

Vorkommen

Weltweit.

Erreger

Rabiesvirus,

zur Gruppe der Rhabdoviren gehörend.

Das Tollwutvirus infiziert die Gewebezellen an der Eintrittsstelle in das Gewebe und kann sich in der umliegenden Muskulatur vermehren. Es hält sich bis zu 72 Stunden am Ort des primären Eintritts in den Körper auf. Dann wandert das Tollwutvirus mit bemerkenswerter Geschwindigkeit entlang der Nervenbahnen in Richtung Rückenmark und Gehirn aus (Zielorgan ist das Zentralnervensystem). Hier bildet der Erreger Virusaggregate (Negri-Körperchen).

Inkubationszeit

wenige Tage bis 8 Wochen, selten bis zu 7 Jahren

Je näher sich die Bissstelle am Zentralnervensystem (ZNS) befindet, desto kürzer ist die Inkubationszeit.

Übertragung

durch Biss eines tollwutkranken Tieres (Hund, Fuchs, Marder, Wolf, Katze), bei dem das im Speichel des infizierten Tieres enthaltene Virus in die Wunde gebracht wird

durch Berührung eines tollwütigen Tieres oder Tierkörpers, wobei der Erreger in bestehende Hautverletzungen eindringen kann.

Nachweis der Erreger

im Speichelabstrich

von Negrikörperchen (Einschlusskörperchen) im Gehirn des erkrankten Tieres bzw. bei der Autopsie im Gehirn des Patienten.

Symptome und Verlauf

Bei 10–15 % aller mit dem Tollwutvirus Infizierten bricht die Krankheit aus und verläuft praktisch immer tödlich.

3 Stadien werden unterschieden:

Prodromalstadium (Dauer 2–4 Tage):
Rötung der Bissstelle, Jucken und Schmerzen im Bereich der Verletzung; Kopfschmerzen, depressive Verstimmung, Angstträume.

Erregungsstadium, „wilde Wut“ (Dauer 1–3 Tage):
Schlingmuskelkrämpfe beim Trinken von Wasser, Hydrophobie (der bloße Anblick von Wasser reicht schon), starker Speichelfluss mit quälendem Durst ohne Trinken zu können,

motorische Unruhe, Halluzinationen, Angst, Schlafstörungen, Überempfindlichkeit gegen Wind, Licht und Lärm,
Krämpfe der Muskulatur, hohes Fieber.

Paralytisches Stadium, „stille Wut“:
Erschöpfungszustand, rasch zunehmende Lähmungserscheinungen,
Bewusstseinstrübung,
Tod im Koma durch Atemlähmung.

Die maximale Krankheitsdauer beträgt 4–20 Tage.

Die Letalität der Erkrankung bei ungeimpften Patienten beträgt 100 %.

Differentialdiagnose
- ▷ Tetanus (mit Trismus und Facialislähmung)
- ▷ Botulismus.

Behandlung **Behandlungsverbot für Heilpraktiker** gemäß § 24 IfSG
Meldepflicht für Heilpraktiker nach § 8 (1) Nr. 8 IfSG bei Verdacht, Erkrankung und Tod.

Gemäß § 6 (1) Nr. 4 IfSG ist auch die Verletzung eines Menschen durch ein tollwutkrankes oder -ansteckungsverdächtiges Tier sowie die Berührung eines solchen Tieres oder Tierkörpers für **Heilpraktiker meldepflichtig**.

Namentliche Meldepflicht gemäß §§ 8, 7 (1) IfSG bei Nachweis von Rabies-Virus.

Schulmedizinisch:
Erste Hilfe:
Nach der Bissverletzung gründliches Auswaschen der Biss- oder Kratzwunde mit Wasser und Seife oder Desinfektionsmittel.

Injektion von Tollwutimmunglobulin im Rahmen der passiven Immunisierung in die Tiefe der Wunde und seiner Umgebung, um so eine lokale Immunbarriere für das eingedrungene Tollwutvirus zu schaffen.

Vorbeugung Schutzimpfung.

11.2.14.1 Typhus abdominalis

Definition Typhus abdominalis ist eine zyklische Infektionskrankheit mit Generalisationsstadium und Organmanifestation, insbesondere am lymphatischen System des Dünndarms.

„Typhos“ kommt aus dem Griechischen und bedeutet „Nebel“.

Vorkommen Weltweit,

hauptsächlich Afrika, Südostasien, Südamerika.

Erreger Salmonella typhi

gramnegative, bewegliche, fakultativ anaerobe Stäbchenbakterien, gehören zur Familie der Enterobacteriaceae.

Der Mensch ist das einzige Reservoir.

Die Salmonellen werden über den Mund aufgenommen, gelangen in den Magen und in die oberen Dünndarmabschnitte. Sie durchdringen die Wand des Dünndarms und erreichen über die Lymphgefäße die Blutbahn. In der bakteriämischen Phase breiten sich die Erreger im ganzen Organismus aus. Dabei gelangen sie in das retikuloendotheliale System (RES), wo sie sich vermehren. Diese Vorgänge spielen sich während der Inkubationszeit, vor allem in der ersten Krankheitswoche ab. Von besonderer Bedeutung ist die Vermehrung der Bakterien im lymphatischen Gewebe des Darms. Die Peyerschen Plaques zeigen zunächst eine markige Schwellung und verschorfen in der zweiten Krankheitswoche. Es bilden sich Geschwüre aus, die Ursache von Darmblutungen und Perforationen sein können.

Inkubationszeit

3–30 Tage

je größer die Infektionsmenge, desto kürzer die Inkubationszeit.

Übertragung

Kontaktinfektion durch Dauerausscheider (wichtigste Infektionsquelle)

Schmierinfektion (z. B. gebrauchte Handtücher)

verseuchtes Wasser und Lebensmittel

Fliegen

fäkal-oral (vom Anus zum Mund).

Nachweis der Erreger

im Blut (1. und 2. Woche);
im Stuhl oder Urin (3. und 4. Woche).

Symptome und Verlauf

Die Erreger erzeugen im lymphatischen Apparat des Dünndarms eine Entzündung, die in 4 Stadien abläuft.

I. Stadium incrementi (Schwellung), 1. Woche:
Langsamer, schleichender Beginn mit treppenförmigem Fieberanstieg,

Kopfschmerzen, Abgeschlagenheit, Verschlechterung des Allgemeinbefindens, Appetitlosigkeit, Apathie,

Schwellung der Lymphknoten und des lymphatischen Gewebes im Dünndarm (Peyersche Plaques),

Obstipation,

Leukopenie mit Linksverschiebung,
absolute Eosinopenie, Anämie, Lymphozytose, Monozytose,
BSG leicht beschleunigt.

II. Stadium fastigii (Höhepunkt), 2. Woche:
Fieberkontinua bis 41 °C,

zunehmende Benommenheit (durch die Toxinwirkung), Wesensveränderung von Apathie über delirante Zustände bis zum Koma,

relative Bradykardie,

Milzschwellung,

Roseolen (stecknadelkopfgroße, rosarote Flecken) der Bauchhaut (septische Ablagerungen), selten über 15 Stück,

grauweißlich belegte Zunge, wobei die Zungenspitze und die Zungenränder freibleiben, die Zungenränder sind rötlich („Typhuszunge" mit W-förmigem Belag),

Übergang der Verstopfung in erbsbreiartigen Durchfall (nekrotische Entzündung der Peyerschen Plaques im Dünndarm).

III. Stadium amphibolicum (schwankend), 3. Woche:
Aus den Nekrosen im Dünndarm bilden sich Geschwüre, morgendlicher Fieberabfall und abendlicher Fieberanstieg.

IV. Stadium decrementi (Abnahme), 4. Woche:
Lytische (langsame) Entfieberung,
Beginn der Heilung der Geschwüre im Dünndarm, Rückgang der Durchfälle und der Milzschwellung, Eosinophilie („Morgenröte" der Heilung);

langdauernde Rekonvaleszenz.

Komplikationen

Stadium II:
Toxisches Kreislauf- und Nierenversagen.

Stadium III:
Darmblutungen,
Perforation (Durchbruch) der Darmgeschwüre,
Peritonitis (Bauchfellentzündung),
Milzruptur.

Stadium IV:
Myokarditis,
Venenthrombosen,
Pneumonie,
Cholezystitis (Gallenblasenentzündung).

Abszesse in Knochen, Gelenken und Urogenitaltrakt

selten: Meningitis (Hirnhautentzündung)

Dauerausscheider, d. h. 10 Wochen nach Krankheitsbeginn befinden sich noch Salmonellen im Stuhl (ca. 2–5 % der Erkrankten)

erhöhtes Risiko für Gallenblasenkarzinom bei Salmonellen-Dauerausscheider.

Differentialdiagnose

Fieber bei:
▷ Malaria
▷ Influenza
▷ bakterielle Endokarditis
▷ Miliartuberkulose u. a.

▷ andere infektiöse Durchfallerkrankungen
▷ chronisch entzündliche Darmerkrankungen (Colitis ulcerosa).

Besonderheiten

Dauerausscheider

Behandlung

Behandlungsverbot für Heilpraktiker gemäß § 24 IfSG
Meldepflicht für Heilpraktiker nach § 8 (1) Nr. 8 IfSG bei Verdacht, Erkrankung und Tod.

Namentliche Meldepflicht gemäß §§ 8, 7 (1) IfSG bei Nachweis von Salmonella typhi.

Schulmedizinisch:
Antibiotikatherapie mit *Ciprofloxacin* als Mittel der Wahl.

Vorbeugung

Lebensmittel- und Wasserhygiene, häufiges Händewaschen

Überwachung von Salmonellen-Dauerausscheidern durch das Gesundheitsamt, keine Beschäftigung von Ausscheidern in Lebensmittelbereichen.

Aktive Impfung mit Typhus-Lebendimpfstoff; der Impfschutz beträgt 1 Jahr.

Nach durchgemachter Erkrankung besteht meistens lebenslange Immunität.

11.2.14.2 Paratyphus A, B und C

Definition Typhusähnliche, durch Salmonellen hervorgerufene Infektionskrankheit, die im allgemeinen einen milderen und kürzeren Verlauf zeigt, mit weniger Komplikationen als Typhus abdominalis.

Vorkommen Paratyphus B: weltweit;
Paratyphus A und C: in den wärmeren Ländern.

Erreger Salmonella paratyphi A, B und C

gramnegative Stäbchenbakterien, gehören zur Familie der Enterobacteriaceae.

Inkubationszeit 1–10 Tage.

Übertragung Verseuchtes Wasser und Lebensmittel,
Ausscheider.

Nachweis der Erreger Im Blut, im Stuhl.

Symptome und Verlauf 2 Verlaufsformen:
Typhöser Typ:
ähnlich wie Typhus abdominalis, nur kürzer und abgeschwächter,
Durchfälle,
Herpes labialis (der beim Typhus nicht auftritt), Roseolen zahlreicher, auch an den Extremitäten;

Gastroenteritischer Typ:
Fieber, Erbrechen, Bauchschmerzen,
starke wasserreiche und schleimige Durchfälle,
aber ohne Blutbeimengung.

Komplikationen Dauerausscheider
Cholezystitis.

Differentialdiagnose
- ▷ Typhus abdominalis
- ▷ andere Salmonellosen
- ▷ Sepsis
- ▷ Brucellosen
- ▷ Pneumonie
- ▷ Miliartuberkulose.

Besonderheiten Dauerausscheider.

Behandlung **Behandlungsverbot für Heilpraktiker** gemäß § 24 IfSG
Meldepflicht für Heilpraktiker nach § 8 (1) Nr. 8 IfSG bei Verdacht, Erkrankung und Tod.

Namentliche Meldepflicht gemäß §§ 8, 7 (1) IfSG bei direktem Nachweis von Salmonella paratyphi.

Schulmedizinisch:
Antibiotikatherapie.

Vorbeugung siehe „Typhus“.

11.2.15 Tuberkulose (aktive Form)

Definition Synonym: Tbc

Chronisch verlaufende bakterielle, zyklische Infektionskrankheit, die zu 90 % die Lunge, einschließlich Lungenhilus und Atemwege, befällt. Jedoch sind Veränderungen grundsätzlich auch an allen anderen Organen möglich.

Vorkommen Weltweit.

Trotz ihres Rückgangs seit der Jahrhundertwende zählt die Tuberkulose immer noch zu den häufigsten bakteriellen Infektionskrankheiten, vor allem in den unterentwickelten Ländern. Auch in Deutschland nimmt die Zahl der Neuerkrankungen pro Jahr wieder zu.

Risikogruppen sind ältere Menschen, Drogenabhängige, AIDS-Kranke und Ausländer.

Erreger Mycobacterium tuberculosis
Mycobacterium africanum
selten: Mycobacterium bovis (Rindertuberkulose).

Tuberkulosebakterien sind unbewegliche, grampositive, säurefeste, obligat aerobe Stäbchenbakterien.

Sie gehören zu der Gruppe der intrazellulären Bakterien, das heisst die Erreger können sich in ruhenden Makrophagen vermehren. Aufgrund dieser Fähigkeit sind Tuberkulosebakterien gegenüber humoralen Abwehrkräften weitgehend geschützt. Außerdem müssen sie über Mechanismen verfügen, die es ihnen erlauben, der intrazellulären Abwehrmaschinerie der Makrophagen zu widerstehen. Gegen die Erreger gebildete Antikörper kommt nur eine untergeordnete Bedeutung für den antibakteriellen Schutz zu. Die erworbene Resistenz wird hauptsächlich von den T-Lymphozyten getragen, die im Wesentlichen dazu beitragen, die Makrophagen in die Lage zu versetzen, das intrazelluläre Wachstum der Mykobakterien einzudämmen bzw. sie sogar abzutöten.

Färbung nach Ziehl-Neelsen positiv.

Inkubationszeit 4–6 Wochen.

Übertragung Tröpfcheninfektion von Mensch zu Mensch über die Atemwege

selten über infizierte Milch (in Ländern mit noch nicht ausgerotteter Rindertuberkulose)

selten Staubinfektion von getrockneten, bakterienhaltigen Ausscheidungen.

Ob eine Infektion mit Tuberkulosebakterien zu einer Erkrankung führt, ist abhängig von einer genügend großen Zahl und Virulenz der Erreger und einer verminderten Resistenz des Infizierten.

Erhöhtes Tuberkuloserisiko bei:
- körperlicher und seelischer Überlastung
- hohem Lebensalter
- Diabetes mellitus
- chronischen Lungenerkrankungen
- Alkoholismus
- Drogenabhängigkeit
- Zustand nach Magenentfernung
- Niereninsuffizienz
- Leberzirrhose
- HIV-Infektion, AIDS
- Masern
- Keuchhusten
- Silikose
- malignen Lymphomen u. a.

Nachweis der Erreger

Tuberkulin-Probe:
allergische Reaktion vom Spättyp (Typ IV) an der Haut nach intracutaner Applikation von gelösten Toxinen und Zerfallsstoffen der Tuberkelbakterien.
Der Test ist positiv, wenn sich an einer der vier Einstichstellen (des Stempels) eine Papel ausgebildet hat.

Kulturelle Erregerisolierung aus Sputum, Stuhl, Urin, Liquor und anderen Materialien.

Färberischer Nachweis säurefester Stäbchenbakterien, zum Beispiel nach Ziehl-Neelsen-Färbung.

Röntgenaufnahmen.

Entstehung

Beim ersten Kontakt des Körpers kommt es zur Ausbildung des Primärkomplexes (Primärherd und Hiluslymphknotenherd).
An der Einbettungsstelle der Erreger entsteht eine Entzündung, zunächst aus Leukozyten. Sie wird bald durch die Bildung von Tuberkeln ersetzt, die einen oft erfolgreichen Versuch des Körpers darstellen, den Infektionsherd zu begrenzen.
Die typischen Tuberkel sind das Substrat der spezifischen tuberkulösen Entzündung. Sie bestehen aus einem Abwehrsaum aus Epitheloidzellen und Langhans' Riesenzellen sowie außen einem Lymphozytenwall.
In ihrer Mitte können frühzeitig Nekrosen auftreten, die nicht oder wenig verflüssigen. Sie bilden das als *tuberkulöser Käse* bezeichnete Substrat.

In die Tuberkel können Bindegewebszellen einwachsen und es kann Kalk eingelagert werden. Infektionstüchtige Erreger können in den Tuberkeln jahrzehntelang überleben. Durch Resistenzverminderung des Organismus können die Herde jederzeit Ausgangspunkt für eine postprimäre Erkrankung an Tuberkulose werden.
Die Verkäsung kann sich auch erweichen und abgehustet werden. Dabei entstehen in den Lungen Kavernen, das heisst krankhafte Hohlräume.

Im Wesentlichen werden 2 Tbc-Formen unterschieden:

Primärtuberkulose:
im Rahmen einer Erstinfektion mit Tuberkulosebakterien, wobei der tuberkulöse Primärkomplex entsteht.

Postprimäre Tuberkulose:
isolierte Organtuberkulose nach durchgemachter Primär-Tbc.
Sie kann als Reinfektions-Tbc nach Abheilung der Primär-Tbc oder als Superinfektions-Tbc auftreten. Am häufigsten ist die endogene Reinfektion durch alte Organherde mit noch lebenden Tuberkulosebakterien.

Klassifikation der Tuberkulose:
Angaben darüber, ob die Tuberkulose geschlossen oder offen ist.
Aktivität besteht, wenn Bakterien ausgeschieden werden und/oder röntgenologische Veränderungen bestehen.
Inaktivität besteht, wenn keine Bakterien ausgeschieden werden; meist bestehen verkalkte Herde.

Symptome und Verlauf

Primärtuberkulose (Erstinfekt):
Bei dem ersten Kontakt des Körpers mit dem Tuberkulosebakterium kommt es nach etwa 6 Wochen zum Primärkomplex, welcher überall in der Lunge liegen kann. Meist sind auch die Lymphknoten im Lungenhilus betroffen, welche stark anschwellen (Hiluslymphknoten-Tbc).

Gelegentliche Symptome der Primär-Tbc, die aber meist unbemerkt verläuft:
Subfebrile Temperaturen, Unwohlsein, Appetitlosigkeit, Müdigkeit, Gewichtsabnahme, Schwäche, Nachtschweiß,
„verschleppte Grippe",
rotblaue schmerzhafte Flecken (Erythema nodosum), meist am Schienbein.

Husten, Auswurf, Atemnot, Brustschmerzen

BSG erhöht.

Häufigste Manifestation der Primär-Tbc:
Pleuritis exsudativa („nasse" Rippenfellentzündung) mit Pleuraerguss:
hohes Fieber, starke atemabhängige Brustschmerzen, Husten, vermehrte Schweißneigung, erhebliche Beeinträchtigung des Allgemeinbefindens.

Meist verkalkt der Primärkomplex. Die Kalkeinlagerungen sind röntgenologisch nachweisbar. Die verkalkten „abgeheilten" Herde können noch jahrelang vermehrungsfähige Erreger enthalten, sodass ein versteckter Infektionszustand aufrechterhalten bleibt.
Der Primärkomplex kann einschmelzen, was zur Höhlenbildung führt. So entsteht die Primärkaverne, die über die Bronchien streuen kann.

Bei schlechter Abwehrlage schreitet die Erkrankung weiter fort (progredienter Primärherd) und die Tuberkulose kann chronisch werden. Es kommt entweder zur Vergrößerung des primären Lungenherdes oder zur hämatogenen, lymphogenen oder bronchogenen Streuung der Erreger mit Organmanifestation.

Miliartuberkulose:
Hämatogene Streuung der Erreger hauptsächlich in Lunge, Meningen, Leber, Milz, Nieren, Nebennieren, Aderhaut der Augen;

durch die Bevorzugung einzelner Organe entstehen folgende Verlaufsformen:

Pulmonale Form

Meningeale Form (Meningitis tuberculosa):
Fieber, Kopfschmerzen, Nackensteifigkeit, Meningitis u. a.

Typhöse Form:
typhusähnliche Symptomatik, Leukopenie.

Postprimäre Tuberkulose:

Lungentuberkulose
mit Gewichtsverlust, Fieber, starkem Husten, Atemnot, eitrigem Auswurf und wolkig-fleckigen Verschattungen im Röntgenbild

Darmtuberkulose
mit Verstopfung, Gewichtsabnahme, später Durchfälle und starke Bauchschmerzen

Leber- und Milztuberkulose
mit Hepatosplenomegalie

Nierentuberkulose
mit Proteinurie (Eiweiß im Urin), gelegentlich Blut im Urin und kolikartigen Bauchschmerzen

Genitaltuberkulose
mit Befall der Prostata, Nebenhoden beim Mann und der Eierstöcke bei der Frau

Knochentuberkulose
mit Befall des Knochenmarks, der Wirbelsäule und Zerstörung der Wirbelkörper

Befall von:
Gelenken, Sehnenscheiden und Schleimbeutel,
Haut,
serösen Häuten wie Pleura, Perikard (Pericarditis tuberculosa) und Peritoneum,
Nebennieren und Gehirn.

Differentialdiagnose

▷ Boecksche Sarkoidose
▷ Silikose
▷ Bronchialkarzinom
▷ Metastasen
▷ maligne Lymphome
▷ bronchopulmonale Infekte
▷ Pneumonien.

Behandlung

Behandlungsverbot für Heilpraktiker gemäß § 24 IfSG
Meldepflicht für Heilpraktiker nach § 8 (1) Nr. 8 IfSG bei Erkrankung und Tod.

Namentliche Meldepflicht gemäß §§ 8, 7 (1) IfSG bei direktem Nachweis von Mycobacterium tuberculosis/africanum und Mycobacterium bovis.

Schulmedizinisch:
Kombination mehrerer Chemotherapeutika (Tuberkulotika) mit unter Umständen beachtlichen Nebenwirkungen.
Die lange Behandlungsdauer bringt die Gefahr einer Resistenzentwicklung der Tuberkulosebakterien gegen das entsprechende Medikament mit sich, was durch Mehrfachkombination verhindert werden soll.

Vorbeugung

Aktive Tuberkuloseschutzimpfung.
Der Impfschutz bleibt für mehr als 20 Jahre erhalten.

11.2.16 Mikrobiell bedingte Lebensmittelvergiftung Akute infektiöse Gastroenteritis

Definition Die infektiöse Gastroenteritis bzw. die mikrobiell bedingte Lebensmittelvergiftung ist eine akute Schleimhautentzündung von Magen (Gastritis) und Dünndarm (Enteritis), hervorgerufen durch Mikroorganismen der unterschiedlichsten Art, hauptsächlich aber durch Bakterien.

Die Erkrankung verläuft in der Regel mit akutem Brechdurchfall nach dem Genuss infizierter Lebensmittel.

Vorkommen Weltweit.

Häufigste meldepflichtige Darminfektion,
saisonaler Anstieg im Sommer,
Auftreten oft als Familien- oder Gruppenerkrankung bei Personen, die die gleichen Speisen gegessen haben.

Erreger Bakterien:

- Salmonellen der Enterititis-Gruppe, hauptsächlich Salmonella enteritides und Salmonella typhimurium, (also nicht der Typhus- und Paratyphusgruppe)
- Shigellen,
- Escherichia coli, sonstige darmpathogene Stämme,
- Campylobacter sp., darmpathogen,
- Listeria monocytogenes,
- Yersinia enterocolitica, darmpathogen.

Protozoen:

- Giardia lamblia,
- Cryptosporidium parvum.

Würmer:

- Trichinella spiralis.

Viren:

- Norwalk-ähnliches Virus,
- Rotavirus.

Inkubationszeit Wenige Stunden bis wenige Tage.

Übertragung infizierte Nahrungsmittel, hauptsächlich Tierprodukte wie rohes Schweinefleisch (Hack/Mett), Eier, Geflügel, Muscheln, Milch, Milchprodukte, Speiseeis

kontaminiertes Wasser

selten über Ausscheider.

Nachweis der Erreger im Stuhl, Erbrochenem, in Speiseresten.

Symptome und Verlauf Innerhalb von 12–24 Stunden nach dem Genuss infizierter Speisen kommt es zu akut einsetzenden Brechdurchfällen mit Bauchkrämpfen, Fieber, Übelkeit, Kopfschmerzen.

Die Stühle sind wässrig, dünnflüssig und zum Teil mit Schleim vermischt.

In der Regel bleiben die Erreger lokalisiert in dem befallenen Darmabschnitt.

Ausheilung der Erkrankung meist nach einigen Tagen.

Hohe Letalität bei Säuglingen, sehr alten Menschen und immungeschwächten Patienten.

Komplikationen Schock und Austrocknung (Exsikkose) durch massiven Wasser- und Elektrolytverlust, vor allem bei Säuglingen und sehr alten Menschen
Thrombosen
Sepsis
akutes Nierenversagen.

Differentialdiagnose
- ▷ Lebensmittelvergiftung durch andere Erreger
- ▷ Durchfälle anderer Ursache
- ▷ Colitis ulcerosa, Morbus Crohn.

Behandlung **Behandlungsverbot für Heilpraktiker** gemäß § 24 IfSG
Meldepflicht für Heilpraktiker nach § 8 (1) Nr. 8 IfSG bei Verdacht und Erkrankung, wenn

a) eine Person betroffen ist, die eine Tätigkeit im Sinne des § 42 (1) IfSG ausübt, (das heisst eine Person, die Lebensmittel herstellt, behandelt oder anders damit in Berührung kommt, sodass eine Übertragung von Krankheitserregern auf die Lebensmittel zu befürchten ist),

b) zwei oder mehr gleichartige Erkrankungen auftreten, bei denen ein epidemischer Zusammenhang wahrscheinlich ist oder vermutet wird.

Namentliche Meldepflicht gemäß §§ 8, 7 (1) IfSG bei Nachweis der oben genannten Erregern.

Erste Hilfe:
Flüssigkeitszufuhr.

Schulmedizinisch:
siehe einzelne Krankheitsbilder.

Vorbeugung Lebensmittelhygiene, Verzehr frisch zubereiteter Speisen, genügendes Erhitzen von Geflügel, Eiern und Eiprodukten,
auf Verfallsdaten achten.

11.3 Erkrankungen mit den in § 7 (1) IfSG genannten Krankheitserregern

Nachfolgend werden nur die Erkrankungen mit den entsprechenden Krankheitserregern aufgezeigt, soweit sie nicht schon unter 11.2 genannt sind.

11.3.1 Adenovirus-Konjunktivitis

Definition Synonym: Keratokonjunktivitis epidemica

Durch Adenoviren verursachte Entzündung der Horn- und Bindehaut des Auges.

Neben den Epithelzellen der Augenbindehaut befallen die Adenoviren auch den Respirationstrakt und den Dünndarm und können neben der Konjunktivitis Pneumonien, Gastroenteritiden und das Pharyngokonjunktivalfieber (Syndrom aus Pharyngitis, Konjunktivitis, Lymphknotenschwellung und Fieber) verursachen.

Vorkommen Weltweit.

Erreger Adenoviren

Inkubationszeit 5–12 Tage.

Übertragung iatrogen in augenärztlichen Praxen durch diagnostische oder therapeutische Einwirkungen des Arztes

Schmier- und Tröpfcheninfektion

Nachweis der Erreger Virusisolierung im Konjunktivalabstrich

Antigennachweis in Zellen von Konjunktivalabstrichen.

Symptome und Verlauf starke Rötung der Augenbindehaut
vermehrter Tränenfluss
Schwellung der Bindehautfalte im medialen Augenwinkel (Plica semilunaris) und der Tränenwärzchen (Caruncula lacrimalis)
Fremdkörpergefühl
Schwellung der vor dem Ohr gelegenen Lymphknoten
Lidödem.

Etwas später: rundliche Hornhautinfiltrate, die mit Sehstörungen einhergehen können.

In der Regel heilt die Krankheit folgenlos aus, wenn auch oft erst nach Monaten.

Komplikationen bleibende Sehstörungen infolge der Infiltrate
Übergreifen der Entzündung auf die Regenbogenhaut (Iris).

Differentialdiagnose ▷ Konjunktivitis anderer Ursache.

Behandlung **Behandlungsverbot für Heilpraktiker** gemäß § 24 IfSG, dies gilt für alle durch Adenoviren verursachte Infektionen

Namentliche Meldepflicht nach §§ 8, 7 (1) IfSG bei direktem Nachweis von Adenoviren im Konjunktivalabstrich.

Schulmedizinisch:
symptomatische Behandlung.

Vorbeugung Konsequente hygienische Maßnahmen in augenärztlichen Praxen.

Immunprophylaxe (orale Lebendimpfung) in Endemiebereichen.

11.3.2 Läuserückfallfieber

Definition Zu den Borreliosen gehörende, durch Kleiderläuse übertragene, epidemische Infektionskrankheit mit charakteristischem phasenhaften Fieberverlauf.

Das Rückfallfieber (Synonym: Febris recurrens) wird auch durch Zecken weiterverbreitet, sogenanntes endemisches Zeckenrückfallfieber, Vorkommen in Afrika, Vorderasien und Südamerika, Erreger: Borrelia duttoni und andere Borrelia-Arten. Das Zeckenrückfallfieber hat gewöhnlich einen milderen Verlauf als das Läuserückfallfieber.

Vorkommen Heute noch in Äthiopien, Sudan, Westafrika, Vietnam, China und Südamerika.

Die Verbreitung ist an prädisponierende Faktoren wie Krieg, Hunger und Notzeiten gebunden, die die Prävalenz des Läusebefalls erhöhen.

Erreger Borrelia recurrentis (Spirochaeta Obermeieri)

Borrelien gehören der Familie der Spirochäten an. Sie sind flexible, schraubenförmig gewundene Bakterien.

Inkubationszeit 5–15 Tage.

Übertragung Borrelien des Läuserückfallfiebers werden durch Kleiderläuse (Borrelia recurrentis) übertragen.

Ihr Reservoir ist der Mensch. Die Läuse werden 4–5 Tage nach der Aufnahme von infektiösem Blut selbst infektiös und bleiben es lebenslang (20–40 Tage).

Die Borrelien des Läuserückfallfiebers (Borrelia recurrentis) werden von der Laus bei der Blutmahlzeit nicht übertragen. Erst durch Beschädigung oder Zerquetschen infizierter Läuse werden die Borrelien frei und können in die Stichwunde gelangen.

Nachweis der Erreger im Blut.

Symptome und Verlauf Schweres Krankheitsbild mit raschem Fieberanstieg auf
Werte über 40 °C, Schüttelfrost,
Kopf- und Gliederschmerzen, Übelkeit,
Leber- und Milzschwellung, leichter Ikterus,
Dauer der Fieberperiode: ca. 4–7 Tage.

Dann plötzlicher kritischer Fieberabfall mit Schweißausbruch;
fieberfreies Intervall für einige Tage.

Erneuter Fieberanstieg nach 6–8 Tagen, erneuter Fieberabfall, wobei die Fieberschübe kürzer und die Intervalle länger werden.

Insgesamt meist 4–5 Rückfälle, manchmal auch über 10,

danach meist Spontanheilung.

Ein tödlicher Verlauf geht in erster Linie auf Herzmuskelinsuffizienz (plötzlicher Tod), zerebrale Blutungen und Leberinsuffizienz zurück.

Komplikationen Kritischer Fieberabfall mit Schock und Kreislaufversagen

Nierenversagen

krankhafte Blutungsneigung (hämorrhagische Diathese) in allen Schleimhäuten, serösen Häuten von Körperhöhlen und Organen infolge Thrombozytopenie und intravasaler Gerinnung

Myokarditis mit Reizleitungsstörungen, Arrhythmien, Herzmuskelinsuffizienzen

Bronchopneumonie

Neuritis.

Differentialdiagnose
- ▷ Malaria
- ▷ Fleckfieber
- ▷ Typhus
- ▷ Leptospirosen.

Behandlung **Behandlungsverbot für Heilpraktiker** gemäß § 24 IfSG
Namentliche Meldepflicht nach §§ 8, 7 (1) IfSG bei Nachweis von Borrelia recurrentis.

Schulmedizinisch:
Antibiotika wie *Tetrazyklin, Erythromycin.*

Vorbeugung Bekämpfung von Läusen durch Entlausung und Desinfektion der Kleider.

11.3.3 Brucellosen

Definition Weltweit verbreitete Zoonose mit rezidivierendem, undulierendem Fieber, die von Haustieren auf den Menschen übertragen wird.

Die Brucellen (Krankheitserreger) bevorzugen meist eine bestimmte Tierspezies, die jeweils ein Krankheitsbild hervorrufen:

Brucella abortus: Rind → Erkrankung: Morbus Bang

Brucella melitensis: Ziege → Erkrankung: Maltafieber

Brucella suis: Schwein → Erkrankung: Schweinebrucellose.

Brucellosen gelten als Berufskrankheit, die vor allem bei Tierärzten, Landwirten, Schäfern, Metzgern und Melkern vorkommt.
In Deutschland sind die meisten Viehbestände brucellosefrei.

Vorkommen Weltweit

Brucella abortus: Rinderzuchtgebiete in tropischen Regionen

Brucella melitensis: Mittelmeerraum, Südamerika, Afrika

Brucella suis: Nordamerika.

Erreger Brucella species

Brucella abortus: M. Bang, (Rind als Hauptüberträger)

Brucella melitensis: Maltafieber (Ziege)

Brucella suis: Schweinebrucellose (Schwein).

Brucellen sind gramnegative, unbewegliche, sporenlose Stäbchenbakterien, Familie der Brucellaceae.

Sie kommen primär bei Tieren vor und können dort für Fertilitätsstörungen und Aborte verantwortlich gemacht werden. Brucella abortus, Brucella melitensis und Brucella suis sind auch auf den Menschen übertragbar und rufen dort akut oder chronisch verlaufende Erkrankungen hervor.

Die Fähigkeit der Brucellen, in Zellen des Immunsystems, vor allem des retikuloendothelialen Systems, zu überleben und sich zu vermehren, gilt als ein charakteristisches Pathogenitätsmerkmal.

Inkubationszeit 5–60 Tage.

Übertragung Milch, Milchprodukte, Fleisch

direkter oder indirekter Kontakt zu erkrankten Tieren

durch Pasteurisieren der Milch werden die Erreger zerstört.

Nachweis der Erreger im Blut, Urin, Liquor, Sternalmark.

Symptome und Verlauf Eintrittspforten der Erreger sind kleinste Hautverletzungen, Schleimhäute, Augenbindehäute, Magen-Darm-Trakt.

Prodromalstadium (fehlt bei Brucella melitensis):
Uncharakteristische Allgemeinsymptome wie Abgeschlagenheit, Krankheitsgefühl, Kopf- und Gliederschmerzen,
allmählicher Fieberanstieg auf 38–39 °C.

Generalisationsstadium (Bakteriämie):
Undulierendes Fieber (Febris undulans, wellenförmige Temperaturkurve),
d. h. abendlicher Fieberanstieg und morgendlicher Fieberabfall, begleitet von starken Schweißausbrüchen.

relative Bradykardie, Leukopenie (typhöses Krankheitsbild)

Leber- und Milzschwellung, Lymphknotenschwellungen, ev. gastrointestinale Symptome und Beteiligung von Pleura oder Perikard

Kopf-, Muskel- und Gelenkschmerzen.

Organmanifestation:
In der Regel erfolgt die Ausbreitung der Erreger über den Lymphweg. In den Geweben, die reichlich RES (Retikuloendotheliales System) enthalten, wie Leber, Milz, Knochen, kommt es zur Bildung von „Bang"-Granulomen.

Da sich die Erreger im RES festsetzen und eine Ausheilung oft ausbleibt, kann die Erkrankung, je nach Abwehrlage, immer wieder aufflammen, charakterisiert durch das wellenförmige Fieber. Das Allgemeinbefinden ist dabei ungewöhnlich gut.
Es sind chronische Verläufe bis zu 20 Jahren bekannt.

Komplikationen Alle Organe, in denen sich Granulome gebildet haben, können betroffen sein und zu folgenden Erkrankungen führen:

Orchitis
Spondylitis
Parotitis
Endokarditis
Thrombophlebitis
Osteomyelitis
Arthritis
Meningoenzephalitis

Milzabszess
Pneumonie
Pleuritis.

Differentialdiagnose
- ▷ Typhus
- ▷ Sepsis
- ▷ Malaria
- ▷ Miliartuberkulose
- ▷ andere fieberhafte Infekte
- ▷ Leber- und Milzschwellung bei anderen Erkrankungen.

Behandlung
Behandlungsverbot für Heilpraktiker gemäß § 24 IfSG
Namentliche Meldepflicht nach §§ 8, 7 (1) IfSG bei Nachweis von Brucella species.

Schulmedizinisch:
Antibiotika wie *Tetrazyklin* und *Streptomycin.*

Vorbeugung
Kein Genuss von rohem Fleisch oder ungekochter, unpasteurisierter Milch und daraus hergestellten Produkten, zum Beispiel Schaf-, Ziegenkäse, aus betroffenen Gebieten.

Tragen von Schutzhandschuhen, Gesicht- und Mundschutz beim Umgang mit infizierten Tieren und deren Ausscheidungen; dies betrifft vor allem die betroffenen Berufsgruppen.

Aktive Schutzimpfung bei gefährdeten Berufsgruppen;
aktive Immunisierung gesunder Tiere.

Nach durchgemachter Erkrankung besteht langanhaltende Immunität.

11.3.4 Campylobacter-Enteritis

Definition
Akute infektiöse Magen-Darm-Schleimhautentzündung (Gastroenteritis), hervorgerufen durch darmpathogene Bakterien der Gattung Campylobacter.

Tiere sind die wichtigsten Infektionsquellen der Campylobacter-Infektion.

Vorkommen
Weltweit

saisonaler Anstieg im Sommer,
gehäuftes Auftreten in ländlichen Gebieten.

Erreger
Campylobacter species, darmpathogen

Die wichtigste Campylobacter-Spezies ist:

Campylobacter jejuni (verursacht ca. 90% aller Campylobacter-Infektionen).

Spiralförmige, gramnegative, nichtsporenbildende Stäbchenbakterien mit lebhafter Beweglichkeit.
Ein Großteil der Campylobacter jejuni-Stämme bildet Enterotoxin.

Durch Pasteurisieren von Milch werden die Bakterien nach wenigen Sekunden abgetötet.

Inkubationszeit
1–10 Tage.

Übertragung	infizierte tierische Lebensmittel, insbesondere Schlachtgeflügel und deren Innereien, sowie Rohmilch kontaminiertes Wasser Tierkontakte Mensch zu Mensch, zum Beispiel auch das Wickeln von Säuglingen und Kleinkindern.
Nachweis der Erreger	im Stuhl.
Symptome und Verlauf	Vorläuferstadium von 12–24 Stunden mit unspezifischem Krankheitsgefühl, Frösteln, häufig quälende Kopf- und Gliederschmerzen, dann plötzlicher Fieberanstieg bis zu 40 °C, anhaltende Kopf- und Gliederschmerzen, krampfartige Bauchschmerzen, selten Erbrechen, Schwindel und andere Kreislaufsymptome. In sehr schweren Fällen: Bild eines akuten Abdomens. Massiver Durchfall, der meist explosiv beginnt und sich auf bis zu 20 Entleerungen pro Tag steigert. Die Stühle sind wässrig, dünnflüssig und zum Teil schleimig und mit blutigen Auflagerungen. Sistieren (Aufhören) der Durchfälle meist nach 5–7 Tagen, selten beträgt die Krankheitsdauer über 10 Tage. Sehr selten Sepsis bei Abwehrgeschwächten, septischer Abort, Cholezystitis oder Meningitis (bei Neugeborenen).
Komplikationen	Zwei bis drei Wochen nach dem Beginn einer Campylobacter-Enteritis kann es zu Folgekrankheiten kommen wie: Arthritis, meist der großen Gelenke, die Wochen bis Monate andauern kann, Reiter-Syndrom mit Urethritis, Konjunktivitis und Arthritis, Hautexantheme, Guillain-Barré-Syndrom mit aufsteigender Lähmung bis hin zur Atemlähmung.
Differentialdiagnose	▷ Lebensmittelvergiftung durch andere Erreger ▷ Durchfälle anderer Ursache ▷ Colitis ulcerosa, Morbus Crohn.
Besonderheiten	extrem selten Langzeitausscheider.
Behandlung	**Behandlungsverbot für Heilpraktiker** gemäß § 24 IfSG **Meldepflicht für Heilpraktiker** nach § 8 (1) Nr. 8 IfSG bei Verdacht und Erkrankung, wenn a) eine Person betroffen ist, die eine Tätigkeit im Sinne des § 42 (1) IfSG ausübt, (das heisst eine Person, die Lebensmittel herstellt, behandelt oder anders damit in Berührung kommt, sodass eine Übertragung von Krankheitserregern auf die Lebensmittel zu befürchten ist),

b) zwei oder mehr gleichartige Erkrankungen auftreten, bei denen ein epidemischer Zusammenhang wahrscheinlich ist oder vermutet wird.

Namentliche Meldepflicht gemäß §§ 8, 7 (1) IfSG bei Nachweis von Campylobacter sp., darmpathogen.

Schulmedizinisch:
symptomatische Behandlung von unkomplizierten Infektionen mit Flüssigkeits- und Elektrolytersatz, Bettruhe, gegebenenfalls leichte Spasmolytika (krampflösende Mittel),
Antibiotikatherapie mit *Erythromycin* als Mittel der Wahl bei schweren Verläufen.

Vorbeugung Lebensmittelhygiene, Verzehr frisch zubereiteter Speisen
Verzicht auf Rohmilch
Vermeidung von nicht durcherhitztem Geflügel
einwandfreies Trinkwasser
auf Verfallsdaten achten.

11.3.5 Ornithose

Definition Synonym: *Psittakose*, Papageienkrankheit

Eine von Vögeln auf den Menschen übertragbare Infektionskrankheit (Zoonose) mit grippeartigem Krankheitsbild und vorwiegendem Lungenbefall.

Vorkommen Weltweit
Vorkommen vor allem bei Vogelhändlern, Vogelzüchtern u. a.

Erreger Chlamydia psittaci.

Chlamydien sind obligat intrazellulär wachsende, gramnegative Bakterien.

Eintrittspforte der Erreger sind die Schleimhäute der oberen Luftwege.
Sie vermehren sich in den Zellen des retikulodendothelialen Systems und führen dann zur Organmanifestation, meist in der Lunge, wobei auch andere Organe wie Milz, Leber, Gehirn, befallen sein können.

Inkubationszeit 1–4 Wochen.

Übertragung durch Kontakt mit Papageien, Wellensittichen, Ziervögeln, Tauben, Enten, Truthähnen, Hühnern und anderen Vogelarten

Einatmung von kontaminiertem Staub (Vogelkot), da die Vögel, die die Erkrankung überstanden haben, die Erreger lange Zeit ausscheiden können

Tröpfen- und Schmierinfektion

Kontaktinfektion von Mensch zu Mensch.

Die Chlamydien befinden sich im Nasensekret, im Stuhl, in den Federn und im Gewebe infizierter Vögel, wobei die Tiere keineswegs Krankheitssymptome aufzuweisen brauchen.

Nachweis der Erreger im Blut und im Sputum
Chlamydia psittaci-Antikörper-Nachweis.

Symptome und Verlauf	Langsamer Beginn mit grippeartigen Beschwerden, allgemeines Krankheitsgefühl, Gliederschmerzen, Kopf- und Kreuzschmerzen. Dann Fieberanstieg auf über 39 °C, Kontinua über 2 Wochen, zunehmend schweres Krankheitsbild mit atypischer Pneumonie, Schüttelfrost, trockener Husten, mäßig produktiver, gelegentlich blutiger Auswurf, Nasenbluten. Übelkeit, Brechreiz, Lichtscheu Leber- und Milzschwellung. Apathie, Benommenheit, Unruhe, Schlaflosigkeit, Kreislaufschwäche (typhusartiges Bild). Leukopenie, relative Lymphopenie, Eosinopenie. In der 4. Woche langsamer Fieberrückgang und Erholung. Bei leichten Fällen („grippale" Ornithose) Ausheilung meist innerhalb einer Woche. Die Erkrankung kann in allen Schweregraden verlaufen, von beinahe symptomlos bis tödlich endend.
Komplikationen	Herzinsuffizienz mit toxischer Schädigung des Myokards Thrombophlebitis, die zur Lungenembolie führen kann.
Differentialdiagnose	▷ Grippe ▷ Pneumonie ▷ Typhus ▷ Tuberkulose ▷ Q-Fieber ▷ Sepsis.
Behandlung	**Behandlungsverbot für Heilpraktiker** gemäß § 24 IfSG Namentliche Meldepflicht nach §§ 8, 7 (1) IfSG bei Nachweis von Chlamydia psittaci. Schulmedizinisch: Antibiotikatherapie mit Tetrazyklinen über mindestens 2–3 Wochen.
Vorbeugung	Viele Jahre Immunität nach überstandener Krankheit.

11.3.6 Q-Fieber

Definition	Synonym: Balkangrippe Weltweit verbreitete Zoonose, die grippeähnlich verläuft und mit einer atypischen Pneumonie einhergehen kann.
Vorkommen	Weltweit besonders gefährdet sind Landwirte, Schäfer, Tierärzte, Schlachthofarbeiter.
Erreger	Coxiella burnetii gehört zu den Rickettsien, Familie der Rickettsiaceae. Rickettsien sind gramnegative Bakterien, die obligat intrazellulär leben und sich vermehren.

Das wichtigste natürliche Reservoir sind Nutztiere und Nager sowie infizierte Zecken, die den Erreger im tierischen Reservoir verbreiten.

Inkubationszeit	14–21 Tage.
Übertragung	meist Staubinfektion über infizierte Stalltiere (Schafe, Rinder) oder infiziertes Heu, Wolle, getrocknete tierische Ausscheidungen durch Inhalation der Erreger über kontaminierte rohe Milch durch Kontakt mit infizierten Tieren, Organen über Wäsche durch infizierte Zecken. Der Erreger wird häufig durch Zecken auf Schafe, Rinder und Haustiere übertragen, die Tiere scheiden die Erreger mit Urin, Kot, Milch etc. aus.
Nachweis der Erreger	im Blut.
Symptome und Verlauf	Akuter Beginn mit grippeähnlichem Verlauf, schwerem Krankheitsgefühl, hohem Fieber, häufig mit Schüttelfrost, Gliederschmerzen, Kopfschmerzen Lungenbefall mit atypischer Pneumonie, trockenem Husten und Brustschmerzen, häufig blutiges Sputum. Auch andere Organe können befallen werden. Meist gutartiger Verlauf. Ein Großteil der Infektionen beim Menschen verläuft ohne Symptome oder als milde fieberhafte Erkrankung.
Komplikationen	Hepatitis Myo- und Perikarditis selten chronische Verlaufsform mit Endokarditis, Thrombophlebitis, Enzephalitis.
Differentialdiagnose	▷ Pneumonien ▷ Grippe ▷ Typhus ▷ Leptospirosen.
Behandlung	**Behandlungsverbot für Heilpraktiker** gemäß § 24 IfSG Namentliche Meldepflicht nach §§ 8, 7 (1) IfSG bei Nachweis von Coxiella burnetii. Schulmedizinisch: Antibiotikatherapie mit Tetrazyklinen.
Vorbeugung	Aktive Immunisierung exponierter Berufsgruppen. Die Erkrankung hinterlässt eine langdauernde Immunität.

11.3.7 Cryptosporidiose

Definition Infektion mit Protozoen der Gattung Cryptosporidium, die mit dem Erscheinungsbild einer akuten infektiösen Gastroenteritis einhergeht.

Vorkommen Weltweit.

Erreger Cryptosporidium parvum

Ubiquitäre, menschen- und tierpathogene Protozoen, zugehörig zu der Gruppe der Sporozoen.

Die Sporozoen sind ausschließlich parasitär lebende Einzeller.

Die Cryptosporidien leben in der Darmschleimhaut und vermehren sich dort auf geschlechtliche und ungeschlechtliche Art im Wechsel. Die infizierten Personen scheiden sogenannte *Oozysten*, sehr widerstandsfähige Dauerformen, aus.

Inkubationszeit 1–12 Tage.

Übertragung Fäkal-oral, orale Aufnahme von infektiösen Oozysten
Mensch zu Mensch
Tier zu Mensch
infizierte Nahrungsmittel
kontaminiertes Wasser.

Erregerreservoir sind viele Haustiere, vor allem Kälber, erkrankte Personen und selten Dauerausscheider.

Nachweis der Erreger im Stuhl, in Darmflüssigkeit oder Biopsiematerial
Nachweis von Oozysten im Stuhl
Antigen-Nachweis im Stuhl.

Symptome und Verlauf Gastroenteritis mit
wässrigen Durchfällen, Erbrechen, Bauchschmerzen, starken Blähungen,
eventuell Fieber und Gelenkschmerzen,
Auftreten der Beschwerden meist unmittelbar nach Nahrungsaufnahme.

Bei immunkompetenten Patienten dauert die Durchfallerkrankung meist nur wenige Tage. Dann nimmt die Vermehrung der Parasiten im Darm stark ab und kommt schließlich ganz zum Erliegen.
In den meisten Fällen Spontanheilung.
Ausscheidung von Oozysten manchmal bis zu 6 Wochen.

Schwerer Verlauf bei Immungeschwächten, vor allem AIDS-Patienten,
mit massiven, teilweise lebensbedrohlichen Durchfällen und erheblichen Flüssigkeitsverlusten,
abdominelle Schmerzen und rascher Gewichtsverlust.
Schwerste kolikartige Oberbauchbeschwerden und Erbrechen bei Befall der Gallenwege.
Monate- bis jahrelanger Verlauf mit schlechter Prognose.

Komplikationen Schock und Austrocknung (Exsikkose) durch massiven Wasser- und Elektrolytverlust, vor allem bei immungeschwächten Menschen

Manifestation der Erreger in Lunge und andere Organe.

Differential-diagnose
- ▷ Lebensmittelvergiftung durch andere Erreger
- ▷ Durchfälle anderer Ursache
- ▷ Colitis ulcerosa, Morbus Crohn.

Behandlung
Behandlungsverbot für Heilpraktiker gemäß § 24 IfSG
Meldepflicht für Heilpraktiker nach § 8 (1) Nr. 8 IfSG bei Verdacht und Erkrankung, wenn

a) eine Person betroffen ist, die eine Tätigkeit im Sinne des § 42 (1) IfSG ausübt, (das heisst eine Person, die Lebensmittel herstellt, behandelt oder anders damit in Berührung kommt, sodass eine Übertragung von Krankheitserregern auf die Lebensmittel zu befürchten ist),

b) zwei oder mehr gleichartige Erkrankungen auftreten, bei denen ein epidemischer Zusammenhang wahrscheinlich ist oder vermutet wird.

Namentliche Meldepflicht gemäß §§ 8, 7 (1) IfSG bei Nachweis von Cryptosporidium parvum.

Schulmedizinisch:
Flüssigkeitszufuhr
bisher keine wirksame Chemotherapie bekannt.

Vorbeugung
Lebensmittelhygiene, Verzehr frisch zubereiteter Speisen, genügendes Erhitzen von Geflügel, Eiern und Eiprodukten,
Trinkwasseraufbereitung durch Kochen oder Filtration,
auf Verfallsdaten achten.

11.3.8 Ebola-Virus-Erkrankung

Definition
Virusbedingtes hämorrhagisches Fieber mit akut einsetzendem hohem Fieber und Hämorrhagien (Blutungen) vor allem im Darmbereich.

Vorkommen
zentralafrikanischer Raum (Sudan, Zaire).

Erreger
Ebola-Virus

gehört zur Familie der Filoviren.

Inkubationszeit
2–21 Tage.

Übertragung
Schmierinfektion, von Mensch zu Mensch bei engstem Kontakt
Blut
infizierte Affen.

Nachweis der Erreger
im Blut.

Symptome und Verlauf
plötzliches hohes Fieber, Schüttelfrost

Muskelschmerzen, Bauchschmerzen
Erbrechen, Durchfall, eventuell blutig
Kehlkopfentzündung (Pharyngitis)
gerötete Augenbindehaut
Hals- und Brustschmerzen
starke Kopfschmerzen

Hautausschlag mit Flecken und Knötchen (makulopapulös)

ab dem 5.–7. Krankheitstag: vor allem intestinale Blutungen

Leberzellnekrose

erhöhter Muskeltonus, Zittern, Neigung zu Exsikkose, Kachexie, Pneumonie

häufig Oligurie, Anurie (Verminderung und Versiegen der Harnproduktion) bis hin zum Nierenversagen

Bewusstseinstrübung, Koma

Schädigung von Leber, Pankreas, Herz, Gehirn

Letalität 50–90 %.

Komplikationen Herz- und Nierenschäden;
Sekundärinfektionen.

Differentialdiagnose
- ▷ der einzelnen virusbedingten hämorrhagischen Fieber untereinander
- ▷ Malaria
- ▷ Typhus abdominalis.

Behandlung **Behandlungsverbot für Heilpraktiker** gemäß § 24 IfSG
Meldepflicht für Heilpraktiker nach § 8 (1) Nr. 8 IfSG bei Verdacht, Erkrankung und Tod.

Namentliche Meldepflicht gemäß §§ 8, 7 (1) IfSG bei Nachweis von Ebola-Virus.

Schulmedizinisch:
Symptomatisch.

Vorbeugung Derzeit ist noch kein wirksamer Impfstoff bekannt.

Strenge Isolation der Patienten.

11.3.9.1 EHEC-Erkrankung

Definition Akute infektiöse Gastroenteritis, hervorgerufen durch enterohämorrhagische Escherichia coli-Stämme (EHEC).

Komplikation einer EHEC-Erkrankung ist das enteropathische hämolytisch-urämische Syndrom (HUS).

Vorkommen Weltweit,

vor allem bei Säuglingen und Kleinkindern.

Erreger Enterohämorrhagische Escherichia coli Stämme (EHEC),
gramnegative, fakultativ anaerobe stäbchenförmige Bakterien.

Die enteropathogenen Colibakterien bilden Enterotoxine, die enterohämorrhagisch wirken.

Escherichia coli (E. coli) Bakterien gehören zur physiologischen Fäkalflora des Menschen. Sie können zu schweren Erkrankungen des Wirts führen und sind daher fakultativ pathogen bzw. opportunistische Krankheitserreger. Eine Erkrankung kann in der Regel nur unter bestimmten Voraussetzungen erfolgen. Begünstigende Faktoren sind zum Beispiel:

- immunsuppressive Therapien mit Zytostatika, Kortikosteroide
- Röntgenstrahlen
- schlechte Ernährung
- Immunmangelsyndrome
- Alkoholismus
- Schock
- mechanische und entzündliche Obstruktionen verschiedener Organsysteme
- Therapie mit Antibiotika, die ein Ungleichgewicht der körpereigenen Flora auslöst
- u. a.

Inkubationszeit 2–8 Tage für EHEC
bis zu ca. 2 Wochen nach Beginn des Durchfalls für HUS.

Übertragung fäkal-oral von Mensch zu Mensch durch kontaminierte Nahrungsmittel, Wasser oder infizierte Tiere, auch das Wickeln von Säuglingen und Kleinkindern.

Das Reservoir der Erreger scheinen Rinder (ungenügend erhitztes Fleisch, nicht pasteurisierte Milch) zu sein.

Nachweis der Erreger Erregerisolierung aus Stuhl (kulturell)

Toxinnachweis.

Symptome und Verlauf Bild einer akuten infektiösen Gastroenteritis
mit Bauchkrämpfen und oft blutigen Durchfällen.

Das Spektrum der Infektion erstreckt sich von einer symptomlos verlaufenden Infektion über einer milde Diarrhoe (Durchfall), eine hämorrhagische (blutige) Kolitis bis zum enteropathischen hämolytisch-urämischen Syndrom (HUS) und häufig letalem Ausgang.

Komplikationen enteropathisches hämolytisch-urämisches Syndrom (HUS) mit
hämolytischer Anämie,
Thrombozytopenie und
schwerem Nierenversagen.

Differentialdiagnose
- ▷ Lebensmittelvergiftung durch andere Erreger
- ▷ Durchfälle anderer Ursache
- ▷ Colitis ulcerosa, Morbus Crohn.

Behandlung **Behandlungsverbot für Heilpraktiker** gemäß § 24 IfSG
Meldepflicht für Heilpraktiker nach § 8 (1) Nr. 8 IfSG bei Verdacht und Erkrankung, wenn

a) eine Person betroffen ist, die eine Tätigkeit im Sinne des § 42 (1) IfSG ausübt, (das heisst eine Person, die Lebensmittel herstellt, behandelt oder anders damit in Berührung kommt, sodass eine Übertragung von Krankheitserregern auf die Lebensmittel zu befürchten ist),

b) zwei oder mehr gleichartige Erkrankungen auftreten, bei denen ein epidemischer Zusammenhang wahrscheinlich ist oder vermutet wird.

Namentliche Meldepflicht gemäß §§ 8, 7 (1) IfSG bei Nachweis von Escherichia coli, enterohämorrhagische Stämme (EHEC).

Schulmedizinisch:
Ersatz des Flüssigkeitsverlustes,
Antibiotikatherapie.

Vorbeugung	Persönliche und allgemeine Hygiene, vor allem bei Lebensmitteln, Verzehr frisch zubereiteter Speisen, genügendes Erhitzen von Geflügel, Eiern und Eiprodukten, auf Verfallsdaten achten.

11.3.9.2 E. coli-Erkrankung

Definition	Akute infektiöse Gastroenteritis, hervorgerufen durch sonstige darmpathogene Escherichia coli-Stämme.
Vorkommen	Weltweit.
Erreger	darmpathogene Escherichia coli-Stämme gramnegative, fakultativ anaerobe stäbchenförmige Bakterien: enteropathogene E.coli (EPEC), Erreger der Säuglingsenteritis enteroinvasive E.coli (EIEC), kommen bei Kindern und Erwachsenen vor enterotoxische E.coli (ETEC), Erreger der sogenannten *Reisediarrhoe* („Travellers Diarrhoe") enteroaggregierende E.coli (EaggEC) diffus-adhärente E.coli (DAEC).
Inkubationszeit	9–72 Stunden.
Übertragung	fäkal-oral von Mensch zu Mensch durch kontaminierte Nahrungsmittel, Wasser oder infizierte Tiere, auch durch das Wickeln von Säuglingen und Kleinkindern.
Nachweis der Erreger	Erregerisolierung aus Stuhl (kulturell) Toxinnachweis.
Symptome und Verlauf	wässrige Durchfälle, Erbrechen Bauchkrämpfe, Fieber Gewichtsverlust. Hohe Letalität bei Säuglingen, sehr alten Menschen und immungeschwächten Patienten.
Komplikationen	Schock und Austrocknung (Exsikkose) durch massiven Wasser- und Elektrolytverlust, vor allem bei Säuglingen und sehr alten Menschen.
Differentialdiagnose	▷ Lebensmittelvergiftung durch andere Erreger ▷ Durchfälle anderer Ursache ▷ Colitis ulcerosa, Morbus Crohn.
Behandlung	**Behandlungsverbot für Heilpraktiker** gemäß § 24 IfSG **Meldepflicht für Heilpraktiker** nach § 8 (1) Nr. 8 IfSG bei Verdacht und Erkrankung, wenn

a) eine Person betroffen ist, die eine Tätigkeit im Sinne des § 42 (1) IfSG ausübt, (das heisst eine Person, die Lebensmittel herstellt, behandelt oder anders damit in Berührung kommt, sodass eine Übertragung von Krankheitserregern auf die Lebensmittel zu befürchten ist),

b) zwei oder mehr gleichartige Erkrankungen auftreten, bei denen ein epidemischer Zusammenhang wahrscheinlich ist oder vermutet wird.

Namentliche Meldepflicht gemäß §§ 8, 7 (1) IfSG bei Nachweis von Escherichia coli, sonstige darmpathogene Stämme.

Schulmedizinisch:
Ersatz des Flüssigkeitsverlustes,
Antibiotikatherapie.

Vorbeugung Persönliche und allgemeine Hygiene,
vor allem bei Lebensmitteln, Verzehr frisch zubereiteter Speisen, genügendes Erhitzen von Geflügel, Eiern und Eiprodukten,
auf Verfallsdaten achten.

11.3.10 Tularämie

Definition Synonym: Hasenpest.

Tularämie ist eine speziell bei Nagetieren vorkommende Zoonose mit einem typischen Primärkomplex. Sie wird durch blutsaugende Insekten von Nagern, hauptsächlich Hasen und Kaninchen, auf den Menschen übertragen.

Vorkommen besonders bei Kaninchenjägern in Russland und Nordamerika

endemisch auch in Deutschland

heute selten.

Erreger Francisella tularensis

gramnegatives, unbewegliches, nichtsporenbildendes Stäbchenbakterium,
Familie der Brucellaceae.

Die Erreger vermehren sich an der Eintrittspforte. Unter Einbeziehung der regionalen Lymphknoten entsteht ein Primärkomplex. Anschließend breiten sich die Erreger lymphogen und hämatogen weiter aus.

Als Reservoir dienen vor allem Hasen und Zecken.

Inkubationszeit 1–14 Tage.

Übertragung durch Stiche oder Bisse von infizierten, blutsaugenden Insekten (Zecken, Flöhe, Läuse, Milben)

durch Kontakt mit infizierten Tieren, vor allem Nagetiere wie Hasen und Kaninchen, aber auch Mäuse, Ratten und Biber

durch Verzehr von infiziertem Fleisch

durch Staubinhalation (Felle)

verunreinigtes Wasser

keine direkte Übertragung von Mensch zu Mensch.

Nachweis der Erreger

im Blut,
im Eiter,
in den Lymphknoten,
im Sputum bei Lungenbefall.

Symptome und Verlauf

Lokalinfektion:
Eintrittsstellen der Erreger sind Haut (85 %), Schleimhaut, Augenbindehaut

plötzlicher Beginn mit Schüttelfrost, raschem Fieberanstieg, erhebliches Krankheitsgefühl,

typischer Primäraffekt wie Papel, Pustel oder tiefes Geschwür an der Haut,

starkes Anschwellen und eitrige Entzündung der regionären Lymphknoten (ulzeroglanduläre Form).

Konjunktivitis (okulo-glanduläre Form), wenn die Eintrittsstelle der Erreger die Augenbindehaut ist.

Septische Streuphase:
Ausbrechen der Erreger aus den einschmelzenden Lymphknoten führt zu hämatogener Streuung mit Durchfällen und Verstopfung (abdominelle Verlaufsform).

Bei Inhalation der Erreger kommt es zu Schwellung der Bronchialdrüsen, Bronchopneumonie, Pleuritis exsudativa (pulmonale Form).

Bei Generalisation treten während des langwierigen Verlaufs intermittierende Fieberschübe (typhöse Form) auf.

Es können in nahezu allen Organen nekrotische Herde auftreten.

Komplikationen

Chronischer Verlauf.

Differentialdiagnose

▷ andere Lymphknotenerkrankungen
▷ Pest

▷ Typhus
▷ Pfeiffersches Drüsenfieber

▷ Pneumonien
▷ Tuberkulose.

Behandlung

Behandlungsverbot für Heilpraktiker gemäß § 24 IfSG
Namentliche Meldepflicht nach §§ 8, 7 (1) IfSG bei Nachweis von Francisella tularensis.

Schulmedizinisch:
Antibiotikatherapie mit *Streptomycin.*

Vorbeugung

Langdauernde Immunität nach durchgemachter Erkrankung.

11.3.11 Frühsommer-Meningoenzephalitis (FSME)

Definition

Die Meningoenzephalitis ist eine auf das Gehirn übergreifende Meningitis oder eine auf die Meningen (Gehirn- und Rückenmarkhäute) übergreifende Enzephalitis (= Gehirnentzündung).

Es wird die primäre Virus-Meningoenzephalitis, bei welcher Gehirn und Rückenmark direkt von dem Erreger befallen werden, von der sekundären Virus-Meningoenzephalitis unterschieden, die als Begleiterkrankung von anderen Infektionskrankheiten auftritt, wie Masern, Mumps, Röteln u. a.

Die Frühsommer-Meningoenzephalitis (FSME) ist eine primäre Meningoenzephalitis mit biphasischem Verlauf, die vor allem im Frühsommer, zwischen Juli und September, auftritt und durch Zecken übertragen wird.

Vorkommen endemisch in Süddeutschland, Österreich, Osteuropa,

saisonale Häufung im April bis November.

Erreger FSME-Virus

gehört zur Familie der Flaviviren.

Das FSME-Virus wird durch die Zecke Ixodes ricinus übertragen.

Inkubationszeit 7–14 Tage.

Übertragung durch Zeckenbiss.

Gefährdet sind vor allem Forst- und Waldarbeiter, Wanderer und Radfahrer in bewaldeten Gebieten.

Nachweis der Erreger im Liquor,
im Blut.

Symptome und Verlauf Verlauf der Frühsommer-Meningoenzephalitis in zwei Phasen:

Plötzlicher Beginn und Fieberanstieg mit grippeähnlichen Beschwerden wie Müdigkeit, Abgeschlagenheit, Kopf-, Kreuz- und Gliederschmerzen und katarrhalischen Erscheinungen.

Nach einem fieberfreiem Intervall von bis zu 3 Wochen kommt es erneut zum

Fieberanstieg mit Meningitis:

starke Kopf- und Nackenschmerzen, Sprachstörungen, Nystagmus (Augenzittern),

Depressionen, Antriebsmangel, Benommenheit bis Koma,

Unruhe, Muskelzuckungen, Krampfanfälle, motorische Lähmungen.

Letalität ca. 1 %.

Differentialdiagnose

- ▷ Tuberkulöse Meningitis
- ▷ Lues II
- ▷ Delirium tremens
- ▷ Intoxikation
- ▷ Malaria tropica
- ▷ Hirntumoren
- ▷ verschiedene Komaformen
- ▷ Subarachnoidalblutung
- ▷ Status epilepticus.

Behandlung **Behandlungsverbot für Heilpraktiker** gemäß § 24 IfSG
Namentliche Meldepflicht nach §§ 8, 7 (1) IfSG bei Nachweis von FSME-Virus.

Schulmedizinisch:
Symptomatisch.

Vorbeugung Schutz vor Zeckenstichen durch geeignete Kleidung usw.

Nach einem Zeckenstich ist die Zecke vollständig zu entfernen, ohne Anwendung von Öl oder Klebstoff. Am besten dreht man den Zeckenkörper mit einem Stift oder ähnlichem so schnell und so lange um die eigene Achse, bis sich die Zecke von selbst aus der Haut löst.

Aktive Immunisierung, Auffrischung nach 3 Jahren,
passive Immunisierung bis zu 4 Tagen nach einem Zeckenstich.

Nach durchgemachter Erkrankung besteht lebenslange Immunität.

11.3.12 Gelbfieber

Definition Akute fieberhafte Infektionskrankheit, die auch als *schwarzes Erbrechen* bezeichnet wird. Charakteristisch sind hohes Fieber, Ikterus und hämorrhagische Diathese.

Es werden Busch- oder Dschungelgelbfieber und Stadtgelbfieber (urbanes Gelbfieber) unterschieden.

Gelbfieber zählt zu den virusbedingten hämorrhagischen Fiebern.

Vorkommen Tropisches Afrika,
tropisches Mittel- und Südamerika.

Erreger Gelbfieber-Virus

gehört zur Familie der Flaviviren.

Inkubationszeit 3–6 Tage.

Übertragung beim Stadtgelbfieber durch infizierte Stechmücken (Aedes aegypti und anderen Aedesarten) von Mensch zu Mensch

beim Dschungelgelbfieber sind Affen das Hauptreservoir für die Viren.

Nachweis der Erreger im Blut.

Symptome und Verlauf Es sind leichte Verläufe mit grippeähnlichen Beschwerden bis hin zu schweren Krankheitsbildern mit tödlichem Ausgang innerhalb von 5 Tagen möglich.

3 Stadien werden unterschieden:

Initialstadium (3 Tage):
Plötzlicher hoher Fieberanstieg bis 40 °C,
starke Kopf-, Kreuz- und Gliederschmerzen,
Erbrechen, Übelkeit,
relative Bradykardie.

Remissionsstadium (3.-4. Tag):
Fieberabfall, die Erkrankung kann zur Ausheilung kommen.

Bei schwerem Verfall erneuter Fieberanstieg (Dromedarfiebertyp) mit Stadium der Organschädigung.

Stadium der Organschädigung:
Hepatitis mit Ikterus, Erbrechen,

Nierenentzündung mit Proteinurie (Eiweiß im Urin),

Krankhafte Blutungsneigung (hämorrhagische Diathese) mit Schleimhautblutungen, Nasenbluten und Magen-Darm-Blutungen (schwarzes Bluterbrechen).

Letalität: 10% und mehr.

Komplikationen Leber- /Nierenversagen,

Kreislaufversagen,
Koma,
Meningoenzephalitis.

Differentialdiagnose
- ▷ Hepatitis
- ▷ Malaria
- ▷ Typhus
- ▷ Weilsche Krankheit
- ▷ hämorrhagisches Fieber anderer Erreger
- ▷ akutes Leber- und Nierenversagen anderer Ursache u. a.

Behandlung **Behandlungsverbot für Heilpraktiker** gemäß § 24 IfSG
Meldepflicht für Heilpraktiker nach § 8 (1) Nr. 8 IfSG bei Verdacht, Erkrankung und Tod.

Namentliche Meldepflicht nach §§ 8, 7(1) IfSG bei Nachweis von Gelbfiebervirus.

Schulmedizinisch:
Symptomatisch.

Vorbeugung Eine überstandene Infektion erzeugt lange bis lebenslange Immunität.

Schutzimpfung mit Lebendimpfstoff (aktive Immunisierung), die Wirkungsdauer beträgt 10 Jahre.

11.3.13 Giardiasis/Lambliasis

Definition Akute infektiöse Darmentzündung mit Durchfall, Bauchkrämpfen, Blähungen, Gewichtsverlust und Malabsorption, hervorgerufen durch Giardia lamblia.

Vorkommen Weltweit.

Ein epidemisches Auftreten von Infektionen des Menschen über die Trinkwasserversorgung wurde in den letzten Jahren beobachtet.

Erreger Giardia lamblia

Protozoen (Einzeller) der Gruppe der Flagellaten.
Die Flagellaten (Geißeltierchen) haben eine oder mehrere relativ lange Geißeln (flagellum), die der Fortbewegung dienen. Sie entsprechen in ihrem Bau aber nicht den Bakteriengeißeln.

Lamblien sind Parasiten, die im oberen Dünndarm des Menschen leben. Ihre vegetative Form heftet sich an der Oberfläche des Dünndarms an. Ihre Geißeln dienen der Fortbewegung in flüssigem Milieu, zu beobachten in wässrig-durchfälligen Stühlen.

Neben der vegetativen Form existieren Zysten (Dauerformen), die mit geformtem Stuhl ausgeschieden werden.

Inkubationszeit 3–25 Tage.

Übertragung durch Zysten von Mensch zu Mensch

durch Fäzes (Kot) kontaminiertes Wasser

infizierte Nahrungsmittel

durch Fliegen, die Zysten oral aufnehmen und mit dem Kot auf die Nahrung absetzen.

Nachweis der Erreger im Stuhl oder Duodenalsekret.

Symptome und Verlauf Die meisten Infektionen durch Lamblien führen nicht zu krankhaften Erscheinungen.

Bei massiver Vermehrung der Parasiten kommt es zu:
schweren, meist wässrigen, gelblich schaumigen, übelriechenden Durchfällen,
häufig finden sich Schleim und unverdaute Nahrung in den breiigen Stühlen,
Blähungen,
Bauchkrämpfen
und teilweise Malabsorption (mangelhafte Aufnahme der Nahrungsstoffe) mit Gewichtsverlust.

Meist spontane Besserung nach 2–3 Wochen.

In der Regel bleiben die Lamblien auf den Dünndarm beschränkt.

Komplikationen Cholezystitis (Entzündung der Gallenblase)
Cholangitis (Entzündung der Gallenwege).

Differentialdiagnose
- ▷ Lebensmittelvergiftung durch andere Erreger
- ▷ Durchfälle anderer Ursache
- ▷ Colitis ulcerosa, Morbus Crohn.

Behandlung **Behandlungsverbot für Heilpraktiker** gemäß § 24 IfSG
Meldepflicht für Heilpraktiker nach § 8 (1) Nr. 8 IfSG bei Verdacht und Erkrankung, wenn

a) eine Person betroffen ist, die eine Tätigkeit im Sinne des § 42 (1) IfSG ausübt, (das heisst eine Person, die Lebensmittel herstellt, behandelt oder anders damit in Berührung kommt, sodass eine Übertragung von Krankheitserregern auf die Lebensmittel zu befürchten ist),

b) zwei oder mehr gleichartige Erkrankungen auftreten, bei denen ein epidemischer Zusammenhang wahrscheinlich ist oder vermutet wird.

Namentliche Meldepflicht gemäß §§ 8, 7 (1) IfSG bei Nachweis von Giardia lamblia.

Schulmedizinisch:
Flüssigkeitszufuhr,
Chemotherapie mit *5-Nitroimidazole.*

Vorbeugung Allgemeine Nahrungsmittel- und Körperhygiene,
Trinkwasseraufbereitung.

11.3.14 Erkrankungen durch Haemophilus influenzae

Definition Systemische Erkrankung durch Infektion mit Haemophilus influenzae, charakterisiert durch Meningitis und Epiglottitis, vor allem im Kindesalter und durch bronchopulmonale Infektionen, die vor allem Erwachsene treffen.

Vorkommen nur beim Menschen.

Die Erreger sterben nach Verlassen des Wirts schnell ab.

Erreger Haemophilus influenzae

gehört zu den hämophilen Bakterien.

Die Bakterien sind unbegeißelt, sporenlos und gramnegativ, die von einer Kapsel umhüllt sein können.

Die Bakterien wurden von Richard Pfeifer während der Grippepandemie um das Jahr 1890 entdeckt. Damals glaubt man, den Erreger der Influenza gefunden zu haben, was schließlich durch die Entdeckung des Influenza-Virus im Jahre 1933 nicht bestätigt werden konnte.

Haemophilus influenzae vermag Kapseln mit verschiedener chemischer Struktur zu bilden, wobei sechs Kapseltypen (a–f) zu unterscheiden sind. Der herausragende Virulenzfaktor des Erregers ist die Kapsel des Typ b, der bei schweren Infektionen im Kindesalter am häufigsten (95%) gefunden wird. Dieser Typ steigert und beschleunigt das Eindringen der Erreger ins Gewebe (Invasivität) und blockiert die Phagozytose.

Haemophilus influenzae besitzt eine besondere Affinität zu den serösen Häuten und Schleimhäuten, vor allem des oberen Respirationstrakts. Die Infektionen verlaufen meist als eitrige Entzündungen. Sie entwickeln sich oft endogen, das heisst, dass die Erreger die Schleimhäute des Menschen wie zum Beispiel den Nasenrachenraum (Nasopharynx), bereits besiedelt haben. Von hier aus breiten sie sich in die Nebenhöhlen, das Mittelohr und über Speiseröhre und Bronchien in die Lunge aus. Durch ihre Invasivität können sie die Barrieren zum Liquorraum überwinden oder ins Gewebe und die Blutbahn einbrechen und sich hämatogen ausbreiten.

Inkubationszeit unbekannt,
wahrscheinlich 2–4 Tage.

Übertragung Kontakt- oder Tröpfcheninfektion,
begünstigt durch enge Wohn- und schlechte Lebensverhältnisse.

Bei kleinen Kindern steigt das Übertragungsrisiko,
Ausbrüche von Haemophilus-Infektionen in Kinderkrippen, Heimen und Krankenhäusern kommen vor.

Nachweis der Erreger in Liquor,
im Blut.

Symptome und Verlauf keine spezifischen Erscheinungsbilder, es werden nicht-invasive von invasiven Infektionen unterschieden.

Nicht-invasive Infektionen, beschränken sich in der Regel auf die Schleimhaut und treffen in erster Linie Erwachsene:

Respiratorische Erkrankungen wie
akute bakterielle Tracheobronchitis (eitrige Entzündung der oberen Luftwege), meist im Gefolge einer Influenza oder anderer viraler Infekte des Respirationstakts

akute Verschlimmerung einer chronischen Bronchitis bei Bronchiektasen (nicht rückbildungsfähige Erweiterung der Bronchialäste), Lungenemphysem (Überdehnung des Lungengewebes mit irreversibler Zerstörung von Lungenbläschen) oder chronisch-obstruktiven Lungenerkrankungen

sekundäre Pneumonien nach Virus-Grippe und bei abwehrgeschwächten Patienten.

Invasive Infektionen, meist nur bei Kleinkindern:

Eitrige (bakterielle) Meningitis
(Haemophilus influenzae ist der häufigste Erreger eitriger Meningitiden bei Kleinkindern bis zu 2 Jahren)

mit hochakutem Beginn, Zeichen einer Atemwegs- oder Ohrinfektion, Bakteriämie.

Letalität: 5%.

Beinahe die Hälfte der geheilten Kinder leiden unter den Folgen in Form einer verzögerten Entwicklung der Sprache, Gehör und Intelligenz, selten auch unter Krampfanfällen.

Epiglottitis
(betrifft meist Kinder von 2 Jahren aufwärts, aber auch Erwachsene)

mit plötzlicher Schwellung des Gewebes im oberen Kehlkopf, die zum Verschluss der Atemwege führen kann

dramatischer Zustand mit schneller Verschlechterung,
Fieber, Patienten ringen nach Luft,
unbehandelt Erstickungstod.

Septische Arthritis
(meist im Kindesalter)

vorwiegend sind einzelne Gelenke der unteren Extremitäten betroffen,
Bakteriämie,
gelegentlich rötlich-blaue, heiße Schwellungen im Unterhautgewebe, die sich rasch entwickeln und ausbreiten.

selten:
Osteomyelitis (Knochenmarkentzündung)
Endokarditis.

Differentialdiagnose

- ▷ andere Meningitiden
- ▷ Infektionen des Respirationstrakts durch andere Erreger, z. B. Streptokokken, Staphylococcus aureus, Pneumokokken.

Behandlung

Behandlungsverbot für Heilpraktiker gemäß § 24 IfSG

Namentliche Meldepflicht gemäß §§ 8, 7 (1) IfSG bei direktem Nachweis von Haemophilus influenzae aus Liquor oder Blut.

Schulmedizinisch:
Antibiotikatherapie.

Vorbeugung	Infektionen mit Haemphilus influenzae Typ b hinterlassen häufig eine Immunität unbestimmter Dauer gegen diesen Kapseltyp. Aktive Schutzimpfung vor Infektionen durch Typ b.

11.3.15 Hantavirus-Erkrankung

Definition	Virusbedingtes hämorrhagisches Fieber, das folgende Formen annehmen kann: hämorrhagisches Fieber mit renalem Syndrom Nephropathia epidemica Pulmonales Hantavirus-Syndrom.
Vorkommen	Hantaan-Virus: China, Korea, Südeuropa Dobrava-Virus: Europa Seoul-Virus: weltweit Puumala-Virus: Nordeuropa Sin nombre Virus: Nord- und Südamerika.
Erreger	Hantaviren mit den Gattungen: Hantaan-Virus, Dobrava-Virus, Seoul-Virus, Erreger des hämorrhagischen Fiebers mit renalem Syndrom Puumala-Virus, Erreger der Nephropathia epidemica Sin nombre Virus (Pulmonales Hantavirus-Syndrom), Erreger des „akuten Atemnot Syndrom". Hantaviren gehören zu der großen Familie der Bunyaviren (Bunyaviridae). Das Reservoir sind chronisch infizierte Nagetiere.
Inkubationszeit	wenige Tage bis 2 Monate
Übertragung	infizierte Nagetiere kontaminierte Ausscheidungen der Nager Biss von infizierten Nagetieren.
Nachweis der Erreger	Virusisolierung in Gewebekulturen Antikörpernachweis.
Symptome und Verlauf	*Hämorrhagisches Fieber mit renalem Syndrom:* akuter, heftiger Krankheitsbeginn mit hohem Fieber, Kopf- und Rückenschmerzen, Schwindel, Übelkeit und Erbrechen, Hypotonie durch ein „capillary leakage syndrom" („Syndrom der undichten Stellen an den Kapillaren"), ausgeprägte Blutungsneigung, akutes Nierenversagen, Multiorganversagen.

Letalität ca. 6%.

Nephropathia epidemica:
plötzliches hohes Fieber, Bauch- und Gliederschmerzen,

Fieberabfall, Schock, ausgedehnte Blutungen (Haut, Lunge, Magen-Darm-, Niere)

akutes Nierenversagen,

Heilungsphase, Nierenversagen reversibel.

Letalität ca. 1%.

Pulmonales Hantavirus-Syndrom:
akutes hohes Fieber, Muskelschmerzen,

gastrointestinale Beschwerden,

akutes Lungenversagen,

Letalität bis zu 50%.

Differentialdiagnose
- ▷ der einzelnen virusbedingten hämorrhagischen Fieber untereinander
- ▷ Gelbfieber
- ▷ Malaria
- ▷ Typhus abdominalis.

Behandlung **Behandlungsverbot für Heilpraktiker** gemäß § 24 IfSG
Meldepflicht für Heilpraktiker nach § 8 (1) Nr. 8 IfSG bei Verdacht, Erkrankung und Tod.

Namentliche Meldepflicht gemäß §§ 8, 7 (1) IfSG bei Nachweis von Hantaviren.

Schulmedizinisch:
Symptomatisch (Dialyse, Flüssigkeitsersatz).

Vorbeugung Vermeiden von Kontakt mit Nagetieren.

11.3.16 Influenza (Virusgrippe)

Definition Synonym: Grippe.

Die Virusgrippe ist eine akut verlaufende, hochansteckende, fieberhafte Infektionskrankheit der oberen Luftwege, welche durch epidemisches und pandemisches Auftreten charakterisiert ist.

Vorkommen Weltweit

meist epidemisches Auftreten alle 1–3 Jahre.

Massenansammlungen, gemeinsame Unterkünfte in Wohngemeinschaften etc. begünstigen die Ausbreitung der Infektion.

Erreger Influenza-Virus,
welches in die Haupttypen A, B und C unterteilt wird.

Die Influenza-Viren gehören zur Familie der Orthomyxoviren.

Auf der Oberfläche des Viruspartikels finden sich stachelartig ausgekleidete Glykoproteine, die entsprechend ihrer Funktion als Hämagglutinin (H) und Neuraminidase

(N) bezeichnet werden. Die starke Variabilität dieser antigenen Oberflächenglykoproteine (Antigenvariabilität) führt zu zahlreichen Subtypen.

Zwischen den verschiedenen Influenzaviren kommt natürlicherweise ein Genaustausch vor, wenn z. B. eine Zelle von zwei verschiedenen Influenzaviren infiziert ist. Dieser Vorgang führt zu neuen Virussubtypen, die neue biologische Eigenschaften aufweisen. Gegen diese neuen Virussubtypen finden sich normalerweise keine Antikörper, sodass sich die Erreger uneingeschränkt ausbreiten und damit weltweite Epidemien auslösen können. Daneben wird die Oberflächenstruktur der Virushülle durch Mutationen ständig verändert. Auch so kann sich das Influenzavirus einer vorhandenen Immunität entziehen und zu erneuten Infektionen führen.

Die Influenza-Viren zerstören die Epithelien der Schleimhautschicht der Luftwege von der Nase bis zu Bronchien.

Inkubationszeit 1–3 Tage.

Übertragung Tröpfcheninfektion.

Oft ist eine bakterielle Infektion der Atemwege Wegbereiter für schwere Verlaufsformen und Komplikationen wie eine Influenzapneumonie (bakterielle Superinfektion, häufig verursacht durch Streptococcus pneumoniae, Staphylococcus aureus und Haemophilus influenzae).

Nachweis der Erreger im Blut

Antigen-Nachweis in Zellen des Nasen-Rachen-Raums.

Symptome und Verlauf Plötzlicher Beginn mit hohem Fieber, Frösteln, schweres Krankheitsgefühl mit Kopf- Glieder- und Rückenschmerzen,

Heiserkeit, Halsschmerzen, trockener Husten (Reizhusten), spärliches, zähschleimiges Sputum,

Schmerzen hinter dem Brustbein, Schnupfen,

gelegentlich Nasenbluten,
Herpes labiales,

Magen-Darm-Beschwerden mit Übelkeit, Erbrechen, Bauchschmerzen, Durchfall,

verzögerte Rekonvaleszenz mit Wochen anhaltender Abgeschlagenheit, Müdigkeit und Schwäche.

In 80% der Fälle verläuft die Infektion beschwerdefrei oder als leichte Erkältungskrankheit.

Alte Menschen, Risikopatienten und kleine Kinder sind am gefährdetsten.

Komplikationen Pneumonie (mit blutigem Sputum), kann innerhalb von Tagen tödlich enden
Sinusitis
Mittelohrentzündung
Myokarditis
Kreislaufinsuffizienz
Meningoenzephalitis (selten).

Differential-diagnose	▷ Grippaler Infekt, d. h. eine nicht durch Influenza-Viren übertragene, „gewöhnliche" Erkältung mit Husten, Schnupfen, Heiserkeit, Halsschmerzen, Fieber und einem wechselnd schweren Krankheitsgefühl, in der Regel ist der Verlauf kürzer und milder. ▷ Infektionen der Atemwege anderer Ursache.
Behandlung	**Behandlungsverbot für Heilpraktiker** gemäß § 24 IfSG Namentliche Meldepflicht nach §§ 8, 7 (1) IfSG bei direktem Nachweis von Influenzaviren. Schulmedizinisch: Symptomatisch.
Vorbeugung	Schutzimpfung mit Impfstoffen aus inaktivierten Krankheitserregern für gefährdete Personen, die den jeweiligen aktuellen Influenza-Stamm enthalten. Aufgrund des möglichen Genaustauschs zwischen zwei verschiedenen Influenzaviren ist durch Impfung kein umfassender Impfschutz zu erzielen. Impfungen können nur gegen schon bekannte Influenzaviren schützen, aber nicht gegen neu entstandene Subtypen.

11.3.17 Lassa-Fieber

Definition	Virales hämorrhagisches Fieber, hervorgerufen durch das Lassa-Virus.
Vorkommen	westafrikanischer Raum (Nigeria, Liberia).
Erreger	Lassa-Virus gehört der Familie der Arenaviren an. Erregerreservoir sind chronisch infizierte Nagetiere
Inkubationszeit	6–21 Tage.
Übertragung	Inhalation von eingetrocknetem Kot von Nagetieren, von Mensch zu Mensch als Kontaktinfektion, hauptsächlich nosokomial.
Nachweis der Erreger	im Blut, Antikörpernachweis.
Symptome und Verlauf	schwer verlaufende, langsam beginnende Krankheit mit hohem Fieber, Kopf- und Muskelschmerzen, Halsschmerzen, Husten, Übelkeit, Erbrechen, Durchfall, blutige Bindehautentzündung, krankhafte Blutungsneigung mit Magen-Darm-Blutungen, Ödeme, Pneumonie, Verminderung bzw. Versiegen der Harnproduktion (Oligurie, Anurie), toxisches Kreislauf- oder Nierenversagen, Letalität: 30–50 %.

Komplikationen	Herz- und Nierenschäden Sekundärinfektionen.
Differentialdiagnose	▷ der einzelnen virusbedingten hämorrhagischen Fieber untereinander ▷ Gelbfieber ▷ Malaria ▷ Typhus abdominalis.
Behandlung	**Behandlungsverbot für Heilpraktiker** gemäß § 24 IfSG **Meldepflicht für Heilpraktiker** nach § 8 (1) Nr. 8 IfSG bei Verdacht, Erkrankung und Tod. Namentliche Meldepflicht gemäß §§ 8, 7 (1) IfSG bei Nachweis von Lassa-Virus. Schulmedizinisch: Therapieversuch mit *Ribavirin.*
Vorbeugung	Derzeit ist noch kein wirksamer Impfstoff bekannt. Strenge Isolation der Patienten.

11.3.18 Legionellose

Definition	Synonym: Legionärskrankheit, Veteranenkrankheit. Schwere respiratorische Erkrankung mit Lungenentzündung. Sie wurde erstmals 1976 beschrieben anlässlich der Tagung amerikanischer Kriegsveteranen in Philadelphia, als es zu 180 Erkrankungen mit 29 Todesfällen kam. Das Pontiac-Fieber ist eine Form der Legionellose mit Allgemeinsymptomen ohne Pneumonie und guter Prognose.
Vorkommen	weltweit, gehäuftes Auftreten im Spätsommer und Herbst, vor allem die Altersgruppe über 50 Jahre ist betroffen, Erkrankungen bei Männern sind 2–3 mal häufiger als bei Frauen.
Erreger	Legionella species obligat aerobe, gramnegative Stäbchenbakterien der Familie Legionellaceae. Die Gattung Legionella ist mit verschiedenen Spezies, Subspezies und Serotypen definiert worden. Legionella pneumophila kommt als Krankheitserreger beim Menschen in 80–85 % der Erkrankungen in Betracht. Legionellen finden sich ubiquitär in natürlichen Gewässern und feuchten Böden, in Kühltürmen, Klimaanlagen, Befeuchtern, Wasserleitungen, an Wasserhähnen und Brauseköpfen. Das Temperaturoptimum für ihre Vermehrung beträgt 35–45 °C. Bei 60 °C werden sie in wenigen Minuten inaktiviert.
Inkubationszeit	2–10 Tage für Legionellose, 5–66 Stunden für Pontiac-Fieber.

Übertragung Aerosolinhalation mit infiziertem Wasser, z. B. von Duschen in Hotels oder Krankenhausanlagen, Whirlpools, Klimaanlagen u. a.

Mensch-zu-Mensch-Infektionen sind nicht bekannt.

Nachweis der Erreger im Sputum, Lungengewebe, Pleuralflüssigkeit,

Antigen-Nachweis im Urin,

Antikörper-Nachweis.

Symptome und Verlauf Prodromalstadium mit grippeähnlichen Symptomen,

dann hohes Fieber, Schüttelfrost, Muskelschmerzen, vor allem im Brustbereich,

anfangs unproduktiver, später produktiver Husten mit schwerer Lungenentzündung,

häufig Durchfall,
gelegentlich Zeichen einer Enzephalopathie.

Letalität unbehandelt: bis zu 80 %, bei rechtzeitiger Behandlung ca. 5–10 %.

Risikofaktoren:
vorbestehende Lungenschädigung
Tumor-Erkrankungen
Immunsuppression, z. B. nach Transplantation
Alkoholabusus
Diabetes mellitus.

Differentialdiagnose ▷ andere Pneumonien.

Behandlung **Behandlungsverbot für Heilpraktiker** gemäß § 24 IfSG

Namentliche Meldepflicht gemäß §§ 8, 7 (1) IfSG bei Nachweis von Legionella sp.

Schulmedizinisch:
Antibiotikatherapie mit *Erythromycin.*

Vorbeugung Desinfektion durch Erhitzen von Wasseranlagen auf 60–70 °C.

11.3.19 Leptospirosen

Definition Leptospirosen sind Zoonosen und werden durch verschiedene Leptospirenarten hervorgerufen, die einen unterschiedlich schweren Verlauf zeigen können.

Es werden Morbus Weil, Feldfieber, Kanikola-Fieber und übrige Formen unterschieden.

Vorkommen Ubiquitär (überall verbreitet).

Erreger Leptospira interrogans,
wobei verschiedene Varianten verschiedene Krankheitsbilder hervorrufen:

Leptospira icterohaemorrhagiae: Morbus Weil (besonders schwerer Verlauf),

Leptospira grippotyphosa: Feldfieber,

Leptospira canicola: Kanikola-Fieber,

Leptospira pomana: Schweinehüterkrankheit,
u. a.

Die Gattung Leptospira gehört zu der Familie der Spirochäten (Spirochaetacae), flexible, spiralig gewundene, gramnegative Bakterien.

Inkubationszeit 4–19 Tage.

Übertragung Leptospira icterohaemorrhagiae (M. Weil):
durch Rattenharn verseuchtes Wasser, Sumpfgebiete

Leptospira grippotyphosa (Feldfieber):
durch Ratten oder Mäuse verseuchte Sumpfgebiete

Leptospira canicola (Kanikola-Fieber):
durch Kontakt mit infizierten Hunden und deren Ausscheidungen (Urin, Kot).

Als Hauptwirte gelten Ratten, Mäuse und Hunde, als Nebenwirte Katzen, Pferde, Rinder, Schweine, Ziegen, Schafe und Vögel. Die Leptospiren führen bei den betroffenen Tieren u. a. zu einer Besiedelung der Nieren und somit kommt es zur Ausscheidung eines infektiösen Harns.
Eine Übertragung auf den Menschen erfolgt bei Kontakt mit leptospirenhaltigem Harn oder Kot, wobei die Leptospiren über kleinste Haut- oder Schleimhautverletzungen von Mund und Augen eindringen können.

Die direkte Übertragung von Mensch zu Mensch ist selten.

Besonders gefährdet sind Badende, Angler, Wassersportler, Fischhändler, Kanal- und Abwasserarbeiter bei M. Weil;
Bauern, Feld- und Erntearbeiter bei Feldfieber;
Hundezüchter und Hundehalter bei Kanikola-Fieber
sowie Tierärzte, Tierpfleger und Metzger.

Nachweis der Erreger im Blut (nur die ersten Krankheitstage),
im Liquor (1. Woche),
im Urin (ab 2. Woche).

Antikörper-Nachweis.

Symptome und Verlauf Die Symptomatik der Leptospirosen ist einheitlich, lediglich die Schweregrade sind unterschiedlich.

Charakteristisch ist der zweiphasige Fieberverlauf (zyklische Infektionskrankheit), wobei es für 3–8 Tage zu hohem Fieber kommt, das dann abfällt (Frühstadium). Danach kommt es zum erneuten, aber nicht mehr ganz so hohem Fieberanstieg (Organmanifestation).

Frühstadium (Bakteriämie):
Schlagartiger Beginn mit hohem Fieber, Schüttelfrost,
Kopfschmerzen, Waden-, Gelenk- und Nervenschmerzen,
Konjunktivitis, Exantheme,
Meningismus,
Leptospirenausbreitung auf dem Blutweg,
relative Bradykardie, Hypotonie.

Organmanifestation:
nach durchschnittlich 5 Tagen erneuter, weniger hoher Fieberanstieg,
bei leichten Formen kommt es zu einem Krankheitsbild, das einer schweren Grippe ähnelt

Konjunktivitis, Hautausschlag

schwere Verlaufsformen (M. Weil) mit
Hepatitis, oft mit Ikterus, schweres Krankheitsgefühl,
Nephritis,
Meningitis,
Myokarditis, u. a.

Die Letalität bei M. Weil liegt unbehandelt zwischen 10 und 20 %, das Feldfieber und Kanikola-Fieber haben eine gute Prognose.

Komplikationen
Leberkoma
Nierenversagen
Thrombozytopenie mit hämorrhagischer Diathese.

Differentialdiagnose
Bei leichten Verläufen:
▷ Virusgrippe
▷ Malaria

bei schweren Verläufen:
▷ Hepatitis
▷ Meningitis anderer Ursache
▷ Nierenerkrankungen
▷ Sepsis
▷ Typhus u. a.

Behandlung
Behandlungsverbot für Heilpraktiker gemäß § 24 IfSG
Namentliche Meldepflicht nach §§ 8, 7 (1) IfSG bei Nachweis von Leptospira interrogans.

Schulmedizinisch:
Antibiotikatherapie mit *Penicillin, Streptomycin, Erythromycin* und Tetrazyklinen.

Vorbeugung
Bekämpfung von Ratten und Mäusen.
Aktive Immunisierung bei gefährdeten Berufsgruppen.

Die Erkrankung hinterlässt typspezifische Immunität.

11.3.20 Listeriose

Definition
Synonym: Granulomatosis infantiseptica.

Die Listeriose ist eine Zoonose, die selten auch auf den Menschen übertragen werden kann. Sie geht vorwiegend mit Meningitis einher.
Die Infektion verläuft beim Erwachsenen in der Regel stumm, nur unter bestimmten Umständen wie Rekonvaleszenz oder Schwangerschaft kommt es zum Krankheitsausbruch.

Der diaplazentare Übertritt der Krankheitserreger von infizierten Schwangeren auf das Kind in den letzten Schwangerschaftswochen (angeborene Listeriose) ist sehr viel häufiger und gefährlicher und führt nicht selten zu Todgeburt oder Frühgeburt.

Vorkommen Ubiquitär in Erde, Schlamm und Wasser.

Erreger Listeria monocytogenes

grampositive, sporenlose, aerobe, bewegliche Stäbchenbakterien.

Listerien sind fakultativ intrazellulär lebende Erreger. Sie werden entweder von Wirtszelle zu Wirtszelle weitergegeben oder sie zerstören diese. Befinden sich die Bakterien außerhalb der Zellen (extrazellulär) oder innerhalb von Makrophagen, werden sie mit der Zirkulation (Blut) in entfernte Organe getragen. In Lymphknoten, Milz, Leber und auch Gehirn können sie sich sowohl extra- wie auch intrazellulär weitervermehren und so eine systemische Infektion erzeugen.

Das Abwehrsystem durch die Phagozyten ist allein nicht in der Lage, die Listerien in Schach zu halten, da diese sich sogar innerhalb der Phagozyten vermehren können. Auch die von der humoralen Abwehr gebildeten Antikörper sind gegenüber den intrazellulären Erregern machtlos. Allein die zelluläre Immunreaktion, abhängig von den T-Lymphozyten, kann eine Infektion durch Listerien überwinden, (daher der schwere Krankheitsverlauf bei lebenden Neugeborenen, da die T-Lymphozyten erst im Thymus reifen müssen).

Unter Einfluss dieser Abwehrreaktion entsteht ein Granulom, ähnlich dem Tuberkulom.

Inkubationszeit 3–70 Tage.

Übertragung Angeborene Listeriose:
diaplazentar von der infizierten Mutter auf das Kind in den letzten Schwangerschaftswochen (intrauterine Infektion),

konnatale Infektion des Neugeborenen während der Geburt.

Bei Erwachsenen:
Kontaktinfektion von Tier (Rind, Schaf, Ziege, Schwein, Hund) auf Mensch,

oral durch kontaminierte Lebensmittel, wie nicht pasteurisierte Milch und Milchprodukte, Fleisch, auch Kopfsalat.

Staubinhalation.

Nachweis der Erreger im Stuhl,
Urin,
Rachen- und Nasenabstrich,
Blut,
Liquor des Kindes;

ev. in Fruchtwasser, Urin, Blut.

Symptome und Verlauf *Beim Erwachsenen:*

meist stummer Verlauf,

sonst Ausbruch der Krankheit (2/3 der Fälle) bei besonderer Disposition, wie abwehrgeschwächte und alte Menschen, Tumorpatienten oder Patienten mit künstlicher Immunsuppression, z. B. mit Kortikoiden:

Grippe, Fieber,
leichte Meningoenzephalitis (Nackensteifigkeit), Kopfschmerzen, Angina, Konjunktivitis;

bei Schwangeren häufig Nierenbeckenentzündung und Gebährmuttermuskelentzündung (Metritis).

Über 90% der Erwachsenen besitzen T-Lymphozyten als Zeichen für vorausgegangene Auseinandersetzungen.

Angeborene Listeriose mit Komplikationen beim Feten:

hämatogene Streuung der Erreger im kindlichen Organismus (Sepsis), dadurch oft Frühtotgeburt, Totgeburt, Frühgeburt.

Lebende Neugeborene zeigen:
Effloreszenzen der Haut,
Meningoenzephalitis mit Krämpfen, Erbrechen, Benommenheit,
Atemstörung bis zum Atemstillstand,
Leber- und Milzschwellung, eventuell mit Ikterus.

Letalität der Neugeborenenlisteriose bei 50%.

Komplikationen

Bei angeborener Listeriose:
Spätschäden mit schweren geistigen Entwicklungsstörungen

Vierthäufigste Abortursache nach Lues, Erythroblastose und Toxoplasmose.

Behandlung

Behandlungsverbot für Heilpraktiker gemäß § 24 IfSG
Meldepflicht für Heilpraktiker nach § 8 (1) Nr. 8 IfSG bei Verdacht und Erkrankung, wenn

a) eine Person betroffen ist, die eine Tätigkeit im Sinne des § 42 (1) IfSG ausübt, (das heisst eine Person, die Lebensmittel herstellt, behandelt oder anders damit in Berührung kommt, sodass eine Übertragung von Krankheitserregern auf die Lebensmittel zu befürchten ist),

b) zwei oder mehr gleichartige Erkrankungen auftreten, bei denen ein epidemischer Zusammenhang wahrscheinlich ist oder vermutet wird.

Namentliche Meldepflicht nach §§ 8, 7 (1) IfSG bei direktem Nachweis von Listeria monocytogenes.

Schulmedizinisch:
Chemotherapie mit *Ampicillin* bzw. *Amoxicillin,* kombiniert mit *Gentamicin.*
30% der Listeriosepatienten sterben trotz gezielter antibiotischer Therapie, da ohne funktionsfähige körpereigene Abwehr die Chemotherapie allein nicht ausreicht, die Infektion zu überwinden. Daneben besteht die Gefahr einer Verschlimmerung der Infektion, wenn nach dem Ende der Chemotherapie einige Bakterien in ihrer ökologischen Nische überleben.

Vorbeugung

Eine Schutzimpfung gibt es nicht, da tote Impfstoffe nicht in der Lage sind, eine Immunreaktion durch T-Lymphozyten hervorzurufen.

Gefährdete Personen, wie abwehrgeschwächte Patienten und Schwangere sollten daher Rohkost sorgfältig auswählen und waschen, Käse meiden und hauptsächlich gekochte Speisen essen.

11.3.21 Marburg-Virus-Erkrankung

Definition Virales hämorrhagisches Fieber, hervorgerufen durch das Marburg-Virus.

Vorkommen epidemisch erstmals in Marburg bei Laborpersonal im Zusammenhang mit Affenimport aus Afrika

Uganda, Kenia, Zimbabwe.

Erreger Marburg-Virus

gehörend zur Familie der Filoviren.

Hochvirulente Viren für den Menschen und auch für mehrere Affenspezies.

Inkubationszeit 3–9 Tage.

Übertragung Affen, Meerkatzen, Hamster,
direkte Übertragung von Mensch zu Mensch,
Tätigkeit in einem Labor, in dem mit dem Erreger gearbeitet wird.

Nachweis der Erreger im Blut,

Antikörper-Nachweis.

Symptome und Verlauf Schweres Krankheitsbild mit akut auftretendem, hohem Fieber,

Übelkeit, Erbrechen, Muskelschmerzen, Kopfschmerzen,

wässriger Durchfall mit der Gefahr der Exsikkose und des Nierenversagens,

Exanthem und Enanthem am Gaumen, Bindehautentzündung, Pharyngitis (Entzündung der Rachenschleimhaut),

ausgeprägte hämorrhagische Diathese mit Zahnfleisch-, Nasen-, Magen- und Darmbluten,

ZNS-Beteiligung mit Lähmungen, Bewusstseinstrübung, Koma,

Befall weiterer Organe wie Blut, Leber, Herz, Pankreas, Nieren,

Letalität ca. 25 %.

Komplikationen Herz- und Nierenschäden
Sekundärinfektionen.

Differentialdiagnose
- ▷ der einzelnen virusbedingten hämorrhagischen Fieber untereinander
- ▷ Gelbfieber
- ▷ Malaria
- ▷ Typhus abdominalis.

Behandlung **Behandlungsverbot für Heilpraktiker** gemäß § 24 IfSG
Meldepflicht für Heilpraktiker nach § 8 (1) Nr. 8 IfSG bei Verdacht, Erkrankung und Tod.

Namentliche Meldepflicht gemäß §§ 8, 7 (1) IfSG bei Nachweis von Marburg-Virus.

Schulmedizinisch:
Symptomatisch.

Vorbeugung Derzeit ist noch kein wirksamer Impfstoff bekannt.

Strenge Isolation der Patienten,
Blut und Organe von Erkrankten sind hochinfektiös.

11.3.22 Lepra (Aussatz)

Definition Chronische, verhältnismäßig wenig ansteckende Infektionskrankheit der Haut, Schleimhäute und der peripheren Nerven, die zu trophischen Veränderungen (Störungen des Ernährungszustandes), zu Lähmungen und Verstümmelungen führt.

Formen:

Indeterminierte Form (unbestimmte Form):
einzelne wenig pigmentierte Flecken (Makula) der Haut

Tuberkuloide Lepra (Nervenlepra):
starke Gewebsreaktion, Nervenschädigungen, relativ gute Prognose

Lepromatöse Lepra (Knotenlepra):
keine Gewebsreaktion, massiver Hautbefall, schlechte Prognose

Borderline Lepra:
Zwischenform der tuberkuloiden und lepromatösen Form.

Vorkommen Afrika, Asien, Lateinamerika, Südeuropa
früher weltweit.

Armutskrankheit bei mangelhafter Hygiene.

Erreger Mycobacterium leprae

grampositives, unbewegliches, säurefestes Stäbchenbakterium,
gehört zur Familie der Mycobacteriaceae,
Ziehl-Neelsen-Färbung positiv.

Mycobacterium leprae ist ein intrazelluläres Bakterium, das sich innerhalb von Makrophagen vermehren kann. Neben den Makrophagen befällt das Bakterium hauptsächlich die Schwann-Zellen der peripheren Nerven. Daher stellt die periphere Nervenschädigung das zentrale Charakteristikum aller Lepraformen dar. Auch die Haut ist ein bevorzugter Ansiedlungsort, wobei die Hautläsionen für das typische Aussehen der Aussätzigen verantwortlich sind. Der Befall der Muskelzellen führt zu Muskelschwund.

Der Mensch stellt das einzige relevante Reservoir dar.

Inkubationszeit 9 Monate–20 Jahre.

Übertragung Direkter, jahrelanger, intensiver Kontakt,
Tröpfcheninfektion.

Nachweis der Erreger im Abstrich von Nasensekret, Haut

periphere Nerven (Biopsie)

für Lepra charakteristische Veränderung in Gewebeproben, z. B. Haut, Lymphknoten

Lepromin-Reaktion (verzögerte allergische Reaktion auf lokale Gabe löslicher Bestandteile von Mycobacterium leprae).

Symptome und Verlauf

Indeterminierte Form:
einzeln oder mehrfach auftretende, leicht hypopigmentierte, wenig abgegrenzte Makula der Haut.
Die Erkrankung beginnt meist mit dieser Form (Erstmanifestation), die schwer diagnostizierbar ist.
Entwicklung dieser Phase in die tuberkuloide oder in die lepromatöse Form, auch spontane Ausheilung möglich.

Tuberkuloide Form:
Vereinzelt auftretende, großflächige Hauterscheinungen mit asymmetrischer Verteilung,
Nervenbefall (Ellen-, Speichennerv u. a.), Sensibilitätsstörungen, Verletzungen, Lähmungen,
tast- und sichtbare, harte Verdickung der Nervenstränge, meist einseitig,
Verstümmelungen.

Tendenz zur Spontanheilung.

Lepromatöse Form:
Befall der Haut mit Knotenbildung, symmetrische Verteilung,
besonders im Gesicht, Verlust der Augenbrauen („Facies leontina")

Schleimhautveränderungen in Form von chronischer Rhinitis, Geschwürbildungen im Nasen-Rachen-Raum, Kehlkopfbeteiligung

Augenbeteiligung mit Erblindung

durch die Ausbreitung der Lepraknoten kommt es zu Verdickung und Zerstörung der peripheren Nerven mit Schmerzhaftigkeit, Sensibilitätsverlust und Lähmungen, Geschwürbildungen und Verstümmelungen

Ausbreitung der Krankheit im Spätstadium auf den gesamten Organismus, allgemeiner Zerfall.

Komplikationen

Schubhafte akute Verschlechterung des Krankheitsbildes durch Änderung der Immunitätslage
Allergische Reaktion auf Produkte zerfallender Mykobakterien (z. B. nach zu plötzlichem Therapiebeginn).

Differentialdiagnose

▷ Nervenerkrankungen
▷ Hauterkrankungen.

Behandlung

Behandlungsverbot für Heilpraktiker gemäß § 24 IfSG
Namentliche Meldepflicht nach §§ 8, 7 (1) IfSG bei Nachweis von Mycobacterium leprae.

Schulmedizinisch:
Chemotherapie mit *Dapson, Rifampicin, Chlofazimin,*
meist lange Therapiedauer.

Vorbeugung

Relativ gute Prognose bei frühzeitigem Erkennen und Beginn der Behandlung vor dem Einsetzen von Verstümmelungen.

Derzeit kein Impfstoff bekannt.

11.3.23 Erkrankung durch Norwalk-ähnliche Viren

Definition Akute infektiöse Gastroenteritis mit Brechdurchfällen, hervorgerufen durch Norwalk-ähnliche Viren.

Vorkommen Weltweit.

Erreger Norwalk-ähnliches Virus

gehört zur Familie der Caliciviridae.

Inkubationszeit 10–50 Stunden.

Übertragung Mensch zu Mensch,

infizierte Nahrungsmittel,
kontaminiertes Wasser.

Nachweis der Erreger im Stuhl.

Symptome und Verlauf Übelkeit, Erbrechen
reichlich wässriger Durchfall
Bauchschmerzen
Kopf- und Muskelschmerzen
mäßiges Fieber.

Komplikationen Schock und Austrocknung (Exsikkose) durch massiven Wasser- und Elektrolytverlust, vor allem bei Säuglingen und sehr alten Menschen.

Differentialdiagnose
▷ Lebensmittelvergiftung durch andere Erreger
▷ Durchfälle anderer Ursache
▷ Colitis ulcerosa, Morbus Crohn.

Behandlung **Behandlungsverbot für Heilpraktiker** gemäß § 24 IfSG
Meldepflicht für Heilpraktiker nach § 8 (1) Nr. 8 IfSG bei Verdacht und Erkrankung, wenn

a) eine Person betroffen ist, die eine Tätigkeit im Sinne des § 42 (1) IfSG ausübt, (das heisst eine Person, die Lebensmittel herstellt, behandelt oder anders damit in Berührung kommt, sodass eine Übertragung von Krankheitserregern auf die Lebensmittel zu befürchten ist),

b) zwei oder mehr gleichartige Erkrankungen auftreten, bei denen ein epidemischer Zusammenhang wahrscheinlich ist oder vermutet wird.

Namentliche Meldepflicht gemäß §§ 8, 7 (1) IfSG bei direktem Nachweis von Norwalk-ähnlichem Virus.

Schulmedizinisch:
Ersatz des Flüssigkeitsverlustes.

Vorbeugung Lebensmittelhygiene.

11.3.24 Fleckfieber

Definition Synonym: Typhus exanthematicus, Läusefleckfieber.

Schwere, durch Läuse übertragene Infektionskrankheit mit hohem Fieber.

Vorkommen Weltweit,

Häufungen in Afrika, Zentral- und Südamerika, Asien,

bei Zusammenballung vieler Menschen unter schlechten sanitären Verhältnissen, wie Katastrophen, Kriege, Gefangenenlager u. a.

Erreger Rickettsia prowazekii

gehört zur Familie der Rickettsiaceae.

Rickettsien sind gramnegative, obligat intrazellulär lebende Bakterien. Sie verfügen über einen eigenen Energiestoffwechsel und die Fähigkeit, direkt im intrazellulären Milieu der Wirtszelle zu leben. Rickettsia prowazekii verlässt ihre Wirtszelle durch Zerstörung.

Rickettsien vermehren sich auch im Darm ihres Überträgers, der Kleiderlaus. Diese geht an der Zerstörung des Darmepithels zugrunde. Die Erreger werden mit dem Kot ausgeschieden und bleiben im Läusekot längere Zeit infektionstüchtig.

Im Menschen befallen die Rickettsien vor allem die Endothelzellen der kleinen Blutgefäße und führen dort zur Entzündungsreaktion mit den typischen Fleckfieberknötchen.

Inkubationszeit 1–2 Wochen.

Übertragung Übertragung auf den Menschen durch Läusekot

Inhalation von Staub, der erregerhaltigen Kot von Kleiderläusen enthält.

Keine Übertragung von Mensch zu Mensch.

Nachweis der Erreger im Blut ab dem 6. Tag durch die Weil-Felix-Reaktion (Zellverklumpung von Proteus-X-Stämmen mit Antikörpern im Blutserum Fleckfieberkranker).

Symptome und Verlauf Sehr schweres Krankheitsbild mit hohem Fieber, Frösteln, Kopf- und Gliederschmerzen, Milzschwellung.

Ab dem 4.-6. Tag blassrote-braunrote kleine Flecken am ganzen Körper (Fleckfieberexanthem),
ausgenommen sind Gesicht, Hals, Handflächen und Fußsohlen,

Beginn des Ausschlags meist am Schultergürtel, dann Befall von Brust, Bauch und Extremitäten.

Verstopfung, Bronchitis, Augenbindehautentzündung, gerötetes Gesicht.

Enzephalitische Erscheinungen gegen Ende der 1. Krankheitswoche wie Nackensteife, angezogene Beine, Zittern, übermäßige Muskeltätigkeit mit wurmartigen Bewegungen,

dann Myokarditis mit Tachykardien, Arrhythmien, Hypotonie.

Entfieberungsperiode ab dem 13.-16. Tag mit lytischer Entfieberung, Abblassen des Exanthems, Entschuppung.

Nicht selten Tod in der zweiten Woche durch Kreislaufkollaps oder Enzephalitis oder Herz- oder Nierenversagen oder Pneumonie.

Letalität: 10–20 %.

Komplikationen Thrombophlebitis
Gangrän.

Differentialdiagnose
- ▷ Pneumonie
- ▷ Typhus
- ▷ Malaria
- ▷ Tuberkulose
- ▷ Leptospirose
- ▷ Masern
- ▷ Scharlach u. a.

Besonderheiten Noch bis 40 Jahre nach überstandener Krankheit kann es nach Reaktivierung durch im Lymphgewebe verbleibenden Rickettsien zu einer erneuten Erkrankung kommen (Brill-Zinsser-Krankheit).
Dies betrifft vor allem Menschen, deren Immunität inzwischen abgenommen hat. Die im Körper persistierenden Rickettsien können erneut zu einer generalisierten Infektion führen, ohne dass eine Neuinfektion über die Laus notwendig ist.
Diese endogene Zweiterkrankung verläuft in der Regel unter dem Bild eines sehr milden Fleckfiebers.

Behandlung **Behandlungsverbot für Heilpraktiker** gemäß § 24 IfSG
Namentliche Meldepflicht nach §§ 8, 7 (1) IfSG bei Nachweis von Rickettsia prowazekii.

Schulmedizinisch:
Antibiotikatherapie mit Tetrazyklinen.

Vorbeugung Lebenslange Immunität nach Überstehen der Krankheit,
Impfung ist möglich,
Bekämpfung der Kleiderlaus, Verbesserung der hygienischen Bedingungen.

11.3.25 Rota-Virus-Erkrankung

Definition Akute infektiöse Gastroenteritis, typischerweise mit hohem Flüssigkeitsverlust, hervorgerufen durch Rotaviren.

Vorkommen Weltweit,

in Mitteleuropa epidemische Häufung in den Wintermonaten.

Am häufigsten sind Säuglinge und Kleinkinder, im Alter von 6–24 Monaten, betroffen.

Gruppenerkrankungen in Kindergärten, Kinderheimen und vor allem Kinderkrankenhäusern (nosokomiale Infektion).

Erreger	Rotavirus Rotaviren gehören zur Familie der Reoviridae. Sie sind die bedeutsamsten sogenannten *Gastroenteritisviren*. Das Virus befällt, soweit bekannt, ausschließlich den Dünndarm.
Inkubationszeit	24–72 Stunden.
Übertragung	Mensch zu Mensch, sowohl akut erkrankte als auch symptomfrei infizierte Personen fäkal-oral, vor allem durch Schmierinfektion, auch durch das Wickeln von Säuglingen und Kleinkindern, infizierte Nahrungsmittel.
Nachweis der Erreger	im Stuhl, Antikörper-Nachweis.
Symptome und Verlauf	wässriger Durchfall, Erbrechen, Bauchschmerzen, Fieber hoher Flüssigkeitsverlust. Meist schnelle Erholung nach Ausgleich des Wasser- und Mineralhaushaltes. In den Entwicklungsländern eine der häufigsten Todesursachen im Kindesalter.
Komplikationen	Schock und Austrocknung (Exsikkose) durch massiven Wasser- und Elektrolytverlust, vor allem bei Säuglingen und Kleinkindern.
Differentialdiagnose	▷ Lebensmittelvergiftung durch andere Erreger ▷ Durchfälle anderer Ursache ▷ Colitis ulcerosa, Morbus Crohn.
Behandlung	**Behandlungsverbot für Heilpraktiker** gemäß § 24 IfSG **Meldepflicht für Heilpraktiker** nach § 8 (1) Nr. 8 IfSG bei Verdacht und Erkrankung, wenn a) eine Person betroffen ist, die eine Tätigkeit im Sinne des § 42 (1) IfSG ausübt, (das heisst eine Person, die Lebensmittel herstellt, behandelt oder anders damit in Berührung kommt, sodass eine Übertragung von Krankheitserregern auf die Lebensmittel zu befürchten ist), b) zwei oder mehr gleichartige Erkrankungen auftreten, bei denen ein epidemischer Zusammenhang wahrscheinlich ist oder vermutet wird. Namentliche Meldepflicht gemäß §§ 8, 7 (1) IfSG bei Nachweis von Rotavirus. Schulmedizinisch: Ersatz des Flüssigkeitsverlustes, Ausgleich des Mineralhaushaltes, keine Kausaltherapie bekannt.
Vorbeugung	hoher hygienischer Standard bei der Krankenhauspflege durch Anwendung geeigneter Desinfektionsmittel, Lebensmittelhygiene. Die Rotavirus-Infektion hinterlässt keine vollständige Immunität. Ein geeigneter Impfstoff ist derzeit noch in Erprobung.

11.3.26 Salmonellen-Erkrankung

Definition
Akute infektiöse Gastroenteritis.

Salmonellosen sind Darminfektionen und insbesondere Lebensmittelvergiftungen, hervorgerufen durch Salmonellen der Enteritis-Gruppe (also nicht der Typhus- und Paratyphusgruppe). Es sind über 1600 verschiedene Typen erfasst.

Vorkommen
Weltweit

saisonaler Anstieg im Sommer,
Auftreten oft als Familien- oder Gruppenerkrankung bei Personen, die die gleichen Speisen gegessen haben.

Erreger
Salmonella
der Enteritis-Gruppe, hauptsächlich
Salmonella enteritides
Salmonella typhimurium.

Gattung gramnegativer, sporenloser Stäbchenbakterien der Familie der Enterobacteriaceae.

Bei einer Infektion mit gramnegativen Bakterien kann das in der Zellwand lokalisierte Endotoxin freigesetzt und in die Blutbahn eingeschwemmt werden. Es besteht dann die Gefahr eines Endotoxinschocks, der zum Tode führen kann.

Eine Erkrankung durch Salmonellen kommt normalerweise nur zustande, wenn relativ große Bakterienmengen aufgenommen werden. Dies ist dann der Fall, wenn salmonellenhaltige Lebensmittel oder fertig zubereitete Speisen bei Zimmertemperatur aufbewahrt werden und es dabei zu einer starken Vermehrung der Erreger kommt.

Inkubationszeit
6–72 Stunden.

Übertragung
infizierte Nahrungsmittel, hauptsächlich Tierprodukte wie rohes Schweinefleisch (Hack/Mett), Eier, Geflügel, Muscheln, Milch, Milchprodukte, Speiseeis

kontaminiertes Wasser

Mensch zu Mensch, z. B. auch das Wickeln von Säuglingen und Kleinkindern.

Nachweis der Erreger
im Stuhl, Blut, Urin.

Symptome und Verlauf
Innerhalb von 12–24 Stunden nach dem Genuss infizierter Speisen kommt es durch die Endotoxineinwirkung (massive Ausschwitzung von Wasser und Elektrolyten in die Darmlichtung) zu akut einsetzenden Brechdurchfällen mit Bauchkrämpfen, Fieber, Übelkeit, Kopfschmerzen.

Die Stühle sind wässrig, dünnflüssig und zum Teil mit Schleim vermischt.

In der Regel bleiben die Erreger lokalisiert in dem befallenen Darmabschnitt.

Ausheilung der Erkrankung meist nach einigen Tagen.

Hohe Letalität bei Säuglingen, sehr alten Menschen und immungeschwächten Patienten.

Komplikationen Schock und Austrocknung (Exsikkose) durch massiven Wasser- und Elektrolytverlust, vor allem bei Säuglingen und sehr alten Menschen

Salmonellensepsis bei immungeschwächten Patienten (AIDS u. a.) mit Absiedelung von Salmonellen an Herzinnenwand, Brustfell, Hirnhäuten, Knochen und Gelenken mit anschließender Arthritis.

Differentialdiagnose
▷ Lebensmittelvergiftung durch andere Erreger
▷ Durchfälle anderer Ursache
▷ Colitis ulcerosa, Morbus Crohn.

Besonderheiten Ausscheider

Behandlung **Behandlungsverbot für Heilpraktiker** gemäß § 24 IfSG
Meldepflicht für Heilpraktiker nach § 8 (1) Nr. 8 IfSG bei Verdacht und Erkrankung, wenn

a) eine Person betroffen ist, die eine Tätigkeit im Sinne des § 42 (1) IfSG ausübt, (das heisst eine Person, die Lebensmittel herstellt, behandelt oder anders damit in Berührung kommt, sodass eine Übertragung von Krankheitserregern auf die Lebensmittel zu befürchten ist),

b) zwei oder mehr gleichartige Erkrankungen auftreten, bei denen ein epidemischer Zusammenhang wahrscheinlich ist oder vermutet wird.

Namentliche Meldepflicht gemäß §§ 8, 7 (1) IfSG bei Nachweis von sonstigen Salmonella.

Schulmedizinisch:
Flüssigkeitsersatz,
bei sonst gesunden Erwachsenen oder älteren Kindern bedarf der akute Brechdurchfall keiner antibiotischen Therapie.
Therapie mit Antibiotika, z. B. *Aminopenicillin,* in der Regel nur bei resistenzgeschwächten oder alten Menschen sowie Säuglingen und Kleinkindern.

Vorbeugung Lebensmittelhygiene, Verzehr frisch zubereiteter Speisen, genügendes Erhitzen von Geflügel, Eiern und Eiprodukten
auf Verfallsdaten achten.

Die Gastroenteritis durch Salmonellen hinterlässt keine Immunität.
Da es sich in der Regel um eine örtlich begrenzte Erkrankung handelt, ist eine, über die Darmschleimhautbarriere hinausgehende, Resorption von Antigenen gering. Aufgrund der Vielzahl der einzelnen Erregertypen ist auch kein Schutz vor Neuerkrankungen zu erwarten.

11.3.27 Shigellose

Definition Synonym: Shigellenruhr, Bakterienruhr, bakterielle Dysenterie

Akute fieberhafte Lokalinfektion des Dickdarmes mit Bauchkrämpfen und blutigschleimigen Durchfällen.

Vorkommen	Weltweit epidemisch unter schlechten hygienischen Verhältnissen Erkrankungshäufung in der heißen Jahreszeit.
Erreger	Shigella species (Ruhrbazillus) 4 Spezies (Gruppen): Shigella dysenteriae, Shigella flexneri, Shigella boydii, Shigella sonnei. Alle Shigella-Gruppen können in weitere Untergruppen unterteilt werden. Gattung gramnegativer, sporenloser, unbeweglicher Stäbchenbakterien der Familie der Enterobacteriaceae. Shigellen sind teilweise starke Ektotoxinbildner. Sie besitzen die Fähigkeit, in Kolonepithelzellen einzuwandern und sich dort intrazellulär zu vermehren. Weiter können sie sich von Zelle zu Zelle ausbreiten, was schließlich zur Zerstörung der Dickdarmzellen führt.
Inkubationszeit	12–96 Stunden.
Übertragung	Mensch zu Mensch (Schmierinfektion), wie auch durch das Wickeln von Säuglingen und Kleinkindern, direkter Kontakt durch Ausscheider, durch verseuchtes Wasser, Lebensmittel, Fliegen. Die Shigellenruhr ist eine Seuche der Not- und Kriegszeiten bei unhygienischen Verhältnissen. Das enge Zusammenleben vieler Menschen unter diesen schlechten Bedingungen begünstigt die direkte Verbreitung der Shigellose, zum Beispiel in Lagern, in stark belegten Kinder- und Altersheimen, in psychiatrischen Krankenhäusern, Gefängnissen und Kasernen.
Nachweis der Erreger	im Stuhl.
Symptome und Verlauf	Kopfschmerzen, Übelkeit, Appetitlosigkeit, Mattigkeit, Erbrechen. Krampfartige Leibschmerzen, anfangs breiige, stinkende Durchfälle, Dickdarmentzündung (Kolitis), dann die typischen blutig schleimigen, eitrigen Dickdarmdurchfälle, 20–40 mal am Tag, schmerzhafte Stuhlentleerungen (Tenesmen) Fieber kann fehlen

druckempfindlicher Leib,
der Dickdarm ist als druckempfindlicher walzenförmiger Strang zu tasten.

Schwere Verläufe können mit Meningismus, Koma und Krämpfen einhergehen oder mit einem toxischen Erscheinungsbild und hohem Fieber rasch tödlich enden.

Dauer der Erkrankung in der Regel 7 Tage.

Letalität bei Säuglingen und Immungeschwächten: ca. 1%, selten mehr als 30%. Die Sterblichkeit ist in Kriegs- oder Hungerzeiten oft höher als unter normalen Lebensbedingungen.

Nicht jede Aufnahme der Ruhrerreger führt zu einer manifesten Erkrankung, auch eine vorübergehende Ausscheidung der Erreger ohne Krankheitserscheinungen ist möglich.

Erkrankungen durch Shigella dysenteriae haben meist eine schlechtere Prognose als solche durch Shigella flexneri oder Shigella sonnei.

Komplikationen

Schock und Exsikkose durch Elektrolyt- und Wasserverlust, vor allem bei Säuglingen und alten Menschen
Darmperforation, Peritonitis (Bauchfellentzündung)
Übergang in die chronische Ruhr
Arthritis (Ruhrrheumatismus).

Differentialdiagnose

▷ Amöbenruhr (Erreger: Entamoeba hystolytica), bei der anfangs niemals Fieber besteht
Komplikation der Amöbenruhr: Leberabszesse.

▷ Malaria
▷ Colitis ulcerosa.

Besonderheiten

Dauerausscheider.

Behandlung

Behandlungsverbot für Heilpraktiker gemäß § 24 IfSG
Meldepflicht für Heilpraktiker nach § 8 (1) Nr. 8 IfSG bei Verdacht und Erkrankung, wenn

a) eine Person betroffen ist, die eine Tätigkeit im Sinne des § 42 (1) IfSG ausübt, (das heisst eine Person, die Lebensmittel herstellt, behandelt oder anders damit in Berührung kommt, sodass eine Übertragung von Krankheitserregern auf die Lebensmittel zu befürchten ist),

b) zwei oder mehr gleichartige Erkrankungen auftreten, bei denen ein epidemischer Zusammenhang wahrscheinlich ist oder vermutet wird.

Namentliche Meldepflicht nach §§ 8, 7 (1) IfSG bei Nachweis von Shigella sp.

Schulmedizinisch:
ausreichende Flüssigkeitszufuhr,
Antibiotikatherapie nach Antibiogramm.

Vorbeugung

persönliche und allgemeine Hygienemaßnahmen, Händedesinfektion, sachgemäße Fäkalienbeseitigung, Isolierung von Erkrankten, Fliegenbekämpfung in Endemiegebieten.

Nach durchgemachter Erkrankung besteht Immunität für den bestimmten Erreger von unbekannter Dauer.

11.3.28 Trichinose

Definition Wurmerkrankung des Menschen durch den Genuss von rohem oder ungenügend gekochtem trichinenhaltigen Fleisch mit Symptomen wie Muskelschmerzen, Gesichtsschwellung, Einschränkung der Atem-, Schluck- und Kaumuskulatur.

Vorkommen Weltweit

in Ländern mit Trichinenschau, z. B. in Deutschland, selten.

Erreger Trichinella spiralis

gehört zu den Fadenwürmern (Nematodes)
Größe ca. 0,5–4 mm.

Inkubationszeit 5–45 Tage.

Übertragung durch den Verzehr trichinenverseuchten Fleisches, z. B. rohes oder mangelhaft gekochtes Schweinefleisch.

Die Larven befinden sich eingekapselt im Muskelfleisch. Durch den Magensaft lösen sich die Trichinenkapseln auf. In der Darmschleimhaut entwickeln sich die Larven zu geschlechtsreifen Trichinen und vermehren sich (Darmtrichinose). Die Männchen sterben ab und die Weibchen setzen innerhalb weniger Tage 1000–2000 lebende Larven ab, die über den Lymph- oder Blutstrom in die Muskulatur gelangen (Muskeltrichinose). Dort kapseln sich die Larven ein. Ab dem 6. Monat verkalken die Muskeltrichinen. Sie leben so bis zu 30 Jahre und bleiben infektionstüchtig.
Bei Verzehr dieses trichinenhaltigen Fleisches beginnt der Zyklus von neuem.

Nachweis der Erreger durch Muskelbiopsie,
Antikörpernachweis.

Symptome und Verlauf Der Krankheitsverlauf ist abhängig von dem Stadium, das die Trichinen gerade durchlaufen.

Darmtrichinose (nach 5–7 Tagen):
Übelkeit, Erbrechen, Durchfall, Bauchschmerzen, Fieberkontinua um 40 °C.

Muskeltrichinose (nach 30 Tagen):
Kontinua (40 °C),
allergische Reaktionen, Lid- und Gesichtsödem, Muskelschwellung und -verhärtung mit starken Schmerzen,
Eosinophilie (Vermehrung der eosinophilen Granulozyten im Blut).

bei schwerstem Befall:
Einschränkung der Atem-, Schluck- und Kaumuskulatur.

Komplikationen Hohe Letalität bei Befall der Interkostal- und Zwerchfellmuskulatur

Ateminsuffizienz, Herzinsuffizienz

Herz-Kreislaufversagen und Nebennierenrindeninsuffizienz bei starken allergischen Reaktionen

Myokarditis, Thrombose, Meningoenzephalitis.

Behandlung **Behandlungsverbot für Heilpraktiker** gemäß § 24 IfSG
Meldepflicht für Heilpraktiker nach § 8 (1) Nr. 8 IfSG bei Verdacht und Erkrankung, wenn

a) eine Person betroffen ist, die eine Tätigkeit im Sinne des § 42 (1) IfSG ausübt, (das heisst eine Person, die Lebensmittel herstellt, behandelt oder anders damit in Berührung kommt, sodass eine Übertragung von Krankheitserregern auf die Lebensmittel zu befürchten ist),

b) zwei oder mehr gleichartige Erkrankungen auftreten, bei denen ein epidemischer Zusammenhang wahrscheinlich ist oder vermutet wird.

Namentliche Meldepflicht nach §§ 8, 7 (1) IfSG bei Nachweis von Trichinella spiralis.

Schulmedizinisch:
Keine zuverlässige Chemotherapie bekannt.

Vorbeugung Fleischbeschau

Kein Verzehr von rohem Fleisch, Kochen bzw. Durchbraten des Fleisches.

11.3.29 Yersiniose

Definition Akute infektiöse Gastroenteritis, unter Umständen gefolgt von extraintestinalen Symptomen wie Erythema nodosum (sogenannte *Knotenrose*) oder Arthritis (Gelenkentzündung), hervorgerufen durch Yersinia enterocolitica.

Vorkommen Weltweit,

hauptsächlich Europa, Nordamerika

Häufung der Erkrankung in der kälteren Jahreszeit.

Erreger Yersinia enterocolitica, darmpathogen

gramnegative, sporenlose, bewegliche stäbchenförmige Bakterien der Gattung Yersinia, gehörend zu der Familie der Enterobacteriaceae.

Die enteropathogenen Yersinien besitzen ein Plasmid als extrachromosomalen „Genspeicher", der als wesentlicher Pathogenitätsfaktor gilt.

Die darmpathogenen Yersinien dringen zunächst in das darmassoziierte lymphatische Gewebe, vorwiegend in die Peyerschen Plaques des terminalen Ileums, ein, vermehren sich dort und bilden Abszesse. Dann brechen sie einerseits in das Darmlumen ein und breiten sich andererseits über die abfließenden Lymphgefäße in die mesenterialen Lymphknoten aus.

Die Erkrankung manifestiert sich als unspezifische, mesenteriale Lymphadenitis (Lymphknotenentzündung mit schmerzhafter Anschwellung der Lymphknoten im Mesenterium [Dünndarmgekröse]). In der Regel bleibt die Infektion auf den mesenterialen Bereich beschränkt.

Inkubationszeit 3–10 Tage.

Übertragung oral über kontaminierte Nahrungsmittel, hauptsächlich rohes Schweinefleisch (Hack/Mett), Milch, Milchprodukte, Speiseeis, Salat (Fäkaliendüngung),

infiziertes Wasser,

durch Kontakt mit infektiösen Haustieren (Hund, Katze),

Mensch zu Mensch als Schmierinfektion,

durch Bluttransfusionen.

Nachweis der Erreger

im Stuhl, Darmbiopsien
Antikörpernachweis.

Symptome und Verlauf

Sehr unterschiedlicher Verlauf der Erkrankung möglich, der von Alter, Abwehrzustand und Geschlecht abhängen kann.

Gastroenteritische Verlaufsform:
mit Fieber, Bauchkrämpfen, wässriger bis blutiger Durchfall, Erbrechen,

häufig bei Säuglingen und Kleinkindern,

in der Regel Spontanheilung nach 1–2 Wochen Krankheitsdauer.

„Pseudoappendizitis":
akute mesenteriale Lymphadenitis (Lymphknotenbefall im Bereich des Krumm- und Blinddarms) mit
hohem Fieber, akuten Schmerzen und Druckempfindlichkeit im rechten Unterbauch,
Symptome einer akuten Appendizitis („Blinddarmentzündung"),
selten Durchfall,

teilweise akute terminale Ileitis (Entzündung des Krummdarms),

vor allem Schulkinder und Jugendliche betroffen,

meist komplikationsloser Verlauf mit Spontanheilung nach etwa 2 Wochen.

Aufgrund der Zeichen einer Appendizitis wird nicht selten eine unnötige Appendektomie (Entfernung des Wurmfortsatzes) vorgenommen!

leichter Verlauf in Form eines grippalen Infekts:
mit Fieber, Rachenentzündung (Pharyngitis), Muskelschmerzen,
kolikartigen Bauchschmerzen,
Tonsillitis (Mandelentzündung),

vor allem bei Erwachsenen.

extramesenteriale Verlaufsform:
mit außerhalb des Magen-Darmtrakts gelegenen Erscheinungen wie

Hepatitis mit Leberabszessen,
Pleuritis,
Perikarditis, Endokarditis,
Osteomyelitis (Knochenmarkentzündung) und anderem

hauptsächlich bei Patienten mit Grunderkrankungen wie Diabetes mellitus, Leberzirrhose oder bei Immunsuppression.

septische Verlaufsform:
mit hohem Fieber, Schüttelfrost, Erbrechen,
Kopf- und Gliederschmerzen,
Leber- und Milzschwellung,
Benommenheit, Apathie (typhöses Bild),

vor allem bei Patienten mit Grunderkrankungen und bei Dialyse-Patienten.

Komplikationen Begleit- oder Folgeerkrankungen bei disponierten Patienten (selten Kinder), die etwa 1–2 Wochen nach der Darminfektion auftreten, zum Beispiel:

Reaktive Arthritis
mit Schmerzen, Schwellung, Überwärmung, Rötung und Bewegungseinschränkung der betroffenen Gelenke,
Abklingen meist nach 4–12 Wochen,
chronisch rezidivierende Verläufe möglich.

Erythema nodosum
mit roten druckschmerzhaften Knoten an Unterschenkel, Knie- und Fußgelenk, allgemeinem Krankheitsgefühl, Kopf- und Gelenkschmerzen,
mäßiges Fieber,
Rückbildung meist nach 3–6 Wochen, gehäuft Frauen betroffen.

Differentialdiagnose
- ▷ Lebensmittelvergiftung durch andere Erreger
- ▷ Durchfälle anderer Ursache
- ▷ Colitis ulcerosa, Morbus Crohn
- ▷ Appendizitis.

Behandlung **Behandlungsverbot für Heilpraktiker** gemäß § 24 IfSG
Meldepflicht für Heilpraktiker nach § 8 (1) Nr. 8 IfSG bei Verdacht und Erkrankung, wenn

a) eine Person betroffen ist, die eine Tätigkeit im Sinne des § 42 (1) IfSG ausübt, (das heisst eine Person, die Lebensmittel herstellt, behandelt oder anders damit in Berührung kommt, sodass eine Übertragung von Krankheitserregern auf die Lebensmittel zu befürchten ist),

b) zwei oder mehr gleichartige Erkrankungen auftreten, bei denen ein epidemischer Zusammenhang wahrscheinlich ist oder vermutet wird.

Namentliche Meldepflicht gemäß §3 8, 7 (1) IfSG bei Nachweis von Yersinia enterocolitica, darmpathogen.

Schulmedizinisch:
Wegen dem meist gutartigem Verlauf der mesenterialen Formen ist eine Antibiotikatherapie nicht erforderlich.
Bei septischen Verläufen: Antibiotikatherapie mit Tetrazyklin u. a.
Es ist bisher nicht bewiesen, ob eine Therapie mit Antibiotika eine Yersinia-Folgeerkrankung günstig beeinflusst.

Vorbeugung Lebensmittelhygiene, Verzehr frisch zubereiteter Speisen, genügendes Erhitzen von Schweinefleisch,
auf Verfallsdaten achten.

11.3.30 Hämorrhagische Fieber durch andere Erreger

Definition Fieberhafte systemische Erkrankungen, die unter dem Bild eines viralen hämorrhagischen Fiebers verlaufen können.

Hierzu zählen folgende Viruserkrankungen:

- Dengue-Fieber und hämorrhagisches Dengue-Fieber
- Krim-Kongo-Fieber

- Rifttal-Fieber
- Argentinisches hämorrhagisches Fieber
- Bolivianisches hämorrhagisches Fieber
- Venezolanisches hämorrhagisches Fieber
- Brasilianisches hämorrhagisches Fieber
- Omsk hämorrhagisches Fieber
- Kyasanur-Forest-Krankheit.

Allen Krankheiten gemeinsam ist hohes Fieber, ein schweres Krankheitsbild und das Auftreten von Hämorrhagien (Blutungen) unterschiedlicher Lokalisation und Ausmaßes, eventuell mit Multiorganversagen.

Vorkommen

Dengue-Virus:
Asien, Indien, Pakistan, Mittel- und Südamerika

Krim-Kongo-Fieber-Virus:
auf der Krim, der Kertsch-Halbinsel, in Kasachstan, Usbekistan, den Rostov- und Astrakhan-Regionen Russlands, Albanien, Bosnien-Herzegowina, Bulgarien, Irak, auf der Arabischen Halbinsel, Pakistan, Westchina, im tropischen Afrika und Südafrika

Rifttal-Fieber-Virus:
Afrika

Junín-Virus:
Argentinien

Machupo-Virus:
Bolivien

Guanarito-Virus:
Venezuela

Sabiá-Virus:
Brasilien

OHF-Virus:
in den Steppen im Westen Sibiriens

KFD-Virus:
in Kyasanur Forst in Indien.

Erreger

andere Erreger hämorrhagischer Fieber:

Dengue-Virus, Erreger des Dengue-Fiebers,
Gruppe der Flaviviren

Krim-Kongo-Fieber-Virus, Erreger des Krim-Kongo-Fiebers
Gruppe der Bunyaviren

Rifttal-Fieber-Virus, Erreger des Rifttal-Fiebers
Gruppe der Bunyaviren

Junín-Virus, Erreger des argentinischen, hämorrhagischen Fiebers
Gruppe der Arenaviren

Machupo-Virus, Erreger des bolivianischen hämorrhagischen Fiebers
Gruppe der Arenaviren

Guanarito-Virus, Erreger des venezolanischen hämorrhagischen Fiebers
Gruppe der Arenaviren

Sabiá-Virus, Erreger des brasilianischen hämorrhagischen Fiebers
Gruppe der Arenaviren

OHF-Virus, Erreger des Omsk hämorrhagischen Fiebers
Gruppe der Flaviviren

KFD-Virus, Erreger der Kyasanur-Forest-Krankheit
Gruppe der Flaviviren.

Inkubationszeit

Dengue-Fieber und hämorrhagisches Dengue-Fieber:
ca. 3–14 Tage

Krim-Kongo-Fieber:
ca. 1–12 Tage

Rifttal-Fieber:
ca. 3–12 Tage

Argentinisches hämorrhagisches Fieber,
Bolivianisches hämorrhagisches Fieber,
Venezolanisches hämorrhagisches Fieber,
Brasilianisches hämorrhagisches Fieber:
ca. 7–16 Tage

Omsk hämorrhagisches Fieber:
ca. 3–8 Tage

Kyasanur-Forest-Krankheit:
ca. 3–8 Tage.

Übertragung

Dengue-Fieber und hämorrhagisches Dengue-Fieber:
durch infizierte Moskitos (Aedes aegypti) als Vektoren auf den Menschen als natürlichen Wirt

Krim-Kongo-Fieber:
durch Zecken als Vektoren

Rifttal-Fieber:
durch Moskitos oder andere Vektoren

Argentinisches hämorrhagisches Fieber und
Bolivianisches hämorrhagisches Fieber:
durch Nagetiere

Venezolanisches hämorrhagisches Fieber und
Brasilianisches hämorrhagisches Fieber:
durch infizierte Nagetiere und deren kontaminierte Ausscheidungen,
natürliche Wirte sind Nager, wie z. B. Mäuse.

Omsk hämorrhagisches Fieber:
durch Zecken als Vektor,
natürliche Wirte sind Nager und andere Säugetiere

Kyasanur-Forest-Krankheit:
durch Zecken als Vektor,
natürliche Wirte sind Affen und Nager.

Nachweis der Erreger im Blut,

Antikörper-Nachweis.

Symptome und Verlauf *Dengue-Fieber:*
akuter Beginn mit Fieber, Schüttelfrost
Kopfschmerzen, Schmerzen hinter den Augen
Schmerzen in den Gelenken der großen Extremitäten
entzündliche Rötungen (Erythem) im Gesicht,

nach wenigen Tagen sinken die Körpertemperaturen,
kurz darauf steigen sie wieder an (biphasischer Verlauf),

Erythem am ganzen Körper unter Aussparung des Gesichtes.

Häufig verlängerte, wochenlange Rekonvaleszenz, gute Prognose.

Hämorrhagisches Dengue-Fieber:
schneller Fieberanstieg, Kopf- und Gliederschmerzen, Erbrechen, Dyspnoe (Atemnot)

Anfang der Schocksymptomatik 2–6 Tage nach Krankheitsbeginn
Blutungsneigung mit Petechien, Purpura, Bluterbrechen, subarachnoidale Blutungen, Thrombozytopenie (Verminderung der Blutplättchen).

Letalität: 6 bis 30%.

Krim-Kongo-Fieber:
akute schwere fieberhafte Erkrankung mit
Fieber, Kopf- und Muskelschmerzen, Erbrechen,
Bauchschmerzen,
Hämorrhagien (Einblutungen) in Brust- und Bauchraum
in schweren Fällen Blutungen aus allen Körperöffnungen,
Kreislaufkollaps.

Letalität: ca. 20%.

Rifttal-Fieber:
akute fieberhafte Erkrankung mit günstiger Prognose,
Fieber, Kopf- und Muskelschmerzen, Übelkeit,
selten Retinitis (Netzhautentzündung) mit vorübergehender Blindheit,
eventuell Enzephalitis, Hämorrhagien, Leberzellnekrose.

Argentinisches hämorrhagisches Fieber,
Bolivianisches hämorrhagisches Fieber,
Venezolanisches hämorrhagisches Fieber und
Brasilianisches hämorrhagisches Fieber:
meist langsamer Beginn,
hohes Fieber,
Blutungen in der Haut, Schleimhäuten und inneren Organen.

Letalität: 10–20%.

Omsk hämorrhagisches Fieber und
Kyasanur-Forest-Krankheit:
biphasischer Verlauf mit Fieber, milder Meningoenzephalitis,
nach fieberfreiem Intervall eventuell Rückfall mit

Kopf-, Rücken- und Bauchschmerzen,
Erbrechen, Durchfall, Hämorrhagien, ZNS-Beteiligung.

Letalität: bis 10 %.

Komplikationen Herz- und Nierenschäden;
Sekundärinfektionen,
Kreislaufversagen.

Differentialdiagnose

- ▷ der einzelnen virusbedingten hämorrhagischen Fieber untereinander
- ▷ Gelbfieber
- ▷ Malaria
- ▷ Typhus abdominalis.

Behandlung **Behandlungsverbot für Heilpraktiker** gemäß § 24 IfSG
Meldepflicht für Heilpraktiker nach § 8 (1) Nr. 8 IfSG bei Verdacht, Erkrankung und Tod.

Namentliche Meldepflicht gemäß §§ 8, 7 (1) IfSG bei Nachweis von anderen Erregern hämorrhagischer Fieber.

Schulmedizinisch:
Symptomatisch.

Vorbeugung Derzeit ist noch kein wirksamer Impfstoff bekannt.

Strenge Isolation der Patienten.

Mücken- und Zeckenbekämpfung.

11.4 Erkrankungen mit den in § 7 (3) IfSG genannten Krankheitserregern

11.4.1.1 Angeborene Lues

Definition Synonym: Syphilis connata.

Syphilis connata wird durch die infizierte und nicht ausreichend behandelte Mutter ab dem 5. Schwangerschaftsmonat auf den Fetus übertragen.

Erfolgt die Infektion zu einem früheren Zeitpunkt (bei Lues I oder II der Mutter), so kommt es zu einem Absterben der Frucht im Mutterleib und zu einer Frühtotgeburt. Aborte in den ersten Schwangerschaftsmonaten beruhen in der Regel nicht auf einer Syphilis.

Vorkommen Weltweit.

Erreger Treponema pallidum

dünne, zarte Spirochäte der Gattung Treponema.
Spirochäten sind flexible, spiralig gewundene Bakterien der Familie der Spirochaetaceae.

Inkubationszeit 2–10 Wochen nach der Geburt tritt die Erkrankung in Erscheinung.

Übertragung Diaplazentar ab dem 5. Schwangerschaftsmonat.

Nachweis der Erreger im Blut durch Wassermann-Reaktion, Nelson-Test.

Symptome und Verlauf Wird das Kind lebend geboren, so kann sich die Säuglingssyphilis äußern in:

Pemphigus syphiliticus
= spirochätenhaltige Hautblasen, besonders an Handtellern und Fußsohlen, Einrisse um den Mund, besonders beim Schreien,

Koryza syphilitica
= eitriger Schnupfen durch Nasenschleimhautbefall.

Bei Manifestation der Syphilis im späten Kindesalter:
Hutchinson-Trias:
Innenohrschwerhörigkeit,
Zahnwachstumsstörungen mit Tonnenzähnen,
Keratitis (Hornhautentzündung),

sowie Sattelnase, Säbelscheidentibia bei Knochenbeteiligung.

Behandlung **Behandlungsverbot für Heilpraktiker** gemäß § 24 IfSG
Nichtnamentliche Meldepflicht nach §§ 8, 7 (3) IfSG bei Nachweis von Treponema pallidum.

Schulmedizinisch:
Penicillin als das Mittel der Wahl.

11.4.1.2 Syphilis

Definition Synonym: Lues, harter Schanker.

Chronische, systemische, in 3 Stadien verlaufende Allgemeinerkrankung, die meist durch Geschlechtsverkehr übertragen wird.

Vorkommen Weltweit.

Erreger Treponema pallidum

spiralförmige Spirochäte.

Treponema pallidum kann die intakte Schleimhaut oder die aufgeschürfte Haut durchdringen und gelangt innerhalb weniger Stunden in Lymphgefäße und Blut. Eine lokale Behandlung der Infektion ist daher nicht effizient. Bereits lange vor dem Auftreten der Primärläsion besteht eine systemische Allgemeininfektion. Das Blut eines Patienten ist daher bereits in der Inkubationszeit infektiös.

Inkubationszeit 8–21 Tage.

Übertragung Geschlechtsverkehr
intrauterine Infektion des Feten (Syphilis connata)
direkter Kontakt
Bluttransfusion.

Das 3. Stadium ist in der Regel nicht mehr ansteckend.

Nachweis der Erreger

Antikörpernachweis im Blut durch:
TPHA-Test,
Wassermannsche Reaktion,
Nelson-Test u. a.

Symptome und Verlauf

Krankheitsverlauf in 3 Stadien:

Lues I (Primärstadium):
an der Eintrittspforte der Erreger bildet sich der Primäraffekt = „Harter Schanker", ein derbes, nicht schmerzhaftes, rundliches, gerötetes, nässendes und hochinfektiöses Geschwür, meist am Genitale

gleichzeitiges schmerzloses Anschwellung der Leistenlymphknoten

der Primäraffekt heilt etwa 5 Wochen nach der Infektion spontan ab.

Lues II (Sekundärstadium):
etwa 2–3 Monate nach der Infektion bildet sich ein generalisierter, infektiöser, nicht juckender, aber druckschmerzhafter Hautausschlag, der zuerst makulös, dann papulös ist

fleckenförmiger Ausschlag an Handtellern und Fußsohlen (Syphilide)

Condylomata lata = breite, nässende treponemenreiche und daher hochinfektiöse Papeln, hauptsächlich in der Genital- und Analregion

Allgemeinerscheinungen wie Fieber, Kopf- und Gliederschmerzen, Appetitlosigkeit, Meningismus

generalisierte Lymphknotenschwellung

Haarausfall (Alopecia)

Angina syphilitica;

Iritis (Regenbogenhautentzündung)

Hepatitis

Plaquesbildung an Mundschleimhaut und Zunge.

Dauer des Sekundärstadiums:
etwa 5 Jahre, wobei die Symptome stark wechseln und auch teilweise fehlen können;

spontane Ausheilung in 30% der Fällen.

Tertiärstadium (Lues III):
durch die Penicillinbehandlung wird das Spätstadium heute nur noch selten angetroffen.

Organmanifestation 5–50 Jahre nach der Infektion, wobei alle Gewebe befallen sein können:
Gummen der betroffenen Gewebe
= gummiartige, entzündliche Granulationsgeschwulste, die zu nekrotischem Zerfall der Gewebe mit nachfolgendem Substanzdefekt neigen

Gesicht: Sattelnase
Haut: tuberöse Syphilide
Zunge: Glossitis gummosa
Gummen in Knochen, Muskeln, Herz, Lunge, Magen, Darm, Rektum, Leber, Hirn u. a.

Aortenaneurysma

Neurosyphilis:
mit Hirninfarkten u. a.

Tabes dorsalis (Rückenmarkschwindsucht mit Schmerzen in Bauch und Beinen sowie Gangunsicherheit, Verlust von Sensibilität und Schmerzempfinden)

Argyll-Robertson-Pupille (Pupillenengstellung und Fehlen der reflektorischen Pupillenverengung bei Lichteinfall)

progressive Paralyse (Gehirnerweichung, Untergang grauer Substanz) mit psychischen Veränderungen bis hin zur Demenz.

Differentialdiagnose
- ▷ Herpes genitalis
- ▷ Candidamykosen
- ▷ AIDS
- ▷ Hodgkin- und Non-Hodgkin-Lymphome.

Behandlung **Behandlungsverbot für Heilpraktiker** gemäß § 24 IfSG
Nichtnamentliche Meldepflicht nach §§ 8, 7 (3) IfSG bei Nachweis von Treponema pallidum.

Schulmedizinisch:
Penicillin als das Mittel der Wahl

Vorbeugung Nach durchgemachter Erkrankung besteht keine Immunität.
Vorbeugung durch Meidung von Promiskuität, Benutzung von Kondomen.

11.4.2 AIDS

Definition Die erworbene Immunschwäche AIDS (= Acquired Immune Deficiency Syndrome) ist ein durch Retroviren (HIV) erworbenes Immundefektsyndrom, das charakterisiert ist durch persistierende oder rezidivierende Erkrankungen, die auf Defekte im zellulären Immunsystem hinweisen.
Als spezifische Kennzeichen gelten das Auftreten eines Kaposi-Sarkoms bzw. schwer beherrschbare oder tödlich verlaufende Infektionen mit opportunistischen Erregern und Parasiten.
Eine Heilung ist derzeit nicht möglich.

Vorkommen Weltweit

seit 1980 zunehmende Häufigkeit von AIDS-Erkrankungen, welche zuerst in Zentralafrika auftraten und von dort über Amerika nach Europa und in andere Regionen verschleppt wurden.

Erreger HIV (Human Immunodeficiency Virus)

HIV gehört zu den Retroviren.

HIV führt zu einer direkten Schädigung des Immunsystems durch Zerstörung der lymphozytären T-Helferzellen und des Nervensystems durch Enzephalitis mit Myelinverlust und Hirnatrophie (lymphozytotrope und neurotrope Wirkung). Da die T-Helferzellen eine zentrale Steuerung bei der Immunantwort innehaben, fallen mit jeder Aktivierung des Immunsystems mehr Helferzellen aus, wodurch die Abwehrfähigkeit nach und nach erlischt.

Inkubationszeit	1–6 Monate von der Infektion bis zum Auftreten von HIV-Antikörpern im Blutserum ca. 10 Jahre von der Infektion bis zum Auftreten von AIDS.
Übertragung	Geschlechtsverkehr mit Infizierten, direktes Austauschen von Blut oder Körperflüssigkeiten (Samen, Vaginalflüssigkeit). Hauptrisikofaktoren in Deutschland: Homosexuelle Männer, bisexuelle Männer und deren weibliche Partner, Promiskuität (häufig wechselnder Geschlechtsverkehr), Konsumenten intravenöser Drogen (Fixer) durch infizierte Spritzen, Therapie mit Blut bzw. Blutprodukten, Feten von einer HIV-infizierten Mutter. Jeder normale soziale Kontakt mit Infizierten ist gefahrlos.
Nachweis der Erreger	im Blut durch das Auftreten von Antikörper gegen HIV.
Symptome und Verlauf	Die HIV-Infektion wird in 4 Gruppen eingeteilt, der Verlauf ist feststehend oder fortschreitend, aber ohne Rückbildung eines einmal erreichten Stadiums. *Gruppe I – Akute HIV-Infektion:* Bei 10–20% der Infizierten tritt 6 Tage bis 6 Wochen nach der Infektion folgendes Krankheitsbild auf (ähnlich dem Pfeiffer'schen Drüsenfieber): Fieber, Unwohlsein, Appetitlosigkeit, Kopf- und Gliederschmerzen, Gelenkentzündung, Lymphknotenschwellung, Milzvergrößerung, Mandelentzündung, gelegentlich Hautausschlag, selten Meningoenzephalitis. HIV-Antikörper-Test meist noch negativ. *Gruppe II – Latenzphase (symptomfreie Phase):* Virusvermehrung im lymphatischen Gewebe Beschwerdefreie Virusträger, die ansteckungsfähig sind Dauer der Latenzphase: Monate bis über 10 Jahre. Laborwerte können krankhaft verändert sein: Verminderung der Lymphozyten, Thrombozyten und Granulozyten, (vorübergehende) Erhöhung der T-Helferzellen. *Gruppe III – Allgemeine Erkrankung der Lymphknoten (Lymphadenopathie-Syndrom):* Etwa 40% der Patienten weisen das Syndrom auf. Lymphknotenschwellungen über mehr als 3 Monate an mindestens 2 Stellen außer den Leistenlymphknoten, HIV-Antikörper-Test positiv. teilweise krankhafte Laborwerte wie Gruppe II. *Gruppe IV – AIDS:* Diese Gruppe wird in weitere Untergruppen (einzelne Symptome und Krankheitsbilder) unterteilt, wobei ein Patient mehrere Symptome bzw. Krankheiten gleichzeitig aufweisen kann. Allgemeinsymptome wie Gewichtsverlust über 10%, Nachtschweiß, Fieber und Durchfall, die länger als 1 Monat bestehen, krankhafte Laborbefunde wie Verminderung der T-Helferzellen u. a.

Neurologische Erkrankungen:

HIV-Enzephalitis mit Hirnatrophie:
Konzentrations- und Gedächtnisstörungen, Denkverlangsamung, Verwirrtheit, psychische Veränderungen, sensible und motorische Ausfallerscheinungen, epileptische Anfälle, Demenz

Rückenmarkerkrankung (Myelopathien) mit Degeneration der Rückenmarkbahnen: Schwäche, Missempfindungen in den Beinen, u. a.

Periphere Nervenerkankungen.

Opportunistische Infektionen (80 % der Fälle)
= Infektionen mit Erregern, die zur physiologischen Besiedelung des Organismus gehören und die nur bei besonderer Disposition (Abwehrschwäche u. a.) krankhaft werden können:

Pneumocystis carinii-Pneumonie (85 % der AIDS-Patienten),

zerebrale Toxoplasmose,

Pilzinfekte wie Candidiasis, Aspergillose u. a.,

bakterielle Infekte wie Salmonellensepsis u. a.,

Virusinfektionen wie Zytomegalie-Infektion, Herpes simplex-Infektion u. a.

Andere Infektionen wie Herpes zoster, Lungentuberkulose u. a.

Bösartige Tumore (Malignome):

Kaposi-Sarkom:
von Blutungen durchsetzte Effloreszenzen (Hautblüten) im Bereich der Haut und des Bindegewebes mit bräunlich-blassbläulicher Farbe,
blau-rote Knoten am Gaumen,
Befall des Magen-Darm-Traktes, des Lymphknoten und anderer Organe

ZNS-Lymphome

Non-Hodgkin-Lymphome.

Differentialdiagnose
▷ Immunschwäche anderer Ursache.

Behandlung
Behandlungsverbot für Heilpraktiker gemäß § 24 IfSG
Nichtnamentliche Meldepflicht nach §§ 8, 7 (3) IfSG bei Nachweis von HIV.

Schulmedizinisch:
Symptomatisch.

Vorbeugung
Aufklärung der Risikogruppen,
Meiden von Promiskuität und Prostitution, Benutzung von Kondomen,
Vorsicht beim Umgang mit Blut (Schutzhandschuhe u. a.).
Ein zuverlässiger Impfstoff ist derzeit noch in Entwicklung.
Die durchschnittliche Überlebenszeit im AIDS-Stadium beträgt bei uns etwa 2 Jahre.

11.4.3 Echinokokkose

Definition Echinokokkeninfektion des Menschen durch Eier des Hundebandwurms (Echinococcus granulosus) oder des Fuchsbandwurms (Echinococcus multilocularis).
Echinococcus granulosus ist Erreger der zystischen Echinokokkose,
Echinococcus multilocularis ist Erreger der alveolären Echinokokkose.

Vorkommen Echinococcus granulosus: weltweit

Echinococcus multilocularis: Mittel- und Osteuropa, Nordamerika, Nordasien.

Erreger Echinococcus species
Bandwürmer (Zestoden).

Der Mensch ist für die Echinokokkusarten ein Zwischen-Fehl-Wirt.
Die erwachsenen Würmer sind nur wenige Millimeter lang und leben, meist in großen Zahlen, in der Dünndarmschleimhaut ihrer Endwirte (Hunde und Wölfe bzw. Füchse und Katzen).

Echinococcus granulosus (Hundebandwurm):
adulter Wurm: ca. 6 mm lang
Endwirt: Hunde und Wölfe
Zwischenwirte: Schafe, Schweine, Rinder, Pferde und andere Huftiere.

Echinococcus multilocularis (Fuchsbandwurm):
adulter Wurm: ca. 1–4 mm lang
Endwirt: Füchse, auch Hunde und Katzen können befallen werden
Zwischenwirte: Nagetiere.

Die Infektion erfolgt durch orale Aufnahme der langlebigen und sehr umweltresistenten Wurmeier.
Im Dünndarm werden die Larven (Onkosphären) aus den aufgenommenen Eiern freigesetzt.
Diese durchwandern die Darmwand und gelangen auf dem Blutweg (hämatogen) in die Leber, Lunge und andere Organe. Dort entwickeln sich die Zysten.
Die flüssigkeitsgefüllten Zysten können Kindskopfgröße erreichen.

Im Gegensatz zu Echinococcus granulosus bildet sich bei Echinococcus multilocularis keine geschlossene Zyste, sondern eine Larve, die wie ein maligner Tumor infiltrativ (in das Gewebe eindringend) wächst.

Die Krankheitssymptomatik wird hauptsächlich durch die raumfordernde Wirkung der Echinokokkuszysten verursacht.

Inkubationszeit sehr unterschiedlich, Monate bis Jahre

Übertragung Echinococcus granulosus:
orale Aufnahme der Eier über direkten (engen) Kontakt mit den infizierten Tieren, z. B. Kontakt der mit Hundekot (Fell, Schnauze) infizierten Hände mit dem Mund.

Echinococcus multilocularis:
indirekt über infizierte Nahrungsmittel, wie z. B. rohe Waldbeeren, Pilze, Gemüse.

Nachweis der Erreger bildgebende Verfahren wie Sonographie, Röntgenuntersuchung, Computertomographie,

Antikörper-Nachweis,

Eosinophilie (Vermehrung der eosinophilen Granulozyten im Blut).

Symptome und Verlauf

Zystische Echinokokkose
die Erscheinungen entsprechen denen eines verdrängend wachsenden Tumors und sind von der Lokalisation der Zyste abhängig,
Bildung isolierter Zysten

bei Leberbefall (ca. 60 % der Fälle):
Druck- und Schmerzgefühl im rechten Oberbauch, eventuell Ikterus, tastbarer Tumorbefund

bei Lungenbefall (ca. 25 % der Fälle):
Husten, Bronchitis, Atelektase (luftleerer Lungenabschnitt), Pleuritis.

Alveoläre Echinokokkose
hautsächlich nur Befall der Leber (ca. 98 % der Fälle),
Bildung von sich ausdehnenden, infiltrativ wachsenden, meist inoperablen Zysten mit schlechter Prognose.
Aufgrund der großen Kompensationsfähigkeit der Leber ist häufig bei Stellung der Diagnose bereits ein Großteil des Organs von den Parasiten durchwachsen.

Beginn der langsam fortschreitenden Erkrankung meist mit Oberbauchschmerzen, Hepatomegalie (Vergrößerung der Leber) und Ikterus.

Ohne Chemotherapie meist tödlicher Verlauf innerhalb von 10–15 Jahren.

Komplikationen

traumatisches Platzen der Zyste mit Tochterabsiedelungen und schweren allergischen Erscheinungen,
Perforation mit Schock und Peritonitis.

Behandlung

Behandlungsverbot für Heilpraktiker gemäß § 24 IfSG
Nichtnamentliche Meldepflicht nach §§ 8, 7 (3) IfSG bei Nachweis von Echinococcus sp.

Schulmedizinisch:
Zystektomie (chirurgische Entfernung der Zyste) als Mittel der Wahl,
bei inoperablen Fällen Chemotherapie mit *Mebendazol.*

Vorbeugung

Regelmäßiges Untersuchen und gegebenenfalls Entwurmen von Hunden und Katzen, Hygiene.

Verzicht auf den Verzehr von bodennah wachsenden Waldfrüchten in Endemiegebieten von Echinococcus multilocularis.

11.4.4 Malaria

Definition

Malaria ist die häufigste Infektionskrankheit der Welt und die wichtigste Tropenkrankheit. Sie wird durch Protozoen der Gattung Plasmodium hervorgerufen und durch die Anopheles-Stechmücke übertragen.

Es werden 3 unterschiedlich schwere Formen unterschieden: die benigne (gutartige) Malaria quartana und Malaria tertiana sowie die maligne (bösartige) Malaria tropica.

Malaria ist gekennzeichnet durch den parasitischen Befall der Erythrozyten und die immer wiederkehrenden Fieberanfälle.

Vorkommen	Tropische und subtropische Gebiete in Afrika, Asien und Südamerika.
Erreger	Plasmodium species: Plasmodium malariae: Malaria quartana, Plasmodium vivax und ovale: Malaria tertiana, Plasmodium falciparum: Malaria tropica. Plasmodien sind parasitär lebende Protozoen (Einzeller) der Gruppe der Sporozoen. Entwicklungszyklus: In der Mücke findet eine geschlechtliche, im Menschen eine ungeschlechtliche Vermehrung statt. Durch den Stich der weiblichen Anophelesmücke gelangen die Erreger über den Speichel der Mücke in die Blutbahn und von dort in die Leberzellen, wo sie heranwachsen. Nach 7–14 Tagen kommt es zur Ruptur der befallenen Leberzelle, wodurch die Erreger wieder in die Blutbahn gelangen. Dort befallen sie die Erythrozyten und durchlaufen einen weiteren Entwicklungsschritt. Durch das Platzen der Erythrozyten werden die Plasmodien frei und dringen sofort in benachbarte freie Erythrozyten ein. Der Zerfall der betroffenen Erythrozyten verursacht das Fieber bei der Malaria. Durch erneuten Stich der Mücke gelangen die Erreger in den Magen der Mücke, um sich dort geschlechtlich zu vermehren. Die reifen Plasmodien wandern dann in die Speicheldrüsen, um von dort mit dem nächsten Stich auf den Menschen übertragen zu werden.
Inkubationszeit	7–28 Tage.
Übertragung	durch den Stich der weiblichen Anopheles-Stechmücke selten durch Blutübertragung (Bluttransfusionen, Nadelstichverletzungen) durch Infektion des Kindes während der Geburt (perinatal).
Nachweis der Erreger	im Blut aus „dem dicken Tropfen".
Symptome und Verlauf	Prodromalstadium: Kopf- und Gliederschmerzen, Mattigkeit, Abgeschlagenheit bevor sich der typische Fieberrhythmus einpegelt, vergehen einige Tage mit unregelmäßigem Fieber und ohne Schüttelfrost. Fieberanfälle: Malaria quartana: Fieber jeden 3. Tag (2 Tage kein Fieber) Malaria tertiana: Fieber jeden 2. Tag (1 Tag kein Fieber) Malaria tropica: Fieber unregelmäßig Fieberanfälle mit Schüttelfrost und kritischer Entfieberung unter Schweißausbruch Schmerzen im rechten Oberbauch, Leber- und Milzvergrößerung starke Kopf- und Kreuzschmerzen, Schlappheit Übelkeit, Erbrechen, Durchfall

hämolytische Anämie mit Ikterus bei massivem Parasitenbefall der Erythrozyten, Leukozytopenie, Thrombozytopenie.

Die Malaria quartana und tertiana verlaufen in der Regel niemals tödlich und heilen, teilweise nach einigen Rückfällen, spontan aus (unbehandelt nach 2–3 Monaten); die Erreger können jedoch in der Ruheform jahrelang liegen bleiben und in Schüben zu Rückfällen führen.
Die Malaria tropica (2/3 der Fälle) kann in wenigen Tagen zum Tode führen, sie ist die gefährlichste aller Malaria-Erkrankungen.

Komplikationen Zerebrale Malaria durch Mikrozirkulationsstörungen und Sauerstoffmangelversorgung im Gehirn mit Verwirrtheit, Bewusstseinsstörungen, Meningismus, Krämpfe, Lähmungen, zerebrales Koma

Hämolytische Krisen

Niereninsuffizienz durch Immunkomplexnephritis, ev. Oligo-Anurie

Leberversagen

akute respiratorische Insuffizienz durch Anämie oder Schocklunge

Kreislaufschock, Myokarditis vor allem bei Malaria tropica

Malaria in der Schwangerschaft:
Fehlgeburt, Frühgeburt oder vermindertes Geburtsgewicht.

Differentialdiagnose
- ▷ Grippaler Infekt, Sepsis
- ▷ Leber-/Gallenblasenerkrankung
- ▷ Magen-Darm-Entzündung
- ▷ Typhus
- ▷ Nierenbeckenentzündung
- ▷ Bluterkrankung.

Behandlung **Behandlungsverbot für Heilpraktiker** gemäß § 24 IfSG
Nichtnamentliche Meldepflicht nach §§ 8, 7 (3) IfSG bei Nachweis von Plasmodium sp.

Schulmedizinisch:
Chemotherapie.

Vorbeugung Es gibt keine absolut sichere Vorbeugemethode.
Schutz vor Stechmücken mit Mückenschutz, Moskitonetzen, Tragen von Kleidung mit langen Ärmeln und langen Hosen abends und nachts im Freien, Räucherstäbchen u. a.
Die Anophelesmücken fliegen meist nicht von außen in klimatisierte Innenräume und stechen vor allem zwischen Sonnenuntergang und Sonnenaufgang.

Eine Chemoprophylaxe steht zur Verfügung.

11.4.5.1 Rötelnembryopathie

Definition Synonym: Embryopathia rubeolosa.

Die Rötelnembryopathie ist ein Fehlbildungssyndrom des Embryos durch Rötelninfektion im Mutterleib bei einer Erkrankung der Mutter an Röteln während der ersten 3 Schwangerschaftsmonate.

Die Gefährdung des Feten besteht jedoch auch bei einer Infektion während einer späteren Schwangerschaftsphase.

Vorkommen Weltweit.

Erreger Rubellavirus (Röteln-Virus)

gehört zu der Familie der Togaviren.

Inkubationszeit 2–3 Wochen.

Übertragung diaplazentar bei Rötelnerkrankung der Mutter während der gesamten Schwangerschaft.

Nachweis der Erreger im Blut

Antikörper-Nachweis.

Symptome und Verlauf Abort, Totgeburt, Früh- und Mangelgeburten

kongenitales (angeborenes) Rötelnsyndrom bei Neugeborenen:

Auge: Katarakt (Grauer Star, Linsentrübung)

Ohr: Innenohrschwerhörigkeit

Herz: Herzfehler, vor allem offener Ductus botalli, Septumdefekte, Pulmonalstenose

ZNS: Mikrozephalie, geistige Zurückgebliebenheit, Wachstumsstörung.

Behandlung **Behandlungsverbot für Heilpraktiker** gemäß § 24 IfSG
Nichtnamentliche Meldepflicht nach §§ 8, 7 (3) IfSG bei Nachweis von Rubella-Virus bei konnatalen Infektionen.

Schulmedizinisch:
Symptomatisch.

Vorbeugung Lebenslange Immunität nach durchgemachter Erkrankung.

Aktive Schutzimpfung als kombinierte Masern-Mumps-Röteln-Impfung ab dem 15. Lebensmonat,
Nachimpfung mit 6 Jahren,
der Impfschutz besteht wahrscheinlich lebenslang.

Kontrolle des Impfschutzes bei gebärfähigen Frauen,
passive Impfung bei Schwangeren ohne Antikörperschutz.

11.4.5.2 Röteln

Definition Synonym: Rubeola, Rubella.

Meist harmlos verlaufende Virusinfektion mit Lymphknotenschwellung und Ausschlag.

Vorkommen Weltweit

Häufigkeitsgipfel der Erkrankung im Schulkindalter.

Erreger Rubellavirus (Röteln-Virus)

Inkubationszeit	2–3 Wochen.
Übertragung	Tröpfcheninfektion die Ansteckungsgefahr (Kontagiosität) besteht 4 Tage vor und bis 2 Wochen nach Beginn des Ausschlags.
Nachweis der Erreger	im Blut Antikörper-Nachweis.
Symptome und Verlauf	Bei der Hälfte der Kinder verläuft die Erkrankung ohne Symptome. Leichter Beginn mit Fieber um 38 °C, das aber auch ganz fehlen kann rosarotes, nicht konfluierendes Exanthem, das hinter den Ohren und im Gesicht beginnt, auf den Rumpf und die Extremitäten übergeht und ca. 3 Tage dauert, die Größe des Röteln-Exanthems liegt zwischen dem von Masern (grobfleckig) und von Scharlach (stecknadelkopfgroß) Dauer des Ausschlags: wenige Tage allgemeine Lymphknotenschwellung, besonders im Kopf- und Halsbereich, ev. Milzvergrößerung. Buntes Blutbild: Leukopenie, Lymphozytose, Vermehrung der Plasmazellen.
Komplikationen	Enzephalitis Arthritis.
Differentialdiagnose	▷ Masern ▷ Scharlach.
Behandlung	**Behandlungsverbot für Heilpraktiker** gemäß § 24 IfSG Schulmedizinisch: Symptomatisch.
Vorbeugung	Schutzimpfung (aktive Immunisierung) als kombinierte Masern-Mumps-Röteln-Impfung ab dem 18. Lebensmonat passive Immunisierung bei Schwangeren mit fehlenden Rötelnantikörpern und Kontakt mit Rötelnpatienten (Risiko der Rötelnembryopathie).

11.4.6 Angeborene Toxoplasmose

Definition	Toxoplasmose ist eine weitverbreitete parasitäre Infektionskrankheit, die bei Mensch und Tier vorkommt. Bei Erstinfektionen in der Schwangerschaft kommt es bei 10 % der über die Mutter infizierten Feten zur Entwicklung des vollen Krankheitsbildes.
Vorkommen	Weltweit.
Erreger	Toxoplasma gondii obligat intrazellulärer Parasit, der zu den Protozoen (Einzeller), Gruppe der Sporozoen, gehört.

Entwicklungszyklus:
Zwischenwirte sind Maus, Schwein, Schaf, Rind und Mensch, wo sich infektiöse Zysten in Muskulatur und anderen Organen ausbilden.
Endwirt sind Katzen mit Ausscheidung der infektiösen Zysten im Kot.

Inkubationszeit Tage bis Wochen.

Übertragung Angeborene Toxoplasmose:
diaplazentar bei Infektion der Mutter während der Schwangerschaft,
eine Übertragung ist während der gesamten Schwangerschaftsdauer möglich.

Im Kindes- oder Erwachsenenalter:
durch Genuss von infiziertem oder ungenügend gekochtem Fleisch (rohes Schweinefleisch, Mett, Tatar, Roastbeef)

durch Kontakt mit infiziertem Katzenkot

durch Verzehr von ungewaschenem Salat und Gemüse.

Nachweis der Erreger Erregernachweis im Blut,
Sabin-Feldman-Test (= Antikörpernachweis im Blut).

Symptome und Verlauf Die meisten Infektionen verlaufen ohne Symptome und es kommt nicht zur Erkrankung.

Am häufigsten ist die chronisch latente Toxoplasmose mit vereinzelten Toxoplasma-Zysten in Muskulatur und Gewebe.

Verlauf im Erwachsenenalter:
Lymphknotenentzündung, Fieber, Schüttelfrost, Lymphknotenschwellung am Hals

in schweren Fällen Kopfschmerzen, Meningismus und Meningoenzephalitis.

Angeborene Form:
Frühtotgeburten oder Frühgeburten

beim lebenden Neugeborenen:
Hydrozephalus (Wasserkopf),
Verkalkungen im Gehirn,
Chorioretinitis (Adern- und Netzhautentzündung).

Komplikationen Toxoplasmenenzephalitis bei AIDS-Erkrankung.

Behandlung **Behandlungsverbot für Heilpraktiker** gemäß § 24 IfSG
Nichtnamentliche Meldepflicht nach §§ 8, 7 (3) IfSG bei Nachweis von Toxoplasma gondii bei konnatalen Infektionen.

Schulmedizinisch:
Chemotherapie bei schwangeren Frauen mit einer frischen Toxoplasma-Infektion.

Vorbeugung Für Schwangere ohne Antikörperschutz, immungeschwächte Personen und AIDS-Patienten:
Meiden von rohem oder ungenügend gekochtem Fleisch; *Vorsicht* beim Umgang mit Katzen bzw. Meiden von Katzenkontakt, vor allem Katzenkot.

11.5 Infektionskrankheiten mit Behandlungsverbot für Heilpraktiker gemäß §§ 24, 34 (1) IfSG

11.5.1 Ansteckende Borkenflechte (Impetigo contagiosa)

Definition Synonym: Grindblasen, Grindflechte.

Pyodermie (= Hauterkrankung, die durch das Eindringen von Eitererregern verursacht wird) mit ansteckendem Hautausschlag, der vor allem Kinder befällt.

Erreger Staphylokokken,
Gattung grampositiver, unbeweglicher, nichtsporenbildender, meist in Haufen gelagerter Bakterien der Familie Micrococcaceae,

Streptokokken der Gruppe A (Streptococcus pyogenes),
Gattung grampositiver, meist unbeweglicher Kugelbakterien der Familie Streptococcacea.

Mischinfektion möglich.

Übertragung Schmierinfektion,

Eintrittspforte der Erreger sind kleinste Hautverletzungen.

Endemiegefahr in Kindergärten und Schulen.

Symptome und Verlauf Juckender eitriger Hautausschlag, vor allem im Gesicht, am Kopf, an Hals und Händen,

anfangs rote Flecken, die sich rasch in Bläschen und dann in Pusteln umwandeln,
die Pusteln platzen,
und es bilden sich die typischen honiggelben Krusten,

oft besteht regionale Lymphknotenschwellung und Juckreiz,
Abheilung ohne Narbenbildung.

Komplikationen Folgeerkrankungen wie:
rheumatisches Fieber,
Glomerulonephritis.

Nagelbettentzündung.

Differentialdiagnose
- ▷ Bakterielle Superinfektionen anderer Hauterkrankungen
- ▷ Mykosen (Pilzerkrankungen)
- ▷ Lues II.

Behandlung **Behandlungsverbot für Heilpraktiker** gemäß § 24 IfSG.

Schulmedizinisch:
Antibiotikatherapie mit *Penicillin*.

11.5.2 Keuchhusten (Pertussis)

Definition Infektionskrankheit mit charakteristischen Hustenanfällen, die im Säuglingsalter lebensgefährlich sind.

Vorkommen	Weltweit endemisch im Kindesalter.
Erreger	Bordetella pertussis, gramnegatives, nichtsporenbildendes, unbewegliches Stäbchenbakterium der Gattung Bordetella.
Inkubationszeit	10–14 Tage.
Übertragung	Tröpfcheninfektion, Gegenstände (Kinderspielzeug). Die Ansteckungsgefahr ist im Stadium catarrhale am größten und nimmt mit der 6. Krankheitswoche ab.
Nachweis der Erreger	im Nasenabstrich, Rachenabstrich, Kehlkopfabstrich.
Symptome und Verlauf	Krankheitsverlauf in 3 Stadien: *1. Stadium catarrhale* (Dauer: 7–14 Tage): Beginn wie ein banaler Infekt mit Schnupfen, Kratzen im Hals, subfebrilen Temperaturen, gelegentlich Bindehautentzündung, nachts uncharakteristischer Husten. *2. Stadium convulsivum* (Dauer: 3–6 Wochen): typische quälende Keuchhustenanfälle mit heftigen anfallsartigen Hustenstössen, die immer rascher aufeinander folgen, anschließend eine ziehende jauchzende Einatmung (inspiratorischer Stridor), charakteristisch sind nächtliche Hustenanfälle, die Hustenanfälle wiederholen sich in kurzen Abständen mit zunehmender Atemnot, Zyanose durch Krampf der Bronchialmuskulatur und prallgefüllten Halsvenen, bis hin zur Gefahr des Atemstillstandes, das Gesicht verfärbt sich erst rot, dann blau, anschließend Hochwürgen eines zähen, glasigen Schleimes, oft mit Erbrechen am Ende des Hustens, die Zahl der Hustenanfälle beträgt zwischen 5 und 50 pro 24 Stunden, Blutungen in die Lider und unter die Bindehaut, Vermehrung der Lymphozyten im Blut, bei Säuglingen treten anstatt der Hustenanfälle Zustände mit Atemnot oder Atemstillstand auf, die immer lebensbedrohlich sind. *3. Stadium decrementi* (Dauer: 2–6 Wochen): Die Symptome klingen ab, der Husten lässt nach.

Komplikationen	Bronchopneumonie, die entweder durch Bordetella pertussis selbst verursacht sein kann oder durch eine sekundäre bakterielle Superinfektion, gefürchtet besonders bei Säuglingen, häufigste Todesursache bei Keuchhusten Bronchiektasen als Spätfolgen (häufigste Ursache für erworbene Bronchiektasen) Otitis media Enzephalitis.
Differentialdiagnose	▷ Bronchiallymphknotentuberkulose ▷ andere, die Luftröhre einengende Prozesse.
Behandlung	**Behandlungsverbot für Heilpraktiker** gemäß § 24 IfSG. Schulmedizinisch: Antibiotikatherapie mit *Erythromycin*.
Vorbeugung	Die nach überstandener Krankheit bestehende Immunität lässt nach Jahrzehnten nach, sodass es zur „Zweiterkrankung der Großeltern“ kommen kann. Schutzimpfung.

11.5.3 Mumps

Definition	Synonym: Parotitis epidemica, „Ziegenpeter“. Übertragbare Virusinfektion mit nichteitriger Entzündung und schmerzhafter Schwellung der Ohrspeicheldrüse.
Vorkommen	Weltweit Häufigkeitsgipfel der Erkrankung zwischen dem 4.-15. Lebensjahr, Jungen erkranken doppelt so häufig wie Mädchen.
Erreger	Mumps-Virus Familie der Paramyxoviridae, Gattung Paramyxovirus.
Inkubationszeit	16–20 Tage.
Übertragung	Tröpfcheninfektion, Schmierinfektion. Die Patienten sind einige Tage vor bis etwa 2 Tage nach Ausbruch der Erkrankung infektiös.
Nachweis der Erreger	im Blut, im Speichel.
Symptome und Verlauf	Symptomloser Verlauf der Erkrankung bei 60% der Kinder; Allgemeines Krankheitsgefühl mit Fieber, Kopf- und Gliederschmerzen, Ohrenschmerzen, Mattigkeit schmerzhafte Schwellung der Ohrspeicheldrüse (Glandula parotis), in den meisten Fällen auf beiden Seiten, häufig Beginn mit der linken Seite, Abhebung des Ohrläppchens, Schmerzen beim Mundöffnen und Kauen

Befall weiterer Speicheldrüsen durch die Virämie (Viren im Blut) mit Schwellung von Unterzungen- und Kieferspeicheldrüse sowie Pankreas

Erhöhung der Amylase aus der Parotis im Blut

nach 5–8 Tagen Rückgang der Parotisschwellung und Fieberabfall.

Komplikationen Pankreatitis
Orchitis (Hodenentzündung) mit Gefahr der Sterilität
ZNS-Beteiligung (Meningitis, selten Meningoenzephalitis).

Differentialdiagnose
- ▷ Stein im Ausführungsgang der Ohrspeicheldrüse (Ductus paroticus-Stein)
- ▷ Parotistumor
- ▷ eitrige Parotitis.

Behandlung **Behandlungsverbot für Heilpraktiker** gemäß § 24 IfSG.

Schulmedizinisch:
Symptomatisch.

Vorbeugung Die Erkrankung hinterlässt dauerhafte Immunität;

Schutzimpfung (aktive Immunisierung).

11.5.4 Krätze

Definition Synonym: Scabies.

Leicht übertragbare Hautkrankheit, die durch Krätzmilben hervorgerufen wird.

Erreger Krätzmilbe,

Gliederfüßler der Klasse Arachnida (Spinnentiere), ein Hautparasit.

Übertragung Direkter Kontakt,
häufig sexueller Kontakt,
selten über Wäschestücke.

Nachweis der Erreger Mikroskopische Untersuchung eines Hautstückes mit Milbengang.

Symptome und Verlauf Milbengang:
die Milben bohren in die Hautoberfläche ca. 1 cm lange Gänge, die winkelig verlaufen. Die Gänge enthalten Milbeneier, Kotballen und am Ende der Gänge sitzen die Milben selbst in einer gelblichen Erhebung (Milbenhügel)

nächtlicher Juckreiz:
in der Bettwärme kriechen die Milben an die Hautoberfläche,
es kommt zum juckenden Ausschlag mit Knötchen, Pusteln, Krusten und Kratzeffekten

typische Lokalisation:
besonders an den Fingern, Zwischenzehenfalten, Beugeseiten der Handgelenke, Genitale, Sitzhöcker,
vordere Achselfalten,
Brustwarzenhof,
um den Bauchnabel (periumbilical),
Streckseite des Knies, Fußknöchel, innerer Fußrand.

Behandlung	**Behandlungsverbot für Heilpraktiker** gemäß § 24 IfSG. Schulmedizinisch: Medikamentös, z. B. mit *Lindan, Benzylbenzoat* Behandlung auch aller Kontaktpersonen. Bei extrem starkem Milbenbefall eventuell Raumentwesung durch Insektizide.
Vorbeugung	Verbesserung der Körperhygiene (Vollbäder, frische Wäsche).

11.5.5 Scharlach

Definition	Synonym: Scarlatina. Ansteckende Infektionskrankheit mit Angina und feinfleckigem Exanthem. Die Krankheitserreger, Streptokokken der Gruppe A, sind auslösender Faktor für Folgeerkrankungen (nach einem symptomfreien Intervall) wie das rheumatische Fieber und die akute Glomerulonephritis. Häufigkeitsgipfel der Erkrankung im Vorschul- und Schulalter; endemisches Auftreten in Gemeinschaftseinrichtungen.
Vorkommen	Weltweit.
Erreger	β-hämolysierende Streptokokken der Gruppe A (Streptococcus pyogenes), grampositive, nichtsporenbildende, unbewegliche, in Ketten wachsende Kugelbakterien der Gattung Streptococcus, zugehörig zu der Familie der Streptococcaceae.
Inkubationszeit	2–5 Tage.
Übertragung	Tröpfcheninfektion, selten durch kontaminierte Gegenstände (Spielsachen). Eintrittspforte der Erreger ist in der Regel der Nasen-Rachen-Raum.
Nachweis der Erreger	Nasen-Rachen-Abstrich.
Symptome und Verlauf	Plötzlicher Beginn mit hohem Fieber, Schüttelfrost, Erbrechen, schweres Krankheitsgefühl, Halsschmerzen, Husten, Kopf- und Gliederschmerzen Rachenentzündung, eitrige Angina tonsillaris mit Rötung (auch des Gaumenzäpfchens), Schwellung und Druckschmerzhaftigkeit der Lymphknoten am Kieferwinkel anfangs ist die Zunge weißlich belegt, dann beginnt der Belag, sich abzustoßen und es treten die roten, entzündeten Papillen hervor als typische *Himbeerzunge* ab dem 4. Tag ab dem 2. oder 3. Krankheitstage Auftreten eines kleinfleckigen Exanthems: feine stecknadelkopfgroße, nicht juckende gerötete Flecken, die sehr dicht nebeneinander stehen, Beginn des Exanthems im Bereich von Achseln und Leistenbeugen, dann Rumpf, Gliedmaßen und Hals,

intensive Wangenröte mit Aussparung des Mund-Kinn-Dreiecks (periorale Blässe, Milchbart)

meist vergrößerte und druckempfindliche Leber

Leukozytose mit Linksverschiebung, Eosinophilie, BSG erhöht

nach 2–4 Wochen erfolgt eine feine kleieförmige Schuppung am Stamm und den Extremitäten und eine großflächige lamellöse Hautablösung an Handinnenflächen und Fußsohlen.

Komplikationen Zweiterkrankungen nach einer Latenzzeit von 2–4 Wochen nach der Scharlacherkrankung (streptokokkenallergische Nacherkrankungen):
Rheumatisches Fieber,
Glomerulonephritis,
Chorea minor;

Myokarditis,
Otitis media (Mittelohrentzündung) u. a. durch die Invasion der Streptokokken.

Differentialdiagnose
▷ Eitrige Angina
▷ Pfeiffersches Drüsenfieber
▷ Diphtherie
▷ Masern, Röteln.

	Masern	**Scharlach**	**Röteln**
Beginn	Hohes Fieber, starker Husten, gelegentlich Halsentzündung	Hohes Fieber, Halsentzündung (Angina tonsillaris)	Mäßiges Fieber, kein schweres Krankheitsbild
Ausschlag (Exanthem)	Grobfleckiger, zusammenfließender = konfluierender Ausschlag, Beginn von oben nach unten	Feinfleckiger Ausschlag, Beginn von unten nach oben, periorale Blässe (Mund-Kinn-Dreieck frei)	Schwacher, nicht zusammenfließender Ausschlag an Hals und Brust
Besonderheiten	Koplikscher Flecken	Himbeerzunge	starke Lymphknotenschwellung im Kopf-Halsbereich

Behandlung **Behandlungsverbot für Heilpraktiker** gemäß § 24 IfSG.

Schulmedizinisch:
Antibiotikatherapie mit *Penicillin*.

Vorbeugung Langdauernde Immunität nach durchgemachter Erkrankung; eine erneute Scharlachinfektion ist jedoch möglich.

11.5.5.1 Sonstige Streptococcus pyogenes-Infektionen

Definition Neben Scharlach als Sonderform der Streptokokkenangina rufen Streptococcus pyogenes-Infektionen eine Vielzahl von akuten eitrigen Krankheitsbildern hervor, die auch nicht eitrige Folgeerkrankungen nach sich ziehen können, wie akutes rheumatisches Fieber und akute Glomerulonephritis.

Nach ihrer Lokalisation können die Streptococcus pyogenes-Infektionen in drei Gruppen eingeteilt werden:

❶ akute Infektionen des oberen Respirationstrakts wie Tonsillitis (syn.: Angina, Rachenentzündung), Pharyngitis (Entzündung im Rachenbereich)
❷ akute Infektionen der Haut wie Pyodermien, bei Kindern häufig in Form der Impetiga contagiosa (ansteckende Borkenflechte) und Erysipel (Wundrose)
❸ Sepsis.

Vorkommen Weltweit

Streptococcus pyogenes-Infektionen des oberen Respirationstrakts gehören zu den häufigsten Infektionskrankheiten,
vor allem Vorschul- und Schulkinder betroffen,

auch gesunde, symptomlose Keimträger kommen vor.

Erreger β-hämolysierende Streptokokken der Gruppe A (Streptococcus pyogenes),

grampositive, nichtsporenbildende, unbewegliche, in Ketten wachsende Kugelbakterien der Gattung Streptococcus, zugehörig zu der Familie der Streptococcaceae.

Inkubationszeit wenige Tage

Übertragung Töpfcheninfektion
Kontaktinfektion durch gesunde Keimträger

Nachweis der Erreger Abstrich mittels sterilem Wattetupfer,

Antikörper-Nachweis.

Symptome und Verlauf ❶ akute Infektionen des oberen Respirationstrakts:

Tonsillitis:
meist plötzlicher Beginn mit hohem Fieber, eventuell Schüttelfrost
Halsschmerzen, besonders beim Schlucken
kloßige Sprache
Schwellung und Druckschmerz der regionalen Lymphknoten
Rötung und Schwellung der Tonsillen, häufig einzelne Beläge (sogenannte *Stippchen*).

Pharyngitis:
Schluckbeschwerden, Kratzen, Brennen und Trockenheitsgefühl im Hals
Rötung der Rachenschleimhaut
eventuell Fieber.

❷ akute Infektionen der Haut:

Pyodermien:
Eiterausschläge mit Befall der Haut und ihrer Anhangsgebilde wie Haare, Nägel und Schweißdrüsen.

Erysipel:
Entzündung der Haut und des Unterhautzellgewebes,
wobei die Erreger über kleine Hautverletzungen (Wunden, Ulcus cruris, Fußpilz) eindringen,
einhergehend mit hohem Fieber und Schüttelfrost
schmerzhafte, scharf begrenzte, ödematöse Rötung der Haut mit flammenförmigen Ausläufern, vor allem im Gesicht und an den Unterschenkeln,
oft mit Bläschen und Blasen,
häufig wochenlanger Verlauf mit Neigung zu Rückfällen.

❸ Sepsis:
aus nicht rechtzeitig behandelten Haut- oder Wundinfektionen, aber auch nach Racheninfekten, kann sich eine sogenannte *Blutvergiftung* entwickeln mit hohem Fieber, Schüttelfrost
schlechter Allgemeinzustand, grau-blasse Hautfärbung
petechiale Blutungen auf der Haut,
später Leber- und Milzvergrößerung, toxische Schädigungen an inneren Organen wie Herz und Milz,
kann durch Verbrauchskoagulopathie (Blutgerinnungsstörung mit gesteigerter Blutungsneigung) rasch zum Tode führen.

Die Puerperalsepsis kann von Streptokokken der Gruppe A ausgelöst werden!

Komplikationen Folgeerkrankungen:

Akutes rheumatisches Fieber (nur nach Streptokokkeninfektion des Respirationstraktes)
mit schmerzhaften, entzündlichen Schwellungen der großen und kleinen Gelenke,
Karditis (Herzentzündung), vor allem im Bereich der Herzinnenhaut (Endokard) und der Herzklappen.

Akute Glomerulonephritis
(Nierenerkrankung mit Entzündung der Nierenkörperchen),
die auch nach Hautinfektionen vorkommen kann.

Differentialdiagnose Infektionen des oberen Respirationstrakts:
- ▷ virale Pharyngitis
- ▷ Pfeiffersches Drüsenfieber
- ▷ Diphtherie
- ▷ Scharlach

Infektionen der Haut:
- ▷ akute Dermatitis anderer Genese.

Behandlung **Behandlungsverbot für Heilpraktiker** gemäß § 24 IfSG

Schulmedizinisch:
orale Antibiotikatherapie mit *Penicillin*.
Symtomlose Keimträger sollten nicht behandelt werden.

11.5.6 Windpocken

Definition Synonym: Varizellen.

Ansteckende Infektionskrankheit, die zu den Kinderkrankheiten zählt und durch ein bläschenförmiges Exanthem charakterisiert ist.

Vorkommen Weltweit

Häufigkeitsgipfel der Erkrankung zwischen dem 2. und 6. Lebensjahr.

Erreger Varizella-Zoster-Virus,
ein Virus der Herpesgruppe (Familie der Herpesviridae).

Windpocken ist die Erstinfektion nicht immuner Personen mit dem Varizellen-Zoster-Virus.

Das Krankheitsbild bei Reaktivierung des in Nervenzellen persistierenden Varizellen-Zoster-Virus wird als Zoster (Gürtelrose) bezeichnet. Der Zoster kommt meist bei älteren immungeschwächten Personen vor.

Inkubationszeit 9–21 Tage.

Übertragung aerogene Tröpfcheninfektion („fliegende Infektion“, „Wind“-pocken),
Schmierinfektion,
direkter Kontakt.

Die Ansteckungsgefahr besteht 1 Tag vor und 1 Woche nach Auftreten der Bläschen.

Nachweis der Erreger im Blut,
Bläscheninhalt.

Symptome und Verlauf Kopf-, Kreuz- und Gliederschmerzen, allgemeines Krankheitsgefühl, mäßiges Fieber und schubweises Auftreten eines juckenden Exanthems,

durch den schubweisen Verlauf sind die verschiedenen Entwicklungsstadien des Ausschlags (von linsengroßen, roten Flecken über Knötchen, Bläschen bis zu Krusten), nebeneinander zu sehen,

daraus resultiert ein polymorphes Bild, „Sternenhimmelausschlag“, (im Gegensatz zu den Pocken).

Der Ausschlag beginnt im Gesicht und am Kopf mit der behaarten Kopfhaut und breitet sich über den Rumpf, wo er am dichtesten ist, bis zu den Extremitäten aus.

Der Allgemeinzustand ist weniger beeinträchtigt.

Die Bläschen sind mit einer anfangs wasserhellen, später trüben Flüssigkeit gefüllt, und ungekammert,

sie werden nach 1–2 Tagen unter Dellenbildung zu Krusten, welche nach 2–3 Wochen ohne Narbenbildung abfallen.

Komplikationen Embryopathie bei Infektion der Mutter in der Frühschwangerschaft

Pneumonie,
selten Enzephalitis, Myokarditis, Nephritis

Abszesse, Otitis media und Sepsis durch eitrige Sekundärinfektionen.

Differentialdiagnose
- ▷ Pocken
- ▷ Impetigo contagiosa.

Behandlung **Behandlungsverbot für Heilpraktiker** gemäß § 24 IfSG.

Schulmedizinisch:
systemische Chemotherapie bei schwer und/oder kompliziert verlaufenden Fällen.

Vorbeugung Die Erkrankung hinterlässt in der Regel lebenslange Immunität,

bei älteren Menschen oder bei Personen mit Immunschwäche (AIDS, bösartige Geschwulsterkrankungen u. a.) kann es durch die Viruspersistenz zu Reaktivierung des Varizellen-Zoster-Virus kommen (Zoster).

Schutzimpfung (aktive oder passive Immunisierung bei exponierten Patienten).

11.5.7 Läusebefall

Definition Synonym: Pedikulose.

Befall des Menschen mit Läusen wie Kopfläusen, Kleiderläusen oder Filzläusen (Schamläusen).
Die Kleiderläuse sind passive Krankheitsüberträger für Rickettsia prowazekii, Erreger des Fleckfiebers und für Borrelia recurrentis, Erreger des epidemischen Rückfallfiebers.

Vorkommen Weltweit,

vor allem unter unhygienischen Bedingungen.

Erreger Kopflaus (Pediculus capitis)
Größe: ca. 2,4–3,1 mm, Lebensdauer: etwa 1 Monat, innerhalb dieser Zeit legt das Weibchen bis zu 140 Eier, Entwicklung der Larve im Ei: ca. 8 Tage, Eiablage an Haaren.

Kleiderlaus (Pediculus humanus)
Größe: ca. 3–4,5 mm, Eistadium: 6–9 Tage bei Mindesttemperatur von 22 °C, Larvenstadien: 7–14 Tage bei warmer Kleidung und ohne Kleidungswechsel in der Nacht, sonst länger, ein Weibchen legt 80–140 Eier.
Die erwachsenen Läuse halten sich in der Kleidung auf und befinden sich nur beim Blutsaugen auf Körperhaaren. Ablage der Eier an Stofffasern, wobei ihre Entwicklung schon bei minimaler Körperpflege wirksam unterbrochen wird. Die Kleider sind auch ohne Behandlung nach längstens 4 Wochen nicht mehr infektiös.

Filz-SchamlausFilz- oder Schamlaus (Phthirus pubis)
Größe: ca. 1,5–2 mm, Eistadium: 6–8 Tage, Larvenstadien: 12–17 Tage, ein Weibchen legt bis 200 Eier,
Eiablage vorwiegend an Schamhaaren,
stirbt außerhalb des Menschen in 12 Stunden.

Läuse, gehörend zu dem Stamm Arthropoda (Gliederfüßler), der Klasse Insecta (Kerbtiere) und der Ordnung Anoplura (Läuse), sind blutsaugende, immer, das heisst in allen Entwicklungsstadien, stationär auf dem Menschen lebende Parasiten (Ektoparasiten).
Der Mensch ist der einzige Wirt der flügellosen Insekten. Die Larvenstadien (3 Häutungen) und die adulten Läuse unterscheiden sich nur durch die Größe, jedoch nicht wesentlich in ihrer Lebensweise. Alle Entwicklungsstadien benötigen täglich mehrere Blutmahlzeiten, die sie mit Hilfe ihrer stechend-saugenden Mundwerkzeuge aufnehmen. Außerdem besitzen sie Klammerfüße, um den Kontakt mit ihrem Wirt nicht zu verlieren. Die ca. 1 mm großen Eier (Nissen) werden mit Hilfe eines Sekretes an Stoffnähten (bei der Kleiderlaus) bzw. am Haarschaft (bei der Kopf- und Filzlaus) angeklebt.

Inkubationszeit Tage bis Wochen

Übertragung Kopflaus:
direkter Kontakt von Mensch zu Mensch

Kleiderlaus:
direkter Kontakt von Mensch zu Mensch

	Filzlaus: meist beim Geschlechtverkehr
	indirekter Kontakt über Kleidung, Kämme u. a.
Nachweis der Erreger	Läuse und Nissen (Eier) sind makroskopisch oder unter der Lupe sichtbar.
Symptome und Verlauf	*Kopflaus:* Rötung, Bläschen und Pusteln mit Nässen, Schuppen und Krusten starkes Kopfjucken an den Bissstellen, unter Umständen auch Sekundärinfektionen durch Kratzen, eventuell Lymphknotenschwellung in der Nackenregion, Nissen sind als weißliche Nester zu erkennen, die an den Haaren festkleben.
	Kleiderlaus: ausgedehnte Hautreizungen, der Befall durch mehrere hundert oder tausend Läuse führt zu schweren Belästigungen bis hin zu Depressionen.
	Filzlaus: Kratzeffekte auf der Haut, bläuliche Hautverfärbungen.
Komplikationen	Kleiderlaus: Krankheitsüberträger für Rickettsia prowazekii und Borrelia recurentis mit Erkrankung an Fleckfieber bzw. Läuserückfallfieber.
Behandlung	**Behandlungsverbot für Heilpraktiker** gemäß § 24 IfSG.
	Schulmedizinisch: Insektizidhaltige Präparate wie *Lindan, Pyrethrum,* Kurzhaarschnitt bei Kopfläusen, „Nissenkamm" (Kamm aus Metall mit sehr eng stehenden Zinken), Waschen der Kleider bei 50 °C für 10 Minuten bei Kleiderlausbefall, tägliches Wechseln der Unterwäsche, regelmäßiges Wechseln der Bettwäsche.
Vorbeugung	Persönliche Hygiene.

11.6 Ausgewählte sexuell übertragbare Infektionskrankheiten mit Behandlungsverbot für Heilpraktiker

11.6.1 Gonorrhoe

Definition	Synonym: Tripper.
	Häufigste Geschlechtskrankheit. Es handelt sich hauptsächlich um eine Lokalinfektion der Schleimhäute des Urogenitaltraktes, der Analregion und des Rachenraums, seltener der Augenbindehaut.
Vorkommen	Weltweit.
Erreger	Neisseria gonorrhoeae,
	gramnegative, unbewegliche, sporenlose Bakterien, die paarweise zusammenliegen (Diplokokken) der Gattung Neisseria, Familie der Neisseriaceae.

Inkubationszeit	2–5 Tage.
Übertragung	Geschlechtsverkehr (venerisch), selten über infizierte Gegenstände.
Nachweis der Erreger	Urethralabstrich (Harnröhrensekret), Rachenabstrich bei Mann und Frau. Zervikalabstrich (Gebärmutterhalsabstrich) bei der Frau.
Symptome und Verlauf	25 % der Männer und 50 % der Frauen sind symptomlose Keimträger (unerkannte Infektionsquellen!). *Gonorrhoe des Mannes:* 1–2 Tage nach der Infektion: Prickeln und Brennen der vorderen Harnröhre, besonders beim Wasserlassen, Urethritis (Harnröhrenentzündung) zuerst mit wässrigem, dann schleimig-eitrigem Ausfluss, der Gonokokken enthält, die ersten Tropfen des Urins sind dick, gelb und schleimig, bei rektalem Befall (hauptsächlich bei homosexuellen Männern): Proktitis (Mastdarmentzündung), Juckreiz, schmerzhafter Stuhl- oder Harndrang (Tenesmen), selten rektale Blutung. Infektionen des Rachenraums sind meist symptomlos, gelegentlich Mandelentzündung. *Gonorrhoe der Frau:* Urethritis, ev. Brennen beim Wasserlassen, Zervizitis (Schleimhautentzündung des Gebärmutterhalses), meist mit schleimigem, eitrigem grünlich-gelblichem Ausfluss, Bartholinitis (Entzündung der Bartholin-Drüsen), Dysurie (erschwerte Harnentleerung), Pollakisurie (häufiger Harndrang), abnorme Monatsblutungen, Unterbauchbeschwerden.
Komplikationen	Mann: Übergreifen der Gonorrhoe auf die hintere Harnröhre nach ca. 2–3 Wochen mit schmerzhaften Entzündungen, wie: Prostatitis, Zystitis, Epididymitis (= Nebenhodenentzündung). Frau: Aufsteigende Infektionen wie: Endometritis (Entzündung der Gebärmutterschleimhaut), Adnexitis (Entzündung der weiblichen Adnexe wie Eileiter und Eierstöcke), Peritonitis (Bauchfellentzündung), Abszessbildungen im Unterleib.

Mann und Frau:
Sterilität,
Gonokokkenbakteriämie mit reaktiver Arthritis, meist Monarthritis des Kniegelenks (einseitige Kniegelenkentzündung),
Endo- und Myokarditis,
Hautläsionen,
Hepatitis.

bei Neugeborenen:
eitrige Konjunktivitis (durch Schmierinfektion beim Erwachsenen).

Differentialdiagnose
- ▷ Urethritis anderer Ursache
- ▷ Syphilis
- ▷ rheumatoide Arthritis
- ▷ Lupus erythematodes u. a.

Behandlung **Behandlungsverbot für Heilpraktiker** gemäß § 24 IfSG.

Schulmedizinisch:
Antibiotikatherapie mit Cephalosporinen,
Penicillin primär nur noch bei nachgewiesener Empfindlichkeit.

Vorbeugung Eine durchgemachte Erkrankung hinterlässt keine Immunität.
Meidung von Promiskuität, Benutzung von Kondomen.

11.6.2 Ulcus molle

Definition Synonym: weicher Schanker.

Durch Geschlechtsverkehr übertragene Infektionskrankheit, die mit schmerzhaften Geschwüren an den Geschlechtsorganen einhergeht.

Vorkommen Weltweit

in Deutschland selten,
hauptsächlich tropische und subtropische Klimazonen.

Betroffen sind vor allem Personen mit niedrigem Lebensstandard und schlechter persönlicher Hygiene.

Männer erkranken häufiger als Frauen.

Erreger Haemophilus ducreyi,

hämophiles, gramnegatives, unbewegliches Stäbchenbakterium,
Familie Pasteurellaceae.

Inkubationszeit 1–3 Tage.

Übertragung Geschlechtsverkehr.

Nachweis der Erreger Abstrich aus dem Geschwürsrand.

Symptome und Verlauf An der Eintrittsstelle des Erregers entstehen ein oder mehrere sehr schmerzhafte, gerötete, rundlich-ovale, weiche Geschwüre mit zackigen, unterminierten Rändern, die die Größe von einem Markstück haben,

Bevorzugte Lokalisationen sind Eichel, Vorhaut, Klitoris, Schamlippen,

häufig schmerzhaftes Anschwellen der Leistenlymphknoten mit Neigung zum Durchbruch nach außen.

Die Hautläsionen gelten als eine der wichtigsten Eintrittspforten für HIV-Infektionen und andere, durch Geschlechtsverkehr übertragene Erkrankungen.

Komplikationen Perforation eines Lymphknoten nach außen (Fistelbildung)
Gleichzeitige Infektion mit Syphilis.

Differentialdiagnose
- ▷ Syphilis
- ▷ Lymphogranuloma venerum.

Behandlung **Behandlungsverbot für Heilpraktiker** gemäß § 24 IfSG.

Schulmedizinisch:
Antibiotikatherapie mit *Erythromycin, Cotrimoxazol.*

Vorbeugung persönliche Hygiene.

11.6.3 Lymphogranuloma inguinale

Definition Synonym: Lymphogranuloma venerum, venerische Lymphknotenentzündung, Lymphopathia venera.

Seltene Geschlechtskrankheit mit kleinem genitalen Primärdefekt und charakteristischer Lymphknotenerkrankung.

Vorkommen Weltweit

meist in Gebieten mit schlechten hygienischen Verhältnissen und hoher Promiskuität verbreitet,
heute selten.

Erreger Chlamydia trachomatis,

obligat intrazellulär wachsendes, gramnegatives Bakterium der Familie Chlamydiaceae.

Inkubationszeit 4 Tage–4 Wochen.

Übertragung Geschlechtsverkehr.

Nachweis der Erreger Bläscheninhalt der Primärläsion,
Lymphknotenpunktat.

Symptome und Verlauf Primärläsion:
zunächst kleine, mit Flüssigkeit gefüllte Bläschen oder Papeln mit scharf begrenzten Rändern, die aufplatzen und unter kleinster Narbenbildung ausheilen

Lokalisation beim Mann am inneren Präputialblatt,
bei der Frau an der Innenseite der Labien

Abklingen der Primärläsion nach 10–14 Tagen

wird oft wegen der geringen Schmerzen übersehen.

Lymphknotenerkrankung:
meist einseitige schmerzhafte, entzündliche Schwellung der Leistenlymphknoten (Bubonen), die Hühnerei- bis Faustgröße erreichen können,

auch die Lymphknoten des Beckeninneren können betroffen sein,

es entstehen Knoten, die miteinander verbacken,
sie neigen zur Einschmelzung und Fistelbildung,
die Fisteln heilen schlecht und sezernieren einen zähen Eiter,

Ausheilung nach Wochen unter Bildung kleiner, eingezogener Narben.

Die Allgemeinerscheinungen können unbedeutend sein, es kann aber auch zu schweren septischen Zuständen mit Fieber, Schüttelfrost und Brechreiz kommen.

Generalisierte Formen der Erkrankung können vorkommen mit:
Perikarditis,
Meningitis,
Augenbindehautentzündung,
Gelenkentzündung,
Hautbefall.

Komplikationen Elephantiasis (als Folge gestörter Lymphabflussverhältnisse) im Genital- und Rektalbereich vor allem bei Frauen

Fisteln und Entzündungen im Genital- und Analbereich

Plattenepithelkarzinome auf der vorgeschädigten Haut.

Differentialdiagnose
- ▷ Syphilis
- ▷ Gonorrhoe
- ▷ Lymphknotentuberkulose.

Behandlung **Behandlungsverbot für Heilpraktiker** gemäß § 24 IfSG.

Schulmedizinisch:
Antibiotikatherapie mit Tetrazyklinen und Makroliden.

Vorbeugung persönliche Hygiene, Meiden von Promiskuität.

11.7 Weitere Infektionskrankheiten

11.7.1 Angeborene Zytomegalie

Definition Synonym: Speicheldrüsenviruskrankheit, Einschlusskörperchenkrankheit.

Bei Erwachsenen verläuft die Infektion in der Regel ohne Symptome, nur bei Neugeborenen und Abwehrgeschwächten kann es zu schweren, teilweise tödlichen Krankheitsverläufen kommen.

Die angeborene Zytomegalie ist die häufigste Pränatalinfektion.

Vorkommen Weltweit.

Erreger Zytomegalie-Virus,

gehört zur Gruppe der Herpes-Viren.

Inkubationszeit 2–10 Wochen.

Übertragung angeborene Zytomegalie:
diaplazentar (über die Plazenta)

perinatal:
bei der Geburt und in der 1. Lebenswoche durch Zervixsekret, Muttermilch, Speichel

beim Erwachsenen:
Schmier- und Tröpfcheninfektion,
Blut- und Organtransplantation.

Nachweis der Erreger im Speichel,
Urin,
Blut,
Muttermilch,
Zervixsekret.

Symptome und Verlauf Ca. 10% der Neugeborenen, die vor oder während der Geburt infiziert wurden, zeigen Krankheitserscheinungen.

Es kann zur generalisierten Infektion kommen mit:
punktförmigen oder flächenhaften Hautblutungen mit Thrombozytopenie,
Hepatitis, Ikterus, Milzschwellung,
Enzephalitis mit Verkalkungen,
Mikrozephalie (krankhafte Verkleinerung von Umfang und Inhalt des Schädels),
geistige Zurückgebliebenheit,
Pneumonie.

Differentialdiagnose
- ▷ Toxoplasmose
- ▷ Rötelnembryopathie
- ▷ angeborene Listeriose
- ▷ Morbus haemolyticus neonatorum
- ▷ angeborene Syphilis.

Behandlung Symptomatisch.

11.7.2 Gasbrand/Gasödem

Definition Gasbrand ist eine Wundinfektion durch die Exotoxine der Erreger mit ausgedehntem Ödem und Gasbildung der infizierten Wunde und Schocksymptomatik.

Vorkommen Ubiquitär in der Erde und im Verdauungstrakt von Mensch und Tier.

Erreger Clostridium perfringens,
Clostridium novyi,
Clostridium septicum;

grampositive anaerobe sporenbildende Stäbchenbakterien der Gattung Clostridium, Familie Bacillaceae.

Inkubationszeit 4 Stunden–4 Tage.

Übertragung	Starke Verschmutzung von offenen und tiefen Wunden mit den im Erdreich vorkommenden Sporen, unsachgemäße oder verspätet versorgte große Wunden, besonders nach Erdbeschmutzung, Komplikation bei Operationen. Voraussetzung für die Entwicklung eines Gasödems sind ausgedehnte, traumatische Gewebsnekrosen, arterielle Minderdurchblutung, Gangrän, Fremdkörper in der Wunde u. a.
Nachweis der Erreger	im Blut, Wundabstrich.
Symptome und Verlauf	Plötzlich auftretende, heftigste Schmerzen im Bereich der Wunde mit Schwellung und gelbbrauner bis blauschwarzer Verfärbung Bildung von Gasblasen, welche auf Berührung knistern, trübe bis blutige Absonderung süßlich-fader Wundgeruch Erbrechen, Durchfälle Tachykardie, Schock. Die Erkrankung kann innerhalb von wenigen Stunden zum Tode führen.
Komplikationen	Gasgangrän (= Gewebsuntergang mit Verflüssigung des Gewebes durch Clostridienintoxikation): zuerst Befall der benachbarten Muskulatur, dann Ausbreitung und schwere allgemeine Vergiftung mit hohem Fieber, Tachykardie, Blutdruckabfall, Zyanose, Ikterus und unter Umständen letalem Ausgang mit toxischem Herz-Kreislaufversagen.
Differentialdiagnose	▷ Luft in Wunden ▷ Phlegmonen (eitrige Entzündungen des Zellgewebes) und Abszesse mit Gasbildung.
Behandlung	Schulmedizinisch: sofortige sorgfältige Wundversorgung und chirurgische Behandlung mit Entfernung des infizierten Gewebes, Offenlassen der Wunde, damit der Sauerstoff eintreten kann und ein Fortschreiten der Erkrankung unterbunden wird. Sauerstoffüberdrucktherapie, wobei der Patient in einer Überdruckkammer mit reinem Sauerstoff zeitweise beatmet wird. Dadurch steigt der Sauerstoffgehalt im Blut und Gewebe und die Clostridien werden im Wachstum und in der Toxinbildung gehemmt. Chemotherapie mit *Penicillin, Metronidazol,* Antitoxingaben.
Vorbeugung	Frühzeitige und offene Wundversorgung.

11.7.3 Lyme-Borreliose

Definition

Synonym: Erythema migrans-Krankheit, Lyme disease.

Durch Zecken übertragene Erkrankung (Zoonose) mit einem Symptomenkomplex, meist beginnend mit einer wandernden Hautrötung (Erythema migrans), gefolgt von Nerven- und/oder Herzerkrankungen und Arthritis (Gelenkentzündung).

Vorkommen

Weltweit,

vor allem Europa, Nordamerika, Russland, China, Japan.

Saisonale Häufung der Erkrankung im Sommer und Herbst mit Gipfel Juli–August, regionale Unterschiede entsprechend der Verbreitung der Zecken bestehen.

Erreger

Borrelia burgdorferi

Borrelien sind flexible, schraubenförmig gewundene Bakterien der Familie der Spirochäten (Spirochaetaceae).

Inkubationszeit

3–30 Tage nach Zeckenstich für das Erythema migrans,

Wochen bis Monate oder Jahre für das Auftreten von neurologischen Erkrankungen.

Übertragung

durch Zeckenstich der Ixodes-Zecken (Ixodes ricinus, Holzbock, im europäischen Raum).

Die Borrelien werden mit Beginn des Saugaktes mit dem Speichel der Zecke in die Stichwunde eingebracht.

Erregerreservoir sind neben den Überträgerzecken Vögel, Nagetiere und verschiedene andere Säugetiere wie Hunde, Kühe und Pferde.

Nachweis der Erreger

im Blut, Liquor, Gelenkpunktat durch Antikörper gegen die Erreger.

Symptome und Verlauf

Die Erkrankung muss nicht alle Stadien durchlaufen. Sie kann in jedem Stadium erstmals auftreten.

Frühstadium:
grippale Symptome mit allgemeinem Krankheitsgefühl, Kopfschmerzen, Fieber, Nackensteifigkeit, Muskelschmerzen (Myalgien), Arthralgien (Gelenkschmerzen), eventuell Bauchschmerzen und Übelkeit,

Erythema migrans (wandernde, entzündliche Rötung der Haut), meist an der Zeckenstichstelle, welches sich zentrifugal ausbreitet
Ausdehnung im Laufe von Wochen über große Hautflächen, manchmal auch an anderen Hautstellen,

selten Lymphadenosis cutis benigna, gutartige blaurote oder bläulich-bräunliche knotige Hautveränderungen.

2. Stadium:
Wochen bis Monate nach einem Zeckenstich, in über 60 % der Fälle ohne vorausgehendes Erythema migrans, isoliertes oder in variabler Reihenfolge gemeinsames Auftreten von:

Neurologischen Erkrankungen wie

Meningitis (Entzündung der Hirn- bzw. Rückenmarkhäute),

lymphozytäre Meningoradikulitis (Bannwarth-Syndrom) mit Beteiligung des peripheren Nervensystems, gekennzeichnet durch einen besonders schmerzhaften und langwierigen, unbehandelt über 20 Wochen dauernden Verlauf,
heftige, wandernde, ziehende, reißende, bohrende Schmerzen,
Lähmungen, vorwiegend der Hirnnerven (überwiegend Nervus facialis mit Fazialisparese),
geringgradige Restlähmungen können bestehen bleiben

Myokarditis (Herzmuskelentzündung), eventuell mit Reizleitungsstörungen

Lyme-Arthritis mit Schwellungen und Schmerzen in den großen Gelenken, vorwiegend Knie- und Sprunggelenk betroffen.

3. Stadium:
chronisch rezidivierend verlaufende Enzephalomyelitis (Entzündung von Gehirn und Rückenmark) mit Ataxie (Koordinationsstörungen von Bewegungsabläufen), Hemiplegie (Lähmung einer Körperhälfte)

Acrodermatitis chronica atrophicans („Pergamenthaut"), gekennzeichnet durch Atrophie der Haut mit dünner, haarloser trockener Haut, Schwund des Fettgewebes, Hervortreten der Venen und Pigmentveränderungen,
nach jahrelangem Bestehen treten bei etwa der Hälfte der Patienten schmerzhafte Nervenleiden (Neuropathien) hinzu.

Komplikationen Aborte oder Missbildungen bei transplazentarer (durch den Mutterkuchen hindurch) Übertragung auf den Fetus.

Differentialdiagnose Abhängig vom Krankheitsstadium.

- ▷ Polyneuropathie
- ▷ Meningitis
- ▷ Myokarditis
- ▷ Arthritis anderer Genese.

Behandlung Schulmedizinisch:
Antibiotikatherapie, den Krankheitsstadien entsprechend.

Vorbeugung Schutz vor Zeckenbissen durch geeignete Kleidung (lange Hosen und Pullover), Inspektion des Körpers nach einem Spaziergang.

Nach einem Zeckenstich ist die Zecke vollständig zu entfernen ohne Anwendung von Öl oder Klebstoff. Am besten dreht man den Zeckenkörper mit einem Stift oder ähnlichem so schnell und so lange um die eigene Achse, bis sich die Zecke von selbst aus der Haut löst.

Keine bleibende Immunität, Reinfektionen sind möglich.

11.7.4 Pfeiffersches Drüsenfieber

Definition Synonym: Mononucleosis infectiosa, Monozytenangina, infektiöse Mononukleose.

Fieberhafte Virusinfektion mit Befall des lymphatischen Gewebes und charakteristischen Blutbildveränderungen.

Vorkommen	Weltweit Erkrankungsgipfel meist im Jugend- und frühen Erwachsenenalter.
Erreger	Epstein-Barr-Virus (EBV), ein Virus der Herpesgruppe. Zielzellen des EBV sind die Schleimhautzellen des Nasen- und Rachenraum sowie die B-Lymphozyten. Bei intaktem Immunsystem werden die meisten infizierten B-Lymphozyten zerstört. Es können jedoch einige B-Lymphozyten überleben und eine lebenslange Viruspersistenz verursachen.
Inkubationszeit	30–50 Tage.
Übertragung	Tröpfcheninfektion, Kontaktinfektion (infizierter Speichel beim Küssen, „Kissing disease"). Über 90 % der Menschen bis zum 30. Lebensjahr in Westeuropa sind mit EBV infiziert.
Nachweis der Erreger	im Blut.
Symptome und Verlauf	Im Kleinkindesalter meist Infektion ohne Symptome Uncharakteristische Allgemeinerscheinungen wie Müdigkeit, Appetitlosigkeit, Kopfschmerzen, Fieberanstieg Befall der lymphatischen Organe, Organvergrößerungen, generalisierte Lymphknotenschwellungen Angina tonsillaris mit starker Schwellung der Tonsillen, die von grau-weißlichen Belägen bedeckt sind, Rachenentzündung, Schluckbeschwerden in 5 % der Fälle kommt es zu einem röteln- oder masernähnlichen Ausschlag. Typisches Blutbild: anfangs Leukopenie mit Linksverschiebung, dann Leukozytose mit mononukleären Zellen und aktivierten T-Lymphozyten. Dauer der Erkrankung zwischen Tagen und Wochen. Formen: Anginöse Verlaufsform mit generalisierten Lymphknotenschwellungen, Milzschwellung und Mandelentzündung (häufig bei Erwachsenen), Febrile Verlaufsform mit Fieber und Lymphknotenschwellungen (häufig bei Kindern).
Komplikationen	Chronische Mononukleose EBV-Infektion bei immungeschwächten Patienten Nasopharynxkarzinom, Burkitt-Lymphom Myokarditis, Nephritis, ZNS-Beteiligung.

Differentialdiagnose
- ▷ Streptokokkenangina
- ▷ akute HIV-Infektion
- ▷ Diphtherie
- ▷ Zytomegalievirus-Infektion
- ▷ Virushepatitis
- ▷ Toxoplasmose
- ▷ akute Leukämie.

Behandlung Symptomatisch.

11.7.5 Pocken

Definition Synonym: Variola, Blattern.

Hochinfektiöse Erkrankung mit charakteristischem Hautausschlag.

Vorkommen früher weltweit

Laut WHO gelten die Pocken seit 1980 durch die weltweite Impfkampagne als ausgerottet.

Erreger Variola-Virus,

Familie der Poxviridae.

Inkubationszeit 12–14 Tage.

Übertragung Direkter Kontakt,
Tröpfcheninfektion,
Staub.

Nachweis der Erreger Rachenabstrich,
Bläscheninhalt,
Blut.

Symptome und Verlauf *Prodromalstadium* (= Vorläuferstadium), 2–4 Tage:
Plötzlicher Beginn mit hohem Fieber,
Kopf-, Rücken- und Lendenschmerzen,
schweres Krankheitsgefühl.

Eruptionsstadium (Ausschlag), 6–10 Tage:
treppenförmiger Temperaturabfall,
typischer Ausschlag mit juckenden blassrosa Papeln, die zunächst im Gesicht und Kopf auftreten,
später auch an den Extremitäten und Rumpf,
auch die Schleimhäute, Hand- und Fußsohlen können befallen sein

die kleinen roten Flecken werden zunächst zu Knötchen, dann zu Bläschen, die sich in Pusteln umwandeln

die erbsengroßen Pusteln sind perlmutterfarbig, mehrkammerig und im Zentrum gedellt (Pockennabel)

es ist immer nur ein Stadium des Hautausschlages zu sehen, im Gegensatz zu den Windpocken („Sternenhimmelausschlag“).

Suppurationsstadium, 9.-11. Tag:
Vereiterung der Pockenpusteln,
erneuter Fieberanstieg.

Eintrocknungsstadium, ab dem 12. Tag:
Fieberabfall,
Abstossen der Krusten,
Zurückbleiben von Pockennarben vor allem im Gesicht.

Komplikationen Hämorrhagische Pocken („schwarze Blattern") mit blutigem Pustelinhalt und hämorrhagischer Diathese, hohe Letalität

Organmanifestation mit:
Hepatitis,
Myokarditis,
Orchitis,
Enzephalitis.

Behandlung Schulmedizinisch:
Antitoxingaben.

Vorbeugung Schutzimpfung.

11.7.6 Puerperalsepsis

Definition Synonym: Kindbettfieber, Wochenbettfieber.

Fieberhafter Prozess durch das Eindringen von krankmachenden Bakterien in eine der Geburtswunden.

Vorkommen Weltweit.

Erreger Streptokokken,
Staphylokokken,
Coli-Bakterien u. a.

Inkubationszeit 3–4 Tage und länger, je nach Erreger.

Übertragung durch die Hände oder Instrumente des Geburtshelfers, meist unter der Geburt.

Nachweis der Erreger im Blut,
im Eiter.

Symptome und Verlauf Die Infektion kann lokal begrenzt bleiben, z. B. auf die Gebärmutterschleimhaut, oder
es kommt zur hämatogenen Streuung der Erreger (= Sepsis) mit
hohem Fieber, Schüttelfrost, stark beschleunigtem Puls, schneller Atmung

Leukozytose mit Linksverschiebung, Anämie

bei schwerem Verlauf septischer Schock mit Kreislaufversagen und Tod.

Behandlung Schulmedizinisch:
Antibiotika.

Vorbeugung Die Erkrankung ist heute durch die strengen Hygienevorschriften selten geworden.

11.7.7 Rotz

Definition Synonym: Malleus.

Infektionskrankheit bei Einhufern (Pferd, Esel), die auf den Menschen übertragbar ist (Zoonose) mit eitriger Entzündung der oberen Luftwege, Pneumonie und teilweise Septikämie.

Vorkommen Osteuropa, Nordafrika, Asien, Südamerika.

Erreger Pseudomonas mallei (Rotzbazillus)

gramnegatives unbewegliches Stäbchenbakterium der Gattung Pseudomonas.

Inkubationszeit 3–5 Tage.

Übertragung über Mund- und Nasenschleimhaut und über kleine Hautverletzungen bei Kontakt mit erkrankten Tieren

bei Genuss von infiziertem Fleisch

direkt von Mensch zu Mensch

eventuell Tröpfcheninfektion.

Nachweis der Erreger im Blut.

Symptome und Verlauf Nasenrotz, seltener Hautrotz mit Ausbildung eines Knötchens mit eitriger Einschmelzung (Primärläsion) an der Eintrittsstelle.

Es können verschiedene Krankheitsbilder auftreten, die sich oft überschneiden:

Eitrige Infektion mit Pusteln und Abszessen der Haut (Hände und Gesicht)

Geschwürbildungen (Ulzerationen) der Bindehaut, Nasen- und Rachenschleimhaut

Lymphknotenbefall

Pneumonie

Sepsis mit generalisiertem Exanthem.

Komplikationen Schwere septische Allgemeininfektion, die unbehandelt in wenigen Tagen tödlich verläuft.

Behandlung Schulmedizinisch:
Antibiotika.

Vorbeugung Isolierung erkrankter Personen und Töten von rotzkranken Tieren aufgrund der hohen Kontagiosität der Krankheit.

11.7.8 Tetanus

Definition Synonym: Wundstarrkrampf.

Wundinfektion durch das Gift der Tetanusbazillen, die durch eine krampfhafte Starre der Muskulatur gekennzeichnet ist.

Vorkommen	Weltweit, selten in Industrieländern, häufiger in ländlichen Gebieten Asiens, Afrikas und Südamerikas.
Erreger	Clostridium tetani, grampositives, anaerobes, sporenbildendes, stark bewegliches Stäbchenbakterium mit starker Toxinbildung der Gattung Clostridium, Familie Bacillaceae. Die umweltresistenten Sporen finden sich ubiquitär in Staub, tierischen Exkrementen und ähnlichem.
Inkubationszeit	3 Tage–4 Wochen.
Übertragung	Wundinfektion durch verunreinigte Erde oder Staub (Dornen, Splitter, Gartenarbeit). Die Erkrankung erfolgt durch die Fernwirkung der Toxine, die sich hämatogen und nerval in Richtung ZNS ausbreiten, wo es zu einer überschießenden und regellosen Reizbildung kommt.
Nachweis der Erreger	im Blut, im verletzten Gewebe.
Symptome und Verlauf	Je kürzer die Inkubationszeit, desto schwerer der Krankheitsverlauf. Anfangs uncharakteristische Allgemeinsymptome wie Unruhe, Abgeschlagenheit, Wundschmerzen, Kopf- und Gliederschmerzen, meist ohne Fieber Leitsymptome: Trismus (Kieferklemme mit erschwerter Mundöffnung, Sprechbehinderung und erschwerte Nahrungsaufnahme) mit Risus sardonicus („teuflisches" Lachen durch eine Starre der Gesichtsmuskulatur) Opisthotonus (Rückwärtsbeugung des Kopfes und Überstreckung von Rumpf und Extremitäten), Bauchmuskelkrampf, generalisierte Krämpfe durch Lärm, Licht oder Berührung der Patient ist bei vollem Bewusstsein. Unbehandelt in 80–90% der Fälle tödlicher Verlauf.
Komplikationen	Atemlähmung Gehirnblutung Pneumonie Muskelrisse Frakturen Gelenkversteifungen Kyphose („Buckel").
Differentialdiagnose	▷ Strychninvergiftung ▷ andere Vergiftungen ▷ Tollwut ▷ Botulismus.

Behandlung Schulmedizinisch:
Antibiotika.

Vorbeugung Schutzimpfung mit Tetanustoxoidimpfstoff, Auffrischung alle 10 Jahre.

11.7.9 Trachom

Definition Synonym: Körnerkrankheit, Ägyptische Augenkrankheit.

Chronische Hornhaut- und Bindehauterkrankung (Keratokonjunktivitis), die die häufigste Ursache der Erblindung darstellt.

Vorkommen Weltweit,

vor allem in den Tropen und Subtropen mit mangelhafter Hygiene.

Erreger Chlamydia trachomatis,

obligat intrazellulär wachsendes Bakterium der Familie Chlamydiaceae.

Inkubationszeit 1 Woche–1 Jahr.

Übertragung Kontakt- und Schmierinfektion mit Sekreten des infizierten Auges, z. B. gemeinsam benutzte Handtücher,

Fliegen.

Nachweis der Erreger in den Augensekreten.

Symptome und Verlauf Hartnäckige Bindehautentzündung mit lang andauerndem Tränenfluss

Bildung von Trachomkörnern (Follikel, Bläschen) auf der Bindehaut, die Flüssigkeit absondern, Geschwürbildung auf der Hornhaut

Schrumpfung der Bindehaut, Narbenbildung auf der Hornhaut

Gefahr des Erblindens.

Komplikationen Erblinden.

Differentialdiagnose ▷ Konjunktivitis.

Behandlung Schulmedizinisch:
Antibiotika.

Vorbeugung Verbesserung der hygienischen Verhältnisse.

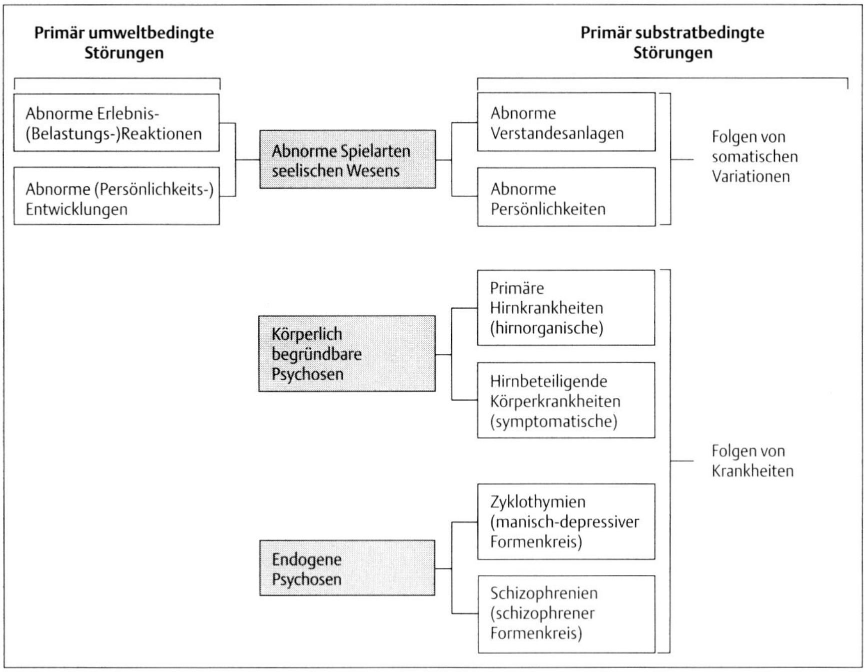

Abb. 12.1 **Das triadische System der psychiatrischen Nosologie.** Aus: Psychiatrie. MLP – Duale Reihe. S. 48. Hippokrates. Stuttgart 1996

12 Psychiatrische Erkrankungen

12.1 Definition und Einteilung der psychiatrischen Erkrankungen

Definition
Psychiatrie = sog. Seelenheilkunde (*Pschyrembel*), die Lehre von den Seelenstörungen, vom seelisch Abnormen, seinen Erscheinungsweisen, seinen leiblichen und seelischen Behandlungsmöglichkeiten (nach *Kurt Schneider*).

Gerade in der Psychiatrie ist eine allumfassende Betrachtungsweise des Patienten erforderlich, das heißt sowohl unter dem Aspekt der Psychologie, der somatischen (körperlichen) Medizin und der Soziologie. Neben den Beobachtungen der unterschiedlichen körperlichen und seelischen Funktionen des einzelnen Patienten darf das Gesamtbild des gestörten Seelenlebens nicht vernachlässigt werden; ebensowenig darf die Ursache psychiatrischer Erkrankungen nur in einer Richtung gesucht werden.

Die Einteilung psychiatrischer Erkrankungen gestaltet sich wesentlich schwieriger als die anderer medizinischer Bereiche. Die Gründe sind einerseits darin zu suchen, daß die Krankheitsursachen in vielen Fällen psychiatrischer Erkrankungen bis heute nicht geklärt sind und andererseits in den individuellen, von Patient zu Patient verschiedenen, unspezifischen psychopathologischen Symptomenbildern. Es gibt derzeit diverse psychiatrische Erklärungsmodelle bzw. therapeutische Ansätze, die bis heute einem Wandel unterliegen.

Aufgrund der überaus vielfältigen Erscheinungsweisen der psychiatrischen Erkrankungen ist eine entsprechende Einteilung bzw. Klassifikation dennoch, nicht zuletzt aus didaktischen Gründen, unbedingt erforderlich.

Einteilung nach phänomenologischen Kriterien

Nach dem modernen Klassifikationsschema der ICD-10 (10. Auflage der *International Classification of Diseases*) und der DSM-IV (*Diagnostic and Statistical Manual of Mental Disorders* der American Psychiatric Association) erfolgt die Einteilung psychiatrischer Erkrankungen nach phänomenologischen Kriterien wie:

- Symptomatik
- Verlauf mit Krankheitsdauer, Rückfallrisiko
- Schweregrad.

Einteilung nach ätiologischen Kriterien

Hierbei werden die psychiatrischen Erkrankungen gemäß dem *triadischen System*, entwickelt von *Kurt Schneider*, entsprechend ihrer Entstehungsursache klassifiziert:

❶ körperlich begründbare oder **organische Psychosen**, (psychiatrische Erkrankungen als im wesentlichen Folge einer somatischen Erkrankung)

❷ **endogene Psychosen,** (psychiatrische Erkrankungen, bei denen eine organische Ursache zwar wahrscheinlich, aber noch nicht begründbar ist)

❸ **Psychogene Störungen**, wobei die Krankheitsbilder rein psychogener Natur sind.

▷ Anhand dieses triadischen Systems wird die Klassifikation der Krankheitsbilder erfolgen.

Erkrankungen, die sich nicht eindeutig einer der drei Gruppen zuordnen lassen, werden unter

❹ **weitere Psychiatrische Krankheitsbilder**

behandelt.

CAVE:
Bei allen im folgenden dargestellten psychiatrischen Erkrankungen ist eine **Behandlung durch den Facharzt** unabdingbar.
Naturheilkundliche Behandlungen können **nur ergänzend** in Betracht gezogen werden!

12.2 Diagnostische Zusammenhänge – Erklärung der psychopathologischen Symptome

Die nachfolgend geschilderten möglichen psychopathologischen Symptome, sollten bei der Erstanamnese immer vollständig abgeklärt und auch das Fehlen eines Symptoms sollte vermerkt werden. Insbesondere bei den psychischen Krankheitsbildern ist zu beachten, daß die einzelnen, vom Patienten geschilderten Symptome immer im Gesamtzusammenhang, bezogen auf die Persönlichkeitsstruktur des Einzelnen, ausgelegt werden müssen. Nicht die einzelnen Symptome für sich sind für das Vorliegen einer bestimmten psychiatrischen Erkrankung ausschlaggebend, sondern das Gesamtbild aller Erscheinungen. In der Regel sind die einzelnen psychopathologischen Symptome an sich nicht schon krankhaft, vielmehr können diese unter bestimmten Umständen auch bei Gesunden vorkommen, wie z. B. Konzentrationsstörungen bei Übermüdung.

12.2.1 Bewußtseinsstörungen

Bewußtsein umfaßt sowohl die Wachheit (Vigilanz), die Bewußtseinsklarheit wie Orientierung, Funktion der Sinne, Konzentrations- und Aufmerksamkeitsfähigkeit und das Selbst- (Ich-) Bewußtsein.

Bewußtseinsstörungen gelten als Leitsymptom bei den akuten organisch begründbaren Psychosen.

12.2.1.1 Quantitative Bewußtseinsstörungen

Vorkommen bei den verschiedensten Formen der zerebralen Funktionsstörungen

Grade der Bewußtseinsstörung:

Benommenheit
Schläfriger Zustand mit leichter Beeinträchtigung von Wachheit und Bewußtseinsklarheit; Patient ist durch Anfassen oder Ansprache leicht erweckbar.

Somnolenz
Schläfriger Zustand, aus dem der Patient aber durch äußere Reize, wie z. B. durch lautes Ansprechen, weckbar ist.

Sopor
Schlafähnlicher Zustand, aus dem der Patient nur durch sehr starke Weckreize, z. B. Schmerzreize wie Zwicken oder Schütteln, erweckbar ist; Orientierung und sprachliche Äußerungsfähigkeit fehlen.

Koma
Schwerster Grad der Bewußtseinsstörung mit Bewußtlosigkeit, bei der der Patient auch durch stärkste Weckreize nicht mehr erweckbar ist. Die physiologischen Reflexe sind erloschen.

12.2.1.2 Qualitative Bewußtseinsstörungen

Hierbei kommt es auf die Art der Abweichung von normalen Bewußtseinszuständen ab.

Delir
zählt zu den organischen Psychosen mit folgenden Merkmalen:

- ▷ Bewußtseinsstörung
- ▷ Aufmerksamkeitsstörung
- ▷ psychomotorische Störungen wie Unruhe, Hypoaktivität
- ▷ Gedächtnisstörungen, Wahrnehmungsstörungen, Desorientiertheit

▷ Störungen des Schlaf-Wach-Rhythmus
▷ Affektive Störungen wie Depressionen, Angst, Reizbarkeit u. a.

Ursachen:
▷ Infektionskrankheiten, z. B. Enzephalitis, Typhus, Pneumonie, HIV-Infektionen
▷ Medikamentenintoxikationen, z. B. mit Psychopharmaka, Analgetika, Zytostatika, Digitalis, Antibiotika, Alkohol
▷ Entzugserscheinungen von Medikamenten, Drogen, Alkohol
▷ Stoffwechselstörungen wie z. B. Leber- oder Nierenversagen, Elektrolytstörungen, Hypothyreose, Hyperthyreose, Morbus Cushing, Morbus Addison
▷ Schädel-Hirn-Traumen
▷ Tumoren
▷ zerebraler Infarkt, Herzversagen

Dämmerzustände
▷ eingeengtes Bewußtsein mit Einengung von Denkinhalten, Vorstellungen, Erlebnissen
▷ die Handlungsfähigkeit bleibt trotz der Bewußtseinsveränderung erhalten, der Patient erscheint nach außen hin orientiert und sein Verhalten wirkt geordnet
▷ die Umwelt wird vermindert wahrgenommen, Patienten wirken wie in einem traumwandlerischen Zustand
▷ der Dämmerzustand beginnt und endet in der Regel plötzlich, dauert meist nur kurze Zeit und geht oft in Schlaf über
▷ der Dämmerzustand hinterläßt eine Erinnerungslücke (Amnesie)

Vorkommen:
▷ bei Schädel-Hirn-Traumen
▷ nach epileptischen Anfällen
▷ als alkoholischer Dämmerzustand u. a.

12.2.2 Störungen von Aufmerksamkeit, Auffassung, Konzentration, Orientierung und Gedächtnis

12.2.2.1 Aufmerksamkeits-, Auffassungs- und Konzentrationsstörungen

Vorkommen
▷ im Rahmen einer Bewußtseinsstörung
▷ bei Übermüdung, auch bei Gesunden!
▷ unter Drogeneinfluß
▷ bei endogenen Psychosen wie der Schizophrenie oder der Depression
▷ bei Angstzuständen.

Diese Symptome sind in keiner Weise spezifisch oder typisch für psychische Störungen, da sie auch bei Gesunden vorkommen können.

12.2.2.2 Gedächtnisstörungen

Gedächtnis und Erinnerung werden auch als *mnestische Funktionen* bezeichnet.
Gedächtnisstörungen sind Beeinträchtigungen der Erinnerungsfähigkeit und des Reproduktionsvermögens, wobei sowohl das Kurzzeit- als auch das Langzeitgedächtnis betroffen sein kann.

Differentialdiagnose:
▷ Demenz
▷ Delir

Vorkommen u. a. bei
▷ hirnorganischen Prozessen
▷ angeborenen oder frühzeitig erworbenen Störungen der intellektuellen Leistungsfähigkeit (Oligophrenien)
▷ Epilepsien
▷ mangelnder Aufmerksamkeit

Amnesien:
zeitlich und/oder inhaltlich begrenzte Gedächtnis- bzw. Erinnerungslücke, die total oder par-

tiell sein kann. Unter zeitlichen Aspekten wird zwischen der einfachen (kongraden), retrograden und anterograden Amnesie unterschieden.

Einfache (kongrade) Amnesie
Gedächtnislücke für den Zeitraum des schädigenden Ereignisses, z. B. Unfall

Retrograde Amnesie
Erinnerungslücke besteht für die Zeitspanne vor dem schädigenden Ereignis, z. B. Minuten, Stunden, selten Tage vor dem Unfall

Anterograde Amnesie
Gedächtnislücke für eine begrenzte Zeitspanne nach der Schädigung.

Vorkommen u. a.
- ▷ nach akuten Schädigungen des Gehirns, z. B. traumatisch oder toxisch
- ▷ bei zerebralen Infarkten
- ▷ psychogen bedingt

Transistorische globale Amnesie
Episodische Dämmerzustände, vielfach aufgrund basilärer Durchblutungsstörungen, mit plötzlich auftretender, vorübergehender Störung der Merkfähigkeit, die eine retrograde Amnesie für diesen Zeitraum hinterläßt. Während der Episode sind die Patienten wach, kaum bewußtseinsgetrübt und können Routinehandlungen ausführen, allerdings wirken sie auffallend ratlos, irritiert und beunruhigt.

Korsakow-Syndrom
Organisches Psychosyndrom mit dem Symptomenkomplex:
- ▷ ausgeprägte Merkschwäche (Störungen des Kurzzeitgedächtnisses)
- ▷ Desorientiertheit
- ▷ Konfabulationen:
- ▷ Ausfüllen von Erinnerungslücken, das heißt die Patienten erzählen zufällig eingefallene Dinge ohne Bezug zur jeweiligen Frage oder Situation, um ihre Gedächtnislücken zu füllen. Diese Einfälle werden von den Patienten für die Erinnerungen gehalten.

Ursache:
Hirnschädigung durch z. B.
- ▷ Alkoholabusus
- ▷ Hirntrauma
- ▷ Kohlenmonoxidvergiftung
- ▷ degenerative Hirnerkrankungen.

Paramnesien
Gedächtnisstörungen mit Erinnerungsverfälschungen, dazu zählen:
- ▷ „Déjà-vu" („schon gesehen") und „déjàvecu" („schon erlebt"):
  fälschlicher Vertrautheitscharakter einer an sich neuen Wahrnehmung, das heißt es besteht das Gefühl, etwas schon einmal gesehen oder gehört zu haben
- ▷ Hypermnesie:
  gesteigerte Erinnerungsfähigkeit

Vorkommen bei
- ▷ verschiedenen psychiatrischen und neurologischen Erkrankungen
- ▷ physiologischerweise im Traum

12.2.2.3 Orientierungsstörungen

Orientierung:
physiologische Fähigkeit, sich zeitlich, örtlich, situationsbezogen und persönlich zurechtzufinden.

Orientierungsstörungen und Desorientiertheit können betreffen:
- ▷ Zeit, z. B. Patient weiß Datum, Wochentag, Monat und ähnliches nicht
- ▷ Ort, z. B. Patient weiß nicht, an welchem Ort er sich befindet
- ▷ Situation, Patient kann die gegenwärtige Situation in ihrer Bedeutung für sich selbst nicht erfassen
- ▷ eigene Person, Patient weiß nicht mehr, wer er ist, woher er kommt und was er ist.

Vorkommen beispielsweise bei
- ▷ Bewußtseinsstörungen
- ▷ Gedächtnisstörungen
- ▷ Wahrnehmungsstörungen
- ▷ Psychosen.

12.2.3 Denkstörungen

Denkstörungen müssen aus den sprachlichen (und/oder schriftlichen) Äußerungen des Patienten erschlossen werden, wobei die Sprache das Medium und Ausdruck des Denkens ist. Das Denken eines Menschen gibt auch immer über sein Wesen und seine augenblickliche Stimmungslage Auskunft. Daher sind Denkstörungen unspezifische Symptome, die in der Regel immer im Gesamtzusammenhang und bezogen auf das Allgemeinbild des Patienten betrachtet werden müssen.
Bei den Denkstörungen wird zwischen *inhaltlichen* und *formalen Störungen* unterschieden.

Inhaltliche Denkstörungen:
der Inhalt bzw. das Ergebnis des Denkprozesses ist abnorm verändert; sie umfassen überwertige Ideen, Wahn- und Zwangsideen.

Formale Denkstörungen:
Störungen des Gedankenablaufes, der Geschwindigkeit und der logischen Struktur.

Formen formaler Denkstörungen:

Verlangsamtes Denken
Das Denken ist mühsam, schleppend und zäh.

Vorkommen bei:
▷ Bewußtseinstrübung
▷ gehemmter Depression
▷ Schizophrenie.

Gehemmtes Denken
Der Denkvorgang ist gebremst, unregelmäßig, mühsam und schleppend. Der Patient muß sich zwingen, einen Gedankengang zu Ende zu denken, es fällt ihm relativ schwer, dem Gedanken zu folgen und er verspürt auch einen inneren Widerstand gegen das Denken. Allerdings empfindet der Patient die Denkhemmung auch selbst als störend.

Vorkommen u. a. bei:
▷ depressiven Syndromen
▷ Schizophrenien
▷ psychoorganischen Syndromen.

Eingeengtes Denken
Der Denkvorgang ist auf eines oder wenige Themen beschränkt. Ein Themenwechsel während eines Gespräches bereitet dem Patienten große Mühe.

Vorkommen z. B. bei:
▷ Depression.

Gedankensperrungen bzw. Gedankenabreißen
Plötzlicher Abbruch des sonst flüssigen Gedankenganges während eines Gesprächs, wobei das Gespräch mitten im Satz stockt. Unter Umständen nimmt der Patient das Gespräch mit einem anderen Thema wieder auf. Teilweise wird das Gedankenabreißen vom Patient als subjektiv empfundene Unterbrechung erlebt.

Vorkommen bei:
▷ Schizophrenie.

Perseveration des Denkens
Der Patient bleibt an Worten und Gedanken, die in einem vorherigen Zusammenhang gebraucht wurden, haften, obwohl diese in der neuen Situation nicht mehr Sinn machen.

Vorkommen z. B. bei:
▷ Schizophrenie.

Ideenflüchtiges Denken
Der Patient hat während eines Gedankenganges eine Fülle an Ideen, durch die das Denken ständig sein Ziel wechselt, weil es durch dazwischenkommende Einfälle abgelenkt wird. Das Redetempo ist oft erhöht und der Gebrauch von neuen Worten gesteigert. Den flüchtigen Ideen ist aber in der Regel noch Folge zu leisten.

Vorkommen z. B. bei:
▷ Manie.

Inkohärentes bzw. zerfahrenes Denken
Die verbalen Äußerungen des Patienten sind zerrissen und erscheinen als einzelne, zufällig zusammengesetzte Sätze oder Gedankenstücke zu bestehen, ohne einen logischen oder nachvollziehbaren Zusammenhang. Bei schweren Formen ist der Satzbau zerstört (Paragrammatismus) bis hin zum unverständlichen Wort- oder Silbensalat (Sprachzerfall, Schizophrasie).

Vorkommen vor allem bei:
▷ Schizophrenie
▷ symptomatischen Psychosen.

12.2.4 Zwang

Unter Zwang versteht man, daß sich Gedanken, Vorstellungen oder Handlungsimpulse immer wieder aufdrängen, ohne unterdrückt werden zu können. Der Patient empfindet sie als unsinnig und unangemessen und fühlt sich dadurch beeinträchtigt. Gibt der Betroffene den Gedanken oder Handlungsimpulsen, also den Zwängen nicht nach, erlebt er oft starke Angst. Zwangshandlungen dienen der Angstvermeidung.
Leichtere Zwangsphänomene oder zwanghafte Rituale finden sich auch beim Gesunden, z. B. beim Essen, Schlafen oder wenn immer wieder kontrolliert werden muß, ob die Haustüre auch wirklich abgeschlossen ist.
Pathologisch werden die Zwangsphänomene erst dann, wenn der Patient unfähig ist, sich von den Zwängen zu befreien, diese seine persönliche Entscheidungs- oder Handlungsfreiheit erheblich beeinträchtigen und er bei ihrer Unterlassung eine unerträgliche Angst verspürt.

Differentialdiagnostische Abgrenzung gegenüber

- ▷ dem Fremdbeeinflussungserleben:
  beim Zwang ist die Ich-Qualität des Erlebens und Verhaltens vorhanden, das heißt der Patient empfindet den Zwang als von sich selbst ausgehend und unsinnig
- ▷ Wahn:
  der Wahn wird nicht als unsinnig empfunden
- ▷ Sucht:
  wird zum Teil subjektiv als sinnvoll empfunden.

Vorkommen von Zwangssymptomen

Zwangsphänomene können im Rahmen verschiedener Erkrankungen auftreten, u. a. bei

- ▷ Zwangsstörungen (früher Zwangsneurose)
- ▷ affektiven Störungen
- ▷ Schizophrenien
- ▷ zwanghafter Persönlichkeitsstörung
- ▷ depressiven Erkrankungen
- ▷ organischen Hirnerkrankungen, z. B. nach einer Enzephalitis.

Formen der Zwänge

- ▷ Zwangsgedanken:
  Gedanken und Vorstellungen treten immer wieder auf, obwohl sie als unsinnig und lästig empfunden werden, oft als „Gegenreaktion" auf eine bestimmte Situation wie z. B. Gotteslästerung in der Kirche. Auch die Vorstellung, den nahen Angehörigen könnte ständig etwas Schlimmes zustoßen, gehört hierzu.
- ▷ Zwangsimpulse:
  Zwanghafte, sich immer wieder aufdrängende Antriebe, meist aggressiver Art, z. B. einen anderen zu verletzen, die aber charakteristischer Weise nicht ausgeführt werden. Diese Impulse führen bei den Betroffenen zu starken Angst- bzw. Schuldgefühlen, z. B. jemanden impulsiv zu verletzen.
- ▷ Zwangshandlungen:
  Bestimmte Handlungen werden, meist aufgrund von Zwangsimpulsen, immer wieder stereotyp und nach bestimmten Regeln (Zwangsritual) ausgeführt, z. B. Waschzwang, Kontrollzwang, Zählzwang, Putzzwang. Der Betroffene empfindet sein Verhalten oft selbst als übertrieben, empfindet aber starke Angst, wenn er dem Zwang nicht nachgibt, was dann wiederum zur Spannungsminderung führt.

12.2.5 Wahn

Das Wahnphänomen bildet ein zentrales Thema der Psychiatrie. Der „Wahnsinn" galt lange Zeit als das Merkmal von Geistesstörungen.

Wahn ist eine krankhaft entstandene Fehlbeurteilung der Realität, an der der Patient trotz Unvereinbarkeit mit bisherigen Erfahrungen und trotz der objektiv nachprüfbaren Wirklichkeit unbeirrbar festhält. Die „Wahnwirklichkeit" ist handlungs- und erlebnisbestimmend und wird, zumindest auf dem Höhepunkt der Wahnerkrankung, nicht in Zweifel gezogen. Am Anfang und während des Abklingens eines Wahnes treten auch Zweifel seitens des Betroffenen bezüglich der Realität des Wahninhaltes auf, womit eine Korrigierbarkeit gegeben ist.

Vorkommen bei z. B.

▷ affektiven Psychosen
▷ schizophrenen Psychosen
▷ körperlich begründbaren Psychosen.

Formen des Wahns

▷ Wahneinfall
In der Vorstellung des Patienten entstehen plötzlich wahnhafte Überzeugungen, z. B. wahnhafte Einfälle der Verfolgung.

▷ Wahnstimmung
Der Patient empfindet eine bedrohliche, unheimliche Atmosphäre, so als ob irgend etwas Unbestimmtes oder Unheilvolles in der Luft liegt. Die Wahnstimmung (Wahnspannung) geht meist dem manifesten Wahn voraus. Selten ist die Stimmung des Betroffenen gehoben oder positiv gefärbt.

▷ Wahnwahrnehmung
Eine objektiv „richtige" Sinneswahrnehmung erhält eine abnorme Bedeutung.

▷ Wahnerinnerung
Ein Ereignis aus der Vergangenheit wird wahnhaft umgedeutet.

▷ Wahnarbeit
Die Wahnvorstellung wird durch Bestätigungen, Begründungen und Verknüpfungen ausgestaltet und ausgebaut, was zu einem System mit in sich geschlossener Struktur führen kann. Insbesondere durch den sogenannten *Erklärungswahn* wird versucht, das Wahnhafte rational zu erklären.

▷ Wahnsystem
In sich geschlossenes, ausgebautes und stimmiges „Wahngebäude".

▷ Wahnthema
Der Inhalt bzw. die thematische Ausgestaltung des Wahns kann die verschiedensten Themen betreffen. Die hauptsächlichen Themenkreise sind:

- *Beziehungswahn* als häufigstes Wahnthema, wobei der Patient der festen Überzeugung ist, daß sich bestimmte Ereignisse in seiner Umwelt nur auf ihn beziehen, z. B. durch die Lichter der Autos solle ihm etwas mitgeteilt werden
- *Verfolgungswahn*, der Patient fühlt sich ständig von Verfolgern umgeben
- *Eifersuchtswahn*, Männer, (häufiger betroffen als Frauen), sind unkorrigierbar von der Untreue der Ehefrau überzeugt
- *Liebeswahn*, tritt häufiger bei Frauen auf, die Betroffene meint, von einem bestimmten Mann geliebt zu werden, der diese Liebe aber nicht verwirklichen kann
- *Größenwahn*, wobei sich der Patient z. B. für sehr reich hält oder als Retter der Menschheit ansieht
- *Schuldwahn*, der Patient habe unendliche Schuld auf sich geladen, habe versagt, seine Familie im Stich gelassen etc.
- *Dermatozoenwahn*, die Patienten sind wahnhaft davon überzeugt, an einer Hauterkrankung zu leiden, wobei die Haut von kleinsten tierischen Lebewesen, wie Parasiten, Ungeziefer, Würmer u. a. befallen ist. Frauen sind häufiger betroffen als Männer. Die Erkrankung tritt vermehrt im höheren Lebensalter auf und neigt zur Chronifizierung.

▷ Die einzelnen Wahnthemen sind abhängig von soziokulturellen und zeitgeschichtlichen Einflüssen, allerdings ist der Inhalt und die Struktur des Wahns allein nicht beweisend für eine bestimmte Krankheitsdiagnose.

12.2.6 Sinnestäuschungen und Wahrnehmungsstörungen

Störungen der Wahrnehmung können bedingt sein durch Störungen, die die Sinnesorgane betreffen, z. B. Ausfall eines Sinnesorgans oder durch Störungen, die die Auffassung oder die Interpretation der Sinnesorgane betreffen. Sinnestäuschungen beziehen sich auf den Zusammenhang mit realen Sinneseindrücken und der subjektiven Gewißheit der Wahrnehmung. Insbesondere die Auffassung der Sinneswahrnehmung ist abhängig von der Stimmungs- und Affektlage, der Lebenserfahrung und des sozialen Umfelds des Betroffenen.

Die Beurteilung von psychischen Funktionsstörungen ist sehr diffizil und von vielen Einzelfaktoren abhängig zu machen.

Die Wahrnehmungsstörungen bzw. Sinnestäuschungen umfassen Halluzinationen, Pseudohalluzinationen, Illusionen und Wahrnehmungsveränderungen.

Vorkommen der Wahrnehmungsstörungen bei:
- ▷ endogenen Psychosen
- ▷ körperlich bedingten Psychosen
- ▷ physiologisch, z. B. Halluzinationen beim Einschlafen oder Aufwachen.

12.2.6.1 Halluzinationen

Wahrnehmungen ohne entsprechenden Sinnesreiz von außen, wobei alle Sinnesbereiche betroffen sein können. Diese „Trugwahrnehmungen" können sich beispielsweise so äußern, daß etwas gehört, gesehen, geschmeckt, gerochen oder gefühlt wird, was nicht der realen Wahrnehmungsgegebenheit entspricht.

Erscheinungsformen der Halluzinationen bezogen auf die einzelnen Sinnesorgane:

Akustische Halluzinationen

Es werden elementare Geräusche wie z. B. Rauschen, Zischen, Worte oder Stimmen, Dialoge mit Rede und Gegenrede, auch das eigene Handeln kommentierende oder befehlende Stimmen gehört.

Vorkommen bei:
- ▷ Schizophrenie
- ▷ depressiven Psychosen
- ▷ körperlich begründbaren Psychosen, z. B. Alkoholhalluzinationen, Epilepsie.

Optische Halluzinationen

Äußerung z. B. als Blitze, Lichter, Farben oder als Gestalten oder Szenen.

Vorkommen bei:
- ▷ körperlich begründbaren Psychosen, wie z. B. Delirium tremens bei Alkoholpsychose oder LSD-Psychose.

Taktile Halluzinationen

Betreffen Hautempfindungen, wobei sich die Patienten beispielsweise festgehalten, durchstochen oder gewürgt fühlen oder sie sind überzeugt davon, daß auf ihrer Haut Kleinstlebewesen wie Würmer oder Käfer krabbeln (Dermatozoenwahn).

Vorkommen bei:
- ▷ körperlich begründbaren Psychosen.

▷ **Zoenästhesien (Leibhalluzinationen)**

Vielfältige, teilweise bizarre Störungen des Körperempfindens, bezogen auf bestimmte Körperteile oder den gesamten Körper. Der Patient empfindet sich als z. B. versteinert, vertrocknet, innen hohl. Es kann auch eine Entstellung des Körpers empfunden werden, beispielsweise der Körper verändert sich, wächst, schrumpft, schwebt, bewegt sich usw.

Vorkommen bei:
- ▷ schizophrenen Psychosen
- ▷ depressiven Syndromen
- ▷ körperlich bedingten Psychosen, z. B. hirnorganischen Erkrankungen.

12.2.6.2 Pseudohalluzinationen

Die Übergänge zwischen Halluzinationen und Pseudohalluzinationen sind fließend. Die Pseudohalluzinationen sind eher bildhafte Sinnestäuschungen. Der Trugcharakter der Sinneseindrücke wird allerdings, im Gegensatz zur Halluzination erkannt. Das Realitätsurteil bleibt erhalten und eine Distanzierung ist möglich, z. B. ein Patient sieht einen Drachen, erkennt aber sofort, daß der Sinneseindruck nur ein Bild wahr.

Vorkommen bei:
- ▷ leichteren Bewußtseinseintrübungen
- ▷ Ermüdung, Erschöpfung
- ▷ der Rückbildungsphase echter Halluzinationen.

12.2.6.3 Illusionen und illusionäre VerkennungenVerkennungen, illusionäre

Fehldeutung tatsächlicher Sinneseindrücke, etwas tatsächlich in der Realität Vorhandenes wird für etwas anderes gehalten, als es ist, also verkannt.

Vorkommen bei:
- ▷ Gesunden mit besonderen Erwartungshaltungen oder affektiver Gestimmheit, z. B. ein Besuch wird erwartet und irgendein Geräusch als Klopfen an der Tür gedeutet
- ▷ Schizophrenien
- ▷ körperlich begründbaren Psychosen, z. B. Rauschzuständen.

12.2.6.4 Wahrnehmungsveränderungen

Die Sinneswahrnehmung ist zwar richtig, aber in ihrer Intensität oder Qualität in gewisser Weise verändert.

- ▷ Intensitätsminderung, (alles erscheint „grau in grau") bei schweren Depressionen und Erschöpfung
- ▷ Intensitätssteigerung einer Wahrnehmung, z. B. bei Drogenintoxikation, Manie.

12.2.7 Ich-Störungen, Entfremdungserlebnisse

12.2.7.1 Ich-Störungen

Bei dem Begriff „Ich", Synonym: Ego, muß unterschieden werden zwischen der psychologischen Bezeichnung, worunter Selbstbewußtsein und Verhalten verstanden wird und dem psychoanalytischen Ich-Begriff in der Instanzenlehre (*Es, Ich, Über-Ich*).

Das Ich-Bewußtsein ist das Bewußtsein vom eigenen Ich: „Ich bin ich selbst."

Bei den Ich-Störungen werden das eigene Erleben und Verhalten sowie eigene seelische Vorgänge und Zustände nicht mehr als zum eigenen Ich zugehörig erlebt, sondern als von außen und von anderen gemachte. Die Abgrenzung der eigenen Person gegenüber der Umwelt und die „Ich-Bezogenheit" aller Erlebnisse ist gestört.

Zu den Ich-Erlebensstörungen gehören
- ▷ Gedankeneingebung,
- ▷ Gedankenausbreitung,
- ▷ Gedankenentzug und
- ▷ andere Fremdbeeinflussungserlebnisse.

Der Patient ist nicht in der Lage, zwischen Ich und Nicht-Ich zu unterscheiden. Er kann nicht abgrenzen, was die eigenen Gedanken und der eigene Wille sind und was von außen auf ihn zukommt. Er fühlt sich somit allen Außeneinflüssen wehrlos ausgesetzt. So müsse er beispielsweise Handlungen ausführen, die er nicht wolle oder es werden ihm fremde Gedanken aufgedrängt, die die eigenen wegnehmen.

Vorkommen bei:

- ▷ Schizophrenen Psychosen, wobei sie nach *K. Schneider* als **Symptome ersten Ranges** angesehen werden.

12.2.7.2 Entfremdungserlebnisse

Die eigene Person (*Depersonalisation*) bzw. die Umwelt (*Derealisation*) werden als verfremdet und unwirklich erlebt. Der Patient kommt sich selbst fremd, unvertraut oder schattenhaft vor bzw. die Umwelt erscheint entfernt und weit weggerückt.
Entfremdungserlebnisse werden nicht auf einen Einfluß von außen zurückgeführt. Sie gehören zu den unspezifischen Krankheitssymptomen.

Vorkommen:

- ▷ physiologisch in Ausnahmezuständen, z. B. Erschöpfung, Übermüdung, Isolation
- ▷ während der Pubertät
- ▷ bei neurotischen Störungen
- ▷ bei Persönlichkeitsstörungen
- ▷ bei allen Formen der Depression
- ▷ bei schizophrenen Störungen
- ▷ bei organisch bedingten Psychosen, z. B. toxische Psychose nach LSD-Konsum.

12.2.8 Störungen der Affektivität

Affektivität, auch Emotionalität oder Gemüt, beschreibt das gesamte Gefühlsleben eines Menschen mit dessen Stimmungen. Die Affektivität und die „Lebensgrundstimmung" kann von Individuum zu Individuum sehr unterschiedlich sein, so hat beispielsweise der eine Mensch ein sehr fröhliches Gemüt, ein anderer ist eher schwermütig.

Affekte, auch Emotionen, Gefühle oder Stimmungen genannt, sind zeitlich kurze, also auf den Augenblick bezogene, sehr intensive Gefühlsregungen. Affekte haben Einfluß auf das Verhalten, das Erleben und die Wahrnehmung.

Bei der Handlung im Affekt, *Affekthandlung* bzw. Kurzschlußhandlung, Explosivhandlung, kommt es unkontrolliert und ohne kritisches Abwägen zur Entladung angestauter Affekte, z. B. Selbstmordversuch oder Affektdelikt.

12.2.8.1 Formen

Affektarmut, Gefühl der Gefühllosigkeit

Mangel an affektiver Ansprechbarkeit, wobei der Patient beispielsweise keine Gefühle mehr empfindet, ihn nichts mehr erschüttern kann und ihm alles egal sei.
Ein Gefühl der Gefühllosigkeit liegt vor, wenn der Patient darunter leidet.

Vorkommen der Affektarmut bei:

- ▷ körperlich begründbaren Psychosen

Vorkommen des Gefühls der Gefühllosigkeit bei:

- ▷ Depressionen.

Affektstarre

Die Affekte, also die Gefühle, Stimmungen und Emotionen sind starr, das heißt von der äußeren Situation unabhängig. Die affektive Modulationsfähigkeit ist eingeschränkt.

Vorkommen bei:

- ▷ schizophrenen Psychosen
- ▷ körperlich begründbaren Psychosen
- ▷ Depressionen.

Inadäquater Affekt oder Parathymie

Die Affektäußerung bzw. der Gefühlsausdruck entspricht nicht der Situation bzw. dem Erleben, z. B. Lachen bei einer Beerdigung.

Vorkommen bei:
- ▷ Schizophrenien
- ▷ Fehlreaktionen.

Affektlabilität

Die Stimmung des Patienten wechselt sehr schnell, die Affekte sind meist von sehr kurzer Dauer und der Patient ist abnorm beeinflußbar, z. B. Wechsel der Stimmungslage von „zu Tode betrübt" in „himmelhoch jauchzend" innerhalb kurzer Zeit.

Vorkommen:
- ▷ bei organisch begründbaren Psychosen
- ▷ während der Kindheit
- ▷ in biologischen Krisenzeiten.

Affektinkontinenz

Mangelnde Affektkontrolle und Affektsteuerung, z. B. ein Patient fängt fürchterlich an zu weinen, wenn man ihn nach den Namen seiner Mutter fragt.

Vorkommen bei:
- ▷ Erschöpfung
- ▷ körperlich begründbaren Psychosen.

Ambivalenz

Sich widersprechende Gefühle und Strebungen, wie negativ und positiv, bestehen nebeneinander, z. B. der Patient will zugleich trinken und nicht trinken oder er liebt und haßt eine Person gleichzeitig.

Vorkommen:
- ▷ im normalpsychologischen Bereich
- ▷ bei Depressionen
- ▷ beim Zwangssyndrom
- ▷ bei schizophrenen Psychosen.

12.2.8.2 Angst

Angst, als psychosomatisches Phänomen, ist ein qualvolles, unbestimmtes Gefühl der Beengung und Bedrohung und geht in der Regel mit Erscheinungen wie Herzklopfen, Schweißausbrüchen, Zittern oder Magenschmerzen einher.

Vorkommen:
- ▷ physiologisch, z. B. Prüfungsangst
- ▷ bei bestimmten somatischen Erkrankungen, z. B. Herzinfarkt, Asthma bronchiale
- ▷ als Symptom endogener Psychosen
- ▷ als periodisch und vollkommen unerwartet auftretende **Panikattacken** mit intensivem Unbehagen
- ▷ als **Phobie**, welche an bestimmte Gegenstände oder Situationen gebunden ist und zwangartig, gegen den inneren Widerstand der Betroffenen auftritt, z. B. *Spinnenphobie*.

12.2.9 Antriebsstörungen und psychomotorische Störungen

Antrieb ist eine Globalbezeichnung für eine hypothetisch angenommene Kraft für alle psychischen und physischen Vorgänge, also die Grundaktivität eines Menschen. Dazu gehören die Ausdauerfähigkeit, die Lebendigkeit, die Tatkraft und die Initiative, welche durch Motivation, Begeisterung oder Willen auf ein bestimmtes Ziel gerichtet werden. Die Antriebslage ist sehr individuell und stark von äußeren Einflüssen abhängig.

Psychomotorik ist das Ausdrucksverhalten, worunter alle Bewegungen, die durch psychische Vorgänge beeinflußt werden, fallen.

12.2.9.1 Formen der Antriebsstörungen

12.2.9.1.1 Antriebsverminderung (leichter Antriebsmangel bis Stupor)

Antriebsarmut, mit Mangel an Initiative und Energie, welche vom Patienten subjektiv erlebt wird.

Vorkommen bei:
▷ körperlich begründbaren Psychosen
▷ schizophrenen Psychosen.

Antriebshemmung, wobei der Patient seine Initiative und Energie als „gebremst" erlebt und seine Aktivitäten wie gegen einen Widerstand erfolgen.

Vorkommen bei:
▷ depressiven Störungen.

Antriebssperrung, plötzliche Unterbrechung eines Gespräches oder einer Handlung ohne erkennbaren Grund.

Vorkommen bei:
▷ schizophrenen Störungen.

12.2.9.1.2 Antriebssteigerung (Betriebsamkeit bis Erregungszustand)

Der Patient ist lebhafter und schwunghafter als sonst, steckt voller Ideen und Initiativen, die auf ein Ziel gerichtet sind.

Vorkommen:
▷ im normalpsychischen Bereich
▷ bei Depressionen
▷ bei körperlich begründbaren Psychosen
▷ bei starker Erregung
▷ nach Drogengenuß, z. B. Koffein, Nikotin, Amphetaminen.

12.2.10 Kontaktstörungen

Kontakt ist die Aufnahme einer Beziehung mit anderen Menschen.
Kontaktfähigkeit ist die individuell unterschiedliche Fähigkeit, Kontakte und soziale Beziehungen aufzunehmen.
Kontaktbereitschaft ist die Bereitschaft, die Kontaktfähigkeit auch einzusetzen.
Kontaktstörungen sind ein weitverbreitetes und unspezifisches Phänomen, das sich von der völligen Kontaktunfähigkeit bis zur absoluten Distanzlosigkeit erstrecken kann.

Vorkommen:
▷ im normalpsychischen Bereich, z. B. alters-, geschlechts- oder abstammungsbedingt
▷ bei Persönlichkeitsstörungen
▷ bei Sexualstörungen
▷ bei körperlich begründbaren Psychosen
▷ bei endogenen Psychosen.

12.3 Körperlich begründbare psychische Störungen

Definition Psychosen, denen eine direkte oder indirekte zerebrale Schädigung oder Funktionsstörung, also eine Hirnerkrankung, zugrunde liegt. Organische Psychosen sind durch organische Krankheitsprozesse bedingt.

Synonyme:
exogene, organische, hirnorganische, symptomatische Psychosen
Funktionspsychosen
hirnorganische Psychosyndrome.

Ursache

Direkte zerebrale Schädigungen, also primär das Gehirn betreffende Erkrankungen:

- Schädel-Hirn-Trauma
- entzündliche Erkrankungen
- raumfordernde Prozesse wie Tumoren
- degenerative Hirnerkrankungen
- Epilepsie.

Indirekte zerebrale Schädigungen, wobei das Gehirn erst sekundär betroffen ist

- Intoxikationen, z. B. durch Alkohol, Medikamente, Drogen
- schwere Allgemeinerkrankungen wie Leber- und Nierenerkrankungen, kardiale und bronchopulmonale Erkrankungen, Stoffwechselstörungen, Elektrolytstörungen, endokrine Erkrankungen wie z. B. Morbus Cushing, Hypo- und Hyperthyreosen
- Vitaminmangelkrankheiten
- gefäßbedingte Hirnprozesse
- Erschöpfungszustände und Kachexie, z. B. in der postoperativen Phase.

Symptome und Verlauf

Organische Psychosen sind unspezifisch!
Es gibt kein psychopathologisches Symptom, das für eine bestimmte Grunderkrankung spezifisch wäre, das heißt, es kann aus der Art der psychischen Störungen in der Regel nicht oder nur sehr eingeschränkt auf die Art der Hirnschädigung bzw. der zerebralen Funktionsstörung geschlossen werden;

Psychopathologische Symptome werden vielmehr durch Schwere, Entwicklungstempo, Ausbreitung und Ort des hirnschädigenden Prozesses sowie durch Lebensalter und andere konstitutionelle Faktoren bestimmt.

Folgende Syndrome werden der Erkrankungsgruppe der organisch bedingten psychischen Störungen zugeordnet:

- Demenz, z. B. Morbus Alzheimer
- organisches amnestisches Syndrom
- Delir (nicht durch Alkohol u. ä. bedingt)
- organisch bedingtes Wahnsyndrom
- organisch bedingte Halluzinose
- organisch bedingtes affektives Syndrom
- organisch bedingtes Angst-Syndrom
- organisch bedingte Persönlichkeits- und Verhaltensstörungen
- Intoxikation
- Entzug.

Die organischen Psychosen lassen sich in zwei Hauptgruppen, akute und chronische Psychosen, unterteilen.

12.3.1 Akute körperlich begründbare psychische Störungen

Definition

Akute psychische Störungen können auf eine nachweisbare körperliche Ursache zurückgeführt werden;
sie sind Folge einer unmittelbaren oder mittelbaren Schädigung des Gehirns;
die akuten Formen laufen in der Regel ohne Dauerschäden im Gehirn ab und sind daher meist reversibel.

Ursache

hauptsächlich körperliche Allgemeinerkrankungen, die das Gehirn erst sekundär betreffen

selten: primäre Hirnerkrankungen wie z. B. Hirntumoren, degenerative Hirnerkrankungen.

Symptome und Verlauf

Leitsymptom ist die Bewußtseinsstörung,
sie ist aber keine conditio sine qua non (nicht obligatorisch)

Arten der Bewußtseinsstörungen:

quantitative Bewußtseinsstörungen mit
Benommenheit, Somnolenz, Sopor bis hin zum Koma;

qualitative Bewußtseinsstörungen mit
Delir (Bewußtseinstrübung, Verwirrtheit, Denkstörungen, Ängstlichkeit, Desorientiertheit, Halluzinationen)
Dämmerzustand (Bewußtseinseinengung, Wahrnehmungsstörungen, Antriebsstörungen).

Die körperliche Symptomatik entspricht der Grundkrankheit.

Häufig klingen die psychischen Störungen mit der verursachenden körperlichen Erkrankung ab; selten Übergang in eine chronische Verlaufsform.

Typischerweise tritt im Verlauf der Erkrankung vor dem Übergang in eine Bewußtseinsstörung oder bei abklingender Störung nach einer Bewußtseinstrübung ein **Durchgangssyndrom** (ohne Bewußtseinsstörung, das heißt die Patienten sind wach) auf, das reversibel ist;

Auffälligkeiten, die während einer hirnorganischen Schädigung „durchlaufen" werden können:

Antriebsschwäche, Störungen der Affektivität
amnestische Durchgangssyndrome mit Vorherrschen von Gedächtnisstörungen
paranoid-halluzinatorische Durchgangssyndrome mit Wahnsymptomen und Sinnestäuschungen.

Behandlung

Konservativ:

Kausaltherapie der Grunderkrankung.

12.3.2 Chronische körperlich begündbare psychische Störungen

Definition Chronisch organisches bzw. hirnorganisches Psychosyndrom als Folgezustand einer schweren Hirnerkrankung mit Veränderungen der Persönlichkeit und Abbau intellektueller Fähigkeiten;
die chronische Form geht meist mit strukturellen Dauerschäden im Gehirn einher und ist demzufolge in der Regel irreversibel.

Ursache meist primäre Hirnerkrankungen, die mit Dauerschäden im Gehirn einhergehen, wie z. B.:

Trauma
Morbus Alzheimer (primär degenerative Hirnerkrankung).

Symptome und Verlauf Leitsyndrome sind die organische Persönlichkeitsveränderung und die Demenz

Organische Persönlichkeitsveränderungen sind organische Wesensänderungen, die sich wie folgt äußern können:

- Veränderung der Persönlichkeit mit persönlichkeitsfremden Zügen
- persönlichkeitseigene Züge werden verstärkt oder abgeschwächt
- Antriebsstörungen
- Störungen der Stimmung und der Kritikfähigkeit
- bestimmte Persönlichkeitseigenschaften werden „überspitzt"
- Störungen des Sozialverhaltens, z. B. Verlust von Anstand und Taktgefühl, ethischen Werten und Schamgefühl
- umständliches, verlangsamtes Denken

Demenz (dementielle Syndrome) ist der Abbau bzw. Verlust des intellektuellen und kognitiven Leistungsvermögens mit:

- Merk- und Gedächtnisstörungen
- Denkstörungen, das Denken ist verlangsamt, umständlich, zähflüssig
- Desorientiertheit, bezogen auf Zeit, Raum und die eigene Person
- Beeinträchtigung des abstrakten Denkens und der Problemlösung
- Auffassungs- und Konzentrationsstörungen
- Störungen der emotionalen Kontrolle, der Sprache und des Sozialverhaltens

Einschränkung der beruflichen Leistungen, der Alltagsaktivitäten oder der sozialen Beziehungen durch diese Störungen

Organische Persönlichkeitsveränderungen können sich in Richtung einer Demenz weiterentwickeln.

Die häufigste Form einer Demenz ist die Demenz vom *Alzheimer-Typ*
die Häufigkeit von Demenzerkrankungen steigt mit zunehmendem Lebensalter an
die Demenz vom Alzheimer-Typ soll häufiger bei Frauen auftreten.

Der Verlauf ist in der Regel irreversibel und progredient, aber auch reversible Formen sind möglich

Übergänge zwischen akuten und chronischen Psychosyndromen sind möglich.

Differentialdiagnose ▷ Depressive Syndrome (beim Demenzsyndrom).

Behandlung Keine kurative Therapie derzeit verfügbar

Konservativ:

Vorgabe eines strukturierten Tagesablaufes
Aktivierung und Motivation des Patienten sowohl mental als auch körperlich.

Medikamentös:

Nootropika (Neurotropika), mit steigernder Wirkung auf Hirnstoffwechsel und zerebraler Durchblutung
Cholinesterase-Hemmer mit Einfluß auf die Neurotransmission

Ziel ist, den Krankheitsprozeß aufzuhalten bzw. zu verlangsamen.

▶ Naturheilkundlich:

begleitende Gesprächstherapie
eventuell Phytotherapie.

12.4 Endogene Psychosen

Definition Zu den „endogenen" Psychosen gehören die Schizophrenien und die affektiven oder manisch-depressiven Erkrankungen.
Es wird angenommen, daß diesen Erkrankungen eine körperliche Ursache zugrunde liegt, die allerdings bis zum heutigen Zeitpunkt (noch) nicht nachweisbar ist.
Die Diagnose ist abhängig von den psychopathologischen Symptomen und dem Ausschluß einer körperlichen Erkrankung.

12.4.1 Schizophrene Psychosen

Definition Synonyme: Schizophrenien, Psychosen aus dem schizophrenen Formenkreis

Der Schizophreniebegriff ersetzt den früheren Begriff der „Dementia praecox" (praecox = frühzeitiger Beginn, dementia = fortschreitender geistiger Verfall). Die Dementia praecox mit ungünstigem Verlauf wurde den Gemütskrankheiten (manisch-depressive Erkrankungen) mit günstigem Verlauf gegenübergestellt.
Der Begriff „Schizophrenie" sollte die charakteristische Spaltung des schizophrenen Patienten, also das „Nebeneinander" von gesunden und gestörten Verhaltens- und Denkweisen und Empfindungen darstellen.

Schizophrene Psychosen sind durch charakteristische Störungen des Denkens und der Wahrnehmung, Beeinträchtigungen der Affektivität, der Psychomotorik, des Selbstgefühls und der Interaktion mit der Umwelt gekennzeichnet. Bewußtseinstrübungen fehlen und die intellektuellen Fähigkeiten sind meist nicht betroffen.

Die Mindestdauer der Symptomatik muß einen Monat (nach der *ICD-10*) bzw. sechs Monate (nach der *DSM-III-R)* betragen.

Häufigste Psychoseform
Erstmanifestation der Erkrankung ist in über 75% der Fälle **vor dem 40. Lebensjahr**
Männer und Frauen erkranken gleich häufig, Männer aber im Durchschnitt früher, Frauen haben meist eine bessere Langzeitprognose.

Ursache ungeklärt
eine allein wirksam Ursache ist derzeit nicht bekannt

als Einzelfaktoren, die an der Entstehung einer Schizophrenie beteiligt sein können, werden derzeit diskutiert:

Erbfaktoren, wobei das Erkrankungsrisiko mit dem Grad der Blutsverwandtschaft zunimmt
Umweltfaktoren
Streßfaktoren
neuropathologische und biochemische Veränderungen im Gehirn als Vorschädigung.

Keine Zivilisationskrankheit.

Auslösung von akuten schizophrenen Episoden möglich durch:

somatische und psychische Faktoren sowie während der Schwangerschaft und im Wochenbett.

Symptome und Verlauf Ein spezifisches psychopathologisches „Schizophreniesymptom" existiert bis heute nicht

die Symptomatik umfaßt:

Wahnphänomene, häufig als Verfolgungs-, Vergiftungswahn und als Größenwahn oder Abstammungswahn

Störungen des formalen Denkens und des Sprachverhaltens mit Zerfahrenheit, Gedankenabreißen, Begriffszerfall (Begriffe verlieren ihre genaue Bedeutung), Sprachverarmung, Wortneubildungen und Wort- oder Satzwiederholung

Wahrnehmungsstörungen, wobei am häufigsten akustische Halluzinationen und Leibhalluzinationen (Leibmißempfindungen werden als Einflüsse von außen interpretiert und erlebt) sind

Störungen der Affektivität, wobei die Stimmung eines Schizophrenen sowohl depressiv als auch manisch sein kann, die Stimmungslage ist instabil mit schnellem Wechsel gegenseitiger Stimmungslagen, Angst spielt häufig eine Rolle und einander widersprechende Gefühle können gleichzeitig auftreten (Ambivalenz)

Störungen des Ich-Bewußtseins bzw. des Ich-Erlebens mit Gedankeneingebung, Gedankenentzug oder Willensbeeinflußung

Störungen des Antriebs und der Psychomotorik mit Antriebsminderung, Bewegungsstereotypien, Stupor (körperliche Erstarrung), Mutismus (Verstummen bei intakter Sprachfunktion), Erregungszustände u. a.

Störungen der sozialen Interaktion mit allgemeiner Absonderung von der Gesellschaft und Rückzug in die eigene individuelle Wirklichkeit (Autismus).

Zwei der bedeutendsten Psychiater für die diagnostische psychopathologische Erforschung der Schizophrenie waren:
Eugen Bleuler (1857–1939) und *Kurt Schneider* (1887–1967).

Einteilung der Symptome der Schizophrenie nach *E. Bleuler* in *Grundsymptome* („die vier großen A von *Bleuler*"), das heißt die für die Diagnose entscheidenden Symptome:

▷ Störungen der **A**ssoziation (z. B. Denkzerfahrenheit)
▷ Störungen der **A**ffekte (z. B. auftretende Affekte entsprechen nicht dem Denkinhalt oder sind entgegengesetzt = Parathymie)
▷ **A**utismus
▷ **A**mbivalenz

und

akzessorische Symptome:

Wahrnehmungsstörungen (Halluzinationen)
inhaltliche Denkstörungen
katatone Störungen (psychomotorische Störungen).
Hinsichtlich der Diagnose wurden bestimmte psychopathologische Symptome von *K. Schneider* als *Symptome ersten und zweiten Ranges* bewertet, wonach bei Vorliegen von Symptomen 1. Ranges die Diagnose einer schizophrenen Psychose gestellt werden kann (nach Ausschluß einer organischen Grundstörung bzw. organischen Psychose):

Symptome	**1. Ranges**	**2. Ranges**
Wahn	Wahnwahrnehmung	Wahneinfall
Akustische Halluzinationen	Dialogische, kommentierende, imperative Stimmen; Gedankenlautwerden	Sonstige akustische Halluzinationen
Leibhalluzinationen	Leibliche Beeinflussungserlebnisse	Zönästhesien (qualitativ eigenartige Leibmißempfindungen, „Als ob"-Empfindungen)
Halluzinationen auf anderen Sinnesgebieten		Optische, olfaktorische, gustatorische, taktile Halluzinationen
Ich-Störungen	Gedankeneingebung, Gedankenentzug, Gedankenausbreitung, Gedankenbeeinflussung, Willensbeeinflussung	
Affekt		Ratlosigkeit, Verstimmung, Gefühlsverarmung

Der Verlauf ist sehr unterschiedlich und reicht von völliger Symptomfreiheit über Rezidiverkrankungen bis hin zur Chronifizierung.

Der Beginn kann akut, über eine Prodromalphase (Vorläuferstadium) anlaufen, oder schleichend sein.

Ein Teil der Erkrankungen verläuft in Episoden (wellenförmig), wobei auch nach mehreren Episoden Vollremissionen (Zustand nach Therapie mit Beseitigung der Symptome, wobei sich der Patient vollkommen gesund fühlt) möglich sind.

Während der Krankheitsintervalle sind die Patienten gesund.

Chronische Verläufe mit Ausbildung von Residualzuständen (meist uncharakteristische Symptome, bleiben nach Ablauf einer akuten Phase bestehen) sind ebenso möglich.

Ein einfach progredienter Verlauf zur typisch schizophrenen Persönlichkeitswandlung ist selten.

Die Prognose ist heute insgesamt günstiger zu beurteilen,
die Suizidrate (10 – 15 %) liegt erheblich höher als in der Gesamtbevölkerung.

Unterformen schizophrener Störungen

▷ *Paranoid-halluzinatorische Form*:
wahnhafte (paranoide) und halluzinatorische Erlebnisse stehen im Vordergrund
häufigstes Erscheinungsbild schizophrener Störungen
recht günstige Prognose unter Neuroleptikatherapie.

▷ *Katatone Form*:
wesentliches Merkmal sind die psychomotorischen Störungen (katatone Symptome) wie Stupor, Erregungszustände, Mutismus, Negativismus, Haltungsstereotypien
relativ günstige Prognose
die perniziöse Katatonie mit hohem Fieber, Kreislaufstörungen und Exsikkose ist eine heute seltene, maximale Steigerung der Katatonie.

▷ *Hebephrene Form*:
Affekt-, Denk- und Aktivitätsstörungen stehen im Vordergrund mit heiter-läppischer Gestimmheit, Enthemmung mit albernem und ungeniertem Benehmen sowie Erregungs- und Unruhezustände
Erkrankungsbeginn häufig vor dem 30. Lebensjahr
ungünstige Prognose.

▷ *Schizophrenia simplex*:
die einfache Schizophrenie verläuft bei schleichendem Beginn relativ symptomarm und langsam progredient
ungünstige Prognose.

▷ *Zönästhetische Form*:
eigenartige Körpermißempfindungen und Leibhalluzinationen überwiegen
Beginn meist mit langen uncharakteristischen Prodromen
chronisch progredienter Verlauf.

▷ *Schizoaffektive Psychose*:
Wesentlichstes Kennzeichen ist die Überlappung schizophrener und affektiver Störungen mit manischen oder depressiven Verstimmungen
es bestehen eindeutige schizophrene und eindeutige affektive Symptome
häufig akuter Beginn
hohe Suizidgefährdung
günstige Prognose.

Differential-Diagnose

▷ Organische Psychosen, z. B. aufgrund von
Schädel-Hirn-Traumen
Epilepsien
Hirntumoren

Rauschmittelmißbrauch, Alkoholismus
progressiver Paralyse
Enzephalitiden
Stoffwechselkrankheiten u. a.

wobei hier meist Bewußtseinsstörungen und Gedächtnisstörungen vorhanden sind und die schizophrenieähnliche Symptomatik in der Regel nur vorübergehend auftritt

▷ Affektive Psychosen

▷ Paranoide Syndrome

▷ Psychogene Störungen

▷ frühkindlicher Autismus bei Schizophrenien, die vor dem 14. Lebensjahr auftreten

Behandlung Gesamtbehandlungsplan mit unterschiedlichen Schwerpunkten entsprechend dem einzelnen Krankheitsverlauf

Konservativ:

Psychotherapeutische Maßnahmen mit supportiver (führender und stützender) Therapie
Verhaltenstherapie
Familien- und Gruppentherapie

Soziotherapeutische Maßnahmen mit Beschäftigungs- und Arbeitstherapie, Milieugestaltung

Elektrokrampftherapie

Rehabilitationsmaßnahmen.

Medikamentös:

Psychopharmakotherapie mit Neuroleptika (Pharmaka mit überwiegend dämpfender Wirkung und sedierendem Effekt).

▶ Naturheilkundlich:

ergänzende Gesprächstherapie.

12.4.2 Affektive Psychosen

Definition Affektive Erkrankungen sind gekennzeichnet durch krankhafte Verstimmungen *depressiv-gehemmter* und *manisch-erregter* Art mit phasenhaftem Verlauf. Die Erkrankungsphasen sind zeitlich abgrenzbar (episodisch), mit gesunden Intervallen und treten gewöhnlich mehrfach während des Lebens auf.

Synonym: manisch-depressive Erkrankung.

Erstmanifestation der Erkrankung mit zwei Häufigkeitsgipfeln:
- zwischen 20 und 29 Jahren und
- zwischen 50 und 59 Jahren.

Frauen erkranken häufiger als Männer an depressiven Phasen; bei manischen Phasen besteht kein Unterschied zwischen Männer und Frauen.

Das Suizidrisiko (10 – 15 %) ist erhöht.

Ursache

vorwiegend erblich bedingt
der Erkrankung liegt eine in der Regel vorübergehende und daher reversible Stoffwechselstörung des Gehirns zugrunde

Umweltfaktoren können eine Rolle spielen.

Symptome und Verlauf

Depression und Manie, als zwei extreme Gegensätze einer Verstimmung, sind die wichtigsten Symptome.

Symptomatik der Depression:

depressive Verstimmung als Leitsymptom mit Traurigkeit, Verlust von Freude und Interesse, Gefühl- und Hoffnungslosigkeit

Angst

Antriebsstörungen und Hemmung der Psychomotorik, die Bewegungsabläufe verlangsamen sich oder es besteht innere Unruhe
Denkstörungen in Form von Denkhemmung mit verlangsamtem, einförmigem, unproduktivem und ideenarmem Denken
Grübelneigung
Wahrnehmungsstörungen
Merk- und Gedächtnisstörungen
Auffassungs- und Konzentrationsstörungen

depressive Wahnideen mit Inhalten wie materieller Existenz, Gesundheit und menschlichen Urängsten
die Wahnbildungen können sich u. a. äußern als Verarmungs-, Schuld-, Krankheitswahn
körperlich-vegetative Symptome (Vitalstörungen) mit allgemeiner Abgeschlagenheit, Schlafstörungen, Libidoverlust, Gewichtsverlust durch Appetitmangel, vielfältige körperliche Mißempfindungen, Schmerzsyndrome

die depressiven Verstimmungen sind oft morgens stärker ausgeprägt als abends (Morgentief)

deutlich erhöhtes Suizidrisiko.

Symptomatik der Manie:

Das manische Syndrom kann als das Umkehrbild der Depression betrachtet werden mit drei Leitsymptomen:

gehobene, der Situation nicht entsprechende Stimmung, wobei die Stimmung des Manikers von mitreißender Heiterkeit, aber auch von aggressiver, streitsüchtiger Gereiztheit sein kann

Antriebssteigerung mit Beschäftigungsdrang, Betriebsamkeit, Rededrang, vermindertem Schlafbedürfnis, psychomotorischer Erregung bis hin zur Enthemmung und Selbstüberschätzung

Ideenflucht als typische Denkstörung mit unbeständigem und einfallsreichem Denken.

Weitere Symptome sind:

flüchtige und wechselhafte Wahnbildungen

Halluzinationen

gehobene Vitalgefühle.

Der phasenhafte Verlauf kann *unipolar* (hier treten nur depressive oder manische Phasen auf) oder
bipolar (hier wechseln sich depressive und manische Phasen regelmäßig oder unregelmäßig ab) sein

am häufigsten sind unipolare Verläufe mit ausschließlich depressiven Phasen (ca. 2/3 der Fälle)

bipolare Erkrankungen manifestieren sich früher, die Phasen sind häufiger und wiederholen sich rascher

die Dauer einer Phase ist individuell sehr unterschiedlich und kann zwischen Tagen und Jahren schwanken
Durchschnittsdauer einer Phase liegt bei ca. 4 – 6 Monaten.

Prognose:
Ausheilung der depressiven Episoden bei etwa 2/3 der Patienten,
partielle Besserung bei ca. 1/3

ca. 10 – 20% der Krankheitsfälle verläuft chronisch

hohe Suizidrate, ca. 10 – 30% der Fälle.

Differentialdiagnose

▷ Schizoaffektive Erkrankungen

▷ schizophrene Psychosen

▷ Angsterkrankungen, neurotische Depressionen

▷ organische Psychosen, beispielsweise
medikamentös bedingt
bei metabolisch-endokrinen Störungen (Morbus Cushing, Hypo- und Hyperthyreose u. a.)
bei Tumoren
bei Infektionskrankheiten
bei neurologischen und degenerativen Erkrankungen.

Behandlung Konservativ:

psychotherapeutische Maßnahmen, wie Verhaltenstherapie.

Medikamentös:

Antidepressiva (stimmungsaufhellende, antriebssteigernde oder psychomotorisch dämpfende Wirkung) bei depressiven Erkrankungen,
Neuroleptika u. a. bei manischen Erkrankungen.

▶ Naturheilkundlich:

begleitende Gesprächstherapie

CAVE:
keine Medikamentenänderung, Suizidgefahr!

12.5 Psychogene Störungen Erlebnisreaktionen, Neurosen, Persönlichkeitsstörungen

Definition Psychogene Störungen bezeichnen Krankheitsbilder, die rein psychischer Natur sind. Nach dem jetzigen Stand der Wissenschaft und Forschung wird davon ausgegangen, daß auch organische Faktoren eine Rolle spielen.
Früher gehörten die abnormen Erlebnisreaktionen, die Neurosen und die Psychopathien zu den psychogenen Störungen. Der ehemals verwendete Begriff der „Neurose" als allgemeine Bezeichnung für psychische Störungen, die nicht auf einer Erkrankung des Nervensystems beruhen, wurde aufgegeben.

Heute werden die psychogenen Störungen wie folgt eingeteilt:

- **Anpassungs- und Belastungsstörungen** (früher Abnorme Erlebnisreaktionen): psychische, über das normal zu erwartende Maß hinausgehende Reaktionen auf akute und chronische Stressoren
- **Angststörungen** (früher Neurosen): Phobien, Paniksyndrom, generalisierte Angststörungen
- **Zwangsstörungen** (früher Neurosen)
- **Konversionen und dissoziative Störungen** (früher Neurosen, „Hysterie"): körperliche Beschwerdebilder, bei denen die Funktion von Denken, Wahrnehmung und Erinnern verloren geht oder eingeschränkt ist
- **Somatoforme Störungen** (früher Neurosen): körperliche Beschwerden ohne nennbare organische Ursache, zu den psychosomatischen Störungen (Psychosomatosen) zählen Asthma bronchiale, Ulcus ventriculi et duodeni, Colitis ulcerosa, Morbus Crohn u. a.
  ▷ *die Krankheitsbilder werden in den entsprechenden Kapiteln behandelt!*
- **Persönlichkeitsstörungen** (früher Psychopathien, Charakterneurosen): von der Norm abweichende Charaktereigenschaften.

12.5.1 Anpassungs- und Belastungsstörungen

Definition Erlebnisbedingte, zeitlich begrenzte Verhaltensauffälligkeiten, bedingt durch eine über das normale Maß hinausgehende psychische Reaktion auf ein einschneidendes, traumatisches Ereignis.
Die abnorme Erlebnisreaktion wird durch eine bestimmte Situation ausgelöst und klingt meistens rasch wieder ab.

Ursache Objektiv:
akute Traumatisierung

Subjektiv:
Intensität und Dauer der Erlebnisreaktion sind abhängig von der individuellen Belastbarkeit, der Angsttoleranz, der vegetativen Reaktionsbereitschaft, dem Alter sowie der Intensität und der Art des Traumas.

Symptome und Verlauf

Leitsymptome:
Angst, depressive Verstimmung
Unruhe, Erregtheit, Niedergeschlagenheit
Körpersymptome

Formen der Anpassungs- und Belastungsstörungen:

▷ *akute Störung* („Nervenzusammenbruch")
z. B. nach Verkehrsunfall, Tod des Ehepartners, wobei sich der Zustand meist nach wenigen Tagen normalisiert

▷ *depressive Reaktionen* mit einer Dauer von mehreren Monaten
z. B. pathologische Trauerreaktion mit Selbstvorwürfen, Verbitterung, Abkapselung, gesteigerte Gereiztheit, psychovegetative Störungen, „Versteinerung", fehlende Akzeptanz des Verlustes u. a.

▷ *andauernde Veränderungen der Persönlichkeit* nach Extrembelastungen
z. B. Vergewaltigung, Katastrophen, schweren körperlichen Erkrankungen
die Persönlichkeitsveränderung kann über Jahre andauern und sich zu einem bleibenden Lebensgefühl entwickeln mit
chronischer Angst vor dem Tod
Hoffnungslosigkeit und innerer Leere
beruflicher und sozialer Leistungsschwäche
Gefühlen der Minderwertigkeit und Entmündigung.

Differential-Diagnose

▷ Angststörungen

▷ Persönlichkeitsstörungen

▷ depressive Störungen.

Konservativ: *Behandlung*

Gesprächs-, Gruppen- und Verhaltenstherapie
Kuraufenthalte.

Medikamentös:

Antidepressiva.

▶ Naturheilkundlich:

im Einzelfall sind Entspannungs- und Ausgleichsbehandlungen (Autogenes Training, Muskelrelaxation nach Jacobson u. a.) zu erwägen.

12.5.2 Neurotische Störungen

Definition

Neurotische Störungen sind psychogene Erkrankungen, die auf intrapsychische (innerhalb der Seele) Konflikte zurückgeführt werden und die Störungen im psychischen und/oder körperlichen und/oder im Bereich der Persönlichkeit bedingen.

12.5.2.1 Diagnostische Zusammenhänge

Es existieren unterschiedliche Modelle zur Erklärung neurotischer Störungen. Die derzeit wichtigsten pathogenetischen (die Krankheitsentstehung betreffenden) Konzepte sind das psychoanalytische (psychodynamische) und das lerntheoretische Konzept.

- Nach *psychoanalytischer Auffassung* sind Neurosen unzureichende Verarbeitungsversuche, Kompromißbildungen oder Folgezustände von reaktivierten, unbewußten, infantilen Konflikten oder Traumen.
- Die *Lerntheorie* sieht die Neurosen als eine Folge fehlgeleiteter, unzureichender, zu starker oder anderweitig gestörter Lernvorgänge.

A. Psychoanalytische Auffassung

Im Mittelpunkt der Neurosevorstellungen steht der *Konflikt*.
Natürlich kennt jeder gesunde Mensch Konflikte (mindestens zwei einander widerstrebende, nicht vereinbare Tendenzen), wie beispielsweise etwas gleichzeitig zu wollen oder nicht zu wollen oder ein und derselben Person Zuwendung und Ablehnung entgegenzubringen. Diese Konflikte können Ursache bestimmter Zustände sein, wie z. B. Angst, Traurigkeit, Hemmungen, Verstimmungen, Zwiespältigkeit der Gefühle, Gereiztheit, Wut u. a.

▷ Das, was einen Neurosekranken von der Normalität unterscheidet, ist zum einen das Ausmaß der Störung, also ein qualitativer Unterschied und zum anderen die Unfähigkeit, seine inneren und äußeren Konflikte zufriedenstellend lösen zu können. Selbst wenn eine Problemlösung erreicht wird, dann kostet sie den Neurosekranken wesentlich mehr Aufwand als einen Gesunden.

Neurotische menschliche Verhaltensweisen sind Ausdrucksweise eines längerfristigen, unbewußten Konflikts, der durch aktuelle Situationen reaktiviert wurde. Es existiert also einerseits ein momentaner Konflikt und andererseits bestand in der Kindheit ein ähnlich strukturierter Konflikt oder eine traumatische Belastung. Beide Konflikte haben einen Bezug zueinander. Sind die Konflikte in der Kindheit (infantilen Konflikte) zufriedenstellend verarbeitet worden, kann der gegenwärtige Konflikt unabhängig davon gelöst werden. Sind die infantilen Konflikte aber ungelöst oder unzureichend verarbeitet (potentiell pathogen), können sie durch entsprechende, aktuelle Situationen ausgelöst (reaktiviert) werden und sich als neurotische Störungen manifestieren.

Einteilung der Konflikte

Aus psychodynamischer Sicht können nach *Anna Freud* (eine Tochter des Begründers der Psychoanalyse, *Siegmund Freud*, 1856 – 1939) **Konflikte** in drei Kategorien eingeteilt werden:

❶ *äußere* (reale) Konflikte
Konflikte zwischen dem Individuum und der sozialen Umwelt

❷ *verinnerlichte* Konflikte
Gewissenskonflikte
verinnerlichte (internalisierte) äußere Konflikte
Konflikte zwischen Ich und Über-Ich, einhergehend mit Gewissensangst)

❸ *innere* Konflikte
neurotische Konflikte
Konflikte zwischen Grundbedürfnissen, wie zwischen Liebe und Haß
Konflikt zwischen dem Es und Abwehrstrukturen des Ich, verstärkt durch Ansprüche des Über-Ich.

▷ Konflikte entstehen somit, wenn gegensätzliche Forderungen bestehen, beispielsweise Konflikt zwischen Wollen und Nichtwollen, Konflikt zwischen den einzelnen Trieben, Konflikt zwischen den psychischen Strukturen, den *Instanzen*.

Instanzen

Die einzelnen Instanzen sind (dem strukturellen Persönlichkeitsmodell der psychoanalytischen Neurosenlehre entsprechend):

- das **Es**
  Sammelbegriff für die primären Impulse, die triebhaften Grundbedürfnisse und die vitalen Kräfte
- das **Ich**
  umfaßt die bewußten Anteile der Persönlichkeit mit der zentralen Aufgabe, einen Ausgleich zwischen den inneren Bedürfnissen des Menschen (Es), den inneren Normen (Über-Ich) und der äußeren Realität und Wirklichkeit (Umwelt) zu schaffen
- das **Über-Ich**
  steht für die soziokulturell vermittelten Normen, die moralischen Forderungen und somit für das Gewissen und die Ideale eines Menschen.

Die Entstehung von menschlichen Grundbedürfnissen und die emotionale Entwicklung ist für die psychoanalytische Entwicklungslehre entscheidend. Danach werden in der Kindheit bestimmte Phasen durchlaufen. Diese frühkindlichen Erfahrungen und die erlebten Erziehungsmuster sowie eventuell daraus entstandene Traumatisierungen können im weiteren Leben zu gestörten Verhaltensweisen führen. Wenn im späteren Leben konfliktträchtige Situationen auftreten, kann es zu einem Rückzug (Regression) auf eine frühere Entwicklungsstufe kommen. Der Rückzug dient der Entlastung der aktuellen „Krisensituation" und stellt einen Abwehrmechanismus dar.

Die Ereignisse während der einzelnen Phasen der infantilen Entwicklung sind entscheidend für die Entwicklung und Bildung des Charakters. Treten in den einzelnen Phasen Konflikte auf, die nicht bewältigt werden, können sich, entsprechend der Phase, in der sie aufgetreten sind, spezifische Störungen entwickeln.

Phasen der infantilen Entwicklung und daraus (bei Nichtbewältigung) resultierende Störungen

- **orale Phase** (von der Geburt bis 1 1/2 Jahre)
  der Lustgewinn ist überwiegend an die Reizung der Lippen und der Mundhöhle gebunden (Nahrungsaufnahme); die Erfahrung des Angenommenwerdens entscheidet über „Urvertrauen" bzw. „Urmißtrauen"
  Selbstgefühl wird gebildet
  Umwelt und Objekte werden unterschieden

▷ Störungen:
narzißtische Störungen (Narzißmus = „Selbstliebe")
Abhängigkeitskonflikte
Depressionen
psychosomatische Erkrankungen
Angstneurosen und Kontaktstörungen.

- **anale Phase** (ca. 2. – 3. Lebensjahr)
  im Mittelpunkt des kindlichen Erlebens stehen die Ausscheidungsfunktionen und die damit verbundenen Lustempfindungen
  Darmentleerung wird lustvoll oder lustlos erlebt
  Sauberkeitserziehung kann spätere Störungen hervorrufen
  das Gefühl der „Autonomie" entwickelt sich
  Beherrschung der Sphinkterfunktionen mit „Festhalten" und „Loslassen"
  Entwicklung von Haben, Geben und Nehmen, Selbstbeherrschung und Selbstbestimmung

▷ Störungen:
Aggressions- und Autonomiekonflikte
Zwangsneurosen.

- **phallische oder ödipale Phase** (ca. 4. – 5. Lebensjahr)
  der kindliche Lustgewinn erfolgt über die Genitalorgane
  intensives Verlangen nach dem gegengeschlechtlichen Elternteil und, im Zusammenhang damit, eine ausgeprägte Rivalität mit dem gleichgeschlechtlichen Elternteil
  diese Konstellation wird in ihrem pathogenen Gehalt *Ödipus-Komplex* genannt

▷ Störungen:
Sexualstörungen, Partnerschaftsprobleme
Phobien (Ängste vor einem bestimmten Objekt oder einer bestimmten Situation).

- **Latenzphase** (6. Lebensjahr bis zur Pubertät)
  Stillstand der Libidoentwicklung
  Ausbildung der Ich-Funktionen

▷ Störungen:
  Konzentrations- und Leistungsschwächen
  Kontaktstörungen.

▷ **genitale Phase, Pubertät**
  Begründung der Sexualität und Übergang ins Erwachsenenalter

▷ Störungen:
  Störungen der Geschlechtsidentität, z. B. sadomasochistische Tendenzen.

B. Lerntheorie

Aus lerntheoretischer Sicht sind neurotische Störungen Fehlverhalten, die durch Lernvorgänge ausgelöst wurden. Durch die neurotischen Störungen kommt es zur Erzielung eines Krankheitsgewinnes.

- *Primärer Krankheitsgewinn*
  Es kommt durch die Krankheit selbst zu einer intrapsychischen Entlastung. Der Patient löst durch die Ausbildung von Krankheitssymptomen oder durch Charakterveränderung unbewußt seine verdrängten Bedürfnisse, mit denen er bei einem akuten Konflikt konfrontiert wird. Diese neurotische Konfliktlösung dient dem Ich als Schutz vor Angst und Unruhe.

- *Sekundärer Krankheitsgewinn*
  Damit werden die sozialen und ökonomischen Faktoren bezeichnet, die positiv aus einer Krankheit entstehen, z. B. Krankengeld, Entlastung von bestimmten sozialen Verpflichtungen, gesteigerte Rücksichtnahme und verstärkte Zuwendung.

12.5.2.2 Angststörungen

Definition Angst ist eine natürliche, biologische Reaktion auf wirklich eingetretene oder zu erwartende, befürchtete Ereignisse.
Die neurotischen Angststörungen dienen der Abwehr von unerträglicher Angst bzw. sind unzulängliche Versuche, Angst zu vermeiden.
Bei vielen Angststörungen wird die Angst zum Leitsymptom; die Abwehr der Angst ist somit offensichtlich mißlungen.

Formen der Angststörungen

Kontextunabhängige Angststörungen (unkonkrete Angst):

▷ **Panikattacken/Panikstörungen**
  mit gehäuften, scheinbar unbegründeten, anfallsartigen Angstattacken, dazwischen Angstfreiheit

▷ **generalisierte Angststörung**
  mit durchgehend erhöhtem Angstpegel und ängstlicher Erwartung

Kontextabhängige Angststörungen (konkrete Angst):

▷ **Phobien**
  Die Entstehung von Ängsten ist an eine reale Situation oder an ein Objekt gebunden
  bezogen auf den Angstauslöser ist die Angst unrealistisch und kann nicht durch die Vernunft erklärt oder willentlich vermieden werden
  die angstbedingte Vermeidung führt zu einer erheblichen Einschränkung des täglichen Lebens.

Ursache Ein Großteil der Angsterscheinungen kann auf ungelöste Konflikte zurückgeführt werden:

die Abwehr von nicht akzeptablen Emotionen und unterdrückten aggressiven Impulsen kann zu einem massiven inneren Konflikt führen, der selbst Angst macht

Symptome und Verlauf Kontextunabhängige Angststörungen:
Atemnot, Schwindel, Herzrasen

Panikstörungen:

allgemeine Reizbarkeit mit gesteigerter Erregung, Überempfindlichkeit gegen Geräusche, Schlaflosigkeit

ängstliche Erwartung als Leitsymptom
plötzliche Angstanfälle mit Störungen der Herztätigkeit und Atmung, Schweißausbrüche, Zittern, Schwindel, Brechreiz, Übelkeit, Parästhesien u. a.

Generalisierte Angststörungen:

allgemeine und anhaltende Angst als Leitsymptom, die Patienten haben „vor allem und jedem Angst“

chronische Anspannung mit ständiger Unruhe, Zittern, Schwindel, Schweißneigung, Herzklopfen, Nervosität, Durchfälle u. a.

Kontextabhängige Angststörungen:

Beispiele
Klaustrophobie (Furcht vor geschlossenen Räumen)
Zoophobie (Furcht vor Tieren)
Phobophobie (Angst vor der Angst)
Akrophobien (Höhenängste)
Erythrophobie (Angst zu Erröten) usw.

Differentialdiagnose

▷ Depressive Zustandsbilder

▷ organisch:
endokrine, kardiale (z. B. Herzinfarkt), zerebrale (z. B. Epilepsie) und pulmonale (z. B. Asthma bronchiale) Angstsyndrome.

Behandlung Konservativ:

Verhaltenstherapie

Medikamentös:

ev. Antidepressiva

▶ Naturheilkundlich:

angst- und spannungslösende Gesprächstherapie

eventuell Hypnosebehandlung.

12.5.2.3 Zwangsstörungen

Definition Die Zwangsstörung (Zwangsneurose, anankastische Störung) ist ein Krankheitsbild, bei dem die Betroffenen das Gefühl eines subjektiven Zwangs haben, etwas Bestimmtes tun zu müssen, bestimmte Gedanken denken und bestimmte Vorstellungen haben zu müssen. Trotz voller Einsicht in die Unsinnigkeit dieser Impulse, Handlungen und Gedanken ist das als quälend und unangenehm erlebte Gefühl nicht unterdrückbar. Es besteht eine Wiederholungstendenz und die Patienten versuchen, das Zwangsgefühl zu unterdrücken, wobei es allerdings zu starken Ängsten kommt.

Ursache Genetische Faktoren

anatomische Veränderungen im Bereich der Ganglien, des Limbischen Systems und des Frontalkortex

Störungen im Bereich verschiedener Neurotransmittersysteme, insbesondere des Serotoninstoffwechsels

psychoanalytisch:
pathogene Impulse, die der analen Phase zugerechnet werden
die Impulse dienen hauptsächlich der (Angst-)Abwehr von unangenehmen, obszönen und nicht akzeptablen Inhalten

die Zwangsstörung kann als ein Abwehrsystem gegen unerlaubte, sexuelle und triebhafte, aggressive Impulse verstanden werden, wobei die Impulse bewußt auftreten und die Abwehr weniger einer Verdrängung dient, sondern vielmehr einer Isolierung dieser Bedürfnisse, um sie für das Bewußtsein tolerabel zu machen.

Symptome und Verlauf Es werden Zwangsgedanken, Zwangsimpulse und Zwangshandlungen unterschieden, wobei bei zwei Drittel der Fälle eine Mischform vorliegt.

▷ Zwangsgedanken:
Denkstörungen mit einem alles beherrschendem Zweifel
Verschmutzungsphantasien, aggressive und sexuelle Phantasien, Gedanken über die Gesundheit u. a.

▷ Zwangsimpulse (Zwangsantriebe, Zwangseinfälle):
einschießende Vorstellungen von meist aggressivem Charakter, z. B. die eigenen Kinder umbringen zu müssen
die Realisierung dieser Impulse kommt jedoch in der Regel nicht vor.

▷ Zwangshandlungen:
Folge der inhaltlichen Zwangsideen, teilweise in Form magischer Rituale
z. B. Waschzwang, Kontrollzwang (ist der Herd ausgeschaltet?), Ordnungszwang, Zählzwang u. a.

Häufig chronischer Verlauf mit allgemein ungünstiger Prognose.

Differentialdiagnose

▷ Phobie, wobei die Angst für den Patienten vermeidbar ist

▷ Wahnzustände
hier wird der Wahninhalt nicht als unsinnig erlebt, fehlende Krankheitseinsicht

▷ Sucht
es besteht eine psychisch/physische Abhängigkeit von Mitteln

▷ Impulshandlungen, Handlung zur emotionalen Entladung.

Behandlung Konservativ:

Psychotherapie
Verhaltenstherapie

Medikamentös:

Psychopharmaka wie *Clomipramin* als Antidepressivum

Chirurgisch:

neurochirurgische Maßnahmen in seltenen Fällen

▶ Naturheilkundlich:

angst- und spannungslösende Gesprächstherapie

eventuell Hypnosebehandlung.

12.5.2.4 Dissoziative Störungen

Definition Dissoziation bedeutet *Bewußtseinsspaltung.*
Dissoziative Störungen sind Störungen des Bewußtseins, wobei der geordnete Zusammenhang psychischer Funktionen aufgelöst ist, wie die Erinnerung an die Vergangenheit, an die Identität, die Wahrnehmung des Selbst, der Umgebung und der unmittelbaren Empfindungen. Unerträgliche Inhalte von Denken, Wahrnehmung und Erinnern geht verloren oder ist eingeschränkt; die Inhalte werden „ausgeblendet".

Früher sprach man anstatt von dissoziativen Störungen von *Hysterie.*

Die Dissoziation kann auch beim Gesunden vorkommen wie beispielsweise in Übermüdungs- und Streßsituationen oder in Trancezuständen.

Ursache traumatisch bedingt, durch chronische, nicht veränderbare Konfliktsituationen, Gewalttaten oder sexuellen Mißbrauch.

Symptome und Verlauf Die Beschwerdebilder variieren, je nachdem, wo und in welchem Bereich eine Dissoziation eingetreten ist:

Paresen (im Bereich der Motorik)
Blindheit (im Bereich der Wahrnehmung)
multiple Persönlichkeit (im Bereich der Identität)
Amnesien (im Bereich des Gedächtnisses) u. a.

Diagnostischer Ausschluß einer organischen Ursache!

Behandlung Konservativ:

Psychotherapie
Körpertherapie wie konzentrative Bewegungstherapie.

▶ Naturheilkundlich:

begleitende Gesprächstherapie.

12.5.3 Persönlichkeitsstörungen

Definition

Persönlichkeitsstörungen weichen vom Durchschnitt und der Norm ab, was Charaktereigenschaften und psychische Eigenheiten, in Dauer, Intensität und Inhalt, anbelangt
Sie sind tief verwurzelte, anhaltende und rigide Verhaltensmuster, die sich in starren Reaktionen auf die verschiedenen Situationen und Lebenslagen zeigen.
Aus der Sicht des Patienten wird das charakteristisch abweichende, unter Umständen normverletzende Verhalten oft nicht als solches wahrgenommen. Häufig leidet der Betroffene unter seinen Eigenschaften, welche mit gestörter beruflicher und sozialer Leistungsfähigkeit einhergehen, teilweise werden sie von der Umwelt als störend empfunden.

Beginn meist in der Kindheit; endgültige Manifestation im Erwachsenenalter.

Früher wurde für das Krankheitsbild der Begriff der *Charakterneurose* verwendet.

Ursache

genetische Faktoren

hirnorganisch

psychoanalytische Sicht:
entwicklungsbedingte und phasenspezifische Fixierung mit Reifungs- und Entwicklungsstörungen, die zu unreifen Abwehrmechanismen, schwachem Selbstwertgefühl, zu Unsicherheiten und zur mangelhaften Impuls- und Spannungstoleranz führen; eingeschränktes emotionales Repertoire.

Symptome und Verlauf

Unterteilung der Persönlichkeitsstörungen nach den vorherrschenden Verhaltensmuster:

- ▷ *paranoide Persönlichkeitsstörung:*
  streitsüchtig, mißtrauisch, leicht kränkbar, Überempfindlichkeit gegenüber Kritik
- ▷ *schizoide Persönlichkeitsstörung:*
  introvertiert, kühl, distanziert, ohne Freude, mangelndes Interesse an anderen Personen, Einzelgänger
- ▷ *dissoziale Persönlichkeitsstörung:*
  Mißachtung sozialer Normen, Rücksichtslosigkeit, fehlendes Schuldbewußtsein
  meint, etwas Besonderes zu sein
  hat Schwierigkeiten, aus Erfahrungen zu lernen
  fehlende dauerhafte Sozialkontakte
- ▷ *histrionische Persönlichkeitsstörung:*
  drängt sich in den Mittelpunkt, übertriebene Neigung zur Emotionalisierung von zwischenmenschlichen Beziehungen
  übermäßige Beschäftigung mit der äußeren Erscheinung, attraktiv zu sein
  dramatische Selbstdarstellung, geltungssüchtig
  sprunghaft, oberflächlicher, labiler Affekt
- ▷ *anankastische, zwanghafte Persönlichkeitsstörung:*
  Ordnungsliebe, Pünktlichkeit, Sparsamkeit, Perfektionismus, peinliche Genauigkeit
  Ängstlichkeit, Unfähigkeit, Wichtiges von Unwichtigem zu unterscheiden, Gefühl von starkem Zweifel

▷ *ängstliche (vermeidende) und abhängige Persönlichkeitsstörung:*
Selbstunsicherheit, aktiv-distanzierendes Verhalten
übergroße Abhängigkeit von Bezugspersonen, fehlende Eigeninitiative

▷ *Borderline-Persönlichkeitsstörung:*
emotionale Instabilität, Identitätsstörungen mit instabilem Selbstbild und Selbstgefühl
ausgeprägte Impulsivität mit z. B. riskantem Fahrstil, Geldausgaben, Freßattacken
Suizidversuche, selbstschädigendes Verhalten
Reizbarkeit, chronische Ängste, Gefühl der inneren Leere
starke Wutausbrüche, handgreifliche Entgleisungen

▷ *narzißtische Persönlichkeitsstörung:*
überdauernde und grundlegende Störung des Selbstwertgefühls, „Ich bin etwas Besonderes"
Minderwertigkeitsgefühle, Gefühl der Selbstunsicherheit, Mißtrauen, Arroganz, Angst vor negativer Beurteilung durch andere
Mangel an Empathie, kann sich nicht genügend in andere Personen einfühlen.

Diagnostischer Ausschluß einer organischen Ursache.

Differentialdiagnose

▷ Persönlichkeitsstörungen aufgrund hirnorganischer Defekte

▷ körperlich begründbare Psychosen

▷ Schizophrenien

▷ Angst- und Zwangsstörungen.

Behandlung

Konservativ:

Psychotherapie mit Aufbau einer therapeutischen Beziehung

Verhaltenstherapie

Medikamentös:

eventuell Psychopharmaka

▶ Naturheilkundlich:

ergänzende Gesprächstherapie.

12.6 Weitere psychiatrische Erkrankungen

12.6.1 Suizidalität

Definition

Suizidalität (Suizidgefährdung) ist die Neigung zu Suizidhandlungen, also der Zusammenschluß aller Kräfte, die ein Mensch aufbringen kann, um sich selbst zu vernichten.
Suizid (Selbstmord) ist die absichtliche, bewußte Selbsttötung.
Beim erweiterten Suizid geht die Tötung anderer Personen, meist Familienangehörige, dem Suizid voraus.

Parasuizide (Suizidversuche) sind Selbsttötungsversuche ohne tödlichen Ausgang.

Häufigkeit:
weltweit ca. 500.000 Suizide pro Jahr, Selbsttötung in Industrieländern häufiger als in Entwicklungsländern

Suizidversuche sind ca. 10 – 20 mal höher als Suizide

erhöhte Rückfallrate nach Suizidversuchen

Männer begehen häufiger Suizide, Frauen häufiger Suizidversuche

im jüngeren Lebensalter überwiegen Suizidversuche, im höheren Lebensalter Suizide.

Bei mehr als der Hälfte aller Suizide liegen psychische Erkrankungen wie Depressionen, Alkoholismus, Schizophrenien u. a. vor.

Ursache häufigstes Motiv für Suizidhandlungen sind:
Verzweiflung und Hoffnungslosigkeit.

Symptome und Verlauf Die Suizidalität als solche ist keine Krankheit, da die Möglichkeit, einen Selbstmord zu begehen, jedem Menschen offensteht.

Häufigste Methoden beim Selbstmordversuch:

Vergiftungen (64 %), davon 50 % in Verbindung mit starkem Alkoholkonsum
Schnittverletzungen (16 %)
absichtlich verursachte Verkehrsunfälle (6 %)
Erhängen und Hinunterstürzen (je 4 %)
sonstige (6 %).

Gefährdete Personengruppen mit erhöhtem Suizidrisiko:
Depressive Verstimmung jeder Art
Alkohol-, Drogen- und Medikamentenabhängigkeit
Schizophrenien
Suizidankündigungen und frühere Suizidversuche
ältere, vereinsamte Menschen
akute Krisensituationen oder als unerträglich empfundene Belastungen
sozial isolierte, existentiell bedrohte Menschen
allein Lebende
Patienten mit schweren körperlichen Erkrankungen u. a.

Das **präsuizidale Syndrom** umfaßt psychosoziale Veränderungen, die häufig einer Suizidhandlung vorausgehen, mit
▷ Einengung der psychischen und sozialen Lebensbereiche
▷ Aggressionshemmung und Wendung der Aggression gegen die eigene Person
▷ Suizidphantasien.

Behandlung **CAVE: Notfall!**

Bei Hinweisen jeglicher Art auf Suizidgefährdung immer Arztüberweisung!
Bei akuter Suizidankündigung sofortige Verständigung der Polizei!

Konservativ:

Vorbeugende Maßnahmen
Herstellung eines engen therapeutischen Kontakts
Mithilfe von Seelsorgern, Sozialarbeitern, Beratungsstellen

Psychotherapie nach Suizidversuchen.

Medikamentös:

Valium bei akuten oder chronischen seelischen Konflikten
Antidepressiva bei depressiven Zuständen
Neuroleptika bei schizophrenen Psychosen.

▶ Naturheilkundlich:

begleitende Gesprächstherapie mit Vertrauensaufbau.

12.6.2 Sexualstörungen, Sexualabweichungen

Definition

Zu den Sexualstörungen und den Sexualabweichungen gehören Beschwerden im Bereich des sexuellen Verlangens und Erlebens.
Es kann zwischen organisch („sexuelle Dysfunktionen") und psychisch („funktionelle Sexualstörungen") bedingten Störungen der Sexualität unterschieden werden.

Sexualstörungen und Sexualabweichungen sind in starkem Maße alters-, geschlechts-, kultur- und kontextabhängig.

Einteilung der Sexualstörungen

▷ Sexuelle Funktionsstörungen:
Beeinträchtigungen des sexuellen Antriebs, Störungen der sexuellen Appetenz und Erregung, Orgasmusstörungen

▷ Paraphilien, Perversionen, Deviationen:
die sexuelle Erregung und Befriedigung wird durch Objekte und Situationen ausgelöst, die normalerweise diese Reaktionen nicht hervorrufen

▷ Störungen der Geschlechtsidentität:
Transsexualität.

Ursache

Angst spielt die entscheidende Rolle!

Sexuelle Funktionsstörungen:

organische Grund- oder Begleiterkrankungen
psychische Faktoren wie Versagensängste, hohe Erwartungsängste und Leistungsdruck, Störungen des Selbstwertgefühls, Angst vor Kontrollverlust, Partnerschaftsprobleme, unbewußte Aversion dem Partner gegenüber, Lerndefizite

Paraphilien:

übersteigerte Ängste, negative Erfahrungen im zwischenmenschlichen Bereich
nichtverarbeitete Erlebnisse in der Kindheit.

Symptome und Verlauf

Beispiele für Störungen des Sexualverhaltens:

▷ *Störungen der Organfunktion*

Erektionsschwäche (Impotentia coeundi)
vorzeitiger Samenerguß (Ejaculatio praecox)
verzögerter oder ausbleibender Samenerguß (Ejaculatio retarda, Ejaculatio deficiens)

Ejakulation ohne Orgasmus (Impotentia satisfactionis)
Verkrampfung der Scheidenmuskulatur (Vaginismus)
Schmerzen beim Koitus (Dyspareunie)

▷ *Störungen der sexuellen Appetenz*

gesteigerte sexuelle Aktivität, gesteigertes sexuelles Verlangen (Hyperlibidimie, Nymphomanie)
vermindertes sexuelles Verlangen (Alibidimie)

▷ *Paraphilien, deviante Praktiken der Stimulation*
dranghafte Demonstration der Geschlechtsorgane (Exhibitionismus)
sexuelle Befriedigung durch heimliches Beobachten sexueller Handlungen oder des Geschlechtsakts anderer (Voyeurismus, Schaulust, Spanner)
sexuelle Erregung durch bestimmte leblose Objekte, z. B. Kleidungsstücke (Fetischismus)
sexuelle Praktiken mit Tieren (Sodomie, Zoophilie)
sexuelle Erregung durch Zufügen oder Erleiden von Demütigungen und Schmerzen (Sadismus und Masochismus)

▷ *Störungen der Partnerwahl*

sexuelles Interesse an Kindern (Pädophilie)
gleichgeschlechtliche Partnerwahl (Homosexualität)

▷ *Störungen der Geschlechtsidentität und des sexuellen Selbstverständnisses*

Bedürfnis, Kleidungsstücke des anderen Geschlechts anzuziehen (Transvestismus)
intensives Erleben eines Widerspruchs zwischen dem sexuellen Selbstverständnis und dem eigenen biologischen Geschlecht (Transsexualität).

Differentialdiagnose Sexualstörungen bei anderen psychiatrischen Erkrankungen

Behandlung Konservativ:

Psychotherapie
Verhaltenstherapie
Paartherapie.

Chirurgisch:
hormonelle Kastration bei aggressiven Sexualdeviationen
Geschlechtsumwandlung, z. B. Brustplastik, Neovagina bei Transsexualität.

▶ Naturheilkundlich:

begleitende Gesprächstherapie

CAVE:
Einschränkung für Heilpraktiker, soweit das Gesetz zur Bekämpfung und Behandlung der Geschlechtskrankheiten betroffen ist!

12.6.3 Alkohol-, Medikamenten- und Drogenabhängigkeit

12.6.3.1 Diagnostische Zusammenhänge und Begriffserklärungen

Definition
Der Begriff „Abhängigkeit" ersetzt zunehmend den Begriff der „Sucht".

Abhängigkeit induziert die *physische, körperliche Abhängigkeit*, die vor allem durch das Auftreten von Entzugserscheinungen gekennzeichnet ist (Gewöhnung) und die *psychische Abhängigkeit*, also das dringende Verlangen nach erneuter Einnahme einer bestimmten *Droge*.

Die hier behandelten Abhängigkeiten sind stoffgebundener Art (Toxikomanie, Giftsucht), welche neben den psychosozialen Komponenten noch die schädlichen Wirkungen auf den Organismus beinhalten.

Drogen sind Stoffe, die eine Wirkung auf das Zentrale Nervensystem haben (psychotrope Stoffe) und daher Abhängigkeit erzeugen können.

Formen der Abhängigkeit von psychotropen Substanzen

- ▷ Alkohol
- ▷ Arzneimittel wie Analgetika (Schmerzmittel), Tranquilizer (beruhigende, sedierende Wirkung), Hypnotika (Schlafmittel), Psychostimulantien
- ▷ illegale Drogen wie Morphin (dazu gehört neben Codein auch Heroin), Cannabis (Haschisch, Marihuana), Kokain, Halluzinogene (LSD, Mescalin), Amphetamine (Ecstasy)
- ▷ andere Stimulanzien, einschließlich Koffein
- ▷ Tabak
- ▷ flüchtige Lösungsmittel
- ▷ mehrfacher Substanzgebrauch (Polytoxikomanie, Mehrfachabhängigkeit), z. B. von Alkohol und Tabak.

Diagnostische Kriterien eines Abhängigkeitssyndroms, wobei mindestens 3 Kriterien erfüllt sein müssen:

- anhaltender, starker Wunsch, eine Substanz zu konsumieren
- verminderte Kontrollfähigkeit des Drogenkonsums, z. B. bezogen auf Menge, Anfang und Ende
- Einschränkung sozialer, beruflicher oder Freizeitaktivitäten aufgrund des Drogenmißbrauchs
- anhaltender Drogenkonsum trotz Kenntnis und Nachweis eindeutiger schädlicher, sozialer, psychischer oder körperlicher Folgen
- eingeengtes Verhaltensmuster
- Toleranzentwicklung,
  das heißt der Körper gewöhnt sich an die Zufuhr von Drogen (z. B. durch beschleunigten enzymatischen Abbau in der Leber, verzögerte Resorption aus dem Darm, Absinken der Empfindlichkeit zellulärer Rezeptoren an den Wirkorten usw.) und es müssen immer größere Mengen der Droge zugeführt werden (Zwang der Dosierungserhöhung), um die gleiche Wirkung wie zu Beginn des Drogenkonsums zu erreichen
- Auftreten eines körperlichen Entzugssymptoms.

▷ Abhängigkeit muß von *Mißbrauch* unterschieden werden, wobei mit Mißbrauch der unangemessene Gebrauch einer Droge gemeint ist, ohne die Kriterien einer Abhängigkeit zu erfüllen.

Häufigkeit der Abhängigkeiten:

- Alkohol, ca. 70%
- Polytoxikomanie, ca. 20%
- Medikamente, ca. 5%
- illegale Drogen, ca. 5%.

Faktoren, die zur Entstehung einer Abhängigkeit führen können (multifaktorielle Genese):

- ▷ genetische Faktoren (umstritten beim Alkohol)
- ▷ psychiatrische Erkrankungen, wie z. B. Persönlichkeitsstörungen, depressive Störungen, Angststörungen

- soziale Faktoren wie Familienverhältnisse, Isolation und leicht zugängliches Drogenmaterial
- akute Krisensituationen und Belastungen, wie z. B. Streß, Leistungsdruck, chronische Schmerzzustände usw.

12.6.3.2 Alkoholabhängigkeit

Definition Alkoholabhängigkeit besteht, wenn mindestens drei der oben genannten Abhängigkeitskriterien erfüllt sind, wobei die wichtigsten Kriterien der Kontrollverlust, die Toleranzentwicklung und die Entzugserscheinungen sind.

Frauen trinken zunehmend mehr Alkohol, wobei sie häufiger allein trinken als Männer
die betroffenen Frauen gehören häufiger einer oberen sozialen Schicht an
Verhältnis von alkoholkranken Frauen zu Männern: ca. 1:4/1:3 (früher: 1:20 bis 1:10)
die Anzahl von alkoholabhängigen Frauen und Jugendliche ist derzeit stetig am Zunehmen.

Ursache siehe oben

Symptome und Verlauf **Phasen (Entwicklungsstadien) der Alkoholkrankheit** nach *E. M. Jellinek:*

- *Voralkoholische Phase:*
  Trinken mäßiger Alkoholmengen, „Erleichterungstrinken"
  dann wird häufiger zum Alkohol gegriffen,
  Alkoholtoleranz nimmt zu

- *Prodromalphase:*
  Zunahme des Alkoholkonsums und der Alkoholtoleranz
  ständiges Denken an Alkohol, Anlegen von Alkoholvorräten
  heimliches Trinken, Schuldgefühle
  Auftreten von Erinnerungslücken (amnestische Lücken) nach Alkoholgenuß
  gieriges Trinken („das erste Glas wird gekippt")

- *Kritische Phase:*
  Zunehmender Kontrollverlust
  starke psychische Abhängigkeitsentwicklung
  Zunahme familiärer und beruflicher Schwierigkeiten
  Verlust früherer Interessen
  Imponiergehabe, aggressives Verhalten
  Versuche, den Alkoholkonsum zu kontrollieren oder Abstinenzversuche schlagen fehl
  morgendliches Trinken und kurze Abstinenzphasen

- *Chronische Phase:*
  regelmäßiges morgendliches Trinken
  häufige Kontrollverluste und tagelange Rauschzustände
  schwere morgendliche Entzugserscheinungen
  beginnende Alkoholintoleranz
  Angstzustände, Vernachlässigung der Nahrung zugunsten des Alkoholkonsums.

Typische Alkoholismusformen nach *E. M. Jellinek:*

- Alpha-Typ:

  Konflikt- und Erleichterungstrinker
  zeitweilige psychische Abhängigkeit
  Fähigkeit zur Abstinenz

- Beta-Typ:

  Gelegenheitstrinker (z. B. am Wochenende)
  keine Abhängigkeit
  Fähigkeit zur Abstinenz

- Gamma-Typ:

  süchtiger Trinker
  psychische und physische Abhängigkeit mit schweren Entzugssymptomen
  Kontrollverlust
  Toleranzabnahme

- Delta-Typ:

  Gewohnheitstrinker („rauschlose Alkohol- und Dauerimprägnierung")

  physische Abhängigkeit mit deutlichen Entzugserscheinungen

  Unfähigkeit zur Abstinenz

  häufig toxische Organschäden

- Epsilon-Typ:

  Quartalstrinker mit episodischem, exzessivem Alkoholkonsum
  psychische Abhängigkeit
  Kontrollverlust
  Fähigkeit zur Abstinenz.

▷ Gamma- und Delta-Typ werden als alkoholabhängig im engeren Sinne bezeichnet.

Körperliche Folgen des Alkoholismus:

Gastritis, Magengeschwür
Fettleber, Hepatitis, Leberzirrhose
akute und chronische Pankreatitis
Impotenz
Tremor (Zittern)
Polyneuropathie (Erkrankung peripherer Nerven).

Labor:

χ-GT erhöht, mittleres Erythrozytenvolumen (MCV) erhöht.

Komplikationen

Delirium tremens mit Bewußtseinstrübung, Desorientiertheit, optischen Halluzinationen

Wahnbildungen, hauptsächlich Eifersuchtswahn

symptomatische, meist reversible Psychosen bei Intoxikation oder Entzug

Korsakow-Syndrom (amnestisches Durchgangssyndrom) bei Hirnschädigungen mit:
Desorientiertheit
Störungen der Merkfähigkeit
Konfabulationen (Vorgänge und Erinnerungen, die nur in der Phantasie des Patienten existieren, von diesem aber für real gehalten werden, werden erzählt, um Gedächtnislücken auszufüllen)

Wernicke-Enzephalopathie als schwerste Alkoholfolgeerkrankung mit Bewußtseinstrübung, amnestischem Syndrom und
neurologischen Symptomen, hauptsächlich aufgrund von Mangel an Vitamin B_1 mit:
Nystagmus (Augenzittern)
Augenmuskellähmungen
Pupillenstörungen
Ataxie (Koordination von Bewegungsabläufen ist gestört)

chronische psychische, körperliche und soziale Folgezustände.

Behandlung Konservativ:

präventive Maßnahmen zur Verhinderung einer Abhängigkeit

Vier Phasen der Behandlung mit dem Therapieziel der Abstinenz:

❶ Kontaktaufnahme
über Ambulanz, Praxis, Beratungsstellen u. a., Erstellung eines Therapieplans

❷ Entzugs- bzw. Entgiftungsphase
am besten stationär, zur Beendigung des Zustandes der chronischen Intoxikation und um eine komplette Abstinenz zu erreichen

❸ Entwöhnungsphase
zur dauerhaften psychosozialen Stabilisierung, in der der Patient lernt, ohne Droge zu leben und mit sich selbst und der Realität bewußt und verantwortlich umzugehen

❹ Rehabilitation, Nachsorge
vor allem langfristig in Selbsthilfegruppen, um den bereits erreichten Zustand dauerhaft zu stabilisieren.

Medikamentös:

Pharmaka zur Erleichterung der Entzugssymptome

▶ Naturheilkundlich:

begleitende Gesprächstherapie
Akupunktur bzw. Ohrakupunktur
Vitaminzufuhr (B_1, C)
Phytotherapie: Lebermittel
Ausleitungs- und Entgiftungstherapie
Homöopathie: zum Beispiel *Capsicum*.

12.6.4 Kinder- und Jugendpsychiatrie

Die Entwicklung von psychiatrischen Erkrankungen im Kindes- und Jugendalter sind abhängig von vielen Faktoren (multifaktorielle Genese). Dazu spielen neben körperlich begründbaren Ursachen wie den frühkindlichen Hirnschädigungen vor allem auch das familiäre Umfeld, der individuelle Entwicklungsstand und die persönliche Lebensgeschichte eine Rolle.

Spontanremissionen und der Wechsel einzelner Symptome sind häufig.

▷ Von entscheidender Bedeutung ist die Einbeziehung der Eltern sowohl hinsichtlich der Krankheitsgeschichte als auch hinsichtlich der Therapie.

Schizophrene und affektive Psychosen sind im Kindes- und Jugendalter seltene Erkrankungen.

12.6.4.1 Oligophrenien

Definition

Oligophrenien sind angeborene oder frühzeitig während der Geburt erworbene Störungen der intellektuellen Entwicklung und Leistungsfähigkeit (Intelligenzminderung).

Oligophrenien sind abzugrenzen von den Demenz-Syndromen. Eine **Demenz** liegt vor beim Abbau bzw. Verlust bereits erworbener intellektueller Fähigkeiten. Es hat sich also bereits ein bestimmtes Intelligenzniveau ausgebildet, welches dann aufgrund von organischen Erkrankungen beeinträchtigt wird.

Ursache

unbekannt, ca. 80% der Fälle

chromosomal bedingt (Chromosomenaberrationen), z. B. Down-Syndrom

metabolische Störungen, z. B. Phenylketonurie (Enzymdefekt, wobei der Umbau von Phenylalanin zu Tyrosin gestört ist; ein Teil des Phenylalanins wird in umgewandelter Form über den Urin ausgeschieden)

exogene Störungen, z. B. Traumen, Infekte, Hirnschädigungen, chronischer Alkoholabusus der Mutter, Unterernährung, Blutgruppeninkompatibilität.

Symptome und Verlauf

unterdurchschnittliche, allgemeine intellektuelle Leistungsfähigkeit, wobei die Intelligenzminderung eingeteilt wird in eine:

- leichte Intelligenzminderung mit IQ-Werten zwischen ca. 50 – 69
- mittelgradige Intelligenzminderung mit IQ-Werten zwischen ca. 35 – 49
- schwere Intelligenzminderung mit IQ-Werten unter 34

(der normale Intelligenzquotient (IQ) liegt bei Werten zwischen ca. 85 – 115)

die Übergänge der Ausprägung des Intelligenzniveaus sind fließend

schwere Formen der Intelligenzminderung sind seltener als mittelgradige und leichte Formen

eingeschränkte Anpassungsfähigkeit an die Anforderungen des alltäglichen Lebens

Manifestation der Erkrankung vor Vollendung des 18. Lebensjahres.

Differentialdiagnose

▷ Demenz-Syndrom

▷ organisches Psychosyndrom

▷ Teilleistungsschwächen mit Störungen einzelner Funktionsbereiche bzw. Entwicklungsverzögerungen bei normaler allgemeiner Intelligenz, z. B. Lese- und Rechtschreibschwäche (Legasthenie).

Behandlung Konservativ:

Heilpädagogische Behandlung
Sonderkindergärten, -schulen, beschützte Werkstätten
Elternberatung.

▶ Naturheilkundlich:

eventuell Ernährungsberatung bei Mangelerscheinungen.

12.6.4.2 Hirnfunktionsstörungen

Definition Frühkindlich entstandene Hirnfunktionsstörungen sind exogen bedingte Hirnschäden, die Störungen bei der Entwicklung des Lernens und bei spezifischen Leistungen und des Verhaltens zur Folge haben. Die betroffenen Kinder sind in der Regel durchschnittlich intelligent.

Die Hirnschädigung erfolgt zwischen dem 6. Schwangerschaftsmonat und dem 1. Lebensjahr, wobei sich 85 % der Fälle perinatal (Zeitraum zwischen der 28. Schwangerschaftswoche und dem 7. Lebenstag) und 15 % während des 1. Lebensjahres ereignen.

In diesem Zusammenhang findet auch der Begriff der *minimalen zerebralen Dysfunktion* oder des *organischen Psychosyndroms* Anwendung.

Ursache genetische Faktoren

intrauterine Infekte, chronische Intoxikationen, z. B. durch Nikotin, Alkohol, Sauerstoffmangel

später: Fieberkrämpfe, Unterernährung, Blutgruppenunverträglichkeiten u. a.

Symptome und Verlauf Vielfältige Erscheinungsformen mit:

Aktivitäts- und Antriebsstörungen
Affektstörungen, wobei die Kinder sehr labil sind und oft schlagartig in gegensätzliche Gemütszustände fallen
Kontaktstörungen mit Distanzunsicherheit, ständigem Wechsel der Gesprächspartner, oberflächlicher Kontaktbildung
Störungen der Wahrnehmung
motorische Störungen, die meisten Kinder wirken unruhig, unaufmerksam und leicht ablenkbar
Lern- und Leistungsstörungen mit Leistungsbeeinträchtigungen und Konzentrationsstörungen
Sprachstörungen.

Behandlung Konservativ:

heilpädagogische Übungsbehandlung
Psychotherapie.

Medikamentös:

Tranquilizer, Neuroleptika.

▶ Naturheilkundlich:

eventuell ursachenbezogene Ausleitungsbehandlung *(Nosoden)*.

12.6.4.3 Hyperkinetische Störungen

Definition Ausgeprägte Aufmerksamkeitsstörungen, Impulsivität und Hyperaktivität charakterisieren das hyperkinetische Syndrom.
Es zählt zu den am häufigsten auftretenden psychiatrischen Erkrankungen im Kindes- und Jugendalter, wobei Jungen häufiger als Mädchen betroffen sind.

Neben der psychiatrischen Ursache ist immer auch eine hormonelle Abklärung, insbesondere der Schilddrüse, in Erwägung zu ziehen.

Im Erwachsenenalter kommt das hyperkinetische Syndrom nicht vor.

Ursache eine spezifische ursächliche Krankheitsentstehung konnte bislang nicht nachgewiesen werden, viele Faktoren scheinen eine Rolle zu spielen:

genetische Faktoren

nach viralen Infekten oder Vergiftungen

neurovegetative Störungen.

Symptome Motorische Unruhe mit zielloser Aktivität

Störungen der Konzentration mit verminderter Aufmerksamkeit, erhöhter Ablenkbarkeit und daher fehlendem Lernerfolg

Affektstörungen mit mangelnder Impulskontrolle

Störungen im Bereich der Kontaktfähigkeit

fehlende Risikoeinschätzung und mangelnde Fähigkeit, aus Fehlern zu lernen

Störung der Wahrnehmungsverarbeitung, wodurch es sehr schnell zu einer Reizüberflutung kommt.

Differentialdiagnose

- ▷ Oligophrenien
- ▷ hirnorganische Psychosyndrome
- ▷ endogene Psychosen
- ▷ Intoxikationen
- ▷ degenerative Erkrankungen und Epilepsien mit hyperkinetischen Symptomen
- ▷ normale Varianten im Rahmen des kindlichen Reifungsprozesses.

Behandlung Konservativ:

Psychotherapie unter Einbeziehung des familiären und schulischen Umfelds (Einbeziehung der Eltern und der Lehrer)

heilpädagogische Behandlung

Medikamentös:

Psychostimulantien, welche das Verhalten und die Anpassungsfähigkeit positiv zu beeinflussen scheinen

sonst: Antidepressiva, Neuroleptika.

▶ Naturheilkundlich:

eventuell ursachenbedingte Zusatzbehandlung, zum Beispiel bei Schilddrüsen- oder neurovegetativen Symptomatiken.

12.6.4.4 Frühkindlicher Autismus

Definition

Der frühkindliche Autismus (1943 beschrieben von *L. Kanner*) und die autistische Psychopathie (beschrieben 1944 von *H. Asperger*), beschreiben frühkindliche Krankheitsbilder, die durch ausgeprägte, schwere kindliche Beziehungsstörungen gekennzeichnet sind.

Unter Autismus versteht man den Rückzug von der Außenwelt und die Hinwendung in eine subjektive innere Welt.

Jungen sind häufiger betroffen als Mädchen

Auftreten des autistischen Syndroms im Kindesalter meistens in den ersten drei Lebensjahren.

Ursache

weitgehend ungeklärt

diskutiert werden:

Anlagefaktoren
früh erworbene Störungen in der kognitiven Entwicklung
teilweise zeigen die Kinder einen erhöhten Serotoninspiegel bzw. erhöhte Dopaminwerte.

Symptome und Verlauf

Es werden zwei Formen unterschieden:

▷ *Autistische Psychopathie* (Asperger-Syndrom)

soziale Kontaktstörungen bzw. Beziehungsstörungen stehen im Vordergrund, wobei das Kind abgekapselt und in sich gekehrt wirkt
Mitmenschen und Umwelt werden als störend und irritierend erlebt

mangelndes Einfühlungsvermögen, Distanzlosigkeit, Reizbarkeit

durchschnittliche bis überdurchschnittliche Intelligenz

Sprachentwicklung häufig sehr früh und sehr gut, allerdings wenig situationsbezogen und die Sprache wird nicht zur Kommunikation eingesetzt

auffallend sind ungewöhnliche, eingeschränkte bzw. einseitige, wenig kreative und spielerische Interessen (Sonderinteressen)

Ungeschicklichkeit in den Bewegungsabläufen, Defizite in Mimik, Gestik und Körperstellungen

Beginn der Beziehungsstörungen meist erst ab dem 3. Lebensjahr

Jungen sind wesentlich häufiger betroffen als Mädchen

günstigere Prognose als der frühkindliche Autismus (Kanner-Syndrom).

▷ *frühkindlicher Autismus* (Kanner-Syndrom)

schwere soziale Beziehungsstörungen, Störungen der Begegnungsfähigkeit bzw. des Kontaktverhaltens
die Kinder zeigen kein Kontakt- oder Bindungsverhalten, die für dieses Alter typischen Bedürfnisse der Zuwendung nach einer Kontaktperson sind erheblich gestört, die Mitmenschen sind wie „nicht existent"
geringer Blickkontakt, fehlende Lernfähigkeit, mangelhafte soziale Verhaltensweisen

verzögerte Sprachentwicklung und Störung des Sprachgebrauchs mit Sprachverständigungsschwierigkeiten, Eigentümlichkeiten des Sprechverhaltens wie Stereotypien, Umkehr von „du" und „ich" (pronominale Umkehr), das heißt, das Kind spricht sich selbst mit „du" an, den Gesprächspartner aber mit „ich"
ein Drittel der betroffenen Kinder bleiben ihr Leben lang stumm

große Veränderungsangst und Entgegensetzen von starken Widerständen, sobald sich das Umfeld auch nur geringfügig verändert (ritualistische und zwanghafte Phänomene)
die Kinder achten zwanghaft auf die Gleicherhaltung bestimmter Abläufe
stereotypes Spielverhalten mit wenig Phantasie und Kreativität

oft unterdurchschnittliche Intelligenz

Beginn frühzeitig, meist vor dem 30. Monat

je später die Sprachentwicklung, desto schlechter die Prognose.

Differentialdiagnose

▷ schizophrener Autismus, wobei ein Rückzug aus der realen äußeren in eine innere Welt besteht

▷ **Mutismus** (Stummheit, Nichtsprechen bei erhaltenem Sprechvermögen und ungestörter, normaler Sprachentwicklung) bei Depressionen, Schizophrenien, psychogenen Störungen

▷ Affektpsychosen

▷ Oligophrenien

▷ unterschiedliche Formen der Sprachentwicklungsstörungen.

Behandlung Konservativ:

sensomotorische Übungsbehandlungen, „Festhaltetherapie"
bis heute nur begrenzte Aussichten auf Erfolg.

III. Anhang

Anhang

1. Auswahl naturheilkundlicher Therapieempfehlungen von A-Z

Aderlaß

Der Aderlaß ist eine Methode, dem Körper Blut zu entziehen, wobei aus einer Vene in der Armbeuge mit einer Spritze oder Aderlaßkanüle Blut entnommen wird.

Durch diese Heilmethode kann ein therapeutischer Effekt bei Schlaganfall, Blutdruckerhöhung, allen Erregungszuständen, Nervenerkrankungen sowie Migräne, Asthma, Nierensteinleiden, Harnvergiftungen und klimakterischen Beschwerden erzielt werden.

Akupunktur

Die klassische chinesische Akupunktur ist eine Reflextherapie, wobei sterile Nadeln an genau festgelegten Hautpunkten, die spontan- oder druckschmerzhaft sein können, eingestochen werden. Die 5-Elementen-Lehre bzw. die Lehre von den Entsprechungen gibt den historisch-philosophischen Hintergrund wieder, der die Grundlage für die Traditionelle Chinesische Medizin (TCM) bildet. Die Meridiane, d. h. 12 Haupt- und 8 Sondermeridiane, werden als ein System von Orientierungslinien für Akupunkturpunkte aufgefaßt. Dabei entsprechen die Meridiane nach der TCM Kanälen, in denen Qi (Energie, Funktion) und Xue (Blut) in einem bestimmten Rhythmus fließen. Bei Störungen dieses Flusses kommt es zu Krankheitserscheinungen. Insgesamt 361 Akupunkturpunkte liegen auf den Meridianen. Ihre Numerierung entspricht der Flußrichtung von Qi. Die Punkte werden als Reflexgebiete innerer Strukturen angesehen.
Die Akupunktur wird bei funktionellen, rückbildungsfähigen Erkrankungen oder Störungen wie Schmerzsyndromen, Lähmungen, allergischen Erkrankungen, vegetativen Störungen und Hauterkrankungen eingesetzt.

Aromatherapie

Die positive Wirkung aromatischer Öle und Essenzen sowohl auf physische wie auf psychische Probleme verschiedenster Art ist schon lange bekannt. Die Anwendungsmöglichkeiten sind überaus vielfältig und reichen über Essenzen für Fitneß, Gesundheit, Kraft, Vitalität, Jugend und Schönheit bis hin zur heilenden Wirkung der Düfte.

Atemtherapie

Die psycho-physische Atemtherapie nach *Middendorf* beschränkt sich nicht auf den körperlichen Teil der Atmung, sondern wendet sich an den Menschen als Ganzes mit seinen inneren und äußeren Beziehungen, auf die er unterschiedlich reagiert. Diese Beziehungen sind beim kranken Menschen gestört. Im Atemerleben liegt die Möglichkeit für ganzheitliches Erleben, womit bewußt Anschluß an die Selbstheilungskräfte gefunden werden kann.
Dieses Behandlungsverfahren empfiehlt sich bei psychosomatischen Störungen mit organbezogenen Symptomen, bei Erschöpfungszuständen, Allergien, Erkrankungen des Bewegungsapparates, Schlafstörungen, Migräne, zur Mobilisierung, Vitalisierung sowie zur Geburtsvorbereitung.

Aura Soma

Heilen mit Licht und Farbe.
Aura Soma besteht aus Pflanzenfarben, pflanzlichen Ölen, ätherischen Ölen, Wasser, Pflanzenessenzen und Edelsteinenergien, welche von einer englischen Apothekerin zu jenen Ölen gemischt wurden, die heute in ihrer Ästhetik und farbigen Brillanz so faszinieren. Aura Soma wirkt ganzheitlich harmonisierend auf Körper, Seele und Geist. Mit Aura Soma Körper-

arbeit können Unausgewogenheiten der Energiezentren erkannt und ein Energieausgleich im Körper hergestellt werden.

Autogenes Training

Das Autogene Training als übendes Verfahren dient der konzentrativen Selbstentspannung. Bei einer Haltung des Loslassens und Geschehenlassens mit Konzentration auf prägnante Übungsformeln sollen Entspannung und Erholung, Selbstruhigstellung, Sensibilisierung für Körpersignale, Leistungssteigerung, Schmerzbeeinflussung und Selbstbestimmung erreicht werden. In der Grundstufe werden 6 Übungen (Schwere-, Wärme-, Herz-, Atem-, Sonnengeflechts- und Stirnkühleübung) durchgeführt. Durch formelhafte Vorsatzbildung kann die Grundstufe erweitert werden. In der Oberstufe können während eines tiefen Versenkungszustandes innere Bilder mit Beziehung zum Unbewußten erlebt werden.
Das Autogene Training kann sowohl zu ganz allgemeinen Zwecken als auch zur Behandlung spezifischer psychosomatischer Störungen eingesetzt werden.

Bach-Blütentherapie

Die Bach-Blütentherapie, geschaffen von dem englischen Arzt Edward Bach, gilt als Erweiterung der klassischen Homöopathie und dient zur Behandlung akuter und chronischer psychosomatischer Erkrankungen. Die 38 verschiedenen Bach-Blüten sind homöopathieähnliche Aufbereitungen der einzelnen Blüten von wildwachsenden Pflanzen und Bäumen. In der Bach-Blütentherapie sind die seelischen Symptome ausschlaggebend, welche die 38 typischen Verhaltensmuster und negativen Seelenzustände widerspiegeln. Bei einer Disharmonie zwischen dem inneren „göttlichen" Wesen des Patienten und seinem täglichen Verhalten kommt es zur Erkrankung. Die Bach-Blütentherapie bewirkt die Reharmonisierung disharmonischer Reaktionen des Patienten und setzt blockiertes seelisches Energiepotential frei.

Balneotherapie

Die Balneo- bzw. Bädertherapie gehört zu den physikalischen Therapien und ist die Behandlung mit Heilwässer wie Meerwasser, Chlorid-Wässer, Schwefelwässer u. a. sowie mit Heilpeloiden wie Moor, Schlamm, Kalk, Heilerde, Ton, Sand u. a. in einem Kurort.

Baunscheidt-Verfahren

Der Baunscheidtismus ist eine Hautnadelung mittels eines Instruments, dessen feine Nadeln ein bis zwei Millimeter in die Haut eindringen. Die Nadelung wird durch das spezielle Baunscheidtöl noch gesteigert. Dieser Hautreiz bewirkt eine Steigerung der Nerventätigkeit, eine Anregung des krankhaft verlangsamten Stoffwechsels und des gestörten Zellebens und bezweckt die Wiederherstellung der normalen Organtätigkeit. Die Folgen der Behandlung sei ein angenehmes Wärmegefühl, beschleunigter Blutumlauf, stärkere Hautausdünstung sowie abnehmende Schmerzen und besserer Schlaf. Insbesondere rheumatische und neuralgische Leiden können hiermit therapiert werden.

Bewegungstherapie

Zur Bewegungstherapie gehören Verfahren wie Krankengymnastik, Sporttherapie und Muskelentspannungen als vorbeugende und rehabilitative Maßnahmen.

Biochemische Mittel nach Dr. Schüßler

Zufuhr biochemischer Salze in homöopathischer Potenzierung zur Regulierung der Resorption und Verwertung der Nahrungsstoffe und des gesamten Stoffwechsels.
Die von Schüßler ausgewählten zwölf einfachen Salze kommen als normale Bestandteile des menschlichen Körpers vor. Die Salze wirken in ihrer hochverdünnten Form als eine Art Vermittler, die tiefgreifenden Einfluß auf Stoffwechsel, Gewebeaufbau und Innervation des

Körpers auszuüben vermögen. Dadurch können viele akute und auch chronische Krankheiten günstig beeinflußt werden.

Bioresonanztherapie

Bei der Bioresonanztherapie, einer energetischen Behandlungsmethode, werden die Frequenzen des menschlichen Organismus mittels eines elektronischen Gerätes beeinflußt. Die eigenen Schwingungen werden dem Körper in modifizierter Weise wieder zugeführt. Krankhafte oder disharmonische Frequenzen werden invertiert und damit im Körper gelöscht. Gesunde oder harmonische Schwingungen können verstärkt werden. Die Grundlagen der Bioresonanztherapie beruhen auf quantenphysikalischen Gesetzen und Erkenntnissen der Akupunktur.
Die Methode kann angewendet werden bei Allergien, Schmerzzuständen, Verletzungen, Immunschwäche, Erkrankungen des rheumatischen Formenkreises, Atemwegserkrankungen, Magen-Darm-Erkrankungen, Herz-Kreislauferkrankungen, Erkrankungen des Lymphsystems, Diabetes, Erkrankungen des Urogenitaltraktes, Schlafstörungen, Migräne, zur Narbenentstörung und bei Entgiftung.

Blutegelbehandlung

Durch das Setzen von Blutegeln wird die Blutzirkulation verbessert, der Säftefluß beschleunigt und entzündliche Flüssigkeitsansammlungen können schneller abfließen. Das Hirudin, ein Stoff, der von den Blutegeln ausgeschieden wird, spielt hierbei eine wesentliche Rolle. Pro Behandlung werden in der Regel vier bis acht Tiere angesetzt, wovon jeder Blutegel etwa 15 ccm Blut saugt und circa 50 ccm durch die Nachblutung der einzelnen Bißstelle verloren gehen. Nach 15 bis 45 Minuten fallen die Blutegel von selbst ab. Die Nachblutung, bei der ständig etwas Blut und Lymphe austritt und die nicht unterbrochen werden sollte, dauert zwischen fünf und acht Stunden.
Vor allem bei Stoffwechselstörungen, Arteriosklerose, Angina pectoris, Migräne, Bluthochdruck, Thrombosen, Vergiftungszuständen, Lymphstauungen und Krampfadern wird eine Blutegelbehandlung empfohlen.

Cantharidenpflaster

Das Canthariden- oder Spanisch-Fliegen-Pflaster wird auf die Haut in der Nähe des erkrankten Organs aufgebracht. Nach 24 Stunden entsteht eine Entzündung in Form einer mit wasserklarer Flüssigkeit gefüllten Blase. Entweder wird die Flüssigkeit mit einer Spritze aufgesogen und dem Patienten wieder injiziert oder es wird die Blasenhaut abgetragen und die Entzündung am Knochen gehalten.
Mittels dieser Methode soll das Entweichen von Krankheitsstoffen erleichtert werden bzw. über die Headschen Zonen ein Heilreiz auf das zugehörige Organ ausgeübt werden.

Chiropraktik

Bei der Chiropraktik werden rückbildungsfähige Funktionsstörungen am Halte- und Bewegungsapparat behandelt. Dazu werden spezielle Handgriffe und Techniken angewendet, um wieder normale schmerzfreie Bewegungen ausführen zu können.

Colon-Hydro-Therapie

Die Colon-Hydro-Therapie ist eine Möglichkeit der Darmreinigung und -sanierung. Hierbei wird mittels eines geschlossenen Systems unterschiedlich temperiertes Wasser in den Darm eingeleitet und der gelöste Darminhalt sowie das Wasser über einen Abschlußschlauch ausgeleitet. Zusätzlich kann Sauerstoff über das Wasser zugeführt werden.
Besonders bei gestörtem Stoffwechsel, ungenügender Darmtätigkeit sowie Erkrankungen, die auf einen nicht funktionierenden Darm zurückgeführt werden können wie Infektionen, Entzündungen, Rheuma, Polyarthritis, Akne, Psoriasis, Bluthochdruck, Migräne, Allergien u. a. kann die Colon-Hydro-Therapie zum Einsatz kommen.

Edelsteintherapie

Edelsteine entfalten ihre heilende Kraft durch Aktivierung der Energiezentren des Menschen. Die Wirkung der Edelsteine ist vielfältig und die Palette der Anwendungsmöglichkeiten beinahe unbegrenzt.

Eigenblut-Therapie

Die Eigenblutbehandlung ist eine unspezifische Umstimmungstherapie, wobei dem Patienten aus der Vene entnommenes Blut sofort wieder in die Gesäßmuskulatur reinjiziert wird. Die Anzahl der Behandlungen sowie die Menge des Eigenblutes hängen von der Schwere des Krankheitsbildes ab, wobei zwischen wenigen Tropfen und 10 ccm Eigenblut injiziert werden. Die Behandlung hat eine Stärkung der Abwehrfunktion des Organismus zur Folge. Sie wird vor allem bei Infektionskrankheiten, Blutvergiftungen, Lungenentzündung, Asthma, Bluthochdruck, Depressionen, Migräne, Neuralgien und Schlaganfällen angewandt.

Eigenharn-Therapie

Bei der Eigenharn-Therapie wird menschlicher Urin injiziert, der dem Organismus Eigenhormone und Antikörper zuführt und auf diese Weise die Selbstheilungskräfte aktiviert.
Die Behandlung kann vor allem bei Infektionskrankheiten, Allergien, Hormonstörungen und funktionellen Störungen eingesetzt werden.

Elektroakupunktur nach Voll

Bei der Elektroakupunktur nach Voll (EAV) wird mittels eines EAV-Gerätes die Messung eines Reizstromes an Akupunkturpunkten vorgenommen. Die Leitfähigkeit des Gewebes gibt Rückschlüsse auf den Funktionszustand des entsprechenden Organs. Leitungsveränderungen deuten auf krankhafte Entwicklungen im Organismus bereits im Frühstadium hin. Außerdem lassen sich mittels dieser Methode krankheitsauslösende Schadstoffe und potentielle Heilmittel und Medikamente auf ihre spezielle, patientenbezogene Eignung hin austesten. Zur Therapie werden die bei Testung als wirksam bewerteten Heilmittel eingesetzt.

Elektro-Neuraltherapie

Bei der Elektro-Neuraltherapie werden elektrische Messungen der Haut an kleinflächigen Sonderstellen des menschlichen Körpers vorgenommen. Liegen die Meßwerte nicht in einem bestimmten Bereich, ist das elektrische biologische Gleichgewicht gestört und es liegt eine vegetative Fehlsteuerung vor. Therapieziel der Elektro-Neuraltherapie ist die Regulierung der Basisfunktionen nach vorausgegangener Herdsanierung (wie z. B. vereiterte Mandeln oder Zahnwurzeln). Die Behandlung erfolgt durch Feinströme von 2 bis 4 Milliampere an den Reaktionsstellen, gemäß den Akupunkturpunkten der Elektroakupunktur.

Endobionten-Behandlung

Die Behandlungsform beruht auf der Lehre von Prof. Enderlein, wonach Viren, Bakterien und Pilze nur unterschiedliche Entwicklungsstadien eines Parasiten sind. Es ist von dem Entwicklungsstadium des Parasiten abhängig, ob er Krankheiten hervorruft. Ziel der Behandlung ist es, krankhafte Erregerformen zu ungefährlichen Primitivstadien zurückzuführen.

Enzymtherapie

Die Enzymtherapie ist die Zufuhr von tierischen Enzymen (Trypsin, Chymotrypsin), pflanzlichen Enzymen (Bromelain, Papain) oder Enzymen aus Pilzen (Amylase, Lipase). Die Enzyme wirken vor allem entzündungshemmend, verbessern die Plasmaviskosität, sind, wenn auch verzögert, schmerzlindernd, stärken das Immunsystem, haben eine positive Wirkung auf die Tumorabwehr und besitzen antibakterielle und -virale Wirkung.
Vor allem bei chronischen Entzündungen, bei rheumatischen Erkrankungen, Gefäßerkrankungen, Viruserkrankungen und in der Tumortherapie können Enzyme eingesetzt werden.

Ernährungstherapie

Die verschiedenen Ernährungstherapien beruhen in der Regel auf eine Nahrungsumstellung mit Gewichtsreduktion und Entschlackung.
Dazu gehören u. a. die Schrothkur, deren Grundlagen feuchte Wärme und Nahrungsentzug, teilweise auch Flüssigkeitsentzug sind. Mit Hilfe dieser Kur werden die Ablagerungen aus dem Bindegewebe weitgehend ausgewaschen. Vor allem chronisch entzündliche Erkrankungen gehören zu ihrem Indikationsgebiet.
Bei der Mayr-Kur sind in Scheiben geschnittene trockene Semmeln ein Hauptbestandteil der Kur. Im Vorfeld der Mayr-Kur steht die Diagnostik, die aus 4 Teilen besteht: die Humoraldiagnostik mit Beurteilung der Körpersäfte, der Haut und Schleimhaut, der Nägel, der Haare und der Zunge; die Diagnostik in aufrechter Haltung mit Abnahme der Mayr-Maße, Beurteilung der Körperhaltung mit Einteilung in die 7 Haltungstypen; die Diagnostik im Liegen mit den klinischen Untersuchungen und die Organbeurteilung. Nach Mayr sind die sogenannten Ausweichhaltungen durch Darmschädigungen bedingt. Durch das Teefasten oder die Milch-Semmel-Kur kann die absolute Reinigung des Darms erreicht werden.
Die Trennkost nach Hay beruht auf der Überlegung, daß eine gesunde Ernährung vom richtigen Verhältnis anorganischer Säuren zu anorganischen Basen der Nahrung abhängt. Daher werden Eiweißmahlzeiten mit Fleisch oder Fisch, Eiern oder Käse von Stärkemahlzeiten mit Kartoffeln, Brot oder Mehlprodukten getrennt. Durch neutrale Nahrungsmittel wie Gemüse, Salate, Quark und Rahm können diese Mahlzeiten ergänzt werden. Vor Beginn der Diätkur wird der Patient 3 Wochen lang mit Milch, Gemüse und Obst entsäuert.
Die Evers-Diät konzentriert sich speziell auf die unterstützende Behandlung der multiplen Sklerose sowie der Stoffwechselerkrankungen. Der Grundsatz dieser Diät ist eine strenge natürliche Rohkost.

Farbtherapie

Die Farben und ihre Heilwirkungen auf Körper, Seele und Geist gehören zu den Energien, denen man sich willentlich nicht entziehen kann. Die Wirkung der Farben auf das körperliche und seelische Wohlbefinden ist vielfältig und kann durch Farbbestrahlung, Farbpunktur, Farbklänge, Farbbrillen, farbige Edelsteine, Farbatmung, Farbvisualisierung u. a. praktisch eingesetzt werden. So können die Farben als Energien bewußt und auf individuelle Bedürfnisse abgestimmt genutzt werden.

Felke-Kur

Die Felke-Kur geht auf den evangelischen Pastor Felke zurück, der Mineralschlamm in Kombination mit Kaltwasserkuren und einer Diät mit Nüssen als Vorspeise zu einer Heilmethode machte. Hierbei liegen die Patienten im Freien in Lehmgruben und sind bis zum Bauch mit kaltem Lehmbrei bedeckt. Auch kalte Lehmwickel und Lehmtreten gehören zu der Therapie. Die Dauer einer Behandlung beträgt zwischen 15 und 30 Minuten.
Zu den Anwendungsgebieten gehören u. a. Kreislaufstörungen, hoher und niedriger Blutdruck, Erschöpfungszustände, Stoffwechselerkrankungen, Beschwerden im Klimakterium, chronische Hautausschläge, Lähmungen nach Schlaganfall, Gelenkentzündungen, Venen- und Lymphstrangentzündungen.

Fontanellentherapie

Unter Fontanellen werden in der Naturheilkunde künstlich erzeugte bakterielle Hauteiterungen verstanden, wodurch ableitende und umstimmende Wirkungen im Organismus erzielt werden. Die Blasenbildung auf der Haut wird durch Reizsalben oder sterile Fremdstoffe hervorgerufen.
Bei Trigeminusneuralgie, Kopfschmerzen, Angina pectoris sowie verschiedenen entzündlichen Erkrankungen wird diese Methode angewendet.

Fußreflexzonenmassage

Die Reflexzonentherapie am Fuß ist eine Umstimmungstherapie, welche die Reflexzonen am Fuß mittels einer speziellen Grifftechnik massiert. Die Reflexzonen am Fuß sind Behandlungspunkte, die durch einen elektrobiologischen Reiz, ausgelöst durch die manuelle Behandlung, auf ein entfernt liegendes Körperteil oder Organ einwirken. Durch die Massage der Reflexzone wird eine Entkrampfung der Muskulatur und eine bessere Durchblutung erreicht, womit der erste Schritt zur Entschlakkung und Entgiftung des Körpers getan ist. Für das Auffinden der einzelnen Zonen bzw. Reflexpunkte wurde von *Fitzgerald* ein Körperzonenraster erstellt, welches die Zusammenhänge zwischen dem Organismus und den Füßen aufzeigt.

Die Fußreflexzonenmassage kann vor allem bei funktionellen Organbeschwerden des Verdauungstraktes, des Urogenitaltraktes, der Atmungsorgane, des Nervensystems, des Herz-Kreislauf-Systems, der Haut und bei psychosomatischen Erkrankungen eingesetzt werden.

Heilfasten

Das Heilfasten ist ein freiwilliger Nahrungsverzicht über eine gewisse Zeit. Unter das Fasten fallen alle Diätformen, die die Zufuhr von weniger als 500–600 kcal pro Tag vorsehen wie z. B. die Null-Kalorien-Diäten (Wasserfasten, Teefasten) oder die Formen mit geringer Nahrungszufuhr (Schleimfasten, Buchinger-Fasten) u. a.

Das Heilfasten kann bei Fettleibigkeit, Diabetes mellitus Typ II, Gicht, Fettstoffwechselstörungen, chronischen Lebererkrankungen, Bluthochdruck, arteriellen und venösen Durchblutungsstörungen, degenerativen und entzündlichen Gelenkerkrankungen, Asthma, Heuschnupfen, chronischen Verstopfung sowie chronisch entzündliche Darmerkrankungen angewendet werden.

Homöopathie

Die Homöopathie ist eine gezielte und individuelle Arzneitherapie, die auf Anregung der Selbstheilungskräfte des Organismus ausgerichtet ist. Homöopathie bedeutet „ähnliche Krankheit“. Sie geht auf *Samuel Hahnemann* zurück, der herausfand, daß Arzneien an Gesunden bestimmte Symptome hervorrufen, die sie bei Kranken wiederum heilen. Grundlage der Homöopathie ist die Ähnlichkeitsregel, welche besagt, daß „eine Behandlung mit demjenigen Arzneimittel, welches beim Gesunden die meisten ähnlichen Symptome erzeugt, in besonderer potenzierter Form verabreicht, die Krankheit zu heilen vermag“; *(Simila similibus curentur)*; § 25 des von *Hahnemann* geschriebenen „Organon“. Die homöopathische Mittelwahl erfolgt nach auffallenden, in der Anamnese gefundenen Symptomen.

Die Homöopathie kann bei allen funktionellen, psychosomatischen, psychischen, chronisch entzündlichen und degenerativen Erkrankungen sowie bei Infektionskrankheiten eingesetzt werden.

Homöosiniatrie

Homöosiniatrische Punkte sind Hautpunkte, die, ebenso wie bestimmte Akupukturpunkte, spontan oder auf Fingerdruck schmerzempfindlich sind. Die Punkte entsprechen nach ihrem Entdecker, dem Arzt *Dr. Weihe*, jeweils einem homöopathischen Arzneimittelbild. Die Patienten nehmen das den Akupunkturpunkten entsprechende homöopathische Arzneimittel ein, dazu werden die Punkte angestochen, oder die Akupunkturnadeln werden in das homöopathische Mittel eingetaucht und dem Körper über die Akupunkturpunkte zugeführt. Das Mittel kann auch mit einer Spritze in die entsprechenden Punkte injiziert werden.

Die meisten der bisher ermittelten 482 homöosiniatrischen Punkte liegen auf den Meridianen der chinesischen Akupunktur.

Hydrotherapie

Die Hydrotherapie ist die therapeutische Anwendung von Wasser als Bad, Saunabad, Guß oder Wickel. Die Wirkung ist abhängig von der Stärke des angewendeten Reizes.

Hypnose

Hypnose ist der Senderzustand des Bewußtseins mit gespannter Aufmerksamkeit auf die Sugge-

stionen bei optimaler Entspannung und Zugang zum Unterbewußtsein. Der Patient wird hierbei in einen Trancezustand versetzt, der es ermöglicht, vom „Ich-Bewußten" in das „Es-Unbewußte" vorzudringen. „Unbewußtes soll bewußt gemacht werden" (Sigmund Freud).
Ziel einer Hypnosebehandlung ist, daß der Patient eine bestimmte Situation aus einer anderen Betrachtungsweise sieht, wodurch die Situation eine andere Bedeutung in einem anderen Zusammenhang gewinnt und daher eine andere Reaktion im positiven Sinne möglich ist.

Kinesiologie

Kinesiologie – Three In One Concept:
Die Angewandte Kinesiologie zielt auf eine ganzheitliche Balancierung von Körper, Geist und Seele. Mit dem Muskeltest der Angewandten Kinesiologie kann der Körper ohne technische Hilfsmittel befragt werden, was den ganzen Menschen schwächt, wie z. B. negative emotionale Erlebnisse, Krankheitsherde, Allergene u. a. und was den ganzen Menschen stärkt, wie z. B. die optimale Heilmethode, das richtige Heilmittel u. a. Mit Hilfe der kinesiologischen Techniken kann die Ursache für jede körperliche, geistige und seelische Störung gefunden und ausgeglichen werden.
Kinesiologie – Touch for Health – Gesund durch Berühren:
Hierbei werden verschiedene Muskeln getestet, um Blockaden im Energiesystem des Körpers festzustellen und mit Hilfe von verschiedenen Techniken aufzulösen.

Kranio Sakral Therapie

Mit Hilfe der Kranio Sakral Therapie können Fehlfunktionen beseitigt und die dem Kranio Sakralen System innewohnenden selbstkorrigierenden Kräfte aktiviert werden. Das Kranio Sakral System setzt sich zusammen aus Schädel (Kranium), Wirbelsäule und Kreuzbein (Sakrum). In diesem System, welches von Membranen, der Dura mater (Schutzkapsel), umschlossen ist, befinden sich das Gehirn und das Zentrale Nervensystem. Die Membranen schließen ein hydraulisches System der Zerebrospinal-Flüssigkeit in sich ein, das normalen Druckschwankungen unterliegt. Störungen in ihrer normalen Funktion können die übrigen Funktionen des Körpers, aber auch die Seele, erheblich beeinflussen. Durch das Erspüren und Bewerten des kraniosakralen Rhythmus, der Befundaufnahme und über verschiedene Techniken, können derartige Störfunktionen im Kopf-, Becken- und Wirbelsäulenbereich gelöst werden.

Lymphdrainage

Die manuelle Lymphdrainage dient der funktionellen Unterstützung der Lymphgefäße. Sie wird mit spiralenförmig kreisenden Pumpbewegungen von Daumen und Hand mit einem an- und abschwellendem Massagedruck auf der Haut ausgeführt. Die monotonen und langsamen Bewegungen werden vom Patienten als angenehm empfunden.
Anwendungsgebiete sind rheumatische Erkrankungen, Unfallfolgen, Hauterkrankungen, Ödeme und Regeneration.

Neuraltherapie

Die klassische Neuraltherapie der Gebrüder *Huneke* ist eine Therapie über das Nervensystem durch Injektion mit Procain, wobei die Behandlung über die Headschen Zonen (Segmente), die kutiviszeralen Reflexwege oder über ein Störfeld (z. B. Narbe, toter Zahn) erfolgen kann. Die Beziehung zwischen Medikament, der Injektion mit Procain und Therapieerfolg entspricht dem Setzen eines Reizes und der darauffolgenden Reaktion. Durch den plötzlichen Reiz des Nervensystems kann es zur Ausschüttung und Verarbeitung von Vergiftungsprodukten als Gesamtreaktion des Organismus kommen. Der Therapieerfolg ist weitgehend abhängig vom Setzen der Injektion an den richtigen Ort, wobei die Injektion durch Quaddelung oder durch Infiltration an ein Ganglion im entsprechenden Segmentbezirk des Grenzstranges erfolgen kann. Durch den Nervenkreislauf ergibt sich, daß gesetzte Reize an einem vom Reizzentrum weit entfernten Ort fortgeleitet werden können.

Die Neuraltherapeuten sehen das Krankheitsgeschehen als eine Fehlsteuerung im Gesamtorganismus an. Demzufolge können neurovegetative Funktionsstörungen und Organerkrankungen über das Nervensystem durch die Neuraltherapie günstig beeinflußt werden.

Ohrakupunktur

Mit der Ohrakupunktur, die von einem französischen Arzt aufgespürt und weiterentwickelt wurde, steht ein umfangreiches diagnostisches und therapeutisches Werkzeug zur Verfügung. Die Diagnosestellung kann am Reflexfeld des Ohres durchgeführt werden. Die gezielte Schmerztherapie über spezielle Ohrpunkte, die Suchttherapie über Dauernadeln im Ohr und die Erkennung von Therapieblockaden und deren Ausschaltung sind nur einige Möglichkeiten der therapeutischen Anwendung der Ohrakupunktur.

Ozontherapie

Bei der Ozontherapie wird frisch erzeugtes Ozon im Gemisch mit Sauerstoff i. m., i. v. oder lokal injiziert. Abhängig von der Verabreichung und Konzentration wirkt das Ozon entzündungshemmend, durchblutungsfördernd und es verbessert die Stoffwechsellage.
Vor allem bei Infektionen und Gefäßerkrankungen kann die Ozontherapie eingesetzt werden.

Phytotherapie

Bei der Phytotherapie werden Arzneimittel eingesetzt, die aus Pflanzen, Pflanzenteilen, Pflanzeninhaltsstoffen oder deren Zubereitung bestehen. Ihre Wirkung liegt in einer kausalen Behandlung von gestörten Körperfunktionen.

Ponndorf-Impfung

Die Ponndorf-Impfung, entwickelt von dem Arzt Ponndorf, ist eine Umstimmungstherapie, die die Haut als Vermittlungsrelais für Heilreize verwendet. Der Impfstoff besteht aus Streptokokken, Staphylokokken, Pneumokokken und Tuberkelbazillen. Er wird in die leicht aufgeritzte Haut eingerieben. Das Behandlungsziel ist die Auslösung einer allergischen Reaktion. Die Impfung wird in immer größer werdenden Abständen wiederholt, bis die Umstimmung erreicht ist.
Erfolge können mit dieser Methode bei Furunkulose, hartnäckigen Hautausschlägen, rheumatischen Erkrankungen und vegetativer Dystonie erzielt werden.

Radiästhesie

Der Ursprung der Radiästhesie geht zurück bis in die alte ägyptische Kultur. Radiästhesie bedeutet soviel wie Strahlenempfindlichkeit. Mit ihrer Hilfe können sichtbare und unsichtbare Dinge erforscht, diagnostiziert und analysiert werden. Das Arbeiten mit Pendel und Rute dient dazu, die Wahrnehmung unsichtbarer Dinge zu erhöhen und die Sensitivität zu verstärken. Bekannt ist das Auffinden von Wasseradern und Störfeldern, hinzu kommen diagnostische und therapeutische Wege wie beispielsweise die Wahl des richtigen Heilmittels.

Reinkarnationstherapie

Die Reinkarnationstherapie geht davon aus, daß traumatische Ereignisse und Energien aus früheren Leben noch heute Störungen verursachen und in unserem gegenwärtigen Leben wirksam werden können. Diese Erlebnisse sollen in der Reinkarnationstherapie mit allen Gefühlen und Schmerzen bewußt gemacht und wiedererlebt werden. Durch das Erkennen und Wiedererleben werden die Situationen und die daraus entstandenen Störungen aufgelöst.

Roeder-Behandlung

Das Roedern ist eine Methode der Mandelabsaugung mittels gläsernem oder metallenem Saugkopf. Bei entzündlichen Prozessen werden die Mandeln und die Nasenschleimhaut zusätzlich mit der Roedertinktur massiert. Durch diese Behandlung soll der Entgiftungsprozeß in den Gaumenmandeln unterstützt werden und eventuell eine operative Entfernung der Mandeln verhindert werden.

Sauerstofftherapie

Neben der Sauerstoffinhalationstherapie in Notfallsituationen mittels Sauerstoffbrillen, -masken oder -sonden gibt es die Sauerstoff-Mehrschritt-Therapie (von Ardenne), die einem Sauerstoffdefizit entgegenwirkt. Die Behandlung erfolgt in 3 Schritten, wobei der 1. Schritt darin liegt, die Fähigkeit des Gewebes, Sauerstoff zu nutzen, durch Pharmaka, in der Regel Vitamin B_1, zu erhöhen. Im 2. Schritt wird durch Einatmen von ca. 40% Sauerstoff für 30 Minuten der Sauerstoffpartialdruck in der Inspirationsluft erhöht. Im 3. Schritt werden Maßnahmen zur Erhöhung der Gewebedurchblutung, wie Gymnastik, Wärmeapplikation oder Pharmaka durchgeführt.
Diese Therapieform kann bei vielen Erkrankungen mit Sauerstoffmangel eingesetzt werden.

Schlenz-Behandlung

Die Schlenz-Behandlung ist eine Fieber-Behandlung mit Überwärmungsbädern oder heißen Packungen. Die Patienten liegen flach in zwei Meter langen Wannen aus Lärchenholz, der Kopf wird mit Hilfe einer Stütze aus dem Wasser gehalten. Die Badetemperatur beträgt zunächst 36 °C und wird innerhalb der nächsten 10 Minuten auf 39–43 °C erhöht, wobei das dadurch erzeugte Fieber immer ein Grad unter der Wassertemperatur liegt. Der Kopf wird mit kalten Umschlägen gekühlt. Den Bädern werden Auszüge aus blühenden Alpengräsern oder Birkenblätterspitzen, bei allergischen Hautzuständen Auszüge aus Zinnkraut oder Haferstroh zugesetzt. Die Badedauer beträgt mindestens 40 Minuten, das Nachschwitzen erfolgt in einer Trockenpakkung mit anschließendem Abguß mit Wasser von 37 °C. Die Fieberstoß-Behandlung wird ein- bis dreimal pro Woche wiederholt.
Das Überwärmungsprinzip kann bei chronisch entzündlichen Erkrankungen, Muskel- und Gelenkerkrankungen, Stoffwechselerkrankungen, rheumatischen Krankheiten, Fettsucht, Allergien und Hauterkrankungen angewendet werden.

Schröpftherapie, blutig und unblutig

Die Schröpftherapie erfolgt mittels Schröpfköpfen aus Porzellan, Glas oder Ton, die mit ihrer Öffnung nach unten auf die Haut aufgesetzt werden. Nach Erwärmung oder Absaugen der Luft in dem Schröpfkopf wird durch die Haut Blut angesaugt (= unblutiges oder trockenes Schröpfen). Beim blutigen Schröpfen wird die Haut vor Aufsetzen der Schröpköpfe leicht verletzt.
Die Schröpftherapie gehört zu den Ausleitverfahren (siehe auch Aderlaß und Blutegelbehandlung).

Symbioselenkung

Symbiose bedeutet das Zusammenleben zweier Lebewesen zum gegenseitigen Nutzen. Eine Abweichung von der normalen Symbiose kann durch falsche Ernährung oder Medikamentenmißbrauch zu einer potentiellen Krankheitsbereitschaft führen.
Bei der Symbioselenkung werden durch Zufuhr von ausgewählten Bakteriensubstanzen Krankheiten geheilt, die durch eine Störung der normalen Symbiose zum Ausbruch gekommen sind. Dazu zählen vor allem Darmerkrankungen, Infektionen des Nasen-Rachen-Raums sowie Allergien.

Thermotherapie

Die Thermotherapie ist die therapeutische Anwendung von Wärme, wobei entweder Wärme entzogen (Kryotherapie) oder zugeführt (Wärmetherapie) werden kann. Bei der Kryotherapie können Kältepackungen, Eiswasser, Eismassage, Kühlspray u. a. angewendet werden. Wärmepackungen können mit Peloiden wie Torf, Moor, Schlamm und Heilerde, Kartoffelbrei- oder Leinsamenauflagen sowie Heublumensack verabreicht werden.

Wirbelsäulentherapie nach Dornund Breuß-Massage

Die Wirbel- und Gelenksbehandlung nach Dorn dient der Behandlung von Erkrankungen, die direkt oder indirekt mit der Wirbelsäule zusammenhängen. Bei Verschiebung, Fehlstellung oder Blockierung eines oder mehrerer Wirbel oder Gelenke können die betroffenen Organe nicht mehr optimal versorgt werden und es kann zu entsprechenden Störungen kommen. Nach der Dornmethode können die Wirbelsäule und die Gelenke in wenigen Sitzungen korrigiert werden, ebenso können Beinlängendifferenzen ausgeglichen werden.
Durch die energetische Breuß-Massage werden die Bandscheiben „belüftet“, eine Regeneration wird eingeleitet und die optimalen Voraussetzungen für eine Dorn-Behandlung geschaffen.

Zelltherapie

Bei der Zelltherapie wird körpereigenes oder körperfremdes Material aus embryonalen oder jugendlichen Zellen oder Geweben in physiologischer Lösung aufgeschwemmt und mit einer Spritze implantiert bzw. eingepflanzt. Therapieziel ist die Regeneration mit Erneuerung oder Reparation von Geweben oder Zellen sowie die Revitalisation mit Besserung der körperlichen und geistigen Leistungsfähigkeit und des Allgemeinbefindens.
Nach den Vertretern dieser Therapierichtung kann ein erkranktes Organ mit den Organzellen bzw. Organseren behandelt werden, gemäß dem Grundsatz: „Herz heilt Herz, Niere heilt Niere, Milz heilt Milz“. Die Wirkung der Implantation von Organzellen gleicht der eines Katalysators, sie unterstützt die nachlassende Regenerationsfähigkeit von Organen und Geweben. Der menschliche Organismus verfügt über die Fähigkeit, die implantierten organspezifischen Zellbausteine des Spendermaterials zu erkennen und gezielt zu verwerten. Das Spendermaterial stammt in der Regel von ungeborenen Tieren, da der Embryo noch keine oder nur geringe Immunreaktionen gegen Fremdstoffe entwickelt. Die Zellen werden daher vom Empfängerorganismus relativ komplikationslos vertragen.
1988 wurde die Injektion von Fertigarzneien (vorwiegend Präparationen aus Trockenzellen) aus tierischen Zellen vom Bundesgesundheitsamt verboten. Sofort nach Schlachtung des Tieres übertragene Frischzellen gelten jedoch nicht als Fertigarzneien und werden weiterhin appliziert.

2. Normalwerttabelle

Blut

			SI-Einheiten
Rotes Blutbild			
Erythrozyten m	4,3–5,7	Mill./µl	*4,3–5,7 T/l*
Erythrozyten w	3,9–5,3	Mill./µl	*3,9–5,3 T/l*
Retikulozyten	0,3–1,5	% der Erys	
Leukozyten	3.800–10.500	µl	*3,8–10,5 G/l*
Thrombozyten	140.000–345.000	µl	*140–345 G/l*
Hämoglobin m	14–18	g/dl	*8,7–11,2 mmol/l*
Hämoglobin w	12–16	g/dl	*7,4–9,9 mmol/l*
Hämatokrit m	40–52	%	
Hämatokrit w	37–48	%	
MCH (HB_E)	28–34	pg	
MCH = mittlerer Hämoglobingehalt der Erythrozyten			
MCV	85–98	μm^3	
MCV = mittleres Volumen der Erythrozyten			
MCHC	32–37	g/dl	
MCHC = mittlere Hämoglobinkonzentration der Erythrozyten			
HbA_{1c} = Anteil am Gesamt Hb	6	%	0,06
Differentialblutbild			
Stabkernige Neutrophile	0–5	% der Leukos	
Segmentkernige Neutr.	30–80	% der Leukos	
Eosinophile	0–6	% der Leukos	
Basophile	0–2	% der Leukos	
Lymphozyten	15–50	% der Leukos	
Monozyten	1–12	% der Leukos	
Gerinnungsuntersuchungen			
Blutungszeit	2–7	Minuten	
Blutgerinnungszeit	3–8	Minuten	
Thromboplastinzeit (Quick)	70–100	%	
Säure-Basen-Haushalt und Blutgase			
pH	7,36–7,44	pH	
O_2-Sättigung (art.)	95–98	%	
O_2-Sättigung (ven.)	70–75	%	
PO_2 (art.)	75–100	mm Hg	
PCO_2 (art.)	35–45	mm Hg	

Blutserum

Serumproteine und Immunglobuline			
Gesamtproteine	6,2–8,2	g/dl	*66–82 g/l*
Albumin	3,5–5,5	g/dl	*35–55 g/l*

Albumin	53–69	% nach Elektrophorese	
α_1-Globulin	2,0–5,8	%	
α_2-Globulin	6,0–13,5	%	
β-Globulin	7,5–15,0	%	
γ-Globulin	11,0–22,0	%	
IgG	8,0–18,0	g/l	
IgA	0,9–4,5	g/l	
IgM	0,6–2,8	g/l	
C-reaktives Protein	< 10	mg/l	
Haptoglobin	70–320	mg/dl	
C_3-Komplement	0,55–1,20	g/l	
C_4-Komplement	0,20–0,50	g/l	

Klinische Chemie

Aceton	0,3–2	mg/dl	*3–20 mg/l*
Ammoniak	20–80	µg/dl	*11,6–46,4 µmol/l*
Bilirubin gesamt	bis 1,2	mg/dl	*bis 20 µmol/l*
Bilirubin direkt	bis 0,3	mg/dl	*bis 5 µmol/l*
Bilirubin indirekt	bis 0,6	mg/dl	*bis 10 µmol/l*
Oraler Glukosetoleranztest			
Glukose (nüchtern)	70–100	mg/dl	*3,89–5,55 mmol/l*
Glukose (nach 1 h)	< 200	mg/dl	*< 11,1 mmol/l*
Glukose (nach 2 h)	< 140	mg/dl	*< 7,77 mmol/l*
Eisen m	55–170	µg/dl	*9,8–26,7 µmol/l*
Eisen w	50 -150	µg/dl	*7,9–23,6 µmol/l*
Ferritin	20–300	µg/l	
Transferrin	200–400	mg/dl	
Harnsäure m	bis 7,0	mg/dl	*bis 416 µmol/l*
Harnsäure w	bis 6,5	mg/dl	*bis 386 µmol/l*
Harnstoff	11–55	mg/dl	*1,8–9,1 mmol/l*
Kreatinin	0,7–1,5	mg/dl	*62–132 µmol/l*
Kreatininclearance (24 h)	97–160	ml/min	

Elektrolyte

Natrium	135–150	mmol/l	
Kalium	3,5–5,5	mmol/l	
Calcium	2,15–2,75	mmol/l	
Magnesium	0,66–0,91	mmol/l	
Chlorid	98–112	mmol/l	
Phosphat	0,77–1,55	mmol/l	
Kupfer	80–150	µg/dl	*12,6–24 µmol/l*
Zink	70–127	µg/dl	*12–17 µmol/l*

Blutfette

Triglyzeride	bis 180	mg/dl	*bis 2 mmol/l*
Cholesterin Risikogrenze	> 200	mg/dl	*> 5,2 mmol/l*
LDL-Cholesterin (Low-density-Lipoproteine; β-Lipoproteine)			
Risikogrenze	> 150	mg/dl	*> 3,9 mmol/l*

VLDL-Cholesterin (Very-low-density-Lipoproteine; Prä-β-Lipoproteine)			
	<40	mg/dl	
HDL-Cholesterin (High-density-Lipoproteine; α-Lipoproteine)			
Risikogrenze	<40	mg/dl	*< 1,0 mmol/l*
Fettsäuren (freie)	190–420	mg/dl	*1,9–4,2 g/l*

Enzyme

α-Amylase	bis 140	U/l	
Lipase	30–180	U/l	
Alkalische Phosphatase	65–220	U/l	
Saure Phosphatase	bis 13,5	U/l	
GPT (Glutamat-Pyruvat-Transaminase)			
m	4–22	U/l	
w	4–20	U/l	
GOT (Glutamat-Oxalacetat-Transaminase)			
m	6–18	U/l	
w	6–16	U/l	
LAP (Leucin-Aminopeptidase)	11–35	U/l	
γ-GT (γ-Glutamyl-Transpeptidase)			
m	4–28	U/l	
w	4–23	U/l	
LDH (Lactat-Dehydrogenase)	140–290	U/l	
GLDH (Glutamat-Dehydrogenase)	0–4	U/l	
CHE (Cholinesterase)	3.000–8.000	U/l	
CK (Kreatinkinase)			
m	10–80	U/l	
w	10–70	U/l	
CK-MB	<10	U/l	*bis 6% der Gesamt-CK*

Hormone

ACTH (Adrenocorticotropes Hormon)	40–110	pg/ml	*8,8–24,4 pmol/l*
Aldosteron	20–100	ng/l	*55–227 pmol/l*
Kortisol morgens	5–20	µg/dl	*0,13–0,54 µmol/l*
Kortisol abends	2,2–14	µg/dl	*0,05–0,38 µmol/l*
Insulin	6–26	µU/ml	
Gesamt Thyroxin T_4	4–12	µg/dl	*50–160 nmol/l*
Freies Thyroxin T_4	0,48–2,40	ng/dl	*0,01–0,03 nmol/l*
TSH (Thyreotropes Hormon)	0,3–3,5	mU/l	
3h nach oraler TRH-Gabe	2,0–30	mU/l	

Harn

Volumen	1–1,5	l/24h	
Spezifisches Gewicht	1.016–1.022	g/ml	
nach 12 h Flüssigkeitskarenz	1.025–1.040	g/ml	
nach 1 l Wasserzufuhr	1.001–1.005	g/ml	
pH-Wert	5,0–7,5		

Die Werte sind nahrungsabhängig.

Harnstoff	20–35	g/24 h	*333–583 mmol/24 h*
Harnsäure	250–800	mg/24 h	*1,5–4,8 mmol*
Kreatinin	1–2,0	g/24 h	*8,8–17,6 mmol/24 h*
Proteine	< 100	mg/24 h	
Albumin	< 30	mg/24 h	
Glukose (24h)	bis 30	mg/dl	
Natrium	60–160	mmol/l	
Kalium	20–120	mmol/l	
Calcium	0,4–2,86	mmol/l	
Chlorid	30–130	mmol/l	
Phosphat	3–16	mmol/l	
Sediment:			
Erythrozyten	bis 5	Mill/μl	
Leukozyten	bis 10	μl	

Liquor

pH-Wert	7,4–7,5	
Spezifisches Gewicht	1.003–1.007	
Glukose	49–74	mg/dl
Leukozyten	0–5	μl
Eiweiß gesamt	12–50	mg/dl
Druck (im Liegen)	10–16	mm Hg

Tumormarker

CA 15-3	< 30	IE/ml

Mammakarzinom, Ovarialkarzinom; Leberzirrhose

CA 19-9	bis 37	U/ml

Gastrointestinale Karzinome, Pankreaskarzinom

CEA (Carcinoembryonales Antigen)	bis 5	μg/l

besonders bei Kolorektal- und Mammakarzinom sowie bei Bronchialkarzinom; Leber-, Lungen- und Darmerkrankungen

AFP (α-Fetoprotein)	< 15	μg/l

Primäres Leberzellkarzinom, Lebermetastasen, Leberzirrhose (Verdacht auf Carcinoma in situ), Hodenkarzinom

β-HCG (Beta-human-Choriongonadotropin, Plazentahormon)	< 5	IE/l

Trophoblastische Tumore (Hoden, Chorionepitheliom), Metastasendiagnostik von Lungen-, Becken- und Abdominalmetastasen

PSA (Prostataspezifisches Antigen)	< 3,0	ng/ml

▶ Alle Werte gelten für Erwachsene. Es sind jeweils die spezifischen Werte des entsprechenden Labors zu beachten.

3. Verzeichnis der Abkürzungen

ACTH	Adrenocorticotropes Hormon
ADH	Antidiuretisches Hormon
d.F.	der Fälle
d. h.	das heißt
CAVE	Vorsicht! Beachte!
dl	100 ml = %
h	hora(e), Stunde(n)
Hb	Hämoglobingehalt
IE	Internationale Einheit(en)
i.S.	im Serum
m	männlich
mm Hg	Millimeter Quecksilbersäule
STH	Somatotropes Hormon
U	unit (s)
w	weiblich

Zeichenerklärung

$<$	kleiner
$>$	größer
→	daraus folgt
↑	erhöht
↓	erniedrigt
µg	Mikrogramm = mcg
µl	Mikroliter = mcl = mm^3
µm	Mikrometer = mcm

Benutzerhinweise

Die Unterteilung der Behandlung in einzelne Behandlungsformen wurde aus didaktischen Gründen vorgenommen, wobei die verschiedenen Formen nicht immer exakt voneinander zu trennen sind und teilweise ineinander übergehen. Die Unterteilungen sind deshalb wie folgt zu verstehen:

Präventiv:
Vorbeugende Maßnahmen

Kausal:
Ursächliche Behandlung

Klinik:
Stationäre Behandlung

Konservativ:
Allgemeinmaßnahmen

Medikamentös:
Hauptsächlich rezeptpflichtige Medikamente, wobei unter diesem Punkt nicht immer eine genaue Trennung möglich war

Chirurgisch:
Operative Maßnahmen

Naturheilkundlich:
Behandlungsmethoden, die in einer Naturheilpraxis üblich und durchführbar sind.

Auch bei den körperlichen Untersuchungsmethoden werden im allgemeinen nur diejenigen Methoden genannt und beschrieben, die in einer Naturheilpraxis üblich und durchführbar sind.

Die klinischen Mittel der Diagnostik bleiben weitgehend ungenannt.

Die Behandlungsmethoden erheben keinen Anspruch auf Vollständigkeit. Sie entsprechen dem Stand der Wissenschaft bei Drucklegung des Buches und sind auf das im Rahmen dieses Buches Mögliche begrenzt worden.

Der Begriff **Naturheilkundlich** ist im Rahmen dieses Buches weit auszulegen, sodaß auch Behandlungsmethoden wie die Akupunktur, Homöopathie etc. darunter zu verstehen sind.

4. Literaturverzeichnis

Augustin, M.; Schmiedel, V.: Praxisleitfaden Naturheilkunde. 2. Aufl., Jungjohann, Neckarsulm 1994

Brandis, Köhler, Eggers, Pulverer: Lehrbuch der medizinischen Mikrobiologie, 7. Aufl., Fischer, Stuttgart 1994

Braun, F.: Gegenstandskatalog Nr. 3, Psychiatrie, VHC Weinheim (Hall & Cambell) 1993

Brunnhuber, S.; Lieb, K.: Kurzlehrbuch Psychiatrie, 4. Aufl., Urban & Fischer, München 2000

Dahmer, J.: Anamnese und Befund, 6. Aufl., Thieme, Stuttgart 1988

Dosch, M.: Bildatlas der Neuraltherapie. 5. Aufl., Haug, Heidelberg 1994

Faller, A.: Der Körper des Menschen. 12. Aufl., Thieme, Stuttgart 1995

Grundmann, E.: Einführung in die Allgemeine Pathologie. 9. Aufl., Fischer, Stuttgart 1994

Haring, C.: Psychiatrie, Enke, Stuttgart 1989

Herold, G.: Innere Medizin. Eigenverlag, Köln 1995

Hoffmann, S. O.; Hochapfel, G.: Neurosenlehre, Psychotherapeutische und Psychosomatische Medizin, 6. Aufl., Schattauer, Stuttgart 1999

Krieger, Susann: Rechtskunde für Heilpraktiker, Sonntag, Stuttgart 2001

Lampl, Lorenz: Dermatologie – Ein Kompendium für Studenten und Ärzte. MediScript, München 1989

Lampl, Lorenz: Dermatologie – Ein Taschenatlas für Ärzte und Studenten. MediScript, München 1989

Lippert, H.: Lehrbuch Anatomie. 3. Aufl., Urban & Schwarzenberg, München 1993

Mumenthaler, M. Neurologie. 9. Aufl., Thieme, Stuttgart 1990

Pschyrembel: Klinisches Wörterbuch. 256. Aufl., de Gruyter, Berlin 1990

Richter, I.: Lehrbuch für Heilpraktiker. 2. Aufl., Urban & Schwarzenberg, München 1993

Roche: Lexikon Medizin. 3. Aufl., Urban & Schwarzenberg, München 1993

Rossi, R.; Dobler, G.: Notfall-Taschenbuch. 7. Aufl., Stumpf & Kossendey, Edewecht 1993

Scharl, H.: Prüfungsfragen für Heilpraktiker. 18. Aufl., Hagen, Freilassing 1993

Scharl, H.; Viehauser, F.: Klinische Untersuchungsmethoden für Heilpraktiker. 7. Aufl., Wimmer, Würzburg 1993

Schettler, G.; Greten, H.: Innere Medizin. 8. Aufl., Thieme, Stuttgart 1990

Siegenthaler, W.: Lehrbuch der Inneren Medizin. 2. Aufl., Thieme, Stuttgart 1987

Silbernagel, S.; Despopoulos, A: Taschenatlas der Physiologie. 4. Aufl., Thieme, Stuttgart 1991

Sobotta, J.: Atlas der Anatomie des Menschen. 20. Aufl., Urban & Schwarzenberg, München 1993

5. Sachregister

C

D

E

M

N

O

P

Q

R

S

T

U

V

W

Y

Z

6. Über die Autorin

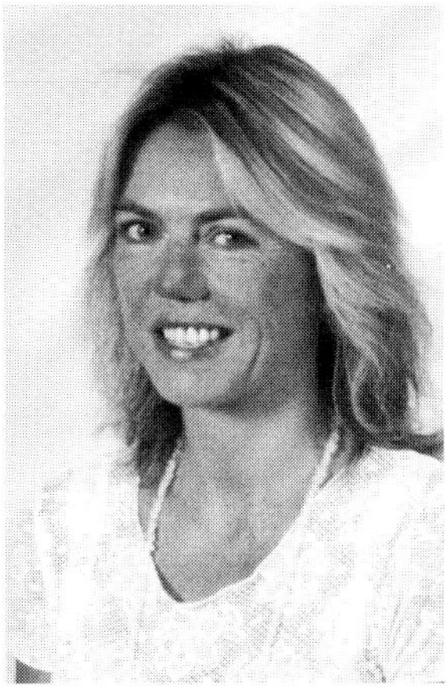

Geboren am 25. Februar 1961 in München, 1980 Abitur in Pullach/München, Sprachreisen nach Frankreich und USA/N.Y., Studium der Rechtswissenschaften bis zum 1. Staatsexamen an der LMU in München, kaufmännische Tätigkeit als geschäftsführende Gesellschafterin einer Elektronikfirma, 1993 Beginn der Heilpraktikerausbildung, 1995 erfolgreicher Abschluß, seit 1996 selbständige Heilpraktikerin.
Naturheilpraxis in Malgersdorf, Dozententätigkeit im In- und Ausland.